U0276328

【明】李时珍——撰

赵尚华　赵怀舟　点校

全本插图版

本草纲目

四

中华书局

第四册目录

第二十九卷　果部

目录

李时珍曰：木实曰果，草实曰蓏。熟则可食，干则可脯。丰俭可以济时，疾苦可以备药。辅助粒食，以养民生。故《素问》云：五果为助。五果者，以五味、五色应五脏，李、杏、桃、栗、枣是矣。占书欲知五谷之收否，但看五果之盛衰李主小豆，杏主大麦，桃主小麦，栗主稻，枣主禾。《礼记·内则》列果品菱、椇、榛、瓜之类。《周官》职方氏辨五地之物，山林宜皂物柞、栗之属，川泽宜膏物菱、芡之属，丘陵宜核物梅、李之属。甸师掌野果蓏。场人树果蓏珍异之物，以时藏之。观此，则果蓏之土产常异，性味良毒，岂可纵嗜欲而不知物理乎？于是集草木之实号为果蓏者为《果部》，凡一百二十七种。分为六类：曰五果，曰山，曰夷，曰味，曰蓏，曰水。旧本《果部》三品共五十三种。今移一种入《菜部》，四种入《草部》。自《木部》移入并附三十一种，《草部》移入四种，《菜部》移入一种，《外类》移入四种。

《神农本草经》一十一种梁陶弘景注

《名医别录》一十七种同上

《唐本草》一十一种唐苏恭

《本草拾遗》二十种唐陈藏器

《海药本草》一种唐李珣

《食性本草》一种 唐陈士良

《食疗本草》一种 唐孟诜

《开宝本草》一十九种 宋马志

《嘉祐本草》二种 宋掌禹锡

《图经本草》五种 宋苏颂

《日华本草》二种 宋人大明

《食物本草》一种 明汪颖

《日用本草》一种 元吴瑞

《本草会编》一种 明汪机

《本草纲目》三十三种 明李时珍

〔附注〕

魏《吴普本草》　　　　李当之《本草》

宋雷敩《炮炙论》　　　齐徐之才《药对》

唐甄权《药性》　　　　孙思邈《千金》

唐萧炳《四声》　　　　杨损之《删繁》

蜀韩保昇《重注》　　　宋寇宗奭《衍义》

唐慎微《证类》　　　　金张元素《珍珠囊》

元李杲《法象》　　　　王好古《汤液》

朱震亨《补遗》　　　　明甯源《食鉴》

周定王《救荒》　　　　陈嘉谟《蒙筌》

果之一 五果类一十一种

李《别录》　徐李附

杏《别录》

巴旦杏《纲目》

梅《本经》

棚梅《纲目》

桃《本经》

栗《别录》

天师栗《纲目》

枣《本经》

仲思枣《开宝》

苦枣《食性》

　　右附方旧一百一十三,新一百零八。

第二十九卷　果部

果之一 五果类一十一种

李《别录·下品》

【释名】嘉庆子(《《两京记》》)。〔时珍曰〕按罗愿《尔雅翼》云:李乃木之多子者,故字从木、子。窃谓木之多子者多矣,何独李称木子耶? 按《素问》言李味酸属肝,东方之果也。则李于五果属木,故得专称尔。今人呼干李为嘉庆子。按韦述《两京记》云:东都嘉庆坊有美李,人称为嘉庆子。久之称谓既熟,不复知其所自矣。梵书名李曰居陵迦。

【集解】〔弘景曰〕李类甚多。京口有麦李,麦秀时熟,小而肥甜,核不入药。姑熟有南居李,解核如杏子形者,入药为佳。〔志曰〕李有绿李、黄李、紫李、牛李、水李,并甘美堪食,核不中用。有野李,味苦,核仁入药。〔颂曰〕李处处有之。郭璞注《尔雅》:休,乃无实李也。一名赵李。痤(音磋),乃接虑李也。一名麦李。细熟有沟道,与麦同熟。驳,乃赤

李

李也。陶氏所谓南居李,今不复识。医家但用核若杏核者。〔宗奭曰〕李树大者高丈许。一种御李子,大如樱桃,红黄色,先诸李熟,医家用者亦少。〔时珍曰〕李,绿叶白花,树能耐久,其种近百。其子大者如杯如卵,小者如弹如樱。其味有甘、酸、苦、涩数种。其色有青、绿、紫、朱、黄、赤、缥绮、胭脂、青皮、紫灰之殊。其形有牛心、马肝、奈李、杏李、水李、离核、合核、无核、匾缝之异。其产有武陵、房陵诸李。早则麦李、御李,四月熟。迟则晚李、冬李,十月、十一月熟。又有季春李,冬花春实也。按王祯《农书》云:北方一种御黄李,形大而肉厚核小,甘香而美。江南建宁一种均亭李,紫而肥大,味甘如蜜。有擘李,熟则自裂。有糕李,肥粘如糕。皆李之嘉美者也。今人用盐曝、糖藏、蜜煎为果,惟曝干白李有益。其法:夏李色黄时摘之,以盐按去汁,合盐晒萎,去核复晒干,荐酒、作饤皆佳。

实

〔气味〕苦、酸,微温,无毒。〔时珍曰〕李味甘酸,其苦涩者不可食。不沉水者有毒,不可食。〔大明曰〕多食令人胪胀,发虚热。〔诜曰〕临水食之,令发痰疟。不可合雀肉食。合蜜食,损五脏。〔宗奭曰〕不可合浆水食,发霍乱,涩气而然。服术人忌之。

〔主治〕曝食,去痼热,调中(《别录》)。去骨节间劳热(孟诜)。肝病宜食之(思邈)。

核仁

〔气味〕苦,平,无毒。

〔主治〕僵仆踒折,瘀血骨痛(《别录》)。令人好颜色(吴普)。治女子少腹肿满。利小肠,下水气,除浮肿(甄权)。治面黯黑子(苏颂)。

〔附方〕旧一，新一。

女人面䵟用李核仁去皮细研，以鸡子白和如稀饧涂之。至旦以浆水洗去，后涂胡粉。不过五六日效。忌见风（崔元亮《海上方》）。

蝎虿螫痛苦李仁嚼涂之，良（《古今录验》）。

根白皮

〔修治〕〔时珍曰〕李根皮取东行者，刮去皱皮，炙黄入药用。《别录》不言用何等李根，亦不言其味。但《药性论》云：入药用苦李根皮，味咸。而张仲景治奔豚气，奔豚汤中用甘李根白皮。则甘、苦二种皆可用欤？

〔气味〕大寒，无毒。〔大明曰〕凉，无毒。

〔主治〕消渴，止心烦逆奔豚气（《别录》）。治疮（吴普）。煎水含漱，治齿痛（弘景）。煎汁饮，主赤白痢（大明）。炙黄煎汤，日再饮之，治女人卒赤白下，有验（孟诜）。治小儿暴热，解丹毒（时珍）。苦李根皮：味咸，治脚下气，主热毒烦躁。煮汁服，止消渴（甄权）。

〔附方〕新二。

小儿丹毒从两股走及阴头。用李根烧为末，以田中流水和涂之（《千金》）。

咽喉卒塞无药处，以皂角末吹鼻取嚏。仍以李树近根皮，磨水涂喉外，良验（《菽园杂记》）。

花

〔气味〕苦，香，无毒。

〔主治〕令人面泽，去粉滓䵟䵇（时珍）。

〔附方〕新一。

面黑粉滓用李花、梨花、樱桃花、白蜀葵花、白莲花、红莲花、旋复花、秦椒各六两,桃花、木瓜花、丁香、沉香、青木香、钟乳粉各三两,珍珠、玉屑各二两,蜀水花一两,大豆末七合,为细末瓶收。每日盥靧,用洗手面,百日光洁如玉也(《普济方》)。

叶

〔气味〕甘、酸,平,无毒。

〔主治〕小儿壮热,痁疾惊痫,煎汤浴之,良(大明)。

〔附方〕新一。

恶刺疮痛李叶、枣叶捣汁点之,效(《千金》)。

树胶

〔气味〕苦,寒,无毒。

〔主治〕目翳,定痛消肿(时珍)。

【附录】徐李〔《别录·有名未用》曰〕生太山之阴。树如李而小。其实青色,无核。熟则采食之,轻身益气延年。〔时珍曰〕此即无核李也。唐崔奉国家有之,乃异种也。谬言龙耳血堕地所生。

杏《别录·下品》

【释名】甜梅(《《江南录》》)。〔时珍曰〕杏字篆文象子在木枝之形。或云从口及从可者,并非也。《江南录》云:杨行密改杏名甜梅。

【集解】〔《别录》曰〕杏生晋山川谷。五月采之。〔颂曰〕今处处有之。有数种:黄而圆者名金杏,相传种出自济南郡之分流山,彼人谓之汉帝杏,言汉武帝上苑之种也。今近汴洛皆种之,熟最早。其扁而青黄者名木杏,味酢不及之。山杏不堪入药。杏仁今以从东来人家种者为胜。〔宗奭曰〕金杏深赭色,核

杏

大而扁，乃接成者，其味最胜。又有白杏，熟时色青白或微黄，味甘淡而不酢。生杏可晒脯作干果食之。山杏辈只可收仁用耳。〔时珍曰〕诸杏，叶皆圆而有尖，二月开红花，亦有千叶者，不结实。甘而有沙者为沙杏，黄而带酢者为梅杏，青而带黄者为㮈杏。其金杏大如梨，黄如橘。《西京杂记》载蓬莱杏花五色，盖异种也。按王祯《农书》云：北方肉杏甚佳，赤大而扁，谓之金刚拳。凡杏熟时，榨浓汁，涂盘中晒干，以手摩刮收之，可和水调冴食，亦五果为助之义也。

实

〔气味〕酸，热，有小毒。生食多，伤筋骨（《别录》）。〔颂曰〕杏之类梅者味酢，类桃者味甘。〔宗奭曰〕凡杏性皆热。小儿多食，致疮痈膈热。〔扁鹊曰〕多食动宿疾，令人目盲、须眉落。〔源曰〕多食，生痰热，昏精神。产妇尤忌之。

〔主治〕曝脯食，止渴，去冷热毒。心之果，心病宜食之（思邈）。

核仁

〔修治〕〔《别录》曰〕五月采之。〔弘景曰〕凡用杏仁，以汤浸去皮、尖，炒黄。或用面麸炒过。〔敩曰〕凡用，以汤浸去皮、尖。每斤入白火石一斤，乌豆三合，以东流水同煮，从巳至午，取出晒干用。〔时珍曰〕治风寒肺病药中，亦有连皮、尖用者，取其发散也。

〔气味〕甘（苦），温（冷利），有小毒。两仁者杀人，可以毒狗。〔震亨曰〕杏仁性热，因寒者可用。〔思邈曰〕杏仁作汤如白沫不解者，食之令气壅身热。汤经宿者动冷气。〔时珍曰〕凡杏、桃诸花皆五出。若六出必双仁，为其反常，故有毒也。〔徐之才曰〕得火良。恶黄芩、黄芪、葛根，畏蘘草。

〔主治〕咳逆上气雷鸣，喉痹，下气，产乳金疮，寒心贲豚（《本经》）。惊痫，心下烦热，风气往来，时行头痛，解肌，消心下急满痛，杀狗毒（《别录》）。解锡毒（之才）。治腹痹不通，发汗，主温病脚气，咳嗽上气喘促。入天门冬煎，润心肺。和酪作汤，润声气（甄权）。除肺热，治上焦风燥，利胸膈气逆，润大肠气秘（元素）。杀虫，治诸疮疥，消肿，去头面诸风气疱疱（时珍）。

〔发明〕〔元素曰〕杏仁气薄味厚，浊而沉坠，降也、阴也。入手太阴经。其用有三：润肺也，消食积也，散滞气也。〔杲曰〕杏仁散结润燥，除肺中风热咳嗽。杏仁下喘，治气也；桃仁疗狂，治血也。俱治大便秘，当分气、血。昼则便难，行阳气也；夜则便难，行阴血也。故虚人便闭，不可过泄。脉浮者属气，用杏仁、陈皮；脉沉者属血，用桃仁、陈皮。手阳明与手太阴为表里，贲门主往来，魄门主收闭，为气之通道，故并用陈皮佐之。〔好古曰〕张仲景麻黄汤，及王朝奉治伤寒气上喘逆，并用杏仁者，为其利气、泻肺、解肌也。〔时珍曰〕杏仁能散能降，故解肌散风、降气润燥、消积治伤损药中用之。治疮杀虫，用其毒也。按《医余》云：凡索面、豆粉近杏仁则烂。顷一兵官食粉成积，医师以积气丸、杏仁相半研为丸，熟水下，数服愈。又《野人闲话》云：翰林学士辛士逊，在青城山道院中,梦皇姑谓曰可服杏仁,令汝聪明,老而健壮,心力不倦。求其方,则用杏仁一味,每盥漱毕,以七枚纳口中,良久脱去皮,细嚼和津液顿咽。日日食之,一年必换血,令人轻健。此申天师方也。又杨士瀛《直指方》云:凡人以水浸杏仁五枚,五更端坐,逐粒细嚼至尽,和津吞下。久则能润五脏,去尘滓,驱风明目,治肝肾风虚,瞳人带青,眼翳风痒之病。珍按:杏仁性热降气,亦非久服之药。此特其咀嚼吞纳津液,以消积秽则可耳。古有服杏丹法,云是左慈之方。唐慎微收入《本草》,云久服寿至千万。其说妄诞可鄙,今删其纰谬之辞,存之于下,使读者毋信其诳也。

〔附方〕旧三十五,新十八。

杏金丹《左慈秘诀》云:亦名草金丹。方出浑皇子,服之长年不死。夏姬服之,寿年七百,乃仙去也。世人不信,皆由不肯精心修治故也。其法:须人罕到处。寅月镢劚杏树地下,通阳气。二月除树下草。三月离树五步作畦垄,以通水。亢旱则引泉灌溉。有霜雪则烧火树下,以救花苞。至五月杏熟自落,收仁六斗,以汤浸去皮及双仁者,用南流水三石和研,取汁两石八斗,去滓。以新铁釜用酥三斤,以糠火及炭然釜,少少磨酥至尽,乃内汁入釜。釜上安盆,盆上钻孔,用弦悬车辖至釜底,以纸塞孔,勿令泄气。初着糠火,一日三动车辖,以衮其汁。五日有露液生,十日白霜起,又二日白霜尽,即金花出,丹乃成也。开盆炙干,以翎扫下,枣肉和丸梧子大。每服三丸,空心暖酒下。至七日宿疾皆除,暗盲挛跛、疝痔瘿痫疮肿,万病皆愈。久服通灵不死云云。衍文不录。〔颂曰〕古方用杏仁修治如法,自朝蒸至午,便以慢火微烘,至七日乃收之。每旦空腹啖之,久久不止,驻颜延年,云是夏姬之法。然杏仁能使人血溢,少误必出血不已,或至委顿,故近人少有服者。或云服至二三年,往往或泻,或脐中出物,皆不可治也。

杏酥法〔颂曰〕去风虚,除百病。捣烂杏仁一石,以好酒二石,研滤取汁一石五斗,入白蜜一斗五升搅匀,封于新瓮中,勿泄气。三十日看酒上酥出,即掠取纳瓷器中贮之。取其酒滓团如梨大,置空屋中,作格安之。候成饴脯状,旦服一枚,以前酒下。〔藏器曰〕杏酪服之,润五脏,去痰嗽。生、熟吃俱可,若半生半熟服之杀人。

又法〔宗奭曰〕治肺燥喘热,大肠秘,润五脏。用杏仁去皮研细,每一升,入水一升半,捣稠汁。入生蜜四两,甘草一寸,银、石器中慢火熬成稀膏,入酥二两同收。每夜沸汤,点服一匙(《衍义》)。

万病丸治男妇五劳七伤,一切诸疾。杏仁一斗二升,童子小便煮七次,以蜜四两拌匀,再以童便五升于碗内重蒸,取出日晒夜露数日。任意嚼食,即愈。

补肺丸治咳嗽。用杏仁二大升(山中者不用,去双仁者),以童子小便二斗浸之,春夏七日,秋冬二七日,连皮、尖于砂盆中研滤取汁,煮令鱼眼沸,候软如面糊即成。以粗布摊曝之,可丸即丸服之。食前后总须服三五十丸,茶、酒任下。忌白水粥(刘禹锡《传信方》)。

咳嗽寒热旦夕加重,少喜多嗔,面色不润,忽进忽退,积渐少食,脉弦紧者。杏仁半斤去皮、尖,童子小便二斗浸七日,漉出温水淘洗,砂盆内研如泥,以小便三升煎如膏。每服一钱,熟水下。妇人室女服之,尤妙(《千金方》)。

久患肺气喘急至效。甚者不过二剂,永瘥。杏仁去皮、尖二两,童子小便浸,一日一换,夏月三四换,满半月取出,焙干研细。每服一枣大,薄荷一叶,蜜一鸡头大,水一钟,煎七分,食后温服。忌腥物(《胜金方》)。

咳逆上气不拘大人小儿。以杏仁三升去皮、尖,炒黄研膏,入蜜一升,杵熟。每食前含之,咽汁(《千金》)。

上气喘急杏仁、桃仁各半两,去皮、尖炒研,用水调生面,和丸梧子大。每服十丸,姜、蜜汤下,微利为度(《圣济总录》)。

喘促浮肿小便淋沥。用杏仁一两,去皮、尖熬研,和米煮粥,空心吃二合妙(《心镜》)。

头面风肿杏仁捣膏,鸡子黄和杵,涂帛上,厚裹之。干则又涂,不过七八次愈也(《千金方》)。

风虚头痛欲破者。杏仁去皮、尖,晒干研末,水九升研滤汁,煎如麻腐状,取和羹粥食。七日后大汗出,诸风渐减。此法神妙,可深秘之。慎风、冷、猪、鸡、鱼、蒜、醋(《千金方》)。

头面诸风眼睭鼻塞,眼出冷泪。用杏仁三升研细,水煮四五沸,洗头。待冷汗尽,三度愈(《千金》)。

偏风不遂失音不语。生吞杏仁七枚,不去皮、尖,逐日加至七七枚,周而复始。食后仍饮竹沥,以瘥为度(《外台秘要》)。

破伤风肿杏仁杵膏厚涂上,然烛遥炙之(《千金方》)。

金疮中风角弓反张。用杏仁杵碎,蒸令气溜,绞脂服一小升,兼摩疮上良(《必效方》)。

温病食劳杏仁五两,酢二升,煎取一升,服之取汗瘥(《类要》)。

心腹结气杏仁、桂枝、橘皮、诃黎勒皮等分,为丸。每服三十丸,白汤下。无忌(孟诜《食疗》)。

喉痹痰嗽杏仁去皮熬黄三分,和桂末一分,研泥,裹含之,咽汁(陈藏器《本草》)。

喉热生疮方同上。

卒失音声方同上(文潞公《药准》)。

肺病咯血杏仁四十个,以黄蜡炒黄,研入青黛一钱,作饼。用柿饼一个,破开包药,湿纸裹煨熟食之,取效(丹溪方)。

卒不小便杏仁二七枚,去皮、尖,炒黄研末,米饮服之(《古今录验方》)。

血崩不止诸药不效,服此立止。用甜杏仁上黄皮,烧存性,为末。每服三钱,空心热酒服(《保寿堂方》)。

五痔下血杏仁去皮、尖及双仁者,水三升,研滤汁,煎减半,同米煮粥食之(《食医心镜》)。

谷道䘌痛肿痒。杏仁杵膏,频频傅之(《肘后方》)。

阴疮烂痛杏仁烧黑研成膏,时时傅之(《钤方》)。

产门虫疽痛痒不可忍。用杏仁去皮烧存性,杵烂绵裹,纳入阴中,取效(孟诜《食疗本草》)。

身面疣目杏仁烧黑研膏,擦破,日日涂之(《千金方》)。

面上奸疱杏仁去皮,捣和鸡子白。夜涂之,旦以暖酒洗去(孟诜《食疗》)。

两颊赤痒其状如痱,名头面风。以杏仁频频揩之。内服消风散(《证治要诀》)。

耳卒聋闭杏仁七枚,去皮拍碎,分作三分,以绵裹之,着盐如小豆许,以器盛于饭上蒸熟。令病人侧卧,以一裹捻油滴耳中。良久又以一裹滴之,取效(《外台》)。

耳出脓汁杏仁炒黑,捣膏绵裹纳入,日三四易之,妙(梅师方)。

鼻中生疮杏仁研末,乳汁和傅(《千金方》)。

痁疮蚀鼻杏仁烧,压取油傅之(《千金方》)。

牙齿虫䘌杏仁烧存性,研膏发裹,纳虫孔中。杀虫去风,其痛便止。重者不过再上(《本草拾遗》)。

牙龈痒痛杏仁一百枚，去皮尖、两仁，以盐方寸匕，水一升，煮令沫出，含漱吐之。三度愈（《千金方》）。

风虫牙痛杏仁针刺于灯上烧烟，乘热搭病牙上。又复烧搭七次。绝不疼，病牙逐时断落也（《普济方》）。

目中赤脉痒痛，时见黑花。用初生杏子仁一升，古五铢钱七文，入瓶内密封，埋门限下，一百日化为水，每夕点之（《圣济总录》）。

胎赤眼疾杏仁压油半鸡子壳，食盐一钱，入石器中，以柳枝一握紧束，研至色黑，以熟艾一团安碗内烧烘之，令气透火尽即成。每点少许入两眦，甚效（《圣济总录》）。

目中翳遮但瞳子不破者。用杏仁三升去皮，面裹作三包，煻火煨熟，去面研烂，压去油。每用一钱，入铜绿一钱，研匀点之（同上）。

目生弩肉或痒或痛，渐覆瞳人。用杏仁去皮二钱半，腻粉半钱，研匀，绵裹箸头点之（同上）。

伤目生弩《广利方》：用生杏仁七枚，去皮细嚼，吐于掌中，乘热以绵裹箸头点弩肉上。不过四五度愈。〇《总录》：用杏仁研膏，人乳化开，日点三次。

小儿血眼儿初生艰难，血瘀眦睚，遂溅渗其睛，不见瞳人。轻则外胞赤肿，上下弦烂。用杏仁二枚去皮、尖，嚼，乳汁三五匙，入腻粉少许，蒸熟，绢包频点。重者加黄连、朴硝最良（《全幼心鉴》）。

小儿脐烂成风。杏仁去皮研傅（《子母秘录》）。

小儿咽肿杏仁炒黑，研烂含咽（《普济方》）。

针入肉内不出者。双杏仁捣烂，以车脂调贴。其针自出（《瑞竹堂方》）。

箭镞在咽或刀刃在咽膈诸隐处。杵杏仁傅之（《肘后方》）。

狐尿疮痛 杏仁研烂，煮一两沸，及热浸之。冷即易（《必效方》）。

狗咬伤疮烂嚼杏仁涂之（寇氏）。

食狗不消 心下坚胀，口干发热妄语。杏仁一升去皮、尖，水三升煎沸，去渣取汁分三服，下肉为度（梅师方）。

解狼毒毒 杏仁捣烂，水和服之（《千金方》）。

一切食停 气满膨胀。用红杏仁三百粒，巴豆二十粒同炒，色变去豆不用，研砕为末，橘皮汤调下（《杨氏家藏方》）。

白癜风斑 杏仁连皮、尖，每早嚼二七粒，揩令赤色。夜卧再用（《圣济总录》）。

诸疮肿痛 杏仁去皮，研滤取膏，入轻粉、麻油调搽神效。不拘大人、小儿（鲍氏）。

小儿头疮杏仁烧研傅之（《事林广记》）。

蛆虫入耳杏仁捣泥，取油滴入。非出则死（《扶寿精方》）。

花

〔气味〕苦，温，无毒。

〔主治〕补不足，女子伤中，寒热痹厥逆（《别录》）。

〔附方〕新二。

妇人无子 二月丁亥日，取杏花、桃花阴干为末。戊子日和井华水服方寸匕，日三服（《卫生易简方》）。

粉滓面黚 杏花、桃花各一升，东流水浸七日。洗面三七遍，极妙（《圣济总录》）。

叶

〔主治〕人卒肿满，身面洪大，煮浓汁热渍，亦少少服之（《肘后》）。

枝

〔主治〕堕伤，取一握，水一升煮减半，入酒三合和匀，分再服，大效（苏颂）。

〔附方〕旧一。

坠扑瘀血在内，烦闷者。用东引杏树枝三两，细剉微熬，好酒二升煎十余沸，分二服（《塞上方》）。

根

〔主治〕食杏仁多，致迷乱将死，切碎煎汤服，即解（时珍）。

巴旦杏《纲目》

【释名】八担杏（《正要》）、忽鹿麻（《《一统志》》）。

【集解】〔时珍曰〕巴旦杏，出回回旧地，今关西诸土亦有。树如杏而叶差小，实亦尖小而肉薄。其核如梅核，壳薄而仁甘美。点茶食之，味如榛子。西人以充方物。

【气味】甘，平、温，无毒。

【主治】止咳下气，消心腹逆闷（时珍。出《饮膳正要》）。

梅《本经·中品》

【释名】〔时珍曰〕梅古文作呆，象子在木上之形。梅乃杏类，故反杏为呆。书家讹为甘木。后作梅，从每谐声也。或云：梅者媒也，媒合众味。故《书》云："若作和羹，尔惟盐梅。"而梅字亦从某也。陆佃《埤雅》言梅入北方变为杏，郭璞注《尔雅》以枏为梅，皆误矣。枏即楠木，荆人呼为梅，见陆玑《草木疏》。

【集解】〔《别录》曰〕梅实生汉中山谷。五月采实，火干。〔颂曰〕今襄汉、川蜀、江湖、淮岭皆有之。〔时珍曰〕按陆玑《诗

巴旦杏　　　　　　　　梅

疏》云：梅，杏类也。树、叶皆略似杏，叶有长尖，先众木而花。其
实酢，曝干为脯，入羹虀齑中，又含之可以香口。子赤者材坚，子
白者材脆。范成大《梅谱》云：江梅，野生者，不经栽接，花小而
香，子小而硬。消梅，实圆松脆，多液无滓，惟可生啖，不入煎造。
绿萼梅，枝跗皆绿。重叶梅，花叶重叠，结实多双。红梅，花色如
杏。杏梅，色淡红，实扁而斑，味全似杏。鸳鸯梅，即多叶红梅
也，一蒂双实。一云：苦楝接梅，则花带黑色。谭子《化书》云：
李接桃而本强者其实毛，梅接杏而本强者其实甘。梅实采半黄
者，以烟熏之为乌梅；青者盐淹曝干为白梅。亦可蜜煎、糖藏，以
充果饤。熟者笮汁晒收为梅酱。惟乌梅、白梅可入药。梅酱，夏
月可调渴水饮之。

实

〔气味〕酸，平，无毒。〔大明曰〕多食损齿伤筋，蚀脾

胃,令人发膈上痰热。服黄精人忌食之。食梅齿齼者,嚼胡桃肉解之。○《物类相感志》云:梅子同韶粉食,则不酸,不软牙。

〔发明〕〔宗奭曰〕食梅则津液泄者,水生木也。津液泄则伤肾,肾属水,外为齿故也。〔时珍曰〕梅,花开于冬而实熟于夏,得木之全气,故其味最酸,所谓曲直作酸也。肝为乙木,胆为甲木。人之舌下有四窍,两窍通胆液,故食梅则津生者,类相感应也。故《素问》云:味过于酸,肝气以津。又云:酸走筋,筋病无多食酸。不然,物之味酸者多矣,何独梅能生津耶?

乌梅〔弘景〕

〔修治〕〔弘景曰〕用须去核,微炒之。〔时珍曰〕造法:取青梅篮盛,于突上熏黑。若以稻灰淋汁润湿蒸过,则肥泽不蠹。

〔气味〕酸,温、平,涩,无毒。〔杲曰〕寒。忌猪肉。

〔主治〕下气,除热烦满,安心,止肢体痛,偏枯不仁,死肌,去青黑志,蚀恶肉(《本经》)。去痹,利筋脉,止下痢,好唾口干(《别录》)。水渍汁饮,治伤寒烦热(弘景)。止渴调中,去痰治疟瘴,止吐逆霍乱,除冷热痢(藏器)。治虚劳骨蒸,消酒毒,令人得睡。和建茶、干姜为丸服,止休息痢,大验(大明)。敛肺涩肠,止久嗽泻痢,反胃噎膈,蛔厥吐利,消肿涌痰,杀虫,解鱼毒、马汗毒、硫黄毒(时珍)。

白梅〔弘景〕

〔释名〕盐梅〔《尚书》〕、霜梅〔《世医得效方》〕。

〔修治〕取大青梅以盐汁渍之,日晒夜渍,十日成矣。久乃上霜。

〔气味〕酸、咸,平,无毒。

〔主治〕和药点志,蚀恶肉(弘景)。刺在肉中者,嚼傅之即出（孟诜）。治刀箭伤，止血，研烂傅之（大明）。乳痈肿毒，杵烂贴之，佳（汪颖）。除痰（苏颂）。治中风惊痫，喉痹痰厥僵仆，牙关紧闭者，取梅肉揩擦牙龈，涎出即开。又治泻痢烦渴，霍乱吐下，下血血崩，功同乌梅（时珍）。

〔发明〕〔弘景曰〕生梅、乌梅、白梅，功应相似。〔好古曰〕乌梅，脾、肺二经血分药也。能收肺气，治燥嗽。肺欲收，急食酸以收之。〔时珍曰〕乌梅、白梅所主诸病，皆取其酸收之义。惟张仲景治蛔厥乌梅丸及虫䘌方中用者，取虫得酸即止之义，稍有不同耳。《医说》载：曾鲁公痢血百余日，国医不能疗。陈应之用盐水梅肉一枚研烂，合腊茶，入醋服之，一啜而安。大丞梁庄肃公亦痢血，应之用乌梅、胡黄连、灶下土等分为末，茶调服，亦效。盖血得酸则敛，得寒则止，得苦则涩故也。其蚀恶疮胬肉，虽是酸收，却有物理之妙。说出《本经》。其法载于《刘涓子鬼遗方》：用乌梅肉烧存性研，傅恶肉上，一夜立尽。《圣惠》用乌梅和蜜作饼贴者，其力缓。按杨起《简便方》云：起臂生一疽，脓溃百日方愈，中有恶肉突起，如蚕豆大，月余不消，医治不效。因阅本草得此方，试之，一日夜去其大半，再上一日而平。乃知世有奇方如此，遂留心搜刻诸方，始基于此方也。

〔附方〕旧十三，新二十。

诸疮胬肉方见上。

痈疽疮肿已溃未溃皆可用。盐白梅烧存性为末，入轻粉少许，香油调，涂四围（王氏《易简方》）。

喉痹乳蛾冰梅丸：用青梅二十枚，盐十二两，淹五日，取梅汁，入明矾三两，桔梗、白芷、防风各二两，猪牙皂角三十条，俱为细末，拌汁和梅入瓶收之。每用一枚，噙咽津液。凡中风痰厥,牙关不开,用此擦之尤佳。○《总录》:用白梅包生矾末作丸含咽,或纳吞之。

消渴烦闷 乌梅肉二两,微炒为末。每服二钱,水二盏,煎一盏,去滓,入豉二百粒,煎至半盏,温服(《简要济众方》)。

泄痢口渴 乌梅煎汤,日饮代茶(《扶寿精方》)。

产后痢渴 乌梅肉二十个,麦门冬十二分,以水一升,煮七合,细呷之(《必效方》)。

赤痢腹痛 《直指》:用陈白梅同真茶、蜜水各半,煎饮之。○《圣惠》:用乌梅肉(炒)、黄连各四两,为末,炼蜜丸梧子大。每米饮服二十丸,日三服。

便痢脓血 乌梅一两去核,烧过为末。每服二钱,米饮下,立止(《圣济总录》)。

久痢不止 肠垢已出。《肘后》:用乌梅肉二十个,水一盏,煎六分,食前分二服。○《袖珍》:用乌梅肉、白梅肉各七个捣烂,入乳香末少许,杵丸梧桐子大。每服二三十丸,茶汤下,日三。

大便下血 及酒痢、久痢不止。用乌梅三两,烧存性为末,醋煮米糊和丸梧子大。每空心米饮服二十丸,日三(《济生方》)。

小便尿血 乌梅烧存性研末,醋糊丸梧子大。每服四十丸,酒下。

血崩不止 乌梅肉七枚,烧存性研末。米饮服之,日二。

大便不通 气奔欲死者。乌梅十颗,汤浸去核,丸枣大。纳入下部,少时即通(《食疗本草》)。

霍乱吐利 盐梅煎汤,细细饮之(《如宜方》)。

蛔虫上行 出于口鼻。乌梅煎汤频饮,并含之,即安(《食鉴本草》)。

水气满急 乌梅、大枣各三枚。水四升,煮二升,纳蜜和匀,含咽之(《圣济总录》)。

梅核膈气 取半青半黄梅子,每个用盐一两淹一日夜,晒干,又浸又晒至水尽乃止。用青钱三个,夹二梅,麻线缚定,通装磁罐内封埋地下,百日取出。每用一枚,含之咽汁,入喉即消。收一年者治一人,二年者治二人,其妙绝伦(龚氏《经验方》)。

心腹胀痛 短气欲绝者。乌梅二七枚,水五升,煮一沸,纳大钱二七枚,煮二升半,顿服之(《肘后》)。

劳疟劣弱 乌梅十四枚,豆豉二合,桃、柳枝各一虎口,甘草三寸,生姜一块,以童子小便二升,煎一半,温服即止(《图经本草》)。

久咳不已 乌梅肉微炒、罂粟壳去筋膜蜜炒,等分为末。每服二钱,睡时蜜汤调下。

痰厥头痛 如破者。乌梅肉三十个,盐三撮,酒三升,煮一升,顿服,取吐即愈(《肘后方》)。

伤寒头痛 壮热,胸中烦痛,四五日不解。乌梅十四枚,盐五合,水一升,煎半升,温服取吐。吐后避风,良(梅师方)。

折伤金疮 干梅烧存性,傅之,一宿瘥(《千金方》)。

马汗入疮 作痛。用乌梅连核捣烂,以头醋和傅。仍先刺疮,出去紫血,乃傅之系定(《经验方》)。

猘犬伤毒 乌梅末,酒服二钱(《千金》)。

指头肿毒 痛甚者。乌梅肉和鱼鲊捣,封之,妙(李楼《奇方》)。

伤寒蟨疮 生下部者。乌梅肉三两炒为末,炼蜜丸梧子大。以石榴根皮煎汤,食前下三十丸(《圣惠方》)。

小儿头疮 乌梅烧末,生油调涂(《圣济录》)。

香口去臭 曝干梅脯,常时含之(《毛诗疏》)。

硫黄毒发 令人背膊疼闷,目暗漠漠。乌梅肉(焙)一两,沙糖半两,浆水一大盏,煎七分,呷之(《总录》)。

核仁

〔气味〕酸,平,无毒。

〔主治〕明目,益气,不饥(吴普)。除烦热(甄权)。治代指忽然肿痛,捣烂,和醋浸之(时珍。○《肘后方》)。

花

〔气味〕微酸、涩,无毒。

〔发明〕〔时珍曰〕白梅花古方未见用者。近时有梅花汤:用半开花,溶蜡封花口,投蜜罐中,过时以一两朵同蜜一匙点沸汤服。又有蜜渍梅花法:用白梅肉少许,浸雪水,润花,露一宿,蜜浸荐酒。又梅花粥法:用落英入熟米粥再煮食之。故杨诚斋有"蜜点梅花带露餐"及"脱蕊收将熬粥吃"之句,皆取其助雅致、清神思而已。

叶

〔气味〕酸,平,无毒。

〔主治〕休息痢及霍乱,煮浓汁饮之(大明)。〔藏器曰〕嵩阳子言:清水揉梅叶,洗蕉葛衣,经夏不脆。有验。〔时珍曰〕夏衣生霉点,梅叶煎汤洗之即去,甚妙。

〔附方〕旧一,新二。

中水毒病初起头痛恶寒,心烦拘急,旦醒暮剧。梅叶捣汁三升饮之,良(《肘后》)。

下部虫䘌梅叶、桃叶一斛,杵烂蒸极热,纳小器中,隔布坐蒸之,虫尽死也(《外台秘要》)。

月水不止梅叶(焙)、棕榈皮灰各等分为末。每服二钱,酒调下(《圣济总录》)。

根

〔主治〕风痹（《别录》）。○出土者杀人。初生小儿，取根同桃、李根煮汤浴之，无疮热之患（崔氏《纂要》）。煎汤饮，治霍乱，止休息痢（大明）。

棚梅《纲目》

【集解】〔时珍曰〕棚梅出均州太和山。相传真武折梅枝插于棚树。誓曰吾道若成，花开果结。后果如其言。今树尚在五龙宫北，棚木梅实，杏形桃核。道士每岁采而蜜煎，以充贡献焉。棚乃榆树也。

实

【气味】甘、酸，平，无毒。

【主治】生津止渴，清神下气，消酒（时珍）。

棚梅

桃《本经·下品》

〔校正〕《木部》有《拾遗》桃橛，今并入此。

【释名】〔时珍曰〕桃性早花，易植而子繁，故字从木、兆。十亿曰兆，言其多也。或云从兆谐声也。

【集解】〔《别录》曰〕桃生太山川谷。〔弘景曰〕今处处有之。核仁入药，当取解核者种之为佳，山桃仁不堪用。〔颂曰〕汴东、陕西者尤大而美。大抵佳果肥美者，皆圃人以他木接成，殊失本性。入药当用本生者为佳。今市肆卖者，多杂接核之仁，为

桃

不堪也。〔宗奭曰〕山中一种桃，正合《月令》桃始华者，花多子少，不堪啖，惟堪取仁入药。汴中有油桃，小于众桃，光如涂油，不益脾胃。太原有金桃，色深黄。洛中有昆仑桃，肉深红紫色。又有饼子桃，状如香饼子。其味皆甘。〔时珍曰〕桃品甚多，易于栽种，且早结实。五年宜以刀劙其皮，出其脂液，则多延数年。其花有红、紫、白、千叶、二色之殊，其实有红桃、绯桃、碧桃、缃桃、白桃、乌桃、金桃、银桃、胭脂桃，皆以色名者也。有绵桃、油桃、御桃、方桃、匾桃、偏核桃，皆以形名者也。有五月早桃、十月冬桃、秋桃、霜桃，皆以时名者也。并可供食。惟山中毛桃，即《尔雅》所谓榹桃者，小而多毛，核粘味恶。其仁充满多脂，可入药用，盖外不足者内有余也。冬桃一名西王母桃，一名仙人桃，即昆仑桃，形如栝楼，表里彻赤，得霜始熟。方桃形微方。匾桃出南番，形匾肉涩，核状如盒，其仁甘美。番人珍之，名波淡树，树甚高大。偏核桃出波斯，形薄而尖，头偏，状如半月，其仁酷似新罗松子，可食，性热。又杨维桢、宋濂集中并载元朝御库蟠桃，核大如碗，以为神异。按王子年《拾遗记》载：汉明帝时，常山献巨核桃，霜下始花，隆暑方熟。《玄中记》载：积石之桃，大如斗斛器。《酉阳杂俎》载：九疑有桃核，半扇可容米一升；及蜀后主有桃核杯，半扇容水五升，良久如酒味可饮。此皆桃之极大者。昔人谓桃为仙果，殆此类欤？生桃切片瀹过，曝干为脯，可充果食。又桃酢法：取烂熟桃纳瓮中，盖口七日，漉去皮核，密封二七日酢成，香美可食。《种树书》云：柿接桃则为金桃，李接桃则为李桃，梅接桃则脆。桃树生虫，煮猪头汁浇之即止。皆物性之微妙也。

实

〔气味〕辛、酸、甘，热，微毒。多食令人有热。〔诜曰〕能发丹石毒，生者尤损人。〔思邈曰〕《黄帝书》云：食桃饱，入水浴，令人成淋及寒热病。〔时珍曰〕生桃多食，令人膨胀及生痈疖，有损无益。五果列桃为下以此。〔瑞曰〕桃与鳖同食，患心痛。服术人忌食之。

〔主治〕作脯食，益颜色（大明）。肺之果，肺病宜食之（思邈）。

冬桃，食之解劳热（时珍。○出《尔雅注》）。

核仁

〔修治〕〔《别录》曰〕七月采，取仁阴干。〔敩曰〕凡使须去皮，用白术、乌豆二味，同于坩锅中煮二伏时，漉出劈开，心黄如金色乃用。〔时珍曰〕桃仁行血，宜连皮、尖生用。润燥活血，宜汤浸去皮、尖炒黄用。或麦麸同炒，或烧存性，各随本方。双仁者有毒，不可食，说见杏仁下。

〔气味〕苦、甘，平，无毒。〔思邈曰〕苦、甘、辛，平。〔诜曰〕温。〔弘景曰〕桃仁作酪，性冷。○香附为之使。

〔主治〕瘀血血闭，癥瘕邪气，杀小虫（《本经》）。止咳逆上气，消心下坚硬，除卒暴击血，通月水，止心腹痛（《别录》）。治血结、血秘、血燥，通润大便，破蓄血（元素）。杀三虫。又每夜嚼一枚和蜜涂手、面，良（孟诜）。主血滞风痹骨蒸，肝疟寒热，鬼注疼痛，产后血病（时珍）。

〔发明〕〔杲曰〕桃仁苦重于甘，气薄味厚，沉而降，阴中之阳，手、足厥阴经血分药也。苦以泄滞血，甘以生新血，故破凝血者用之。其功有四：治热入血室，一也；泄腹中滞血，二也；除皮肤血热燥痒，三也；行皮肤凝聚之血，四也。〔成无己曰〕肝者血之源，血聚则肝气燥。肝苦急，急食甘以缓之。桃仁之甘以缓肝散血，故张仲景抵当汤用之，以治伤寒八九日，内有畜血，发热如狂，小腹满痛，小便自利者。又有当汗失汗，热毒深入，吐血及血结胸，烦躁谵语者，亦以此汤主之。与虻虫、水蛭、大黄同用。

〔附方〕旧十九，新十二。

延年去风令人光润。用桃仁五合去皮，用粳米饭浆同研，绞汁令尽，温温洗面，极妙（《千金翼》）。

偏风不遂及癗疾。用桃仁二千七百枚，去皮、尖、双仁，以好酒一斗三升，浸二十一日，取出晒干杵细，作丸如梧子大。每服二十丸，以原酒吞之（《外台秘要》）。

风劳毒肿挛痛，或牵引小腹及腰痛。桃仁一升去皮、尖，熬令黑烟出，热研如脂膏，以酒三升搅和服，暖卧取汗。不过三度瘥（《食医心镜》）。

疟疾寒热桃仁一百枚去皮、尖，乳钵内研成膏，不得犯生水，入黄丹三钱，丸梧子大。每服三丸，当发日面北温酒吞下。五月五日午时合之，忌鸡、犬、妇人见（唐慎微《本草》）。

骨蒸作热桃仁一百二十枚，留尖去皮及双仁，杵为丸，平旦井花水顿服之。令尽量饮酒至醉，仍须任意吃水。隔日一剂。百日不得食肉（《外台秘要》）。

上气喘急方见杏仁。

上气咳嗽胸满气喘。桃仁三两去皮、尖，以水一大升研汁,和粳米二合煮粥食之(《心镜》)。

卒得咳嗽桃仁三升去皮杵,着器中密封,蒸熟日干,绢袋盛,浸二斗酒中,七日可饮,日饮四五合。

尸疰鬼疰乃五尸之一,又挟鬼邪为祟。其病变动,有三十六种至九十九种。大略使人寒热淋沥,沉沉默默,不知所苦而无处不恶。累年积月,以至于死,死后复传傍人。急以桃仁五十枚研泥,水煮取四升,服之取吐。吐不尽,三四日再吐(《肘后方》)。

传尸鬼气咳嗽痃癖注气,血气不通,日渐消瘦。桃仁一两去皮、尖杵碎,水一升半煮汁,入米作粥,空心食之(《心镜》)。

鬼疰心痛桃仁一合烂研,煎汤服之(《备急方》)。

卒然心痛桃仁七枚,去皮、尖研烂,水一合服之(《肘后方》)。

人好魇寐桃仁(熬去皮、尖)三七枚,以小便服之(《千金方》)。

下部虫蜃病人齿龈无色,舌上白,喜睡愦愦不知痛痒处,或下痢,乃下部生虫食肛也。桃仁十五枚,苦酒二升,盐一合,煮六合服之(《肘后方》)。

崩中漏下不止者。桃核烧存性研细,酒服方寸匕,日三(《千金》)。

妇人难产数日不出。桃仁一个劈开,一片书"可"字,一片书"出"字,还合吞之即生(《删繁方》)。

产后百病《千金》桃仁煎:治妇人产后百病诸气。取桃仁一千二百枚,去皮、尖、双仁,熬捣极细,以清酒一斗半,研如麦粥法,纳小项瓷瓶中,面封,入汤中煮一伏时。每服一匙,温酒和服,日再(《图经本草》)。

产后身热如火，皮如粟粒者。桃仁研泥，同腊猪脂傅之，日日易之（《千金方》）。

产后血闭桃仁二十枚去皮、尖，藕一块，水煎服之，良（唐瑶《经验方》）。

产后阴肿桃仁，烧研傅之。

妇人阴痒桃仁杵烂，绵裹塞之（《肘后方》）。

男子阴肿作痒。用桃仁炒香为末，酒服方寸匕，日二。仍捣傅之（《外台》）。

小儿卵癞方同上。

小儿烂疮初起肿浆似火疮，桃仁研烂傅之（《秘录》）。

小儿聤耳桃仁炒研绵裹，日日塞之（《千金方》）。

风虫牙痛针刺桃仁，灯上烧烟出吹灭，安痛齿上咬之。不过五六次愈（《卫生家宝方》）。

唇干裂痛桃仁捣和猪脂傅（《海上》）。

大便不快里急后重。用桃仁三两去皮，吴茱萸二两，食盐一两，同炒熟，去盐、茱，每嚼桃仁五、七粒（《总录》）。

急劳咳嗽烦热。用桃仁三两去皮、尖，猪肝一枚，童子小便五升。同煮干，于木臼内捣烂，入蒸饼和丸梧子大。每温水下三十丸（《圣惠方》）。

冷劳减食渐至黑瘦。用桃仁五百颗，吴茱萸三两，同入铁铛中，微火炒一炊久，将桃仁去皮，看似微黄色即渐加火，待微烟出，即乘热收入新瓶内，厚纸封住，勿令泄气。每日空心取桃仁二十粒去皮嚼之，以温酒下。至重者服五百粒愈（《圣惠方》）。

预辟瘴疬桃仁一斤，吴茱萸、青盐各四两，同炒熟，以新瓶密封一七，取出拣去茱、盐，将桃仁去皮、尖，每嚼一二十枚。

山居尤宜之（余居士《选奇方》）。

桃毛毛桃实上毛也。刮取用之。

〔气味〕辛，平，微毒。

〔主治〕破血闭，下血瘕，寒热积聚，无子，带下诸疾（《别录》）。疗崩中，破癖气（大明）。治恶鬼邪气（孟诜）。

桃枭

〔释名〕桃奴（《别录》）、枭景（同上）、神桃（《家宝方》）。〔《别录》曰〕此是桃实着树经冬不落者，正月采之，中实者良。〔时珍曰〕桃子干悬如枭首磔木之状，故名。奴者，言其不能成实也。《家宝方》谓之神桃，言其辟恶也。千叶桃花结子在树不落者，名鬼髑髅。雷敩《炮炙论》有修治之法，而方书未见用者。〔敩曰〕鬼髑髅十一月采得，以酒拌蒸之，从巳至未，焙干，以铜刀切，焙取肉用。

〔气味〕苦，微温，有小毒。

〔主治〕杀百鬼精物（《本经》）。杀精魅五毒不祥，疗中恶腹痛（《别录》）。〔颂曰〕胡洽治中恶毒气蛊疰有桃枭汤。治肺气腰痛，破血，疗心痛，酒磨暖服之（大明）。主吐血诸药不效，烧存性，研末，米汤调服，有验（汪颖）。治小儿虚汗，妇人妊娠下血，破伏梁结气，止邪疟。烧烟熏痔疮。烧黑油调，傅小儿头上肥疮软疖（时珍）。

〔附方〕旧三，新五。

伏梁结气在心下不散。桃奴三两为末，空心温酒，每服二钱（《圣惠》）。

鬼疟寒热树上自干桃子二七枚为末，滴水丸梧子大，朱砂为衣。每服一丸，侵晨面东井华水下，良（《圣济总录》）。

五种疟疾《家宝》通神丸：用神桃（即桃奴）十四枚，巴豆七粒，黑豆一两。研匀，以冷水和丸梧子大，朱砂为衣。发日五更念药王菩萨七遍，井华水下一丸，立瘥。不过二次，妙不可言（王隐君《养生主论》）。

妊娠下血不止。用桃枭烧存性，研，水服取瘥（葛洪方）。

盗汗不止树上干桃子一个，霜梅二个，葱根七个，灯心二茎，陈皮一钱，稻根、大麦芽各一撮。水二钟，煎服（《经验方》）。

白秃头疮干桃一两，黑豆一合，为末，腊猪脂调搽（《圣惠》）。

小儿头疮树上干桃烧研，入腻粉、麻油调搽（《圣惠》）。

食桃成病桃枭烧灰二钱，水服取吐即愈。陆光禄说有人食桃不消化作病时，于林间得槁桃烧服，登时吐出即愈，此以类相攻也（张文仲《备急方》）。

花

〔修治〕〔《别录》曰〕三月三日采，阴干之。〔敩曰〕桃花勿用千叶者，令人鼻衄不止，目黄。收花拣净，以绢袋盛，悬檐下令干用。

〔气味〕苦，平，无毒。

〔主治〕杀疰恶鬼，令人好颜色（《本经》）。悦泽人面，除水气，破石淋，利大小便，下三虫（《别录》）。消肿满，下恶气（苏恭）。治心腹痛及秃疮（孟诜）。利宿水痰饮积滞，治风狂。研末，傅头上肥疮，手足瘑疮（时珍）。

〔发明〕〔弘景曰〕《肘后方》言：服三树桃花尽，则面色红润悦泽如桃花也。〔颂曰〕《太清草木方》言：酒渍桃花饮之，除百疾，益颜色。〔时珍曰〕按：欧阳询《初学记》载：北齐崔氏以桃花、白雪与儿靧面，云令面妍华光悦，盖得《本草》令人好颜色、悦泽人面之义，而陶、苏二氏乃引服桃花法，则因《本草》之言而谬用者也。桃花性走泄下降，利大肠甚快，用以治气实人病水饮肿满积滞、大小便闭塞者，则有功无害。若久服，即耗人阴血，损元气，岂能悦泽颜色耶？按张从正《儒门事亲》载：一妇滑泻数年，百治不效。或言：此伤饮有积也。桃花落时，以棘针刺取数十萼，勿犯人手。以面和作饼，煨熟食之，米饮送下。不一二时，泻下如倾。六七日，行至数百行，昏困，惟饮凉水而平。观此，则桃花之峻利可征矣。又苏鹗《杜阳编》载：范纯佑女丧夫发狂，闭之室中，夜断窗棂，登桃树上食桃花几尽。及旦，家人接下，自是遂愈也。珍按：此亦惊怒伤肝，痰夹败血，遂致发狂。偶得桃花利痰饮、散滞血之功，与张仲景治积热发狂用承气汤，畜血发狂用桃仁承气汤之意相同；而陈藏器乃言桃花食之患淋，何耶？

〔附方〕旧三，新十三。

大便艰难桃花为末，水服方寸匕，即通（《千金》）。

产后秘塞大小便不通。用桃花、葵子、滑石、槟榔等分，为末。每空心葱白汤服二钱，即利（《集验方》）。

心腹积痛三月三日采桃花晒干杵末，以水服二钱匕，良（孟诜《食疗本草》）。

疟疾不已桃花为末，酒服方寸匕，良（梅师方）。

痰饮宿水桃花散：收桃花阴干为末，温酒服一合，取利。觉虚，食少粥。不似转下药也（崔行功《纂要方》）。

脚气肿痛桃花一升，阴干为末。每温酒细呷之，一宿即消（《外台秘要》）。

腰脊作痛三月三日取桃花一斗一升，井华水三斗，曲六升,米六斗,炊熟,如常酿酒。每服一升,日三服,神良(《千金》)。

脓瘘不止桃花为末,猪脂和傅之,日二(《千金》)。

头上秃疮三月三日收未开桃花阴干,与桑椹赤者等分作末,以猪脂和。先取灰汁洗去痂,即涂之(《食疗》)。

头上肥疮一百五日寒食节,收桃花为末。食后以水半盏调服方寸匕,日三,甚良(崔元亮《海上方》)。

黄水面疮方同上。

足上瘑疮桃花、食盐等分杵匀,醋和傅之(《肘后方》)。

雀卵面疱桃花、冬瓜仁研末等分,蜜调傅之(《圣惠》)。

干粪塞肠胀痛不通。用毛桃花湿者一两,和面三两,作馄饨煮熟,空心食之。日午腹鸣如雷,当下恶物也(《圣惠方》)。

面上粉刺瘟子如米粉。用桃花、丹砂各三两,为末。每服一钱,空心井水下,日三服。十日知,二十日小便当出黑汁,面色莹白也(《圣惠方》)。

令面光华三月三日收桃花,七月七日收鸡血,和涂面上。三二日后脱下,则光华颜色也(《圣济总录》)。

叶〔颂曰〕采嫩者名桃心,入药尤胜。

〔气味〕苦,平,无毒。

〔主治〕除尸虫,出疮中小虫(《别录》)。治恶气,小儿寒热客忤(大明)。疗伤寒、时气、风痹无汗,治头风,通大小便,止霍乱腹痛(时珍)。

〔发明〕〔颂曰〕桃叶蒸汗法:张文仲《备急方》治天行病,有支太医桃叶汤熏法:用水一石煮桃叶,取七斗,安床簟下,厚被盖卧床上,乘热熏之。少时当雨汗,汗遍去汤,速粉之,并灸大椎穴,则愈。又陈廪丘《小品方》,有阮河南桃叶蒸法云:连发汗,汗不出者死,可蒸之,如中风法。烧地令热,去火,以少水洒之,布干桃叶于上厚二三寸,安席叶上卧之,温覆得大汗,被中傅粉极燥,便瘥也。凡柏叶、麦麸、蚕沙皆可如此法用。张苗言:曾有人疲极汗出,卧簟受冷,但苦寒倦。四日凡八发汗,汗不出,用此法而瘥也。〔时珍曰〕按:许叔微《本事方》云:伤寒病,医者须顾表里,循次第。昔范云为梁武帝属官,得时疫热疾,召徐文伯诊之。是时武帝有九锡之命,期在旦夕。云恐不预,求速愈。文伯曰:"此甚易,政恐二年后不复起尔。"云曰:"朝闻道夕死可矣,况二年乎。"文伯乃以火煅地,布桃、柏叶于上,令云卧之。少顷汗出粉之,翌日遂愈。后二年云果卒。取汗先期,尚能促寿;况不顾表里时日,便欲速愈者乎? 夫桃叶发汗妙法也,犹有此戒,可不慎与?

〔附方〕旧十,新一。

风袭项强不得顾视。穿地作坑,煅赤,以水洒之令冷,铺生桃叶于内。卧席上,以项着坑上,蒸至汗出,良久即瘥(《千金方》)。

小儿伤寒时气。用桃叶三两,水五升,煮十沸取汁,日五六遍淋之。后烧雄鼠粪二枚服之,妙(《伤寒类要》)。

二便不通桃叶杵汁半升服。冬用桃皮(孙真人方)。

霍乱腹痛吐利。桃叶三升(切),水五升,煮一升三合,分二服(《外台》)。

除三尸虫桃叶杵汁,服一升(《外台秘要》)。

肠痔出血桃叶一斛杵,蒸之,纳小口器中坐,有虫自出(《肘后方》)。

女人阴疮如虫咬痒痛者。生捣桃叶,绵裹纳之,日三四易(《食疗本草》)。

足上瘑疮桃叶捣,和苦酒傅之(《肘后方》)。

鼻内生疮桃叶嫩心杵烂塞之。无叶用枝（《简便方》）。

身面癣疮日午捣桃叶，取汁搽之（《千金》）。

诸虫入耳桃叶挼熟塞之。或捣汁滴之。或作枕枕之，一夕自出（梅师）。

茎及白皮

〔修治〕〔时珍曰〕树皮、根皮皆可，用根皮尤良。并取东行者，刮去粗皮，取白皮入药。

〔气味〕苦，平，无毒。

〔主治〕除邪鬼中恶腹痛，去胃中热（《别录》）。治痊忤心腹痛，解蛊毒，辟疫疠，疗黄疸身目如金，杀诸疮虫（时珍）。

〔附方〕旧十四，新五。

天行疫疠常以东行桃枝煎熬汤浴之，佳（《类要》）。

黄疸如金晴明时，清晨勿令鸡、犬、妇人见，取东引桃根细如箸、若钗股者一握，切细，以水一大升，煎一小升，空腹顿服。后三五日，其黄离离如薄云散开，百日方平复也。黄散后，可时时饮清酒一杯，则眼中易散，否则散迟。忌食热面、猪、鱼等物。此是徐之才家秘方也（《伤寒类要》）。

肺热喘急《集验》：治肺热闷喘急，客热往来，欲死，不堪服药者。用桃皮、芫花各一升，以水四升，煮取一升五合。以故布纳汁中，取薄胸口，温四肢，不盈数刻即止（《图经》）。

喉痹塞痛桃皮煮汁三升服（《千金方》）。

心虚健忘《圣惠》，令耳目聪明。用戊子日，取东引桃枝二七寸枕之。○又方：五月五日日未出时，取东引桃枝刻作三寸木人，着衣领带中佩之（《千金方》）。

卒得心痛东引桃枝一把切，以酒一升，煎半升，顿服大效

（《肘后方》）。

鬼疰心痛东引桃枝一握，去粗皮切，水二升，煎半升，频服（崔氏）。

解中蛊毒用东引桃白皮（烘干）、大戟、斑蝥（去足、翅熬），三物等分，为末。以冷水服半寸匕，即出。不出更服。或因酒得以酒服，因食得以食服。《必效方》云：此乃李饶州法也。亦可以米泔丸服（苏颂《图经》）。

卒得恶疮人不识者。取桃皮作屑纳之（孙真人方）。

卒患瘰疬不痛者。取桃树白皮贴疮上，灸二七壮，良（孙真人方）。

热病口疮成蛋。桃枝煎浓汁含之。下部有疮，纳入之（《类要》）。

下部䘌疮桃白皮煮取浓汁如稀饧，入熊胆少许，以绵蘸药纳入下部疮上（梅师）。

五痔作痛桃根，水煎汁浸洗之，当有虫出。

小儿湿癣桃树青皮为末和醋频傅之（《子母秘录》）。

狂狗咬伤桃白皮一握，水三升，煎一升服（梅师方）。

水肿尿短桃皮三斤去内外皮，秫米一斗，女曲一升，以水二斗煮桃皮，取汁一斗，以一半渍曲，一半渍秫饭，如常酿成酒。每服一合，日三次，以体中有热为候。小便多是病去。忌生冷、一切毒物（《圣济总录》）。

妇人经闭数年不通，面色萎黄，唇口青白，腹内成块，肚上筋起，腿胫或肿，桃根煎主之。用桃树根、牛蒡根、马鞭草根、牛膝、蓬蘽各一斤剉，以水三斗，煎一斗去滓，更以慢火煎如饧状收之。每以热酒调服一匙（《圣惠》）。

牙疼颊肿桃白皮、柳白皮、槐白皮等分，煎酒热漱。冷则吐之（《圣惠方》）。

小儿白秃桃皮五两煎汁，入白面沐之，并服（同上）。

桃胶

〔**修治**〕〔时珍曰〕桃茂盛时，以刀割树皮，久则胶溢出，采收，以桑灰汤浸过，曝干用。如服食，当依本方修炼。

〔**气味**〕苦，平，无毒。

〔**主治**〕炼服，保中不饥，忍风寒（《别录》）。下石淋，破血，治中恶疰忤（苏恭）。主恶鬼邪气（孟诜）。和血益气，治下痢，止痛（时珍）。

〔**发明**〕〔颂曰〕《本草》言桃胶炼服，保中不饥。按仙方服胶法：取胶二十斤，绢袋盛，于栎木灰汁一石中，煮三五沸，取挂高处，候干再煮，如此三度，曝干研筛，蜜和丸梧子大，每空腹酒服二十丸。久服身轻不老。〔时珍曰〕按《抱朴子》云：桃胶以桑灰汁渍过服之，除百病，数月断谷，久则晦夜有光如月。又《列仙传》云：高丘公服桃胶得仙。古方以桃胶为仙药，而后人不复用之，岂其功亦未必如是之殊耶？

〔**附方**〕旧二，新三。

虚热作渴桃胶如弹丸大，含之佳（《外台》）。

石淋作痛桃木胶如枣大，夏以冷水三合，冬以汤三合，和服，日三服。当下石，石尽即止（《古今录验》）。

血淋作痛桃胶（炒）、木通、石膏各一钱，水一盏，煎七分，食后服（《杨氏家藏方》）。

产后下痢赤白，里急后重，疠痛。用桃胶（焙干）、沉香、蒲黄（炒）各等分，为末。每服二钱，食前米饮下（《妇人良方》）。

痘𪒟发搐黑陷者。用桃胶煎汤饮之。或水熬成膏，酒化服之，大效（《总微论》）。

桃符

〔主治〕中恶，精魅邪气，水煮汁服之（孟诜）。

〔发明〕〔时珍曰〕《典术》云：桃乃西方之木，五木之精，仙木也。味辛气恶，故能厌伏邪气，制百鬼。今人门上用桃符以此。《玉烛宝典》云：户上着桃板辟邪，取《山海经》神荼、郁垒居东海蟠桃树下，主领众鬼之义。许慎云：羿死于桃棓。棓，杖也。故鬼畏桃，而今人用桃梗作杙橛以辟鬼也。《礼记》云：王吊则巫祝以桃茢前引，以辟不祥。茢者，桃枝作帚也。《博物志》云：桃根为印，可以召鬼。《甄异传》云：鬼但畏东南枝尔。据此诸说，则《本草》桃之枝、叶、根、核、桃枭、桃橛，皆辟鬼祟产忤，盖有由来矣。钱乙《小儿方》疏取积热及结胸，用巴豆、硇、汞之药，以桃符煎汤下，亦是厌之之义也。

桃橛《拾遗》。〔时珍曰〕橛音掘，即杙也。人多钉于地上，以镇家宅，三载者良。

〔主治〕卒心腹痛，鬼疰，破血，辟邪恶气胀满，煮汁服之，与桃符同功（藏器）。

〔附方〕新一。

风虫牙痛门下桃橛烧取汁，少少纳孔中，以蜡固之（《圣惠方》）。

桃寄生见《木部》。

桃蠹虫移入《虫部》。

栗《别录·上品》

【释名】〔时珍曰〕栗，《说文》作桌，从卤（音条），象花实下垂之状也。梵书名笃迦。

【集解】〔《别录》曰〕栗生山阴，九月采。〔弘景曰〕今会稽

栗

诸暨栗，形大皮厚，不美；剡及始丰栗，皮薄而甜，乃佳。〔颂曰〕栗处处有之，而兖州、宣州者最胜。木高二三丈，叶极类栎。四月开花青黄色，长条似胡桃花。实有房彙，大者若拳，中子三五；小者若桃李，中子惟一二。将熟则罅拆子出。栗类亦多。按陆玑《诗疏》云：栗，五方皆有之，周、秦、吴、扬特饶。惟濮阳及范阳栗甜美味长，他方者不及也。倭、韩国诸岛上栗大如鸡子，味短不美。桂阳有莘栗，丛生，实大如杏仁，皮、子形色与栗无异，但小耳。又有奥栗，皆与栗同，子圆而细，惟江湖有之，或云即莘也。莘音榛，《诗》云"树之莘栗"是矣。〔保昇曰〕板栗、锥栗二树皆大。茅栗似板栗而细如橡子，其树虽小，叶亦不殊，但春生夏花、秋实冬枯为异耳。〔宗奭曰〕湖北一种旋栗，顶圆末尖，即榛栗，象榛子形也。栗欲干收，莫如曝之；欲生收，莫如润沙藏之，至夏初尚如新也。〔时珍曰〕栗但可种成，不可移栽。按《事类合璧》云：栗木高二三丈，苞生多刺如猬毛，每枝不下四五个苞，有青、黄、赤三色。中子或单或双，或三或四。其壳生黄熟紫，壳内有膜裹仁，九月霜降乃熟。其苞自裂而子坠者，乃可久藏，苞未裂者易腐也。其花作条，大如箸头，长四五寸，可以点灯。栗之大者为板栗，中心扁子为栗楔。稍小者为山栗。山栗之圆而末尖者为锥栗。圆小如橡子者为莘栗。小如指顶者为茅栗，即《尔雅》所谓栭栗也，一名栵栗，可炒食之。

刘恂《岭表录异》云：广中无栗。惟勤州山中有石栗，一年方熟，圆如弹子，皮厚而味如胡桃。得非栗乃水果，不宜于炎方耶？

实

〔气味〕咸，温，无毒。〔诜曰〕吴栗虽大味短，不如北栗。凡栗日中暴干食，即下气补益；不尔犹有木气，不补益也。火煨去汗，亦杀木气。生食则发气，蒸炒热食则壅气。凡患风水人不宜食，味咸生水也。〔恭曰〕栗作粉食，胜于菱、芡；但以饲孩儿，令齿不生。〔宗奭曰〕小儿不可多食。生则难化，熟则滞气，膈食生虫，往往致病。

〔主治〕益气，厚肠胃，补肾气，令人耐饥（《别录》）。生食，治腰脚不遂（思邈）。疗筋骨断碎，肿痛瘀血，生嚼涂之，有效（苏恭）。

栗楔（音屑）。〔时珍曰〕一球三颗，其中扁者栗楔也。

〔主治〕筋骨风痛（士良）。活血尤效。〔颂曰〕今衡山合活血丹用之。每日生食七枚，破冷痃癖。又生嚼，署恶刺，出箭头，傅瘰疬肿毒痛（大明）。

〔发明〕〔思邈曰〕栗，肾之果也。肾病宜食之。〔弘景曰〕相传有人患腰脚弱，往栗树下食数升，便能起行。此是补肾之义，然应生啖。若服饵则宜蒸曝之。〔宗奭曰〕栗之补肾，为其味咸，又滞其气也。〔时珍曰〕栗于五果属水。水潦之年则栗不熟，类相应也。有人内寒，暴泄如注，令食煨栗二三十枚，顿愈。肾主大便，栗能通肾，于此可验。《经验后方》治肾虚腰脚无力，以袋盛生栗悬干，每旦吃十余颗，次吃猪肾粥助之，久必强健。盖风干之栗，胜于日曝，而火煨油炒，胜于煮蒸。仍须细嚼，连液吞咽，则有益。若顿食至饱，反致伤脾矣。按苏子由诗云："老去自添腰脚病，山翁服栗旧传方。客来为说晨兴晚，三咽徐收白玉浆。"

此得食栗之诀也。王祯《农书》云:《史记》载秦饥,应侯请发五苑枣、栗。则《本草》栗厚肠胃、补肾气、令人耐饥之说,殆非虚语矣。

〔附方〕旧三,新五。

小儿疳疮生嚼栗子傅之(《外台》)。

苇刺入肉方同上。

马汗入肉成疮者。方同上(《胜金方》)。

马咬成疮独颗栗子烧研傅之(《医说》)。

熊虎爪伤嚼栗傅之(《肘后》)。

小儿口疮大栗煮熟,日日与食之,甚效(《普济》)。

衄血不止宣州大栗七枚刺破,连皮烧存性,出火毒,入麝香少许研匀。每服二钱,温水下(《圣济总录》)。

金刃斧伤用独壳大栗研傅,或仓卒嚼傅亦可(《集简方》)。

栗莸音孚。〔恭曰〕栗内薄皮也。

〔气味〕甘,平,涩,无毒。

〔主治〕捣散,和蜜涂面,令光急去皱纹(苏恭)。

〔附方〕新一。

骨鲠在咽栗子内薄皮烧存性,研末,吹入咽中即下。○《圣济总录》:用栗子肉上皮半两为末,鲇鱼肝一个,乳香二钱半,同捣,丸梧子大。看鲠远近,以线系绵裹一丸,水润吞之,提线钓出也。

栗壳栗之黑壳也。

〔气味〕同莸。

〔主治〕反胃消渴,煮汁饮之(孟诜)。煮汁饮,止泻血(大明)。

〔附方〕新一。

鼻衄不止累医不效。栗壳烧存性,研末,粥饮服二钱

（《圣惠方》）

毛球_{栗外刺包也}。

〔主治〕煮汁，洗火丹毒肿（苏恭）。

花

〔主治〕瘰疬（吴瑞）。

树皮

〔主治〕煮汁，洗沙虱、溪毒（苏恭）。疗疮毒（苏颂）。治丹毒五色无常。剥皮有刺者，煎水洗之（孟诜。○出《肘后方》）。

根

〔主治〕偏肾气，酒煎服之（汪颖）。

天师栗《纲目》

【集解】〔时珍曰〕按：宋祁《益州方物记》云：天师栗，惟西蜀青城山中有之，他处无有也。云张天师学道于此所遗，故名。似栗而味美，惟独房若橡为异耳。今武当山所卖娑罗子，恐即此物也。

【气味】甘，温，无毒。

【主治】久食，已风挛（时珍。○出《益州记》）。

天师栗

枣《本经·上品》

【释名】〔时珍曰〕按陆佃《埤雅》云：大曰枣，小曰棘。棘，酸枣也。枣性高,故重朿;棘性低,故并朿。朿音次。枣、棘皆有刺针,会意也。

【集解】〔《别录》曰〕枣生河东平泽。〔弘景曰〕世传河东猗氏县枣特异。今青州出者形大而核细,多膏甚甜。郁州互市者亦好,小不及耳。江东临沂金城枣形大而虚,少脂,好者亦可用之。南枣大恶,不堪啖。〔颂曰〕近北州郡皆出枣,惟青州之种特佳。晋州、绛州者虽大,而不及青州肉厚也。江南出者,坚燥少脂。今园圃种莳者,其种甚多。美者有水菱枣、御枣之类,皆不堪入药,盖肌肉轻虚故也。南郡人煮而曝干,皮薄而皱,味更甘于他枣,谓之天蒸枣,亦不入药。按郭璞注《尔雅》云:壶枣大而锐,壶犹瓠也。边,腰枣也,细腰,今谓之辘轳枣。柣,白枣也,子白乃熟。洗,大枣也,出河东猗氏县,大如鸡卵。遵,羊枣也,实小紫黑,俗名羊矢枣。樲,酸枣也,木小而实酢。还味,棯枣也,其味短。蹶泄,苦枣也,其味苦。晳,无实枣也。〔宗奭曰〕大枣先青州,次晋州,皆可晒曝入药,益脾胃。余者止可充食用耳。青州人以枣去皮核,焙干为枣圈,以为奇果。有御枣,甘美轻脆,后众枣熟而易生虫,今人所谓扑落酥者是也。又有牙枣,先众枣熟,亦甘美,微酸而尖长。二枣皆可啖,不堪收曝。〔时珍曰〕枣木赤心有刺。四月生小叶,尖觥光泽。五月开小花,白色微青。南北皆有,惟青、晋所出者肥大甘美,入

枣

药为良。其类甚繁,《尔雅》所载之外,郭义恭《广志》有狗牙、鸡心、牛头、羊矢、猕猴、细腰、赤心、三星、骈白之名,又有木枣、氏枣、桂枣、夕枣、灌枣、墟枣、蒸枣、白枣、丹枣、棠枣,及安邑、信都诸枣。谷城紫枣长二寸,羊角枣长三寸。密云所出小枣,脆润核细,味亦甘美,皆可充果食,不堪入药。入药须用青州及晋地晒干大枣为良。按贾思勰《齐民要术》云:凡枣全赤时,日日撼而收曝,则红皱。若半赤收者,肉未充满,干即色黄而皮皱;将赤收者,味亦不佳。《食经》作干枣法:须治净地,铺菰箔之类承枣,日晒夜露,择去胖烂,曝干收之。切而晒干者为枣脯。煮熟榨出者为枣膏,亦曰枣瓤。蒸熟者为胶枣,加以糖、蜜拌蒸则更甜;以麻油叶同蒸,则色更润泽。捣胶枣晒干者为枣油,其法取红软干枣入釜,以水仅淹平,煮沸漉出,砂盆研细,生布绞取汁,涂盘上晒干,其形如油,以手摩刮为末收之。每以一匙,投汤碗中,酸甜味足,即成美浆,用和米麨,最止饥渴、益脾胃也。卢谌《祭法》云:春祀用枣油。即此。

生枣

〔气味〕甘、辛,热,无毒。多食令人寒热。凡羸瘦者不可食。〔思邈曰〕多食令人热渴膨胀,动脏腑,损脾元,助湿热。

大枣

〔释名〕干枣(《别录》)、美枣(《别录》)、良枣(《《别录》》)。〔《别录》曰〕八月采,曝干。〔瑞曰〕此即晒干大枣也。味最良美,故宜入药。今人亦有用胶枣之肥大者。

〔气味〕甘,平,无毒。〔思邈曰〕甘、辛,热,滑,无毒。〔杲曰〕温。〔大明曰〕有齿病、疳病、虫䘌人不宜啖枣,小儿尤不宜食。又忌与葱同食,令人五脏不和;与鱼同食,令人腰腹痛。

〔时珍曰〕今人蒸枣多用糖、蜜拌过,久食最损脾、助湿热也。啖枣多,令人齿黄生蟨。故嵇康《养生论》云:齿处晋而黄,虱处头而黑。

〔主治〕心腹邪气,安中,养脾气,平胃气,通九窍,助十二经,补少气、少津液、身中不足,大惊四肢重,和百药。久服轻身延年(《本经》)。〔宗奭曰〕煮取肉,和脾胃药甚佳。补中益气,坚志强力,除烦闷,疗心下悬,除肠澼。久服不饥神仙(《别录》)。润心肺,止嗽,补五脏,治虚损,除肠胃癖气。和光粉烧,治疳痢(大明)。小儿患秋痢,与蛀枣食之良(孟诜)。杀乌头、附子、天雄毒(之才)。和阴阳,调荣卫,生津液(李杲)。

〔发明〕〔弘景曰〕道家方药,以枣为佳饵。其皮利,肉补虚,所以合汤皆擘之也。〔杲曰〕大枣气味俱厚,阳也。温以补不足,甘以缓阴血。〔成无己曰〕邪在荣卫者,辛甘以解之。故用姜、枣以和营卫,生发脾胃升腾之气。张仲景治奔豚,用大枣滋脾土以平肾气也。治水饮胁痛有十枣汤,益土而胜水也。〔震亨曰〕枣属土而有火,味甘性缓。甘先入脾,补脾者未尝用甘。故今人食甘多者,脾必受病也。〔时珍曰〕《素问》言枣为脾之果,脾病宜食之。谓治病和药,枣为脾经血分药也。若无故频食,则生虫损齿,贻害多矣。按王好古云:中满者勿食甘,甘令人满。故张仲景建中汤心下痞者,减饧、枣,与甘草同例,此得用枣之方矣。又按许叔微《本事方》云:一妇病脏燥悲泣不止,祈祷备至。予忆古方治此证用大枣汤,遂治,与服尽剂而愈。古人识病治方,妙绝如此。又陈自明《妇人良方》云:程虎卿内人妊娠四五个月,遇昼则惨戚悲伤,泪下数欠,如有所凭,医巫兼治皆无益。管伯周说:先人曾语此,治须大枣汤乃愈。虎卿借方治药,一投而愈。方见下条。又《摘玄方》治此证,用红枣烧存性,酒服三钱,亦大枣汤变法也。

〔附方〕旧七,新十二。

调和胃气以干枣去核,缓火逼燥为末。量多少入少生姜末,白汤点服。调和胃气甚良(《衍义》)。

反胃吐食大枣一枚去核,用斑蝥一枚去头翅,入在内,煨熟去蝥,空心食之,白汤下,良。

小肠气痛大枣一枚去核,用斑蝥一枚去头、足、翅,入枣内,纸包煨熟,去蝥食枣,以桂心、毕澄茄汤下(《直指》)。

伤寒热病后,口干咽痛,喜唾。大枣二十枚,乌梅十枚,捣入蜜丸。含如杏核大,咽汁甚效(《千金方》)。

妇人脏燥悲伤欲哭,象若神灵,数欠者,大枣汤主之。大枣十枚,小麦一升,甘草二两,每服一两,水煎服之。亦补脾气(《金匮》)。

妊娠腹痛大红枣十四枚,烧焦为末,以小便服之(梅师)。

大便燥塞大枣一枚去核,入轻粉半钱缚定,煨熟食之,仍以枣汤送下(《直指》)。

咒枣治疟执枣一枚,咒曰:"吾有枣一枚,一心归大道。优他或优降,或劈火烧之。"念七遍,吹枣上,与病人食之,即愈(《屺嵝神书》)。

烦闷不眠大枣十四枚,葱白七茎,水三升,煮一升,顿服(《千金》)。

上气咳嗽治伤中筋脉急,上气咳嗽者。用枣二十枚去核,以酥四两微火煎,入枣肉中泣尽酥,取收之。常含一枚,微微咽之取瘥(《圣惠方》)。

肺疽吐血因啖辛辣、热物致伤者。用红枣连核烧存性,百药煎煅过，等分为末。每服二钱，米饮下（《三因》）。

耳聋鼻塞不闻音声、香臭者。取大枣十五枚去皮核，蓖麻子三百枚去皮，和捣。绵裹塞耳、鼻，日一度。三十余日，闻声及香臭也。先治耳，后治鼻，不可并塞（孟诜《食疗》）。

久服香身用大枣肉和桂心、白瓜仁、松树皮为丸，久服之（《食疗本草》）。

走马牙疳新枣肉一枚，同黄蘗烧焦为末。油和傅之。若加砒少许更妙（王氏《博济》）。

诸疮久坏不愈者。枣膏三升，煎水频洗，取愈（《千金》）。

痔疮疼痛大肥枣一枚剥去皮，取水银掌中，以唾研令极熟，傅枣瓤上，纳入下部，良（《外台》）。

下部虫痒蒸大枣取膏，以水银和捻，长三寸，以绵裹，夜纳下部中，明日虫皆出也（《肘后》）。

卒急心疼《海上方》诀云："一个乌梅二个枣，七个杏仁一处捣。男酒女醋送下之，不害心疼直到老。"

食椒闭气京枣食之即解也（《百一选方》）。

三岁陈枣核中仁

〔气味〕燔之，苦，平，无毒。

〔主治〕腹痛邪气（《别录》）。恶气卒疰忤（孟诜）。核烧研，掺胫疮良（时珍）。

〔发明〕〔时珍曰〕按《刘根别传》云：道士陈孜如痴人，江夏袁仲阳敬事之。孜曰："今春当有疾，可服枣核中仁二十七枚。"后果大病，服之而愈。又云："常服枣仁，百邪不复干也。"仲阳服之有效，则枣果有治邪之说矣。又道书云：常含枣核治气，令口行津液，咽之佳。谢承《后汉书》亦云：孟节能含枣核，不食可至十年也。此皆藉枣以生津受气，而咽之又能达黄宫，以交离坎之义耳。

叶

〔气味〕甘，温，微毒。〔《别录》曰〕散服使人瘦，久即呕吐。

〔主治〕覆麻黄，能令出汗（《本经》）。和葛粉，揩热痱疮，良（《别录》）。治小儿壮热，煎汤浴之（大明）。

〔附方〕新二。

小儿伤寒五日已后热不退。用枣叶半握，麻黄半两，葱白、豆豉各一合，童子小便二钟，煎一钟，分二服，取汗（《总录》）。

反胃呕哕干枣叶一两，藿香半两，丁香二钱半，每服二钱，姜三片，水一盏煎服（《圣惠方》）。

木心

〔气味〕甘、涩，温，有小毒。

〔主治〕中蛊腹痛，面目青黄，淋露骨立。剉取一斛，水淹二寸，煮至二斗澄清，煎五升。旦服五合，取吐即愈。又煎红水服之，能通经脉（时珍。○出《小品方》）。

根

〔主治〕小儿赤丹从脚跌起，煎汤频浴之（时珍。○出《千金》）。

〔附方〕旧一。

令发易长取东行枣根三尺，横安甑上蒸之，两头汗出，收取傅发，即易长（《圣惠方》）。

皮

〔主治〕同老桑树皮，并取北向者，等分，烧研。每用一合，井水煎，澄取清，洗目。一月三洗，昏者复明。忌荤、酒、房事（时珍）。

仲思枣 宋《开宝》

【释名】仙枣（〖杜宝〗）。〔志曰〕北齐时有仙人仲思得此枣种之，因以为名。

【集解】〔志曰〕仲思枣形如大枣，长一二寸，正紫色，细文小核，味甘。今亦少有。〔时珍曰〕按杜宝《大业拾遗记》云：隋时信都郡献仲思枣，长四寸，围五寸，肉肥核小有味，胜于青州枣，亦名仙枣。观此，则《广志》之西王母枣、谷城紫枣，皆此类也。

【气味】甘，温，无毒。

【主治】补虚益气，润五脏，去痰嗽冷气。久服令人肥健，好颜色，神仙不饥（《开宝》）。

苦枣《食性》

【释名】蹶泄（《尔雅》）。○名义未详。

【集解】〔士良曰〕苦枣处处有之。色青而小，味苦不堪，人多不食。

实

【气味】苦，大寒，无毒。

【主治】伤寒热伏在脏腑，狂荡烦满，大小便闭涩。取肉煮研，和蜜丸服（士良）。

《本草纲目》第二十九卷终

第三十卷 果部

目录

柚《日华》

枸橼《图经》（即香橼）

金橘《纲目》

枇杷《别录》

杨梅《开宝》

樱桃《别录》

山婴桃《别录》

银杏《日用》（即白果）

胡桃《开宝》

榛《开宝》

阿月浑子《拾遗》

楮子《拾遗》

钩栗《拾遗》

橡实《唐本草》（即栎子）

槲实《唐本草》（即槲若）

　　右附方旧五十二，新一百七十四。

第三十卷　果部

果之二 山果类三十四种

梨《别录·下品》

【释名】快果（〖弘景〗）、果宗（〖《纲目》〗）、玉乳（〖《纲目》〗）、蜜父（〖《清异录》〗）。〔震亨曰〕梨者，利也。其性下行流利也。〔弘景曰〕梨种殊多，并皆冷利，多食损人，故俗人谓之快果，不入药用。

【集解】〔颂曰〕梨处处皆有，而种类殊别。医方相承，用乳梨、鹅梨。乳梨出宣城，皮厚而肉实，其味极长。鹅梨河之南北州郡皆有之，皮薄而浆多，味差短，其香则过之。其余水梨、消梨、紫糜梨、赤梨、青梨、茅梨、甘棠梨、御儿梨之类甚多，俱不入药也。一种桑梨，惟堪蜜煮食之，止口干，生食不益人，冷中。又有紫花梨，疗心热。唐武宗有此疾，百药不效。青城山邢道人以此梨绞汁进之，帝疾遂愈。复求之，不可得。常山郡忽有一株，因缄封以进。帝多食之，解烦燥殊效。岁

梨

久木枯,不复有种,今人不得而用之矣。〔时珍曰〕梨树高二三丈,尖叶光腻有细齿,二月开白花如雪六出。上巳无风则结实必佳。故古语云:"上巳有风梨有蠹,中秋无月蚌无胎。"贾思勰言梨核每颗有十余子,种之惟一二子生梨,余皆生杜,此亦一异也。杜,即棠梨也。梨品甚多,必须棠梨、桑树接过者,则结子早而佳。梨有青、黄、红、紫四色。乳梨即雪梨,鹅梨即绵梨,消梨即香水梨也。俱为上品,可以治病。御儿梨,即玉乳梨之讹。或云御儿一作语儿,地名也,在苏州嘉兴县,见《汉书注》。其他青皮、早谷、半斤、沙糜诸梨,皆粗涩不堪,止可蒸煮及切烘为脯尔。一种醋梨,易水煮熟,则甜美不损人也。昔人言梨,皆以常山真定、山阳钜野、梁国睢阳、齐国临淄、巨鹿、弘农、京兆、邺都、洛阳为称。盖好梨多产于北土,南方惟宣城者为胜。故司马迁《史记》云:淮北、荥南、河济之间千株梨,其人与千户侯等也。又魏文帝诏云:真定御梨大如拳,甘如蜜,脆如菱,可以解烦释悁。辛氏《三秦记》云:含消梨大如五升器,坠地则破,须以囊承取之。汉武帝尝种于上苑。此又梨之奇品也。《物类相感志》言:梨与萝卜相间收藏,或削梨蒂插于萝卜上藏之,皆可经年不烂。今北人每于树上包裹,过冬乃摘,亦妙。

　　实

〔气味〕甘、微酸,寒,无毒。多食令人寒中萎困。金疮、乳妇、血虚者,尤不可食。〔志曰〕《别本》云:梨,甘寒,多食成冷痢。桑梨:生食冷中,不益人。

　　〔主治〕热嗽,止渴。切片贴汤火伤,止痛不烂(苏恭)。治客热,中风不语,治伤寒热发,解丹石热气、惊邪,利大小便(《开宝》)。除贼风,止心烦气喘热狂。作浆,吐风痰(大明)。卒暗风不语者,生捣汁频服。胸中痞塞热结者,宜多食之(孟诜)。润肺凉心,消痰降火,解疮毒、酒毒(时珍)。

〔发明〕〔宗奭曰〕梨多食动脾,少则不及病,用梨者当斟酌之。惟病酒烦渴人食之甚佳,终不能却疾。〔慎微曰〕孙光宪《北梦琐言》云:有一朝士见奉御梁新,诊之曰:风疾已深,请速归去。复见郫州马医赵鄂诊之,言与梁同,但请多吃消梨,咀龁不及,绞汁而饮。到家旬日,唯吃消梨,顿爽也。〔时珍曰〕《别录》著梨止言其害,不著其功。陶隐居言梨不入药。盖古人论病多主风寒,用药皆是桂、附,故不知梨有治风热、润肺凉心、消痰降火、解毒之功也。今人痰病、火病,十居六七。梨之有益,盖不为少,但不宜过食尔。按《类编》云:一士人状若有疾,厌厌无聊,往谒杨吉老诊之。杨曰:君热证已极,气血消铄,此去三年,当以疽死。士人不乐而去。闻茅山有道士医术通神,而不欲自鸣。乃衣仆衣,诣山拜之,愿执薪水之役。道士留置弟子中。久之以实白道士。道士诊之,笑曰:汝便下山,但日日吃好梨一颗。如生梨已尽,则取干者泡汤,食滓饮汁,疾自当平。士人如其戒,经一岁复见吉老。见其颜貌腴泽,脉息和平,惊曰:君必遇异人,不然岂有痊理?士人备告吉老。吉老具衣冠望茅山设拜,自咎其学之未至。此与《琐言》之说仿佛。观夫二条,则梨之功岂小补哉?然惟乳梨、鹅梨、消梨可食,余梨则亦不能去病也。

〔附方〕旧六,新三。

消渴饮水　用香水梨、或鹅梨、或江南雪梨皆可,取汁以蜜汤熬成瓶收。无时以热水或冷水调服,愈乃止(《普济方》)。

卒得咳嗽　〔颂曰〕崔元亮《海上方》:用好梨去核,捣汁一碗,入椒四十粒,煎一沸去滓,纳黑饧一大两,消讫,细细含咽立定。〔诜曰〕用梨一颗,刺五十孔,每孔纳椒一粒,面裹灰火煨熟,停冷去椒食之。又方：去核纳酥、蜜，面裹烧熟，冷食。又方：切片，酥煎食之。又方：捣汁一升，入酥、蜜各一两，地黄汁一升，煎成含咽。凡治嗽须喘急定时冷食之。若热食反伤肺，令嗽更剧，不可救也。若反，可作羊肉汤饼饱食之，便卧少时，即佳。

痰喘气急梨剜空，纳小黑豆令满，留盖合住扎定，糠火煨熟，捣作饼。每日食之，至效（《摘玄》）。

暗风失音生梨捣汁一盏饮之，日再服（《食疗本草》）。

小儿风热昏懵躁闷，不能食。用消梨三枚切破，以水二升，煮取汁一升，入粳米一合，煮粥食之（《圣惠方》）。

赤目弩肉日夜痛者。取好梨一颗捣绞汁，以绵裹黄连片一钱浸汁。仰卧点之（《图经》）。

赤眼肿痛鹅梨一枚捣汁，黄连末半两，腻粉一字，和匀绵裹浸梨汁中，日日点之（《圣惠》）。

反胃转食药物不下。用大雪梨一个，以丁香十五粒刺入梨内，湿纸包四五重，煨熟食之（《总录》）。

花

〔主治〕去面黑粉滓（时珍。方见李花下）。

叶

〔主治〕霍乱吐利不止，煮汁服。作煎，治风（苏恭）。治小儿寒疝（苏颂）。捣汁服，解中菌毒（吴瑞）。

〔附方〕旧三，新一。

小儿寒疝腹痛大汗出。用梨叶浓煎七合，分作数服，饮之大良。此徐王经验方也（《图经本草》）。

中水毒病初起，头痛恶寒，拘急心烦。用梨叶一把捣烂，以酒一盏搅饮（《箧中方》）。

蠼螋尿疮出黄水。用梨叶汁涂之，干即易（《箧中方》）。

食梨过伤梨叶煎汁解之（黄记）。

木皮

〔主治〕解伤寒时气（时珍）。

〔附方〕新四。

伤寒温疫已发未发。用梨木皮、大甘草各一两，黄秫谷一合为末，锅底煤一钱。每服三钱，白汤下，日二服，取愈。此蔡医博方也（黎居士《简易方》）。

霍乱吐利梨枝煮汁饮（《圣惠》）。

气积郁冒人有气从脐左右起上冲，胸满气促，郁冒厥者。用梨木灰、伏出鸡卵壳中白皮、紫菀、麻黄去节，等分为末，糊丸梧子大。每服十丸，酒下。亦可为末服方寸匕，或煮汤服（《总录》）。

结气咳逆三十年者服之亦瘥。方同上。

鹿梨《图经》

〔校正〕原附梨下，今分出。

【释名】鼠梨（《诗疏》）、山梨（《毛诗》）、杨檖（《尔雅》）、罗（《尔雅》）。〔时珍曰〕《尔雅》云：檖，罗也。其木有纹如罗，故名。《诗》云："隰有树檖。"毛苌注云：檖一名赤罗，一名山梨，一名树梨。今人谓之杨檖。陆玑《诗疏》云：檖即鹿梨也，一名鼠梨。

【集解】〔颂曰〕江宁府信州一种小梨名鹿梨，叶如茶，根如小拇指。彼人取皮治疮，八月采之。近处亦有，但采实作干，不知入药也。〔时珍曰〕山梨，野梨也，处处有之。梨大如杏，可食。其木文细密，赤者文急，白者文缓。按陆玑云：鹿梨，齐郡尧山、鲁国、河内皆有，人亦种之。实似梨而酢，亦有美脆者。

实

〔气味〕酸、涩，寒，无毒。

〔主治〕煨食治痢（苏颂）。

根皮

〔气味〕同实。

〔主治〕疮疥，煎汁洗之（苏颂）。

〔附方〕新二。

一切疮鹿梨散：用鹿梨根、蛇床子各半斤，真剪草四两，硫黄三钱，轻粉一钱，为末。麻油调傅之。小儿涂于绢衣上着之，七日不解，自愈（《仁存方》）。

一切癣鹿梨根刮皮捣烂，醋和麻布包擦之。干者为末，以水和捣（唐瑶《经验方》）。

棠梨《纲目》

【释名】甘棠（《《尔雅》》）。〔时珍曰〕《尔雅》云：杜，甘棠也。赤者杜，白者棠。或云：牝曰杜，牡曰棠。或云：涩者杜，甘者棠。杜者涩也，棠者糖也。三说俱通，末说近是。

棠梨

【集解】〔时珍曰〕棠梨，野梨也。处处山林有之。树似梨而小。叶似苍术叶，亦有团者，三叉者，叶边皆有锯齿，色颇黔白。二月开白花，结实如小楝子大，霜后可食。其树接梨甚嘉。有甘、酢，赤、白二种。按陆玑《诗疏》云：白棠，甘棠也，子多酸美而滑。赤棠子涩而酢，木理亦赤，可作弓材。《救荒本草》云：其叶味微苦，嫩时炸熟，水浸淘净，油、盐调食，或蒸晒代茶。其花亦可炸食，或晒干磨面作烧饼食以济饥。又杨慎《丹铅录》言：尹伯奇采樗花以济饥。注者言：樗即山梨，乃今棠梨也。未知是否？

实

〔气味〕酸、甘、涩，寒，无毒。

〔主治〕烧食，止滑痢（时珍）。

枝叶

〔气味〕同实。

〔主治〕霍乱吐泻不止，转筋腹痛，取一握，同木瓜二两煎汁，细呷之（时珍。○《圣惠方》）。

〔附方〕新一。

反胃吐食棠梨叶油炒去刺，为末。每旦酒服一钱（《山居四要》）。

海红《纲目》

【释名】海棠梨（《温庭筠》）。〔时珍曰〕按李德裕《草木记》云：凡花木名海者，皆从海外来，如海棠之类是也。又李白诗注云：海红乃花名，出新罗国甚多。则海棠之自海外有据矣。

【集解】〔时珍曰〕《饮膳正要》果类有海红，不知出处，此即海棠梨之实也。状如木瓜而小，二月开红花，实至八月乃熟。郑樵《通志》云：海棠子名海红，即《尔雅》赤棠也。沈立《海棠记》云：棠有甘棠、沙棠、棠梨，皆非海棠也。海棠盛于蜀中。其出江南者名南海棠，大抵相类，而花差小。棠性多类梨。其核生者长慢，十数年乃花。以枝接梨及木瓜者易茂，其根色黄而盘劲，其木坚而多节，外白中赤。其枝叶密而条畅。其叶类杜，大者缥绿色,小者浅紫色。二月开花五出,初如胭脂点点然,开则渐成缬晕,落则有若宿妆淡粉。其蒂长寸余,淡紫色,或三萼、五萼成丛。其蕊如金粟,中有紫须。其实状如梨,大如樱桃,至秋可食,味甘酸。大抵海棠花以紫绵色者为正,余皆棠梨耳。海棠花不香,惟蜀之嘉州者有香而木大。有黄海棠,花黄。贴斡海棠,花小而鲜。垂丝海棠,花粉红向下。皆无子,非真海棠也。

子

【气味】酸、甘,平,无毒。

【主治】泄痢(时珍。○出《正要》)。

木瓜《别录·中品》

【释名】楙(音茂。〖《尔雅》〗)。〔时珍曰〕按《尔雅》云:楙,木瓜。郭璞注云:木实如小瓜,酢而可食。则木瓜之名取此

海红

木瓜

义也。或云：木瓜味酸，得木之正气故名。亦通。楙从林、矛，谐声也。

【集解】〔弘景曰〕木瓜，山阴兰亭尤多，彼人以为良果。又有榠楂，大而黄。有楂子，小而涩。《礼》云：楂、梨钻之。古亦以楂为果，今则不也。〔保昇曰〕其树枝状如柰，花作房生子，形似栝楼，火干甚香。楂子似梨而酢，江外常为果食。〔颂曰〕木瓜处处有之，而宣城者为佳。木状如柰，春末开花，深红色。其实大者如瓜，小者如拳，上黄似着粉。宣人种莳尤谨，遍满山谷。始实成则镞纸花粘于上，夜露日烘，渐变红，花文如生。本州以充土贡，故有宣城花木瓜之称。榠楂酷类木瓜，但看蒂间别有重蒂如乳者为木瓜，无者为榠楂也。〔敩曰〕真木瓜皮薄，色赤黄，香而甘酸不涩，其向里子头尖，一面方，食之益人。有和圆子，色微黄，蒂粗，其子小圆，味涩微咸，能伤人气。有蔓子，颗小，味绝涩，不堪用。有土伏子，味绝苦涩不堪，子如大样油麻，饵之令人目涩、多赤筋痛也。〔宗奭曰〕西洛大木瓜，其味和美，至熟止青白色，入药绝有功，胜宣州者，味淡。〔时珍曰〕木瓜可种可接，可以枝压。其叶光而厚，其实如小瓜而有鼻，津润味不木者为木瓜；圆小于木瓜，味木而酢涩者为木桃；似木瓜而无鼻，大于木桃，味涩者为木李，亦曰木梨，即榠楂及和圆子也。鼻乃花脱处，非脐蒂也。木瓜性脆，可蜜渍之为果。去子蒸烂，捣泥入蜜与姜作煎，冬月饮尤佳。木桃、木李性坚，可蜜煎及作糕食之。木瓜烧灰散池中，可以毒鱼，说出《淮南万毕术》。又《广志》云：木瓜枝，一尺有百二十节，可为杖。

实

〔**修治**〕〔敩曰〕凡使木瓜，勿犯铁器，以铜刀削去硬皮并子，切片晒干，以黄牛乳汁拌蒸，从巳至未，待如膏煎，乃晒用也。

〔时珍曰〕今人但切片晒干入药尔。按《大明会典》：宣州岁贡乌烂虫蛀木瓜入御药局。亦取其陈久无木气，如栗子去木气之义尔。

〔气味〕酸，温，无毒。〔思邈曰〕酸、咸，温，涩。〔诜曰〕不可多食，损齿及骨。

〔主治〕湿痹邪气，霍乱大吐下，转筋不止（《别录》）。治脚气冲心，取嫩者一颗，去子煎服佳。强筋骨，下冷气，止呕逆，心膈痰唾，消食，止水利后渴不止，作饮服之（藏器）。止吐泻奔豚，及水肿冷热痢，心腹痛（大明）。调营卫，助谷气（雷敩）。去湿和胃，滋脾益肺，治腹胀善噫，心下烦痞（好古）。

〔发明〕〔杲曰〕木瓜入手、足太阴血分，气脱能收，气滞能和。〔弘景曰〕木瓜最疗转筋。如转筋时，但呼其名及书土作木瓜字皆愈。此理亦不可解。俗人拄木瓜杖，云利筋脉也。〔宗奭曰〕木瓜得木之正，酸能入肝，故益筋与血。病腰肾脚膝无力，皆不可缺也。人以铅霜或胡粉涂之，则失酢味，且无渣，盖受金之制也。〔时珍曰〕木瓜所主霍乱、吐利、转筋、脚气，皆脾胃病，非肝病也。肝虽主筋，而转筋则由湿热、寒湿之邪袭伤脾胃所致，故筋转必起于足腓。腓及宗筋皆属阳明。木瓜治转筋，非益筋也，理脾而伐肝也。土病则金衰而木盛，故用酸温以收脾肺之耗散，而藉其走筋以平肝邪，乃土中泻木以助金也。木平则土得令而金受荫矣。《素问》云：酸走筋。筋病无多食酸。孟诜云：多食木瓜，损齿及骨。皆伐肝之明验。而木瓜入手、足太阴为脾、肺药，非肝药，益可征矣。又《针经》云：多食酸，令人癃。酸入于胃，其气涩以收，上之两焦，不能出入，流入胃中，下注膀胱，胞薄以软，得酸则缩卷，约而不通，故水道不利而癃涩也。罗天益《宝鉴》云：太保刘仲海日食蜜煎木瓜三五枚，同伴数人皆病淋疾,以问天益。天益曰:此食酸所致也,但夺食则已。阴之所生,本在五味;阴之所营,伤在五味。五味太过,皆能伤人,不独酸也。又陆佃《埤雅》云:俗言梨百损一益,楙百益一损。故《诗》云:"投我以木瓜。"取其有益也。

〔附方〕旧二,新十。

项强筋急不可转侧,肝、肾二脏受风也。用宣州木瓜二个取盖去瓤,没药二两,乳香二钱半。二味入木瓜内缚定,饭上蒸三四次,烂研成膏。每用三钱,入生地黄汁半盏,无灰酒二盏,暖化温服。许叔微云:有人患此,自午后发,黄昏时定。予谓此必先从足起。足少阴之筋自足至项。筋者肝之合。今日中至黄昏,阳中之阴,肺也。自离至兑,阴旺阳弱之时。故《灵宝毕法》云:离至乾,肾气绝而肝气弱。肝、肾二脏受邪,故发于此时。予授此及都梁丸服之而愈(《本事方》)。

脚气肿急用木瓜切片,囊盛踏之。广德顾安中,患脚气筋急腿肿。因附舟以足阁一袋上,渐觉不痛。乃问舟子:袋中何物? 曰:宣州木瓜也。及归,制木瓜袋用之,顿愈(《名医录》)。

脚筋挛痛用木瓜数枚,以酒、水各半,煮烂捣膏,乘热贴于痛处,以帛裹之。冷即换,日三五度(《食疗本草》)。

脐下绞痛木瓜三片,桑叶七片,大枣三枚。水三升,煮半升,顿服即愈(《食疗》)。

小儿洞痢木瓜捣汁服之(《千金方》)。

霍乱转筋木瓜一两,酒一升,煎服。不饮酒者,煎汤服。仍煎汤浸青布裹其足(《圣惠》)。

霍乱腹痛木瓜五钱,桑叶三片,枣肉一枚。水煎服(《圣惠方》)。

四蒸木瓜圆治肝、肾、脾三经气虚,为风寒暑湿相搏,流注经络。凡遇六气更变,七情不和,必至发动,或肿满,或顽痹,憎寒壮热,呕吐自汗,霍乱吐利。用宣州大木瓜四个,切盖剜空听用:一个入黄芪、续断末各半两于内,一个入苍术、橘皮末各半两于内,一个入乌药、黄松节末各半两于内(黄松节即茯神中心木也),一个入威灵仙、苦葶苈末各半两于内。以原盖簪定,用酒浸透,入甑内蒸熟、晒,三浸、三蒸、三晒,捣末,以榆皮末,水和糊丸如梧子大。每服五十丸,温酒、盐汤任下(《御药院方》)。

肾脏虚冷气攻腹胁,胀满疼痛。用大木瓜三十枚,去皮、核,剜空,以甘菊花末、青盐末各一斤填满,置笼内蒸熟,捣成膏,入新艾茸二斤搜和,丸如梧子大。每米饮下三十丸,日二(《圣济总录》)。

发槁不泽木瓜浸油梳头(《圣惠方》)。

反花痔疮木瓜为末,以鳝鱼身上涎调,贴之,以纸护住(《医林集要》)。

辟除壁虱以木瓜切片,铺于席下(《臞仙神隐》)。

木瓜核

〔主治〕霍乱烦躁气急,每嚼七粒,温水咽之(时珍。○出《圣惠》)。

枝、叶、皮、根

〔气味〕并酸、涩,温,无毒。

〔主治〕煮汁饮,并止霍乱吐下转筋,疗脚气(《别录》)。枝作杖,利筋脉。根、叶煮汤淋足胫,可以已蹶。木材作桶濯足,甚益人(苏颂)。枝、叶煮汁饮,治热痢(时珍。○出《千金》)。

花

〔主治〕面黑粉滓(方见李花)。

楂子音渣。○《食疗》

〔校正〕原附木瓜下，今分出。

【释名】木桃（《埤雅》）、和圆子（《《炮炙论》》）。〔时珍曰〕木瓜酸香而性脆。木桃酢涩而多渣，故谓之楂，《雷公炮炙论》和圆子即此也。

【集解】〔藏器曰〕楂子生中都，似榲桲而小，江外常为果食，北土无之。〔颂曰〕处处有之，孟州特多。〔弘景曰〕《礼》云：楂、梨钻之。谓钻去核也。郑玄不识，以为梨之不臧者。郭璞以为似梨而酢涩。古以为果，今不入例矣。〔时珍曰〕楂子乃木瓜之酢涩者，小于木瓜，色微黄，蒂、核皆粗，核中之子小圆也。按王祯《农书》云：楂似小梨，西川、唐、邓间多种之。味劣于梨与木瓜，而入蜜煮汤，则香美过之。《庄子》云：楂、梨、橘、柚皆可于口。《淮南子》云：树楂、梨、橘，食之则美，嗅之则香。皆指此也。

榠楂

【气味】酸、涩，平，无毒。〔诜曰〕多食伤气，损齿及筋。

【主治】断痢（弘景）。去恶心咽酸，止酒痰黄水（藏器）。煮汁饮，治霍乱转筋，功与木瓜相近（孟诜）。

榠樝音冥渣。○宋《图经》

【校正】原附木瓜下，今分出。

【释名】蛮樝（《通志》）、瘙樝（《拾遗》）、木李（《诗经》）、木梨（《埤雅》）。〔时珍曰〕木李生于吴越，故郑樵《通志》谓之蛮樝。云俗呼为木梨，则榠樝盖蛮樝之讹也。

【集解】〔颂曰〕榠樝木、叶、花、实酷类木瓜，但比木瓜大而黄色。辨之惟看蒂间别有重蒂如乳者为木瓜，无此则榠樝也。可以进酒去痰。道家生压取汁，和甘松、玄参末作湿香，云甚爽神也。〔藏器曰〕榠樝气辛香，致衣箱中杀蠹虫。〔时珍曰〕榠樝乃木瓜之大而黄色无重蒂者也。樝子乃木瓜之短小而味酢涩者也。榅桲则樝类之生于北土者也。三物与木瓜皆是一类各种，故其形状功用不甚相远，但木瓜得木之正气为可贵耳。

【气味】酸，平，无毒。

【主治】解酒去痰（弘景）。食之去恶心，止心中酸水（藏器）。煨食，止痢。浸油梳头，治发白、发赤（大明）。煮汁服，治霍乱转筋（吴瑞）。

榅桲音温孛。○宋《开宝》

【释名】〔时珍曰〕榅桲性温而气馞，故名。馞（音孛），香气也。

【集解】〔志曰〕榅桲生北土，似樝子而小。〔颂曰〕今关陕有之，沙苑出者更佳。其实大抵类樝，但肤慢而多毛，味尤甘。其气芬馥，置衣笥中亦香。〔藏器曰〕树如林檎，花白绿色。〔宗奭曰〕食之须净去浮毛，不尔损人肺。花白色，亦香。最多生虫，少有不蛀者。〔时珍曰〕榅桲盖榠樝之类生于北土者，故其形状功用皆相仿佛。李珣《南海药录》言:关中谓林檎为楒梓。按《述征记》云:林檎佳美。楒梓微大而状丑有毛,其味香,关辅乃有,江南甚希。观此则林檎、楒梓,盖相似而二物也。李氏误矣。

楒梓

【气味】酸、甘,微温,无毒。〔士良曰〕发毒热,秘大小肠,聚胸中痰,壅涩血脉,不宜多食。〔瑞曰〕同车螯食,发疝气。

【主治】温中,下气消食,除心间酸水,去臭,辟衣鱼(《开宝》)。去胸膈积食,止渴除烦。将卧时,啖一两枚,生、熟皆宜(苏颂)。〔宗奭曰〕卧时啖此太多,亦痞塞胃脘也。主水泻肠虚烦热,散酒气,并宜生食(李珣)。

木皮

〔主治〕捣末,傅疮(苏颂)。

山楂（樝）音渣。○《唐本草》

〔校正〕《唐本草·木部》赤爪木,宋《图经·外类》棠梂子,丹溪《补遗》山楂,皆一物也。今并于一,但以山楂标题。

【释名】赤爪子(侧巧切。○《唐本》)、鼠楂(《唐本》)、猴楂(危氏)、茅楂(《日用》)、朹子(音求)、檕梅(音计。○并《尔雅》)、羊梂(《唐本》)、棠梂子(《图经》)、山里果(《食鉴》)。〔时珍曰〕山楂味似樝子,故亦名樝。世俗皆作查

山楂

字,误矣。查（音槎）乃水中浮木,与楂何关？郭璞注《尔雅》云：朹（音求）树如梅。其子大如指头,赤色似小柰,可食,此即山楂也。世俗作梂字亦误矣。梂乃栎实,于朹何关？楂、朹之名,见于《尔雅》。自晋、宋以来,不知其原,但用查、梂耳。此物生于山原茅林中,猴、鼠喜食之,故又有诸名也。《唐本草》赤爪木当作赤枣,盖枣、爪音讹也,楂状似赤枣故尔。范成大《虞衡志》有赤枣子。王璆《百一选方》云：山里红果,俗名酸枣,又名鼻涕团。正合此义矣。

【集解】〔恭曰〕赤爪木,赤楂也。出山南、申、安、随诸州。小树高五六尺,叶似香荾。子似虎掌,大如小林檎,赤色。〔藏器曰〕赤爪草,即鼠楂梂也。生高原。梂似小楂而赤,人食之。〔颂曰〕棠梂子生滁州。三月开白花,随便结实,采无时。彼人用治下痢及腰疼有效。他处亦有,不入药用。〔时珍曰〕赤爪、棠梂、山楂,一物也。古方罕用,故《唐本》虽有赤爪,后人不知即此也。自丹溪朱氏始著山楂之功,而后遂为要药。其类有二种,皆生山中。一种小者,山人呼为棠朹子、茅楂、猴楂,可入药用。树高数尺,叶有五尖。桠间有刺。三月开五出小白花。实有赤、黄二色,肥者如小林檎,小者如指头,九月乃熟,小儿采而卖之。闽人取熟者去皮核,捣和糖、蜜,作为楂糕,以充果物。其核状如牵牛子,黑色甚坚。一种大者,山人呼为羊朹子。树高丈余,花叶皆同,但实稍大而色黄绿,皮涩肉虚为异尔。初甚酸涩,经霜乃可食。功应相同,而采药者不收。

实

〔修治〕〔时珍曰〕九月霜后取带熟者,去核曝干,或蒸熟去皮核,捣作饼子,日干用。

〔气味〕酸,冷,无毒。〔时珍曰〕酸、甘,微温。生食多,令人嘈烦易饥,损齿,齿龋人尤不宜也。

〔主治〕煮汁服,止水痢。沐头洗身,治疮痒(《唐本》)。煮汁洗漆疮,多瘥(弘景)。治腰痛有效(苏颂)。消食积,补脾,治小肠疝气,发小儿疮疹(吴瑞)。健胃,行结气。治妇人产后儿枕痛,恶露不尽,煎汁入沙糖服之,立效(震亨)。化饮食,消肉积癥瘕,痰饮痞满吞酸,滞血痛胀(时珍)。化血块气块,活血(甯源)。

〔发明〕〔震亨曰〕山楂大能克化饮食。若胃中无食积,脾虚不能运化,不思食者,多服之,则反克伐脾胃生发之气也。〔时珍曰〕凡脾弱食物不克化,胸腹酸刺胀闷者,于每食后嚼二三枚,绝佳。但不可多用,恐反克伐也。按《物类相感志》言:煮老鸡、硬肉,入山楂数颗即易烂。则其消肉积之功,益可推矣。珍邻家一小儿,因食积黄肿,腹胀如鼓。偶往羊杭树下,取食之至饱。归而大吐痰水,其病遂愈。羊杭乃山楂同类,医家不用而有此效,则其功应相同矣。

〔附方〕新七。

偏坠疝气 山棠梂肉、茴香(炒)各一两,为末,糊丸梧子大。每服一百丸,空心白汤下(《卫生易简方》)。

老人腰痛 及腿痛。用棠梂子、鹿茸(炙)等分,为末,蜜丸梧子大。每服百丸，日二服。

肠风下血用寒药、热药及脾弱药俱不效者。独用山里果（俗名酸枣，又名鼻涕团）干者为末，艾汤调下，应手即愈（《百一选方》）。

痘疹不快干山楂为末，汤点服之，立出红活。又法：猴楂五个，酒煎入水，温服即出（危氏《得效方》）。

痘疮干黑危困者。用棠梂子为末，紫草煎酒调服一钱（《全幼心鉴》）。

食肉不消山楂肉四两，水煮食之，并饮其汁（《简便方》）。

核

〔主治〕吞之，化食磨积，治癥疝（时珍）。

〔附方〕新二。

难产山楂核七七粒，百草霜为衣，酒吞下（《海上方》）。

阴肾癀肿方见橄榄。

赤爪木

〔气味〕苦，寒，无毒。

〔主治〕水痢，头风身痒（《唐本》）。

根

〔主治〕消积，治反胃（时珍）。

茎、叶

〔主治〕煮汁，洗漆疮（时珍。○出《肘后》）。

庵罗果宋《开宝》

【释名】庵摩罗迦果（出佛书）、香盖（《《一统志》）。〔时珍曰〕庵罗，梵音二合者也。庵摩罗，梵音三合者也。华言清净是也。

【集解】〔志曰〕庵罗果树生，若林檎而极大。〔宗奭曰〕西洛甚多，梨之类也。其状亦梨，先诸梨熟，七夕前后已堪啖。色黄如鹅梨，才熟便松软，入药亦希。〔时珍曰〕按《一统志》云：庵罗果俗名香盖，乃果中极品。种出西域，亦奈类也。叶似茶叶，实似北梨，五六月熟，多食亦无害。今安南诸番亦有之。

庵罗果

【气味】甘，温，无毒。〔士良曰〕酸，微寒。〔志曰〕动风疾。凡天行病及食饱后，俱不可食。同大蒜、辛物食，令人患黄病。

【主治】食之止渴（《开宝》）。主妇人经脉不通，丈夫营卫中血脉不行。久食，令人不饥（士良）。

叶

〔主治〕渴疾，煎汤饮（士良）。

奈《别录·下品》

【释名】频婆（音波。〖《金光明经》〗）。〔时珍曰〕篆文奈字，象子缀于木之形。梵言谓之频婆，今北人亦呼之，犹云端好也。

【集解】〔弘景曰〕奈，江南虽有，而北国最丰。作脯食之，不宜人。林檎相似而小，俱不益人。〔士良曰〕此有三种：大而长者为奈，圆者为林檎，皆夏熟；小者味涩为梣，秋熟，一名楸子。〔时珍曰〕奈与林檎，一类二种也。树、实皆似林檎而大，西土最

奈、林檎

多,可栽可压。有白、赤、青三色。白者为素奈,赤者为丹奈,亦曰朱奈,青者为绿奈,皆夏熟。凉州有冬奈,冬熟,子带碧色。《孔氏六帖》言:凉州白奈,大如兔头。《西京杂记》言:上林苑紫奈,大如升,核紫花青。其汁如漆,着衣不可浣,名脂衣奈。此皆异种也。郭义恭《广志》云:西方例多奈,家家收切,曝干为脯,数十百斛,以为蓄积,谓之频婆粮。亦取奈汁为豉用。其法:取熟奈内瓮中,勿令蝇入;六七日待烂,以酒腌,痛拌令如粥状,下水更拌,滤去皮子。良久,去清汁,倾布上,以灰在下引汁尽,划开日干为末,调物甘酸得所也。刘熙《释名》载:奈油,以奈捣汁涂缯上,暴燥取下,色如油也。今关西人以赤奈、楸子取汁涂器中,暴干名果单是矣。味甘酸,可以馈远。杜恕《笃论》云:日给之花似奈,奈实而日给零落,虚伪与真实相似也。则日给乃奈之不实者。而王羲之帖云:来禽、日给,皆囊盛为佳果。则又似指奈为日给矣。木槿花亦名日及,或同名耳。

实

【气味】苦,寒,有小毒。多食令人肺壅胪胀,有病人尤甚(《别录》)。〔思邈曰〕酸、苦,寒,涩,无毒。〔时珍曰〕案《正要》云:频婆:甘,无毒。

【主治】补中焦诸不足气,和脾。治卒食饱气壅不通者,捣汁服(孟诜)。益心气,耐饥(《千金》)。生津止渴（《正要》）。

林檎 宋《开宝》

〔校正〕并入《拾遗》文林郎果。

【释名】来禽（法帖）、文林郎果（《拾遗》）。〔藏器曰〕文林郎生渤海间。云其树从河中浮来，有文林郎拾得种之，因以为名。〔珣曰〕文林郎，南人呼为榅桲是矣。〔时珍曰〕案洪玉父云：此果味甘，能来众禽于林，故有林禽、来禽之名。又唐高宗时，纪王李谨得五色林檎似朱柰以贡。帝大悦，赐谨为文林郎。人因呼林檎为文林郎果。又《述征记》云：林檎实佳美。其榅桲微大而状丑，有毛而香，关辅乃有，江南甚希。据此，则林檎是文林郎，非榅桲也。

【集解】〔志曰〕林檎在处有之。树似柰，皆二月开粉红花。子亦如柰而差圆，六月、七月熟。〔颂曰〕亦有甘、酢二种：甘者早熟而味脆美；酢者差晚，须烂熟乃堪啖。今医家干之入治伤寒药，谓之林檎散。〔时珍曰〕林檎即柰之小而圆者。其味酢者，即楸子也。其类有金林檎、红林檎、水林檎、蜜林檎、黑林檎，皆以色味立名。黑者色似紫柰。有冬月再实者。林檎熟时，晒干研末点汤服甚美，谓之林檎麨。僧赞宁《物类相感志》云：林檎树生毛虫，埋蚕蛾于下，或以洗鱼水浇之即止。皆物性之妙也。

【气味】酸、甘，温，无毒。〔思邈曰〕酸、苦，平，涩，无毒。多食令人百脉弱。〔志曰〕多食发热及冷痰涩气，令人好睡，或生疮疖，闭百脉。其子食之，令人烦心。

【主治】下气消痰，治霍乱肚痛（大明）。消渴者，宜食之（苏颂）。疗水谷痢、泄精（孟诜）。小儿闪癖（时珍）。

【附方】旧三。

水痢不止林檎半熟者十枚。水二升,煎一升,并林檎食之(《食医心镜》)。

小儿下痢林檎、构子同杵汁,任意服之(《子母秘录》)。

小儿闪癖头发竖黄,瘰疬瘦弱者。干林檎脯研末,和醋傅之(同上)。

东行根

〔主治〕白虫、蛔虫,消渴好唾(孟诜)。

柿（柹）音士。○《别录·中品》

【释名】〔时珍曰〕柹从宋(音滓),谐声也。俗作柿非矣。柿(音肺),削木片也。胡名镇头迦。

【集解】〔颂曰〕柿南北皆有之,其种亦多。红柿所在皆有。黄柿生汴、洛诸州。朱柿出华山,似红柿而圆小,皮薄可爱,味更甘珍。椑柿色青,可生啖。诸柿食之皆美而益人。又有一种小柿,谓之软枣,俗呼为牛奶柿。世传柿有七绝:一多寿,二多阴,三无鸟巢,四无虫蠹,五霜叶可玩,六嘉实,七落叶肥滑,可以临书也。〔宗奭曰〕柿有数种:著盖柿,于蒂下别有一重。又有牛心柿,状如牛心。蒸饼柿,状如市卖蒸饼。华州朱柿,小而深红。塔柿,大于诸柿,去皮挂木上,风日

柿

干之佳，火干者味不甚佳，其生者可以温水养去涩味也。〔时珍曰〕柿高树大叶，圆而光泽。四月开小花，黄白色。结实青绿色，八九月乃熟。生柿置器中自红者谓之烘柿，日干者谓之白柿，火干者谓之乌柿，水浸藏者谓之酣柿。其核形扁，状如木鳖子仁而硬坚。其根甚固，谓之柿盘。案《事类合璧》云：柿，朱果也。大者如碟，八棱稍扁；其次如拳；小或如鸡子、鸭子、牛心、鹿心之状。一种小而如拆二钱者，谓之猴枣。皆以核少者为佳。

　　烘柿〔时珍曰〕烘柿，非谓火烘也。即青绿之柿，收置器中，自然红熟如烘成，涩味尽去，其甘如蜜。欧阳修《归田录》言：襄、邓人以榠楂或榲桲或橘叶于中则熟，亦不必。

　　〔气味〕甘，寒，涩，无毒。〔弘景曰〕生柿性冷，鹿心柿尤不可食，令人腹痛。〔宗奭曰〕凡柿皆凉，不至大寒。食之引痰，为其味甘也。日干者食多动风。〔颂曰〕凡柿同蟹食，令人腹痛作泻，二物俱寒也。〔时珍曰〕按王璆《百一选方》云：一人食蟹，多食红柿，至夜大吐，继之以血，昏不省人。一道者云：惟木香可解。乃磨汁灌之，即渐苏醒而愈也。

　　〔主治〕通耳鼻气，治肠澼不足。解酒毒，压胃间热，止口干（《别录》）。续经脉气（诜）。

　　〔发明〕〔藏器曰〕饮酒食红柿，令人易醉或心痛欲死。《别录》言解酒毒，失之矣。

　　白柿、柿霜

　　〔修治〕〔时珍曰〕白柿即干柿生霜者。其法用大柿去皮捻扁，日晒夜露至干，内瓮中，待生白霜乃取出。今人谓之柿饼，亦曰柿花。其霜谓之柿霜。

　　〔气味〕甘，平，涩，无毒。〔弘景曰〕日干者性冷，生柿弥冷。火熏者性热。

〔主治〕补虚劳不足,消腹中宿血,涩中厚肠,健脾胃气(诜)。开胃涩肠,消痰止渴,治吐血,润心肺,疗肺痿心热咳嗽,润声喉,杀虫(大明)。温补。多食,去面黚(藏器)。治反胃咯血,血淋肠澼,痔漏下血(时珍)。霜:清上焦心肺热,生津止渴,化痰宁嗽,治咽喉口舌疮痛(时珍)。

〔发明〕〔震亨曰〕干柿属金而有土,属阴而有收意。故止血治咳,亦可为助也。〔时珍曰〕柿乃脾、肺血分之果也。其味甘而气平,性涩而能收,故有健脾涩肠、治嗽止血之功。盖大肠者,肺之合而胃之子也。真正柿霜,乃其精液,入肺病上焦药尤佳。按方勺《泊宅编》云:外兄刘掾云:病脏毒下血,凡半月,自分必死。得一方,只以干柿烧灰,饮服二钱,遂愈。又王璆《百一方》云:曾通判子病下血十年,亦用此方一服而愈。为散、为丸皆可,与本草治肠澼、消宿血、解热毒之义相合。则柿为太阴血分之药,益可证矣。又《经验方》云:有人三世死于反胃病,至孙得一方:用干柿饼同干饭日日食之,绝不用水饮,如法食之,其病遂愈。此又一征也。

〔附方〕旧四,新十。

肠风脏毒方说见上。

小便血淋叶氏:用干柿三枚烧存性,研末。陈米饮服。○《经验方》:用白柿、乌豆、盐花煎汤,入墨汁服之。

热淋涩痛干柿、灯心等分。水煎日饮(朱氏方)。

小儿秋痢以粳米煮粥,熟时入干柿末,再煮三两沸食之,奶母亦食之(《食疗》)。

反胃吐食干柿三枚,连蒂捣烂,酒服甚效。切勿以他药杂之。

腹薄食减凡男女脾虚腹薄,食不消化,面上黑点者。用干柿三斤,酥一斤,蜜半斤,以酥、蜜煎匀,下柿煮十余沸,用不津器贮之。每日空腹食三五枚,甚良(孟诜《食疗》)。

痰嗽带血青州大柿饼,饭上蒸熟批开。每用一枚,掺真青黛一钱,卧时食之,薄荷汤下(《丹溪纂要》)。

产后咳逆气乱心烦。用干柿切碎,水煮汁呷(《产宝》)。

妇人蒜发干柿五枚,以茅香煮熟,枸杞子酒浸焙研,各等分,捣丸梧子大。每服五十丸,茅香汤下,日三(《普济》)。

面生黚𪒟干柿日日食之(《普济方》)。

鼻窒不通干柿同粳米煮粥,日食(《圣济》)。

耳聋鼻塞干柿三枚细切,以粳米三合,豆豉少许煮粥,日日空心食之(《圣惠》)。

痘疮入目白柿日日食之,良。

臁胫烂疮用柿霜、柿蒂等分烧研,傅之甚效(笔峰《杂兴》)。

解桐油毒干柿饼食之(《普济》)。

乌柿火熏干者。

〔气味〕甘,温,无毒。

〔主治〕杀虫,疗金疮、火疮,生肉止痛(《别录》)。治狗啮疮,断下痢(弘景)。服药口苦及呕逆者,食少许即止(藏器)。

酥柿音览。

〔修治〕〔瑞曰〕水藏者性冷,盐藏者有毒。〔时珍曰〕酥,藏柿也。水收、盐浸之外,又有以熟柿用灰汁澡三四度,令汁尽着器中,经十余日即可食,治病非宜。

〔主治〕涩下焦,健脾胃,消宿血(诜)。

柿糕

〔修治〕〔时珍曰〕案李氏《食经》云:用糯米(洗净)一斗,

大干柿五十个,同捣粉蒸食,如干,入煮枣泥和拌之。

〔主治〕作饼及糕与小儿食,治秋痢（诜）。黄柿和米粉作糗蒸,与小儿食,止下痢、下血有效（藏器）。

柿蒂

〔气味〕涩,平,无毒。

〔主治〕咳逆哕气,煮汁服（诜）。

〔发明〕〔震亨曰〕人之阴气,依胃为养。土伤则木挟相火,直冲清道而上作咳逆。古人以为胃寒,既用丁香、柿蒂,不知其孰为补虚,孰为降火?不能清气利痰,惟有助火而已。〔时珍曰〕咳逆者,气自脐下冲脉直上至咽膈,作呃忒蹇逆之声也。朱肱《南阳书》以哕为咳逆,王履《溯洄集》以咳嗽为咳逆,皆误矣。哕者干呕有声也。咳逆有伤寒吐下后,及久病产后,老人虚人,阴气大亏,阳气暴逆,自下焦逆至上焦而不能出者;有伤寒失下,及平人痰气抑遏而然者。当视其虚实阴阳,或温或补,或泄热,或降气,或吐或下可也。古方单用柿蒂煮汁饮之,取其苦温能降逆气也。《济生》柿蒂散,加以丁香、生姜之辛热,以开痰散郁,盖从治之法,而昔人亦常用之收效矣。至易水张氏又益以人参,治病后虚人咳逆,亦有功绩。丹溪朱氏但执以寒治热之理,而不及从治之法,矫枉之过矣。若陈氏《三因》又加以良姜之类,是真以为胃寒而助其邪火者也。

〔附方〕新一。

咳逆不止《济生》柿蒂散:治咳逆胸满。用柿蒂、丁香各二钱,生姜五片,水煎服。或为末,白汤点服。○洁古加人参一钱,治虚人咳逆。○《三因》加良姜、甘草等分。○《卫生宝鉴》加青皮、陈皮。○王氏《易简》加半夏、生姜。

木皮

〔主治〕下血。晒焙研末,米饮服二钱,两服可止(颂)。汤火疮,烧灰,油调傅(时珍)。

根

〔主治〕血崩,血痢,下血(时珍)。

椑柿 音卑士。○宋《开宝》

【释名】漆柿(《日华》)、绿柿(《日用》)、青椑(《广志》)、乌椑(《开宝》)、花椑(《日用》)、赤棠椑(《《齐民要术》》)。〔时珍曰〕椑乃柿之小而卑者,故谓之椑。他柿至熟则黄赤,惟此虽熟亦青黑色。捣碎浸汁谓之柿漆,可以染罾、扇诸物,故有漆柿之名。

椑柿

【集解】〔志曰〕椑柿生江淮以南,似柿而青黑。潘岳《闲居赋》所谓“梁侯乌椑之柿”是也。〔颂曰〕椑柿出宣歙、荆襄、闽广诸州。柿大如杏,惟堪生啖,不可为干也。

【气味】甘,寒,涩,无毒。〔弘景曰〕椑生啖性冷,服石家宜之,不入药用。不可与蟹同食。

【主治】压丹石药发热,利水,解酒毒,去胃中热。久食令人寒中(《开宝》)。止烦渴,润心肺,除腹脏冷热(《日华》)。

君迁子《拾遗》

【释名】椑枣（《千金》作软枣）、樗枣（《广志》。音逞）、牛奶柿（《名苑》）、丁香柿（《日用》）、红蓝枣（《齐民要术》）。〔时珍曰〕君迁之名，始见于左思《吴都赋》，而著其状于刘欣期《交州记》，名义莫详。椑枣，其形似枣而软也。司马光《名苑》云：君迁子似马奶，即今牛奶柿也，以形得名。崔豹《古今注》云：牛奶柿即椑枣，叶如柿，子亦如柿而小。唐宋诸家，不知君迁、椑枣、牛奶柿皆一物，故详证之。

君迁子

【集解】〔藏器曰〕君迁子生海南，树高丈余，子中有汁，如乳汁甜美。《吴都赋》"平仲君迁"是也。〔时珍曰〕君迁即椑枣，其木类柿而叶长，但结实小而长，状如牛奶，干熟则紫黑色。一种小圆如指顶大者，名丁香柿，味尤美。《救荒本草》以为羊矢枣，误矣。其树接大柿最佳。《广志》云：椑枣，小柿也。肌细而厚，少核，可以供御。即此。

【气味】甘、涩，平，无毒。

【主治】止消渴，去烦热，令人润泽（藏器）。镇心。久服，悦人颜色，令人轻健（珣）。

安石榴《别录·下品》

【释名】若榴（《广雅》）、丹若（《古今注》）、金罂（《《笔衡》》）。〔时珍曰〕榴者瘤也，丹实垂垂如赘瘤也。《博物志》云：汉张骞出使西域，得涂林安石国榴种以归，故名安石榴。又案《齐民要术》云：凡植榴者须安僵石枯骨于根下，即花实繁茂。则安石之名义或取此也。若木乃扶桑之名，榴花丹赪似之，故亦有丹若之称。傅玄《榴赋》所谓"灼若旭日栖扶桑"者是矣。《笔衡》云：五代吴越王钱镠改榴为金罂。《酉阳杂俎》言：榴甜者名天浆。道家书谓榴为三尸酒，言三尸虫得此果则醉也。故范成大诗云："玉池咽清肥，三彭迹如扫。"

【集解】〔弘景曰〕石榴花赤可爱，故人多植之，尤为外国所重。有甜、酢二种，医家惟用酢者之根、壳。榴子乃服食者所忌。〔颂曰〕安石榴本生西域，今处处有之。木不甚高大，枝柯附干，自地便生作丛。种极易息，折其条盘土中便生也。花有黄、赤二色。实有甘、酢二种，甘者可食，酢者入药。又一种山石榴，形颇相类而绝小，不作房生，青齐间甚多，不入药，但蜜渍以当果甚美。〔宗奭曰〕石榴有酸、淡二种。旋开单叶花，旋结实，实中子红，孙枝甚多，秋后经霜则自坼裂。一种子白，莹澈如水晶者，味亦甘，谓之水晶石榴。惟酸石榴入

安石榴

药,须老木所结,收留陈久者乃佳。〔时珍曰〕榴五月开花,有红、黄、白三色。单叶者结实。千叶者不结实,或结亦无子也。实有甜、酸、苦三种。《抱朴子》言:苦者出积石山。或云即山石榴也。《酉阳杂俎》言:南诏石榴皮薄如纸。《琐碎录》言:河阴石榴名三十八者,其中只有三十八子也。又南中有四季榴,四时开花,秋月结实,实方绽,随复开花。有火石榴赤色如火。海石榴高一二尺即结实。皆异种也。案《事类合璧》云:榴大如杯,赤色有黑斑点,皮中如蜂窠,有黄膜隔之,子形如人齿,淡红色,亦有洁白如雪者。又潘岳赋云:榴者,天下之奇树,九州之名果。千房同膜,千子如一。御饥疗渴,解酲止醉。

甘石榴

〔气味〕甘、酸,温,涩,无毒。多食损人肺(《别录》)。〔诜曰〕多食损齿令黑。凡服食药物人忌食之。〔震亨曰〕榴者留也。其汁酸性滞,恋膈成痰。

〔主治〕咽喉燥渴(《别录》)。能理乳石毒(段成式)。制三尸虫(时珍)。

酸石榴

〔气味〕酸,温,涩,无毒。

〔主治〕赤白痢腹痛,连子捣汁,顿服一枚(孟诜)。止泻痢崩中带下(时珍)。

〔发明〕〔时珍曰〕榴受少阳之气,而荣于四月,盛于五月,实于盛夏,熟于深秋。丹花赤实,其味甘酸,其气温涩,具木火之象。故多食损肺、齿而生痰涎。酸者则兼收敛之气,故入断下、崩中之药。或云白榴皮治白痢,红榴皮治红痢,亦通。

〔附方〕新五。

肠滑久痢黑神散:用酸石榴一个煅烟尽,出火毒一夜,研末。仍以酸榴一块煎汤服,神效无比。

久泻不止方同上(并《普济方》)。

痢血五色或脓或水,冷热不调。酸石榴五枚,连子捣汁二升。每服五合,神妙(《圣济》)。

小便不禁酸石榴烧存性(无则用枝烧灰代之),每服二钱,用柏白皮切焙四钱,煎汤一盏,入榴灰再煎至八分,空心温服,晚再服(《圣惠》)。

撚须令黑酸石榴结成时,就东南枝上拣大者一个,顶上开一孔,内水银半两于中,原皮封之,麻扎定,牛屎封护。待经霜摘下,倾出壳内水,以鱼鳔笼指蘸水撚须,久久自黑也(《普济》)。

酸榴皮

〔**修治**〕〔敩曰〕凡使榴皮、叶、根,勿犯铁,并不计干湿,皆以浆水浸一夜,取出用,其水如墨汁也。

〔**气味**〕同实。

〔**主治**〕止下痢漏精(《别录》)。治筋骨风,腰脚不遂,行步挛急疼痛,涩肠。取汁点目,止泪下(权)。煎服,下蛔虫(藏器)。止泻痢,下血脱肛,崩中带下(时珍)。

〔**附方**〕旧六,新四。

赤白痢下腹痛,食不消化者。《食疗本草》:用醋榴皮,炙黄为末,枣肉或粟米饭和丸梧子大。每空腹米饮服三十丸,日三服,以知为度。如寒滑,加附子、赤石脂各一倍。○《肘后方》:用皮烧存性,为末。每米饮服方寸匕,日三服,效乃止。

粪前有血令人面黄。用酢石榴皮(炙),研末。每服二钱,用茄子枝煎汤服(孙真人方)。

肠滑久痢神妙无比方也。用石榴一个劈破,炭火簇烧存性,出火毒,为末。每服一钱,别以酸石榴一瓣,水一盏,煎汤调服（《经验方》）。

久痢久泻陈石榴皮醋者，焙研细末。每服二钱，米饮下。患二三年或二三月百方不效者，服之便止，不可轻忽之也（《普济方》）。

小儿风痫大生石榴一枚，割去顶剜空，入全蝎五枚，黄泥固济，煅存性为末。每服半钱，乳汁调下。或防风汤下亦可（《圣济录》）。

卒病耳聋八九月间，取石榴一个，上作孔如球子大，内米醋令满，以原皮盖之，水和面裹煨熟，取起去盖，入少黑李子、仙沼子末，取水滴耳中勿动。脑中若痛，勿惊。如此三夜，再作必通。○案唐慎微《本草》收采此方，云出孙真人。而黑李子不知为何物也，其仙沼子即预知子。

食榴损齿石榴黑皮炙黄研末，枣肉和丸梧子大。每日空腹三丸，白汤下，日二服（《普济》）。

丁肿恶毒以针刺四畔，用榴皮着疮上，以面围四畔炙之，以痛为度。仍内榴末傅上急裹，经宿连根自出也（《肘后百一方》）。

脚肚生疮初起如粟，搔之渐开，黄水浸淫，痒痛溃烂，遂致绕胫而成痼疾。用酸榴皮煎汤冷定，日日扫之，取愈乃止（《医学正宗》）。

酸榴东行根

〔气味〕同皮。

〔主治〕蛔虫、寸白（《别录》）。青者，入染须用（权）。治口齿病（颂）。止涩泻痢、带下，功与皮同（时珍）。

〔附方〕旧三，新二。

金蚕蛊毒吮白矾味甘，嚼黑豆不腥者，即是中蛊也。石榴根皮，煎浓汁服，即吐出活蛊，无不愈者（丹溪《摘玄方》）。

寸白蛔虫酢石榴东引根一握洗剉，用水三升，煎取半碗，五更温服尽，至明取下虫一大团，永绝根本，食粥补之。崔元亮《海上方》：用榴皮煎水，煮米作粥食之，亦良。

女子经闭不通。用酢榴根东生者一握炙干。水二大盏，浓煎一盏，空心服之。未通再服（《斗门》）。

赤白下痢方同上。

榴花

〔主治〕阴干为末，和铁丹服，一年变白发如漆（藏器）。○铁丹，飞铁为丹也，亦铁粉之属。千叶者，治心热吐血。又研末吹鼻，止衄血立效。亦傅金疮出血（苏颂）。

〔附方〕旧一，新二。

金疮出血榴花半斤，石灰一升。捣和阴干。每用少许傅之，立止（崔元亮方）。

鼻出衄血酢榴花二钱半，黄蜀葵花一钱，为末。每服一钱，水一盏，煎服，效乃止（《圣济录》）。

九窍出血石榴花揉塞之取效。叶亦可。

橘《本经·上品》

〔校正〕〔志曰〕自《木部》移入此。

【释名】〔时珍曰〕橘从矞（音鹬），谐声也。又云五色为庆，二色为矞。矞云外赤内黄、非烟非雾、郁郁纷纷之象；橘实外赤内黄，剖之香雾纷郁，有似乎矞云。橘之从矞，又取此意也。

【集解】〔《别录》曰〕橘柚生江南及南山山谷，十月采。〔恭曰〕柚之皮厚味甘，不似橘皮味辛苦。其肉亦如橘，有甘有酸。酸者名胡柑。今俗谓橙为柚，非矣。案郭璞云：柚似橙而实酢，大于橘。孔安国云：小曰橘，大曰柚，皆为柑也。〔颂曰〕橘柚今

橘

江浙、荆襄、湖岭皆有之。木高一二丈，叶与枳无辨，刺出茎间。夏初生白花，六七月成实，至冬黄熟。旧说小为橘，大为柚。今医家乃用黄橘、青橘，不言柚。岂青橘是柚之类乎？〔宗奭曰〕橘、柚自是两种。《本草》云：一名橘皮。后人误加柚字，妄生分别。且青橘、黄橘治疗尚殊，况柚为别种乎？惟郭璞所言，乃真识橘、柚者。若不如此分别，误以柚皮为橘皮，是贻无穷之患矣。〔时珍曰〕橘、柚，苏恭所说甚是。苏颂不知青橘即橘之未黄者，乃以为柚，误矣。夫橘、柚、柑三者相类而不同。橘实小，其瓣味微酢，其皮薄而红，味辛而苦。柑大于橘，其瓣味甘，其皮稍厚而黄，味辛而甘。柚大小皆如橙，其瓣味酢，其皮最厚而黄，味甘而不甚辛。如此分之，即不误矣。按《事类合璧》云：橘树高丈许，枝多生刺。其叶两头尖，绿色光面，大寸余，长二寸许。四月着小白花，甚香。结实至冬黄熟，大者如杯，包中有瓣，瓣中有核也。宋韩彦直著《橘谱》三卷甚详，其略云：柑橘出苏州、台州，西出荆州，南出闽、广、抚州，皆不如温州者为上也。柑品有八，橘品十有四，多是接成。惟种成者，气味尤胜。黄橘，扁小而多香雾，乃橘之上品也；朱橘，小而色赤如火；绿橘，绀碧可爱，不待霜后，色味已佳，隆冬采之，生意如新；乳橘，状似乳柑，皮坚瓤多，味绝酸芳；塌橘，状大而扁，外绿心红，瓣巨多液，经春乃甘美；包橘，外薄内盈，其脉瓣隔皮可数；绵橘，微小，极软美可爱，而不多结；沙橘，细小甘美；油橘，皮似油饰，中坚外黑，乃橘之下品也；早黄橘，秋半已丹；冻橘，八月开花，冬结春采；穿心橘，实大皮光，而心虚可穿；荔枝橘，出横阳，肤理皱密如荔子也。俗传橘下埋鼠，则结实加倍。故《物类相感志》云：橘见尸而实繁。《涅槃经》云：如橘见鼠，其果实多。《周礼》言：橘逾淮而北变为枳，地气然也。余见柑下。

橘实

〔气味〕甘、酸，温，无毒。〔弘景曰〕食之多痰，恐非益也。〔源曰〕多食恋膈生痰，滞肺气。〔瑞曰〕同螃蟹食，令人患软痈。

〔主治〕甘者润肺，酸者聚痰（藏器）。止消渴，开胃，除胸中膈气（大明）。

〔发明〕〔时珍曰〕橘皮下气消痰，其肉生痰聚饮，表里之异如此，凡物皆然。今人以蜜煎橘充果食甚佳，亦可酱菹也。

黄橘皮

〔释名〕红皮（《汤液》）、陈皮（《食疗》）。〔弘景曰〕橘皮疗气大胜。以东橘为好，西江者不如。须陈久者为良。〔好古曰〕橘皮以色红日久者为佳，故曰红皮、陈皮。去白者曰橘红也。

〔修治〕〔敩曰〕凡使勿用柚皮、皱子皮，二件用不得。凡修事，须去白膜一重，剉细，以鲤鱼皮裹一宿，至明取用。〔宗奭曰〕《本草》橘、柚作一条，盖传误也。后世不知，以柚皮为橘皮，是贻无穷之患矣。此乃六陈之一，天下日用所须。今人又多以乳柑皮乱之，不可不择也。柑皮不甚苦，橘皮极苦，至熟亦苦。或以皮之紧慢分别，又因方土不同，亦互有紧慢也。〔时珍曰〕橘皮，纹细色红而薄，内多筋脉，其味苦辛；柑皮，纹粗色黄而厚，内多白膜，其味辛甘；柚皮，最厚而虚，纹更粗，色黄，内多膜无筋，其味甘多辛少。但以此别之，即不差矣。橘皮性温，柑、柚皮性冷，不可不知。今天下多以广中来者为胜，江西者次之。然亦多以柑皮杂之。柑皮犹可用，柚皮则悬绝矣。凡橘皮入和中理胃药则留白，入下气消痰药则去白，其说出于《圣济经》。去白者，以白汤入盐洗润透，刮去筋膜，晒干用。亦有煮焙者，各随本方。

〔气味〕苦、辛，温，无毒。

〔主治〕胸中瘕热逆气，利水谷。久服去臭，下气通神（《本经》）。下气，止呕咳，治气冲胸中，吐逆霍乱，疗脾不能消谷，止泄，除膀胱留热停水，五淋，利小便，去寸白虫（《别录》）。清痰涎，治上气咳嗽，开胃，主气痢，破癥瘕痃癖（甄权）。疗呕哕反胃嘈杂，时吐清水，痰痞痎疟，大肠闭塞，妇人乳痈。入食料，解鱼腥毒（时珍）。

〔发明〕〔杲曰〕橘皮气薄味厚，阳中之阴也。可升可降，为脾、肺二经气分药。留白则补脾胃，去白则理肺气。同白术则补脾胃，同甘草则补肺。独用则泻肺损脾。其体轻浮，一能导胸中寒邪，二破滞气，三益脾胃。加青皮减半用之去滞气，推陈致新。但多用久服，能损元气也。〔源曰〕橘皮，能散、能泻、能温、能补、能和，化痰治嗽，顺气理中，调脾快膈，通五淋，疗酒病，其功当在诸药之上。〔时珍曰〕橘皮，苦能泄、能燥，辛能散，温能和。其治百病，总是取其理气燥湿之功。同补药则补，同泻药则泻，同升药则升，同降药则降。脾乃元气之母，肺乃摄气之籥，故橘皮为二经气分之药，但随所配而补泻升降也。洁古张氏云陈皮、枳壳利其气而痰自下，盖此义也。同杏仁治大肠气闭，同桃仁治大肠血闭，皆取其通滞也。详见杏仁下。按方勺《泊宅编》云：橘皮宽膈降气，消痰饮，极有殊功。他药贵新，惟此贵陈。外舅莫强中令丰城时得疾，凡食已辄胸满不下，百方不效。偶家人合橘红汤，因取尝之，似相宜，连日饮之。一日忽觉胸中有物坠下，大惊目瞪，自汗如雨。须臾腹痛，下数块如铁弹子，臭不可闻。自此胸次廓然，其疾顿愈，盖脾之冷积也。其方：用橘皮去穰一斤，甘草、盐花各四两。水五碗，慢火煮干，焙研为末，白汤点服。名二贤散，治一切痰气特验。世医徒知半夏、南星之属，何足以语此哉？珍按：二贤散，丹溪变之为润下丸，用治痰气有效。惟气实人服之相宜，气不足者不宜用之也。

〔附方〕旧七，新廿一。

润下丸治湿痰，因火泛上，停滞胸膈，咳唾稠粘。陈橘皮半斤，入砂锅内，下盐五钱，化水淹过煮干，粉甘草二两，去皮蜜炙。各取净末，蒸饼和丸梧桐子大。每服百丸，白汤下（丹溪方）。

宽中丸治脾气不和，冷气客于中，壅遏不通，是为胀满。用橘皮四两，白术二两，为末，酒糊丸梧子大。每食前木香汤下三十丸，日三服（《全生指迷方》）。

橘皮汤治男女伤寒并一切杂病呕哕，手足逆冷者。用橘皮四两，生姜一两，水二升，煎一升，徐徐呷之即止（仲景方）。

嘈杂吐水真橘皮去白为末，五更安五分于掌心舐之，即睡，三日必效。皮不真则不验（《怪证奇方》）。

霍乱吐泻不拘男女，但有一点胃气存者，服之再生。广陈皮去白五钱，真藿香五钱。水二盏，煎一盏，时时温服。出《百一选方》。○《圣惠》：用陈橘皮末二钱，汤点服。不省者灌之。仍烧砖沃醋，布裹砖，安心下熨之，便活。

反胃吐食真橘皮，以日照西壁土炒香，为末。每服二钱，生姜三片，枣肉一枚，水二钟，煎一钟，温服（《直指方》）。

卒然食噎橘皮一两，汤浸去穰，焙为末。以水一大盏，煎半盏，热服（《食医心镜》）。

诸气呃噫橘皮二两去瓤,水一升,煎五合,顿服。或加枳壳尤良(孙尚药方)。

痰膈气胀陈皮三钱。水煎热服(杨氏《简便方》)。

卒然失声橘皮半两,水煎徐呷(《肘后方》)。

经年气嗽橘皮、神曲、生姜焙干等分,为末,蒸饼和丸梧子大。每服三五十丸,食后、夜卧各一服。有人患此服之,兼旧患膀胱气皆愈也(寇氏《衍义》)。

化食消痰胸中热气。用橘皮半两微熬,为末。水煎代茶,细呷(《心镜》)。

下焦冷气干陈橘皮一斤为末,蜜丸梧子大,每食前温酒下三十丸(《食疗本草》)。

脚气冲心或心下结硬,腹中虚冷。陈皮一斤和杏仁五两去皮、尖熬,少加蜜捣和,丸如梧桐子大,每日食前米饮下三十丸(《食疗》)。

老人气闷方同上(《济生》)。

大肠闷塞陈皮连白,酒煮焙研末,每温酒服二钱,一方米饮下(《普济》)。

途中心痛橘皮去白,煎汤饮之,甚良(谈野翁方)。

食鱼蟹毒方同上(《肘后》)。

风痰麻木凡手及十指麻木,大风麻木,皆是湿痰死血。用橘红一斤,逆流水五碗,煮烂去渣,再煮至一碗,顿服取吐,乃吐痰圣药也。不吐,加瓜蒂末(《摘玄方》)。

脾寒诸疟不拘老少孕妇,只两服便止。真橘皮去白切,生姜自然汁浸过一指,银器内重汤煮干,焙研末。每服三钱,用隔年青州枣十个,水一盏,煎半盏,发前服,以枣下之(《适用方》)。

小儿疳瘦久服消食和气,长肌肉。用陈橘皮一两,黄连以米泔水浸一日，一两半，研末，入麝三分，用猪胆盛药，以浆水煮熟取出，用粟米饭和丸绿豆大。每服一二十丸，米饮下（钱氏《小儿方》）。

产后尿闷不通者。陈皮一两去白为末。每空心温酒服二钱，一服即通。此张不愚方也（《妇人良方》）。

产后吹奶陈皮一两，甘草一钱。水煎服，即散。

妇人乳痈未成者即散，已成者即溃，痛不可忍者即不疼，神验不可云喻也。用真陈橘皮汤浸去白晒，面炒微黄，为末。每服二钱，麝香调酒下。初发者一服见效。名橘香散（张氏方）。

聤耳出汁陈皮烧研一钱，麝香少许，为末日掺。名立效散。

鱼骨鲠咽橘皮常含，咽汁即下（《圣惠方》）。

嵌甲作痛不能行履者。浓煎陈皮汤浸良久，甲肉自离，轻手剪去，以虎骨末傅之即安（《医林集要》）。

青橘皮

〔修治〕〔时珍曰〕青橘皮乃橘之未黄而青色者，薄而光，其气芳烈。今人多以小柑、小柚、小橙伪为之，不可不慎辨之。入药以汤浸去瓤，切片醋拌，瓦炒过用。

〔气味〕苦、辛，温，无毒。

〔主治〕气滞，下食，破积结及膈气（颂）。破坚癖，散滞气，去下焦诸湿，治左胁肝经积气（元素）。治胸膈气逆，胁痛，小腹疝痛，消乳肿，疏肝胆，泻肺气（时珍）。

〔发明〕〔元素曰〕青橘皮气味俱厚，沉而降，阴也。入厥阴、少阳经，治肝胆之病。〔杲曰〕青皮乃足厥阴引经之药，能引食入太阴之仓，破滞削坚，皆治在下之病。有滞气则破滞气，无滞气则损真气。〔好古曰〕陈皮治高，青皮治低，与枳壳治胸膈、枳实治心下同意。〔震亨曰〕青皮乃肝胆二经气分药。故人多怒有滞气，胁下有郁积，或小腹疝疼，用之以疏通二经，行其气也。若二经实者，当先补而后用之。又云：疏肝气加青皮，炒黑则入血分也。〔时珍曰〕青橘皮古无用者，至宋时医家始用之。其色青气烈，味苦而辛，治之以醋，所谓肝欲散，急食辛以散之，以酸泄之，以苦降之也。陈皮浮而升，入脾、肺气分。青皮沉而降，入肝、胆气分。一体二用，物理自然也。小儿消积多用青皮，最能发汗，有汗者不可用。此说出杨仁斋《直指方》，人罕知之。〔嘉谟曰〕久疟热甚，必结癖块，宜多服清脾汤。内有青皮疏利肝邪，则癖自不结也。

〔附方〕旧二，新七。

快膈汤治冷膈气及酒食后饱满。用青橘皮一斤作四分：四两用盐汤浸，四两用百沸汤浸，四两用醋浸，四两用酒浸。各三日取出，去白切丝，以盐一两炒微焦，研末。每用二钱，以茶末五分，水煎温服。亦可点服（《经验后方》）。

理脾快气青橘皮一斤日干焙研末，甘草末一两，檀香末半两。和匀收之。每用一二钱，入盐少许，白汤点服。

法制青皮常服安神调气，消食解酒益胃，不拘老人小儿。宋仁宗每食后咀数片，乃邢和璞真人所献，名万年草，刘跂改名延年草，仁宗以赐吕丞相。用青皮一斤浸去苦味，去瓤炼净，白盐花五两，炙甘草六两，舶茴香四两。甜水一斗煮之。不住搅，勿令着底，候水尽慢火焙干，勿令焦，去甘草、茴香，只取青皮密收用（王氏《易简方》）。

疟疾寒热青皮一两烧存性，研末。发前温酒服一钱，临时再服（《圣惠方》）。

伤寒呃逆声闻四邻。四花青皮全者，研末。每服二钱，白汤下（《医林集要》）。

产后气逆青橘皮为末。葱白、童子小便煎二钱服（《经验后方》）。

妇人乳岩因久积忧郁，乳房内有核如指头，不痛不痒，五七年成疬，名乳岩，不可治也。用青皮四钱，水一盏半，煎一盏，徐徐服之，日一服。或用酒服（丹溪方）。

聤耳出汁青皮烧研末，绵包塞之。

唇燥生疮青皮烧研，猪脂调涂。

橘瓤上筋膜

〔主治〕口渴、吐酒。炒熟，煎汤饮，甚效（大明）。

橘核

〔修治〕〔时珍曰〕凡用须以新瓦焙香，去壳取仁，研碎入药。

〔气味〕苦，平，无毒。

〔主治〕肾疰腰痛，膀胱气痛，肾冷。炒研，每温酒服一钱，或酒煎服之（大明）。治酒齄风鼻赤。炒研，每服一钱，胡桃肉一个，擂酒服，以知为度（宗奭）。小肠疝气及阴核肿痛。炒研五钱，老酒煎服，或酒糊丸服，甚效（时珍）。

〔发明〕〔时珍曰〕橘核入足厥阴，与青皮同功，故治腰痛㿗疝在下之病，不独取象于核也。《和剂局方》治诸疝痛及内癀，卵肿偏坠，或硬如石，或肿至溃，有橘核丸，用之有效。品味颇多，详见本方。

〔附方〕新一。

腰痛橘核、杜仲各二两炒。研末。每服二钱，盐酒下（《简便方》）。

叶

〔气味〕苦,平,无毒。

〔主治〕导胸膈逆气,入厥阴,行肝气,消肿散毒,乳痈胁痛,用之行经(震亨)。

〔附方〕新一。

肺痈绿橘叶洗,捣绞汁一盏服之。吐出脓血即愈(《经验良方》)。

柑宋《开宝》

【释名】木奴(《《吴志》》)。〔志曰〕柑未经霜时犹酸,霜后甚甜,故名柑子。〔时珍曰〕汉李衡种柑于武陵洲上,号为木奴焉。

【集解】〔炳曰〕乳柑出西戎者佳。〔志曰〕柑生岭南及江南,树似橘,实亦似橘而圆大,皮色生青熟黄赤。惟乳柑皮入药,山柑皮疗咽痛,余皆不堪用。又有沙柑、青柑,体性相类。〔藏器曰〕柑有朱柑、黄柑、乳柑、石柑、沙柑。橘有朱橘、乳橘、塌橘、山橘、黄淡子。此辈皮皆去气调中,实俱堪食,就中以乳柑为上也。〔时珍曰〕柑,南方果也,而闽、广、温、台、苏、抚、荆州为盛,川蜀虽有不及之。其树无异于橘,但刺少耳。柑皮比橘色黄而稍厚,理稍粗而味不苦。橘可久留,柑

柑

易腐败。柑树畏冰雪，橘树略可。此柑、橘之异也。柑、橘皮今人多混用，不可不辨，详见橘下。案韩彦直《橘谱》云：乳柑，出温州诸邑，惟泥山者为最，以其味似乳酪故名。彼人呼为真柑，似以它柑为假矣。其木婆娑，其叶纤长，其花香韵，其实圆正，肤理如泽蜡，其大六七寸，其皮薄而味珍，脉不粘瓣，食不留滓，一颗仅二三核，亦有全无者，擘之香雾噀人，为柑中绝品也。生枝柑，形不圆，色青肤粗，味带微酸，留之枝间，可耐久也，俟味变甘，乃带叶折，故名。海红柑，树小而颗极大，有围及尺者，皮厚色红，可久藏，今狮头柑亦是其类也。洞庭柑，种出洞庭山，皮细味美，其熟最早也。甜柑，类洞庭而大，每颗必八瓣，不待霜而黄也。木柑，类洞庭，肤粗顽，瓣大而少液，故谓之木也。朱柑，类洞庭而大，色绝嫣红，其味酸，人不重之。馒头柑，近蒂起如馒头尖，味香美也。

【气味】甘，大寒，无毒。〔颂曰〕冷。〔志曰〕多食令人肺冷生痰，脾冷发痼癖，大肠泻利，发阴汗。

【主治】利肠胃中热毒，解丹石，止暴渴，利小便（《开宝》）。

【附方】新一。

难产柑橘瓤阴干，烧存性，研末。温酒服二钱（《集效》）。

皮

〔气味〕辛、甘，寒，无毒。〔时珍曰〕橘皮苦辛温，柑皮辛甘寒。外形虽似，而气味不同。〔诜曰〕多食令肺燥。

〔主治〕下气调中（藏器）。解酒毒及酒渴，去白焙研末，点汤入盐饮之（大明）。治产后肌浮，为末酒服（藏器）。伤寒饮食劳复者，浓煎汁服（时珍）。山柑皮：治咽喉痛效（《开宝》）。

核

〔主治〕作涂面药（苏颂）。

叶

〔主治〕聤耳流水或脓血。取嫩头七个，入水数滴，杵取汁滴之，即愈（蔺氏）。

橙宋《开宝》

【释名】金球（〖《事类合璧》〗）、鹄壳（〖《城南联句》〗）。〔时珍曰〕案陆佃《埤雅》云：橙，柚属也。可登而成之，故字从登。又谐声也。

【集解】〔志曰〕橙，树似橘而叶大，其形圆，大于橘而香，皮厚而皱，八月熟。〔时珍曰〕橙产南土，其实似柚而香，叶有两刻缺如两段，亦有一种气臭者。柚乃柑属之大者，早黄难留；橙乃橘属之大者，晚熟耐久，皆有大小二种。案《事类合璧》云：橙树高枝，叶不甚类橘，亦有刺。其实大者如碗，颇似朱栾，经霜早熟，色黄皮厚，蹙衄如沸，香气馥郁。其皮可以熏衣，可以芼鲜，可以和菹醢，可以为酱齑，可以蜜煎，可以糖制为橙丁，可以蜜制为橙膏。嗅之则香，食之则美，诚佳果也。〔宗奭曰〕橙皮，今止以为果，或合汤待宾，未见入药。宿酒未解者，食之速醒。

橙

【气味】酸，寒，无毒。

〔士良曰〕暖。多食伤肝气，发虚热。与猴肉同食，发头旋恶心。〔时珍曰〕猴乃水獭之属也。诸家本草皆作槟榔，误矣。

【主治】洗去酸汁，切和盐、蜜，煎成贮食，止恶心，能去胃中浮风恶气（《开宝》）。行风气，疗瘿气，发瘰疬，杀鱼、蟹毒（士良）。

皮

〔气味〕苦、辛，温，无毒。

〔主治〕作酱、醋香美，散肠胃恶气，消食下气，去胃中浮风气（《开宝》）。和盐贮食，止恶心，解酒病（孟诜）。糖作橙丁，甘美，消痰下气，利膈宽中，解酒（时珍）。

〔附方〕新二。

香橙汤宽中快气，消酒。用橙皮二斤（切片），生姜五两（切，焙，擂烂），入炙甘草末一两，檀香末半两，和作小饼。每嚼一饼，沸汤入盐送下（《奇效良方》）。

痔疮肿痛隔年风干橙子，桶内烧烟熏之，神效（《医方摘要》）。

核

〔主治〕面䵟粉刺，湿研，夜夜涂之（时珍）。

〔附方〕新一。

闪挫腰痛橙子核炒研，酒服三钱即愈（《摄生方》）。

柚音又。○《日华》

【释名】櫾（与柚同。〔《山海经》〕）、条（《尔雅》）、壶柑（《唐本》）、臭橙（《食性》）、朱栾（〔《橘谱》〕）。〔时珍曰〕柚色油然，其状如卣，故名。壶亦象形。今人呼其黄而小者为蜜筒，正此意也。其大者谓之朱栾,亦取团栾之象。最大者谓之香栾。《尔雅》谓之櫠(音废),又曰椵(音贾)。《广雅》谓之镭柚,镭亦壶也。《桂海志》谓之臭柚。皆一物,但以大小、古今方言称呼不同耳。

【集解】〔恭曰〕柚皮厚味甘,不似橘皮薄味辛而苦。其肉亦如橘,有甘有酸,酸者名壶柑。今俗人谓橙为柚,非矣。案《吕氏春秋》云:果之美者,江浦之橘,云梦之柚。郭璞云:柚出江南,似橙而实酢,大如橘。《禹贡》云:扬州厥包橘、柚。孔安国云:小曰橘,大曰柚,皆为柑也。〔颂曰〕闽中、岭外、江南皆有柚,比橘黄,白色而大。襄、唐间柚,色青黄而实小。其味皆酢,皮厚,不堪入药。〔时珍曰〕柚,树、叶皆似橙。其实有大、小二种:小者如柑、如橙;大者如瓜、如升,有围及尺余者,亦橙之类也。今人呼为朱栾,形色圆正,都类柑、橙。但皮厚而粗,其味甘,其气臭,其瓣坚而酸恶不可食,其花甚香。南人种其核,长成以接柑、橘,云甚良也。盖橙乃橘属,故其皮皱厚而香,味苦而辛;柚乃柑属,故其皮粗厚而臭,味甘而辛。如此分,柚与橙、橘自明矣。郭璞云:櫠,大柚也。实大如盂,皮厚二三寸,子似枳,食之少味。范成大云:广南臭柚大如瓜,可食,其皮甚厚,染墨打碑,可代毡刷,且不损纸也。《列子》云:吴越之间有木焉,其名为櫾。碧树而冬青,实丹而味酸。食其皮汁,已愤厥

柚

之疾。渡淮而北,化而为枳。此言地气之不同如此。

【气味】酸,寒,无毒。

【主治】消食,解酒毒,治饮酒人口气,去肠胃中恶气,疗妊妇不思食、口淡（大明）。

皮

〔气味〕甘、辛,平,无毒。

〔正误〕〔时珍曰〕案沈括《笔谈》云:《本草》言橘皮苦,柚皮甘,误矣。柚皮极苦,不可入口,甘者乃橙也。此说似于今柚不同,乃沈氏自误也,不可为据。

〔主治〕下气。宜食,不入药（弘景）。消食快膈,散愤懑之气,化痰（时珍）。

〔附方〕新一。

痰气咳嗽用香栾去核切,砂瓶内浸酒,封固一夜,煮烂,蜜拌匀,时时含咽。

叶

〔主治〕头风痛,同葱白捣,贴太阳穴（时珍）。

花

〔主治〕蒸麻油作香泽面脂,长发润燥（时珍）。

枸橼音矩员。○宋《图经》

〔校正〕原附豆蔻下,今分出。

【释名】香橼（俗作圆。〖《图经》〗）、佛手柑（〖《纲目》〗）。〔时珍曰〕义未详。佛手,取象也。

【集解】〔藏器曰〕枸橼生岭南,柑、橘之属也。其叶大,其实大如盏,味辛酸。〔颂曰〕今闽广、江西皆有之,彼人呼为香橼子。形长如小瓜状,其皮若橙而光泽可爱,肉甚厚,白如萝卜

枸橼

而松虚。虽味短而香芬大胜,置衣笥中,则数日香不歇。寄至北方,人甚贵重。古作五和糁用之。〔时珍曰〕枸橼产闽广间。木似朱栾而叶尖长,枝间有刺。植之近水乃生。其实状如人手,有指,俗呼为佛手柑。有长一尺四五寸者。皮如橙柚而厚,皱而光泽。其色如瓜,生绿熟黄。其核细。其味不甚佳而清香袭人。南人雕镂花鸟,作蜜煎果食。置之几案,可供玩赏。若安芋片于蒂而以湿纸围护,经久不瘪。或捣蒜罨其蒂上,则香更充溢。《异物志》云:浸汁浣葛纻,胜似酸浆也。

皮瓤

〔气味〕辛、酸,无毒。〔弘景曰〕性温。〔恭曰〕性冷。陶说误矣。〔藏器曰〕性温不冷。

〔主治〕下气,除心头痰水(藏器)。煮酒饮,治痰气咳嗽。煎汤,治心下气痛(时珍)。

根、叶

〔主治〕同皮(《橘谱》)。

金橘《纲目》

【释名】金柑(《橘谱》)、卢橘(《汉书》)、夏橘(《广州记》)、山橘(《北户录》)、给客橙(《魏王花木志》)。〔时珍曰〕此橘生时青卢色,黄熟则如金,故有金橘、卢橘之名。卢,黑色也。

或云卢,酒器之名,其形肖之故也。注《文选》者以枇杷为卢橘,误矣。案司马相如《上林赋》云:卢橘夏熟,枇杷橪柿。以二物并列,则非一物明矣。此橘夏冬相继,故云夏熟,而裴渊《广州记》谓之夏橘。给客橙者,其芳香如橙,可供给客也。

金橘

【集解】〔时珍曰〕金橘生吴粤、江浙、川广间。或言出营道者为冠,而江浙者皮甘肉酸,次之。其树似橘,不甚高大。五月开白花结实,秋冬黄熟,大者径寸,小者如指头,形长而皮坚,肌理细莹,生则深绿色,熟乃黄如金。其味酸甘,而芳香可爱,糖造、蜜煎皆佳。案《魏王花木志》云:蜀之成都、临邛、江源诸处,有给客橙,一名卢橘。似橘而非,若柚而香。夏冬花实常相继,或如弹丸,或如樱桃,通岁食之。又刘恂《岭表录》云:山橘子大如土瓜,次如弹丸,小树绿叶,夏结冬熟,金色薄皮而味酸,偏能破气。容、广人连枝藏之,入胮醋尤加香美。韩彦直《橘谱》云:金柑出江西,北人不识。景祐中始至汴都,因温成皇后嗜之,价遂贵重。藏绿豆中可经时不变,盖橘性热、豆性凉也。又有山金柑,一名山金橘,俗名金豆。木高尺许,实如樱桃,内止一核。俱可蜜渍,香味清美。已上诸说,皆指今之金橘,但有一类数种之异耳。

【气味】酸、甘,温,无毒。

【主治】下气快膈,止渴解酲,辟臭。皮尤佳(时珍)。

枇杷《别录·中品》

【释名】〔宗奭曰〕其叶形似琵琶,故名。

【集解】〔颂曰〕枇杷旧不著所出州土,今襄、汉、吴、蜀、闽、岭、江西南、湖南北皆有之。木高丈余,肥枝长叶,大如驴耳,背有黄毛,阴密婆娑可爱,四时不凋。盛冬开白花,至三四月成实作梂,生大如弹丸,熟时色如黄杏,微有毛,皮肉甚薄,核大如茅栗,黄褐色。四月采叶,暴干用。〔时珍曰〕案郭义恭《广志》云:枇杷易种,叶微似栗,冬花春实。其子簇结有毛,四月熟,大者如鸡子,小者如龙眼,白者为上,黄者次之。无核者名焦子,出广州。又杨万里诗云:"大叶耸长耳,一枝堪满盘。荔支分与核,金橘却无酸。"颇尽其状。注《文选》者以枇杷为卢橘,误矣。详金橘。

金橘

实

〔气味〕甘、酸,平,无毒。〔志曰〕寒。〔诜曰〕温。多食发痰热,伤脾。同炙肉及热面食,令人患热毒黄疾。

〔主治〕止渴下气,利肺气,止吐逆,主上焦热,润五脏(大明)。

叶

〔修治〕〔恭曰〕凡用须火炙,以布拭去毛。不尔射人肺,令咳不已。或以粟秆作刷刷之,尤易洁净。〔敩曰〕凡采得秤,湿叶重一两,干者三叶重一两,乃为气足,堪用。粗布拭去毛,以甘草汤洗一遍,用绵再拭干。每一两以酥二钱半涂上,炙过用。〔时珍曰〕治胃病以姜汁涂炙,治肺病以蜜水涂炙,乃良。

〔气味〕苦,平,无毒。〔权曰〕甘、微辛。〔弘景曰〕煮汁饮之,则小冷。

〔主治〕卒啘不止,下气,煮汁服(《别录》)。〔弘景曰〕若不暇煮,但嚼汁咽,亦瘥。治呕哕不止,妇人产后口干(大明)。煮汁饮,主渴疾,治肺气热嗽,及肺风疮,胸面上疮(诜)。和胃降气,清热解暑毒,疗脚气(时珍)。

〔发明〕〔时珍曰〕枇杷叶,气薄味厚,阳中之阴。治肺胃之病,大都取其下气之功耳。气下则火降痰顺,而逆者不逆,呕者不呕,渴者不渴,咳者不咳矣。〔宗奭曰〕治肺热嗽甚有功。一妇人患肺热久嗽,身如火炙,肌瘦将成劳。以枇杷叶、木通、款冬花、紫菀、杏仁、桑白皮各等分,大黄减半,如常治讫,为末,蜜丸樱桃大。食后、夜卧各含化一丸,未终剂而愈矣。

〔附方〕新七。

温病发哕因饮水多者。枇杷叶(去毛,炙香)、茅根各半斤,水四升,煎二升,稍稍饮之(庞安常方)。

反胃呕哕枇杷叶(去毛,炙)、丁香各一两,人参二两,为末。每服三钱,水一盏,姜三片,煎服(《圣惠》)。

衄血不止枇杷叶去毛,焙研末。茶服一二钱,日三(《普济》)。

酒齇赤鼻枇杷叶、栀子仁等分,为末。每服二钱,温酒调下。日三服(《本事》)。

面上风疮方同上。

痔疮肿痛枇杷叶(蜜炙),乌梅肉(焙),为末。先以乌梅汤洗,贴之(《集要》)。

痘疮溃烂枇杷叶煎汤洗之(《摘玄》)。

花

〔主治〕头风,鼻流清涕。辛夷等分,研末,酒服二钱,日二服(时珍)。

木白皮

〔主治〕生嚼咽汁,止吐逆不下食,煮汁冷服尤佳(思邈)。

杨梅宋《开宝》

【释名】朹子(音求。〖《北户录》〗)。〔时珍曰〕其形如水杨子而味似梅,故名。段氏《北户录》名朹子。扬州人呼白杨梅为圣僧。

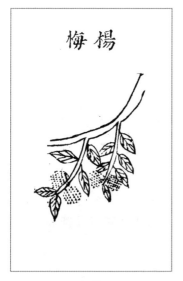

杨梅

【集解】〔志曰〕杨梅生江南、岭南山谷。树若荔枝树,而叶细阴青。子形似水杨子,而生青熟红,肉在核上,无皮壳。四月、五月采之。南人腌藏为果,寄至北方。〔时珍曰〕杨梅树叶如龙眼及紫瑞香,冬月不凋。二月开花结实,形如楮实子,五月熟,有红、白、紫三种,红胜于白,紫胜于红,颗大而核细,盐藏、蜜渍、糖收皆佳。东方朔《林邑记》云:邑有杨梅,其大如杯碗,青时极酸,熟则如蜜。用以酿酒,号为梅香酎,甚珍重之。赞宁《物类相感志》云：桑上接杨梅则不酸。杨梅树生癞，以甘草钉钉之则无。皆物理之妙也。〔藏器曰〕张华《博物志》言地瘴处多生杨梅，验之信然。

实

〔气味〕酸、甘，温，无毒。〔诜曰〕热，微毒。久食令人发热，损齿及筋。忌生葱同食。〔瑞曰〕发疮致痰。

〔主治〕盐藏食，去痰止呕哕，消食下酒。干作屑，临饮酒时服方寸匕，止吐酒（《开宝》）。止渴，和五脏，能涤肠胃，除烦愦恶气。烧灰服，断下痢，甚验。盐者常含一枚，咽汁，利五脏下气（诜）。

〔附方〕旧一，新三。

下痢不止 杨梅烧研，每米饮服二钱，日二服（《普济》）。

头痛不止 杨梅为末，以少许嗜鼻取嚏，妙。

头风作痛 杨梅为末，每食后薄荷茶服二钱。或以消风散同煎服。或同捣末，以白梅肉和丸弹子大，每食后葱茶嚼下一丸（《朱氏集验》）。

一切损伤 止血生肌，令无瘢痕。用盐藏杨梅和核捣如泥，做成挺子，以竹筒收之。凡遇破伤，研末傅之，神圣绝妙（《经验后方》）。

核仁

〔主治〕脚气。〔时珍曰〕案王明清《挥麈录》云：会稽杨梅为天下冠。童贯苦脚气，或云杨梅仁可治之。郡守王嶷馈五十石，贯用之而愈。取仁法：以柿漆拌核暴之，则自裂出也。

树皮及根

〔主治〕煎汤，洗恶疮疥癣（大明）。煎水，漱牙痛。服之，解砒毒。烧灰油调，涂汤火伤（时珍）。

〔附方〕新二。

中砒毒心腹绞痛，欲吐不吐，面青肢冷。用杨梅树皮煎汤二三碗，服之即愈（王硕《易简方》）。

风虫牙痛《普济方》：用杨梅根（皮厚者，焙）一两，川芎劳五钱，麝香少许。研末。每用半钱，鼻内嗜之，口中含水，涎出痛止。〇《摘要方》：用杨梅根皮、韭菜根、厨案上油泥，等分捣匀，贴于两腮上，半时辰，其虫从眼角出也。屡用有效之方。

樱桃《别录·上品》

【释名】莺桃（《礼》注）、含桃（《月令》）、荆桃（《尔雅》）。〔宗奭曰〕孟诜《本草》言：此乃樱，非桃也。虽非桃类，以其形肖桃，故曰樱桃，又何疑焉？如沐猴梨、胡桃之类，皆取其形相似耳。《礼记》：仲春，天子以含桃荐宗庙即此。故王维诗云："才是寝园春荐后，非干御苑鸟衔残。"药中不甚用。〔时珍曰〕其颗如璎珠，故谓之樱。而许慎作莺桃，云莺所含食，故又曰含桃，亦通。案《尔雅》云：楔（音戛），荆桃也。孙炎注云：即今樱桃。最大而甘者，谓之崖蜜。

樱桃

【集解】〔颂曰〕樱桃，处处有之，而洛中者最胜。其木多阴，先百果熟，故古人多贵之。其实熟时深红色者，谓之朱樱。紫色，皮里有细黄点者，谓之紫樱，味最珍重。又有正黄明者，谓之蜡樱。小而红者,谓之樱珠,味皆不及。极大者,有若弹丸,核细而肉厚,尤难得。〔时珍曰〕樱桃树不甚高。春初开白花,繁英如雪。叶团,有尖及细齿。结子一枝数十颗,三月熟时须守护,否则鸟食无遗也。盐藏、蜜煎皆可,或同蜜捣作糕食,唐人以酪荐食之。林洪《山家清供》云:樱桃经雨则虫自内生,人莫之见。用水浸良久,则虫皆出,乃可食也。试之果然。

【气味】甘,热,涩,无毒。〔大明曰〕平,微毒。多食令人吐。〔诜曰〕食多无损,但发虚热耳。有暗风人不可食,食之立发。〔李鹏飞曰〕伤筋骨,败血气。有寒热病人不可食。

【主治】调中,益脾气,令人好颜色,美志(《别录》)。止泄精、水谷痢(孟诜)。

【发明】〔宗奭曰〕小儿食之过多,无不作热。此果三月末、四月初熟,得正阳之气,先诸果熟,故性热也。〔震亨曰〕樱桃属火而有土,性大热而发湿。旧有热病及喘嗽者,得之立病,且有死者也。〔时珍曰〕案张子和《儒门事亲》云:舞水一富家有二子,好食紫樱,每日啖一二升。半月后,长者发肺痿,幼者发肺痈,相继而死。呜呼!百果之生,所以养人,非欲害人。富贵之家,纵其嗜欲,取死是何?天耶命耶?邵尧夫诗云"爽口物多终作疾",真格言哉。观此,则寇、朱二氏之言,益可证矣。王维诗云:"饱食不须愁内热,大官还有蔗浆寒。"盖谓寒物同食,犹可解其热也。

叶

〔气味〕甘,平,无毒。煮老鹅,易软熟。

〔主治〕蛇咬,捣汁饮,并傅之(颂)。

东行根

〔主治〕煮汁服,立下寸白蛔虫(颂)。

枝

〔主治〕雀卵斑黯,同紫萍、牙皂、白梅肉研和,日用洗面(时珍)。

花

〔主治〕面黑粉滓(方见李花)。

山樱桃《别录·上品》

〔校正〕《唐本》退入《有名未用》,今移入此。

【释名】朱桃(《别录》)、麦樱(《吴普》)、英豆(《别录》)、李桃(《《食疗》》)。〔诜曰〕此樱桃俗名李桃,又名柰桃。前樱桃名樱,非桃也。

【集解】〔《别录》曰〕樱桃实大如麦,多毛。四月采,阴干。〔弘景曰〕樱桃即今朱樱,可煮食者。樱桃形相似而实乖异,山间时有之,方药不用。〔时珍曰〕树如朱樱,但叶长尖不团。子小而尖,生青熟黄赤,亦不光泽,而味恶不堪食。

实

【气味】辛,平,无毒。

【主治】止泄、肠澼,除热,调中益脾气,令人好颜色,美志(《别录》)。止泄精(孟诜)。

银杏《日用》

【释名】白果(《日用》)、鸭脚子(《《日用》》)。〔时珍曰〕原生江南,叶似鸭掌,因名鸭脚。宋初始入贡,改呼银杏,因其形似小杏而核色白也。今名白果。梅尧臣诗:"鸭脚类绿李,其名因叶高。"欧阳修诗:"绛囊初入贡,银杏贵中州。"是矣。

【集解】〔时珍曰〕银杏生江南,以宣城者为胜。树高二三丈。叶薄纵理，俨如鸭掌形，有刻缺，面绿背淡。二月开花成簇，青白色，二更开花，随即卸落，人罕见之。一枝结子百十，状如楝子，经霜乃熟烂。去肉取核为果，其核两头尖，三棱为雄，二棱为雌。其仁嫩时绿色，久则黄。须雌雄同种，其树相望，乃结实；或雌树临水亦可；或凿一孔，内雄木一块，泥之，亦结。阴阳相感之妙如此。其树耐久，肌理白腻。术家取刻符印，云能召使也。《文选·吴都赋》注："平仲果，其实如银。"未知即此果否？

银杏

核仁

【气味】 甘、苦，平，涩，无毒。〔时珍曰〕熟食，小苦微甘，性温有小毒。多食令人胪胀。〔瑞曰〕多食壅气动风。小儿食多昏霍，发惊引疳。同鳗鲡鱼食，患软风。

【主治】 生食引疳解酒，熟食益人（李鹏飞）。熟食温肺益气，定喘嗽，缩小便，止白浊。生食降痰，消毒杀虫。嚼浆涂鼻面手足，去齇疱黔黯皱皱，及疥癣疳蜃阴虱（时珍）。

【发明】 〔时珍曰〕银杏，宋初始著名，而修本草者不收。近时方药亦时用之。其气薄味厚，性涩而收，色白属金。故能入肺经，益肺气，定喘嗽，缩小便。生捣能浣油腻，则其去痰浊之功，可类推矣。其花夜开，人不得见，盖阴毒之物，故又能杀虫消毒。

然食多则收令太过,令人气壅胪胀昏顿。故《物类相感志》言:银杏能醉人。而《三元延寿书》言:白果食满千个者死。又云:昔有饥者,同以白果代饭食饱,次日皆死也。

【附方】新十七。

寒嗽痰喘白果七个煨熟,以熟艾作七丸,每果入艾一丸,纸包再煨香,去艾吃(《秘韫方》)。

哮喘痰嗽鸭掌散:用银杏五个,麻黄二钱半,甘草(炙)二钱。水一钟半,煎八分,卧时服。○又金陵一铺治哮喘,白果定喘汤,服之无不效者,其人以此起家。其方:用白果二十一个(炒黄),麻黄三钱,苏子二钱,款冬花、法制半夏、桑白皮(蜜炙)各二钱,杏仁(去皮、尖)、黄芩(微炒)各一钱半,甘草一钱,水三钟,煎二钟,随时分作二服。不用姜(并《摄生方》)。

咳嗽失声白果仁四两,白茯苓、桑白皮二两,乌豆半升,沙蜜半斤,煮熟日干为末,以乳汁半碗拌湿,九蒸九晒,丸如绿豆大。每服三五十丸,白汤下,神效(余居士方)。

小便频数白果十四枚,七生七煨,食之,取效止。

小便白浊生白果仁十枚,擂水饮,日一服,取效止。

赤白带下下元虚惫。白果、莲肉、江米各五钱,胡椒一钱半,为末。用乌骨鸡一只,去肠盛药,瓦器煮烂,空心食之(《集简方》)。

肠风下血银杏煨熟,出火气,食之,米饮下。

肠风脏毒银杏四十九枚,去壳生研,入百药煎末和丸弹子大。每服二三丸,空心细嚼,米饮送下(戴原礼《证治要诀》)。

牙齿虫䘌生银杏,每食后嚼一二个,良(《永类钤方》)。

手足皴裂生白果嚼烂,夜夜涂之。

鼻面酒齄银杏、酒浮糟同嚼烂,夜涂旦洗(《医林集要》)。

头面癣疮生白果仁切断,频擦取效(邵氏《经验方》)。

下部疳疮生白果杵,涂之(赵原阳)。

阴虱作痒阴毛际肉中生虫如虱,或红或白,痒不可忍者。白果仁嚼细,频擦之,取效(刘长春方)。

狗咬成疮白果仁,嚼细涂之。

乳痈溃烂银杏半斤,以四两研酒服之,以四两研傅之(《救急易方》)。

水疗暗疗水疗色黄,麻木不痛;暗疗疮凸色红,使人昏狂。并先刺四畔,后用银杏去壳浸油中年久者,捣盦之(《普济方》)。

胡桃 宋《开宝》

【释名】羌桃(《名物志》)、核桃(《《明一统志》》)。〔颂曰〕此果本出羌胡,汉时张骞使西域始得种还,植之秦中,渐及东土,故名之。〔时珍曰〕此果外有青皮肉包之,其形如桃,胡桃乃其核也。北音呼核如胡,名或以此。或作榻。梵书名播罗师。

【集解】〔颂曰〕胡桃生北土,今陕、洛间甚多。大株厚叶多阴,实亦有房,秋冬熟时采之。出陈仓者,薄皮多肌;出阴平者,大而皮脆,急捉则碎。汴州虽有而实不佳,江表亦时有之,南方则无。〔时珍曰〕胡桃树高丈许,春初生叶,长四五寸,微似大青叶,两两相对,颇作恶气。三月开花

胡桃

如栗花,穗苍黄色。结实至秋如青桃状,熟时沤烂皮肉,取核为果。人多以榉柳接之。案刘恂《岭表录》云:南方有山胡桃,底平如槟榔,皮厚而大坚,多肉少穰。其壳甚厚,须椎之方破。然则南方亦有,但不佳耳。

核仁

〔气味〕甘,平、温,无毒。〔颂曰〕性热,不可多食。〔思邈曰〕甘冷滑。多食动痰饮,令人恶心、吐水、吐食物。〔志曰〕多食动风,脱人眉。同酒食,多令人咯血。〔颖曰〕多食生痰、动肾火。

〔发明〕〔震亨曰〕胡桃属土而有火,性热。本草云甘平,是无热矣。然又云动风脱人眉,非热何以伤肺耶?〔时珍曰〕胡桃仁味甘气热,皮涩肉润。孙真人言其冷滑,误矣。近世医方用治痰气喘嗽、醋心及疬风诸病,而酒家往往醉后嗜之。则食多吐水、吐食、脱眉,及酒同食咯血之说,亦未必尽然也。但胡桃性热,能入肾肺,惟虚寒者宜之。而痰火积热者,不宜多食耳。

〔主治〕食之令人肥健、润肌、黑须发。多食利小便,去五痔。捣和胡粉,拔白须发,内孔中,则生黑毛。烧存性,和松脂研,傅瘰疬疮(《开宝》)。食之令人能食,通润血脉,骨肉细腻(诜)。○方见下。治损伤、石淋。同破故纸蜜丸服,补下焦(颂)。补气养血,润燥化痰,益命门,利三焦,温肺润肠,治虚寒喘嗽,腰脚重痛,心腹疝痛,血痢肠风,散肿毒,发痘疮,制铜毒(时珍)。

油胡桃

〔气味〕辛,热,有毒。

〔主治〕杀虫攻毒,治痈肿、疬风、疥癣、杨梅、白秃诸疮,润须发(时珍)。

【**发明**】〔韩悆曰〕破故纸属火，能使心包与命门之火相通。胡桃属木，主润血养血。血属阴，阴恶燥，故油以润之。佐破故纸，有木火相生之妙。故古有云：黄檗无知母，破故纸无胡桃，犹水母之无虾也。〔时珍曰〕三焦者，元气之别使。命门者，三焦之本原。盖一原一委也。命门指所居之府而名，为藏精系胞之物。三焦指分治之部而名，为出纳腐熟之司。盖一以体名，一以用名。其体非脂非肉，白膜裹之，在七节之旁，两肾之间。二系着脊，下通二肾，上通心肺，贯属于脑。为生命之原，相火之主，精气之府。人物皆有之，生人生物，皆由此出。《灵枢·本脏论》已著其厚薄缓急直结之状。而扁鹊《难经》不知原委体用之分，以右肾为命门，谓三焦有名无状。而高阳生伪撰《脉诀》，承其谬说，以误后人。至朱肱《南阳活人书》、陈言《三因方论》、戴起宗《脉诀刊误》，始著说辟之，而知之者尚鲜。胡桃仁颇类其状，而外皮水汁皆青黑。故能入北方，通命门，利三焦，益气养血，与破故纸同为补下焦肾命之药。夫命门气与肾通，藏精血而恶燥。若肾、命不燥，精气内充，则饮食自健，肌肤光泽，肠腑润而血脉通。此胡桃佐补药，有令人肥健能食，润肌黑发固精，治燥调血之功也。命门既通则三焦利，故上通于肺而虚寒喘嗽者宜之，下通于肾而腰脚虚痛者宜之。内而心腹诸痛可止，外而疮肿之毒可散矣。洪氏《夷坚志》止言胡桃治痰嗽能敛肺，盖不知其为命门三焦之药也。油胡桃有毒，伤人咽肺，而疮科取之，用其毒也。胡桃制铜，此又物理之不可晓者。洪迈云：迈有痰疾，因晚对，上遣使谕令以胡桃肉三颗，生姜三片，卧时嚼服，即饮汤两三呷，又再嚼桃、姜如前数，即静卧，必愈。迈还玉堂，如旨服之，及旦而痰消嗽止。又溧阳洪辑幼子，病痰喘，凡五昼夜不乳食。医以危告。其妻夜梦观音授方，令服人参胡桃汤。辑急取新罗人参寸许,胡桃肉一枚,煎汤一蚬壳许,灌之,喘即定。明日以汤剥去胡桃皮用之,喘复作。仍连皮用,信宿而瘳。此方不载书册,盖人参定喘,胡桃连皮能敛肺故也。

【附方】旧五,新二十八。

服胡桃法〔诜曰〕凡服胡桃不得并食,须渐渐食之。初日服一颗,每五日加一颗,至二十颗止,周而复始。常服令人能食,骨肉细腻光滑,须发黑泽,血脉通润,养一切老痔。

青娥丸方见《草部》补骨脂。

胡桃丸益血补髓,强筋壮骨,延年明目,悦心润肌,能除百病。用胡桃仁四两捣膏,入破故纸、杜仲、草薢末各四两杵匀,丸梧子大。每空心温酒、盐汤任下五十丸(《御药院方》)。

消肾溢精胡桃丸:治消肾病,因房欲无节,及服丹石,或失志伤肾,遂致水弱火强,口舌干,精自溢出,或小便赤黄,大便燥实,或小便大利而不甚渴。用胡桃肉、白茯苓各四两,附子一枚(去皮,切片),姜汁、蛤粉同焙为末,蜜丸梧子大。每服三十丸,米饮下(《普济方》)。

小便频数胡桃煨熟,卧时嚼之,温酒下。

石淋痛楚便中有石子者。胡桃肉一升,细米煮浆粥一升,相和顿服,即瘥(崔元亮《海上方》)。

风寒无汗发热头痛。核桃肉、葱白、细茶、生姜等分。捣烂,水一钟,煎七分,热服。覆衣取汗(谈野翁方)。

痰喘咳嗽方见发明。

老人喘嗽气促,睡卧不得,服此立定。胡桃肉(去皮)、杏仁(去皮、尖)、生姜各一两。研膏,入炼蜜少许和丸弹子大。每卧时嚼一丸,姜汤下(《普济方》)。

产后气喘胡桃肉、人参各二钱,水一盏,煎七分,顿服。

久嗽不止核桃仁五十个（煮熟，去皮），人参五两，杏仁三百五十个（麸炒，汤浸，去皮），研匀，入炼蜜，丸梧子大。每空心细嚼一丸，人参汤下。临卧再服（萧大尹方）。

食物醋心胡桃烂嚼，以生姜汤下，立止（《传信适用方》）。

食酸齿齼细嚼胡桃即解（《日华子本草》）。

误吞铜钱多食胡桃，自化出也。胡桃与铜钱共食，即成粉，可证矣（李楼方）。

揩齿乌须胡桃仁（烧过）、贝母各等分，为散，日用之（《圣惠》）。

眼目暗昏四月内取风落小胡桃，每日午时食饱，以无根水吞下，偃卧，觉鼻孔中有泥腥气为度（《卫生易简方》）。

赤痢不止胡桃仁、枳壳各七个，皂角（不蛀者）一挺，新瓦上烧存性，研为细末，分作八服。每临卧时一服，二更一服，五更一服，荆芥茶下（《总录》）。

血崩不止胡桃肉十五枚。灯上烧存性，研作一服，空心温酒调下，神效。

急心气痛核桃一个，枣子一枚。去核夹桃，纸裹煨熟，以生姜汤一钟，细嚼送下。永久不发，名盏落汤（赵氏《经验》）。

小肠气痛胡桃一枚，烧炭研末，热酒服之（《奇效良方》）。

便毒初起子和《儒门事亲》：用胡桃七个，烧研酒服，不过三服，见效。○杨氏《经验》：用胡桃三枚，夹铜钱一个，食之即愈。

鱼口毒疮端午日午时，取树上青胡桃，筐内阴干，临时全烧为末，黄酒服。少行一二次，有脓自大便出，无脓即消，二三服平（杨诚《经验》）。

一切痈肿背痈、附骨疽，未成脓者。胡桃十个（煨熟去壳），槐花一两，研末，杵匀，热酒调服（《古今录验》）。

疗疮恶肿胡桃一个平破，取仁嚼烂，安壳内，合在疮上，频换，甚效（《普济》）。

痘疮倒陷胡桃肉一枚（烧存性），干胭脂半钱，研匀，胡荽煎酒调服（《儒门事亲》）。

小儿头疮久不愈。胡桃和皮，灯上烧存性，碗盖出火毒，入轻粉少许，生油调涂，一二次愈（《保幼大全》）。

酒齄鼻赤方见橘核。

聤耳出汁胡桃仁烧研，狗胆汁和作挺子，绵裹塞之（《普济方》）。

伤耳成疮出汁者。用胡桃杵取油内入（同上）。

火烧成疮胡桃仁烧黑，研傅（梅师方）。

压扑伤损胡桃仁捣，和温酒顿服，便瘥（《图经本草》）。

疥疮瘙痒油核桃一个，雄黄一钱，艾叶（杵熟）一钱，捣匀绵包，夜卧裹阴囊，历效。勿洗（《集简方》）。

胡桃青皮

〔气味〕苦、涩，无毒。

〔主治〕染髭及帛，皆黑。〔志曰〕仙方取青皮压油，和詹糖香，涂毛发，色如漆也。

〔附方〕新四。

乌髭发胡桃皮、科蚪等分，捣泥涂之，一染即黑。○《总录》：用青胡桃三枚，和皮捣细，人乳汁三盏，于银、石器内调匀，搽须发三五次，每日用胡桃油润之，良。

疬疡风青胡桃皮捣泥，入酱清少许、硇砂少许令匀。先以泔洗，后傅之（《外台》）。

白癜风青胡桃皮一个，硫黄一皂子大，研匀。日日掺之，取效。

嵌甲胡桃皮烧灰贴。

树皮

〔主治〕止水痢。春月斫皮汁,沐头至黑。煎水,可染褐（《开宝》）。

〔附方〕新一。

染须发胡桃根皮一秤,莲子草十斤,切,以瓮盛之,入水五斗,浸一月去滓,熬至五升,入芸薹子油一斗,慢火煎取五升收之。凡用,先以炭灰汁洗,用油涂之,外以牛蒡叶包住,绢裹一夜洗去,用七日即黑也（《圣惠方》）。

壳

〔主治〕烧存性,入下血、崩中药（时珍）。

榛 宋《开宝》

【释名】亲（古榛字。〔《广韵》〕）。〔时珍曰〕案罗氏《尔雅翼》云:《礼记》郑玄注云:关中甚多此果。关中,秦地也。榛之从秦,盖取此意。《左传》云:女贽不过榛、栗、枣、脩,以告虔也。则榛有臻至之义,以其名告己之虔也。古作亲,从辛,从木。俗作莘,误矣。莘,音诜。

【集解】〔志曰〕榛生辽东山谷。树高丈许。子如小栗,军行食之当粮。中土亦有。郑玄云:关中鄜、坊甚多。〔颂曰〕桂阳有亲而丛生,实大如杏子中仁,皮子形色与栗无异,但小耳。〔大

榛

明曰〕新罗榛子肥白,最良。〔时珍曰〕榛树低小如荆,丛生。冬末开花如栎花,成条下垂,长二三寸。二月生叶如初生樱桃叶,多皱文而有细齿及尖。其实作苞,三五相粘,一苞一实。实如栎实,下壮上锐,生青熟褐,其壳厚而坚,其仁白而圆,大如杏仁,亦有皮尖,然多空者,故谚云十榛九空。案陆玑《诗疏》云:榛有两种:一种大小、枝叶、皮树皆如栗,而子小,形如橡子,味亦如栗,枝茎可以为烛,《诗》所谓"树之榛栗"者也;一种高丈余,枝叶如木蓼,子作胡桃味,辽、代、上党甚多,久留亦易油坏者也。

　　仁

　　【气味】甘,平,无毒。

　　【主治】益气力,实肠胃,令人不饥、健行(《开宝》)。止饥,调中开胃,甚验(大明)。

阿月浑子《拾遗》

　　〔校正〕自《木部》移入此,并入《海药》无名木皮。

　　【释名】胡榛子(《拾遗》)、无名子(《海药》)。

　　【集解】〔藏器曰〕阿月浑子生西国诸番,与胡榛子同树,一岁胡榛子,二岁阿月浑子也。〔珣曰〕案徐表《南州记》云:无名木生岭南山谷,其实状若榛子,号无名子,波斯家呼为阿月浑子也。

　　仁

　　〔气味〕辛,温,涩,无毒。

　　〔主治〕诸痢,去冷气,令人肥健(藏器)。治腰冷,阴肾虚弱,房中术多用之,得木香、山茱萸良(李珣)。

　　无名木皮《海药》

　　〔气味〕辛,大温,无毒。

〔主治〕阴肾萎弱,囊下湿痒,并煎汁小浴,极妙（珣）。

楮子《拾遗》

〔校正〕原附钩栗,今析出。

【集解】〔藏器曰〕楮子生江南。皮、树如栗,冬月不凋,子小于橡子。〔颖曰〕楮子有苦、甜二种,治作粉食、糕食,褐色甚佳。〔时珍曰〕楮子,处处山谷有之。其木大者数抱,高二三丈。叶长大如栗,叶稍尖而厚坚光泽,锯齿峭利,凌冬不凋。三四月开白花成穗,如栗花。结实大如槲子,外有小苞,霜后苞裂子坠。子圆褐而有尖,大如菩提子。内仁如杏仁,生食苦涩,煮、炒乃带甘,亦可磨粉。甜楮子粒小,木文细白,俗名面楮。苦楮子粒大,木纹粗赤,俗名血楮。其色黑者名铁楮。案《山海经》云:前山有木,其名曰楮。郭璞注曰:楮子似柞子,可食,冬月采之。木作屋柱、棺材,难腐也。

楮子

仁

〔气味〕苦、涩,平,无毒。

〔时珍曰〕案《正要》云:酸、甘,微寒。不可多食。

〔主治〕食之不饥,令人健行,止泄痢,破恶血,止渴（藏器）。

皮、叶

〔主治〕煮汁饮,止产妇血（藏器）。嫩叶:贴臁疮，一日三换，良（吴瑞）。

钩栗《拾遗》

【释名】巢钩子（《拾遗》）、甜槠子（《日用》）。〔瑞曰〕钩栗即甜槠子。〔时珍曰〕钩、槠二字，方音相近。其状如栎，当作钩栎。

【集解】〔藏器曰〕钩栗生江南山谷。木大数围，冬月不凋，其子似栗而圆小。又有雀子，相似而圆黑，久食不饥。详槠子下。

仁

【气味】甘，平，无毒。

【主治】食之不饥，厚肠胃，令人肥健（藏器）。

橡实 音象。○《唐本草》

〔校正〕自《木部》移入。

【释名】橡斗（《说文》）、皂斗（同）、栎梂（音历求。《纲目》）、柞子（音作。〔郭璞〕）、芧（杼同。序、暑二音。《庄子》）、栩（音许。《尔雅》）。〔禹锡曰〕案《尔雅》云：栩，杼也。又曰：栎，其实梂。孙炎注云：栩，一名杼也。栎，似樗之木也。梂，盛实之房也。其实名橡，有梂彚自裹之。《诗·唐风》云：集于苞栩。《秦风》云：山有苞栎。陆玑注云：即柞栎也。秦人谓之栎，徐人谓之杼，或谓之栩。其子谓之皂，亦曰皂斗。其壳煮汁可染皂也。今京洛、河内亦谓之杼。盖五方通语，皆一物也。〔时珍曰〕栎，柞木也。实名橡斗、皂斗，谓其斗刓剜象斗，可以染皂也。南人呼皂如柞，音相近也。

【集解】〔颂曰〕橡实，栎木子也。所在山谷皆有。木高二三丈。三四月开花黄色，八九月结实。其实为皂斗，槲、栎皆有

钩栗　　　　　　　橡实

斗，而以栎为胜。〔宗奭曰〕栎叶如栗叶，所在有之。木坚而不堪充材，亦木之性也。为炭则他木皆不及。其壳虽可染皂，若曾经雨水者，其色淡。槲亦有壳，但小而不及栎也。〔时珍曰〕栎有二种：一种不结实者，其名曰棫，其木心赤，《诗》云"瑟彼柞棫"是也；一种结实者，其名曰栩，其实为橡。二者树小则耸枝，大则偃塞。其叶如樗叶，而文理皆斜勾。四五月开花如栗花，黄色。结实如荔枝核而有尖。其蒂有斗，包其半截。其仁如老莲肉，山人俭岁采以为饭，或捣浸取粉食，丰年可以肥猪。北人亦种之。其木高二三丈，坚实而重，有斑文点点。大者可作柱栋，小者可为薪炭。《周礼》职方氏"山林宜皂物，柞、栗之属"即此也。其嫩叶可煎饮代茶。

实

〔修治〕〔雷曰〕霜后收采，去壳蒸之，从巳至未，剉作五片,日干用。〔周定王曰〕取子换水浸十五次,淘去涩味,蒸极熟食之,可以济饥。

〔气味〕苦,微温,无毒。

〔主治〕下痢,厚肠胃,肥健人(苏恭)。涩肠止泻。煮食,止饥,御歉岁(大明)。

〔发明〕〔思邈曰〕橡子,非果非谷而最益人,服食未能断谷,唉之尤佳。无气而受气,无味而受味,消食止痢,令人强健不极。〔时珍曰〕木实为果,橡盖果也。俭岁,人皆取以御饥。晋挚虞入南山,饥甚,拾橡实而食;唐杜甫客秦州,采橡、栗自给,是矣。

〔附方〕新五。

水谷下痢日夜百余行者。橡实二两,楮叶(炙)一两,为末。每服一钱,食前乌梅汤调下(《圣惠方》)。

血痢不止上方加缩砂仁半两。

下痢脱肛橡斗子烧存性,研末,猪脂和傅(《直指方》)。

痔疮出血橡子粉、糯米粉各一升,炒黄,滚水调作果子,饭上蒸熟食之。不过四五次,效(李楼《奇方》)。

石痈坚硬如石,不作脓。用橡子一枚,以醋于青石上磨汁涂之。干则易。不过十度即平(《千金方》)。

斗壳

〔修治〕〔大明曰〕入药并宜捣细,炒焦或烧存性,研用。

〔气味〕涩,温,无毒。

〔主治〕为散及煮汁服,止下痢。并可染皂(恭)。止肠风、崩中、带下、冷热泻痢。并染须发(大明)。

〔附方〕新四。

下痢脱肛橡斗壳烧存性,研末。猪脂和搽,并煎汁洗之

（《直指方》）。

肠风下血橡斗子壳，用白梅肉填满，两个合定，铁线札住，煅存性，研末。每服二钱，米饮下。一方：用硫黄填满，煅研酒服（余居士《选奇方》）。

走马牙疳橡斗壳，入盐填满，合定烧透，出火毒，研末，入麝香少许。先以米泔漱过，搽之（《全幼心鉴》）。

风虫牙痛橡斗五个（入盐在内），皂荚一条（入盐在内）。同煅过，研末。日擦三五次，荆芥汤漱之，良（《经验良方》）。

木皮、根皮《拾遗》

〔气味〕苦，平，无毒。

〔主治〕恶疮，因风犯露致肿者，煎汁日洗，令脓血尽乃止。亦治痢（藏器）。止水痢，消瘰疬（大明）。

〔附方〕新一。

蚀烂痈肿及疣赘瘤痣。柞栎木灰四斗，桑柴灰四斗，石灰一斗五升。以沸汤调湿，甑中蒸一日，取釜中沸汤七斗，合甑灰淋之取汁，再熬至一升，投乱头发一鸡子大消尽，又剪五色彩投入消尽，瓶盛密收。每以少许，挑破点之。煎时勿令鸡、犬、妇人、小儿见（《普济方》）。

槲实音斛。○《唐本草》

〔校正〕自《木部》移附此。

【释名】槲樕（音速）、朴樕（并《尔雅》）、大叶栎（俗）、栎橿子（《纲目》）。〔时珍曰〕槲樕犹觳觫也。栗子绽悬，有颤栗之象，故谓之栗；槲叶摇动，有觳觫之态，故曰槲樕也。朴樕者，婆娑、蓬然之貌。其树偃蹇，其叶芃芃故也。俗称衣物不整者为朴樕，本此。其实木强，故俗谓之栎橿子。史言：

槲实

武后挂敕书于槲树,人遂呼为金鸡树云。

【集解】〔颂曰〕槲,处处山林有之。木高丈余,与栎相类。亦有斗,但小不中用耳。不拘时采。其皮、叶入药。〔宗奭曰〕槲亦有斗,木虽坚而不堪充材,止宜作柴,为炭不及栎木。〔时珍曰〕槲有二种:一种丛生小者名枹(音孚),见《尔雅》。一种高者名大叶栎。树、叶俱似栗,长大粗厚,冬月凋落。三四月开花亦如栗,八九月结实似橡子而稍短小,其蒂亦有斗。其实僵涩味恶,荒岁人亦食之。其木理粗不及橡木,所谓樗栎之材者指此。

仁

〔气味〕苦、涩,平,无毒。

〔主治〕蒸煮作粉,涩肠止痢,功同橡子(时珍)。

槲若

〔修治〕〔颂曰〕若即叶之名也。入药须微炙令焦。

〔气味〕甘、苦,平,无毒。

〔主治〕疗痔,止血及血痢,止渴(恭)。活血,利小便,除面上䵟赤(时珍)。

〔附方〕旧五,新三。

卒然吐血槲叶为末。每服二钱,水一盏,煎七分,和滓服(《简要济众》)。

鼻衄不止 槲叶捣汁一小盏,顿服即止(《圣惠方》)。

肠风血痔 热多者尤佳。槲叶微炙,研末一钱,槐花炒,研末一钱,米饮调服。未止再服(寇氏《衍义》)。

冷淋茎痛 槲叶研末,每服三钱,水一盏,葱白七寸,煎六分,去滓,食前温服,日二(《圣惠方》)。

孩子淋疾 槲叶三片,煎汤服一鸡子壳,小便即时下也(孙真人方)。

蝼蛄漏疾 槲叶烧存性研,以米泔别浸槲叶,取汁洗疮后,乃纳灰少许于疮中(《圣惠方》)。

鼻上齄疱 出脓血者。以泔水煮槲叶,取汁洗之,拭干,纳槲叶灰少许于中,良(《圣惠》)。

腋下胡臭 槲若三升,切,水煮浓汁,洗毕,即以甘苦瓠壳烟熏之。后用辛夷、细辛、杜衡末,醋浸一夜,傅之(《千金方》)。

木皮 俗名赤龙皮。

〔气味〕苦、涩,无毒。

〔主治〕煎服,除蛊及漏,甚效(恭)。煎汤,洗恶疮,良(权)。能吐瘰疬,涩五脏(大明)。止赤白痢,肠风下血(时珍)。

〔附方〕旧四,新六。

赤龙皮汤 治诸败烂疮、乳疮。用槲皮(切)三升,水一斗,煮五升,春夏冷用,秋冬温用,洗之。洗毕乃傅诸膏(《肘后》)。

附骨疽疮 槲皮烧研,米饮每服方寸匕(《千金方》)。

下部生疮 槲皮、栎皮煮汁,熬如饴糖,以导下部(《肘后方》)。

一切瘘疾 《千金》:用槲树北阴白皮三十斤,剉,以水一石,煮一斗,去滓煎如饴,又取通都厕上雄鼠屎、雌鼠屎各十四枚,烧汁尽研和之,纳温酒一升和匀。瘦人服五合,当有虫出也。〇崔氏《纂要》:用槲白皮(切)五升,水八升,煮令泣尽,去滓,再煎成膏。日服枣许,并涂疮上。宜食苜蓿、盐、饭以助之。以瘥为度。

小儿瘰疬槲树皮去粗皮切,煎汤频洗之(《圣惠方》)。

蛊毒下血槲木北阴白皮一大握,长五寸,以水三升,煮取一升,空腹分服,即吐毒出也(《千金及翼》)。

赤白久痢不拘大人、小儿。用新槲皮一斤,去黑皮切,以水一斗,煎取五升,去滓煎膏,和酒服(《子母秘录》)。

久痢不止槲白皮(姜汁炙五度)一两,干姜(炮)半两,为末。每服二钱,米饮调下(《圣济总录》)。

久疮不已槲木皮一尺,阔六寸,切,以水一斗,煮取五升,入白沙糖十挺,煎取一升,分三服,即吐而愈(《肘后方》)。

　　　　　《本草纲目·果部》三十卷终

第三十一卷　果部

目录

无花果《食物》　文光果、天仙果、古度子附

阿勒勃《拾遗》　罗望子附

沙棠果《纲目》

椑子《拾遗》

麂目《拾遗》

都桶子《拾遗》

都念子《拾遗》

都咸子《拾遗》

摩厨子《拾遗》　齐墩果、德庆果附

韶子《拾遗》

马槟榔《会编》

枳椇《唐本草》

　　右附方旧二十一，新四十一。

第三十一卷　果部

果之三 夷果类三十一种

荔枝 宋《开宝》

【释名】离枝（《纲目》）、丹荔（《唐诗》）。〔颂曰〕按朱应《扶南记》云：此木结实时，枝弱而蒂牢，不可摘取，必以刀斧劙取其枝，故以为名。劙（音利）与荔同。〔时珍曰〕司马相如《上林赋》作离支。按白居易云：若离本枝，一日色变，三日味变。则离支之名，又或取此义也。

【集解】〔颂曰〕荔枝生岭南及巴中。今闽之泉、福、漳州、兴化军，蜀之嘉、蜀、渝、涪州，及二广州郡皆有之。其品以闽中为第一，蜀川次之，岭南为下。其木高二三丈，自径尺至于合抱，类桂木、冬青之属。绿叶蓬蓬然，四时荣茂不雕。其木性至坚劲，土人取其根，作阮咸槽及弹棋局。其花青白，状若冠之緌绥。其子喜双实，状如初生松球。壳有皱纹如罗，初青渐红。肉色淡白如肪玉，味甘而多汁。夏至将中，则子

荔枝

翕然俱赤,乃可食也。大树下子至百斛,五六月盛熟时,彼方皆燕会其下以赏之,极量取啖,虽多亦不伤人,少过则饮蜜浆便解。荔枝始传于汉世,初惟出岭南,后出蜀中。故左思《蜀都赋》云:旁挺龙目,侧生荔枝。唐白居易《图序》论之详矣。今闽中四郡所出特奇,蔡襄谱其种类至三十余品,肌肉甚厚,甘香莹白,非广、蜀之比也。福唐岁贡白曝荔枝、蜜煎荔枝肉,俱为上方珍果。白曝须嘉实乃堪,其市货者,多用杂色荔枝入盐、梅曝成,皮色深红,味亦少酸,殊失本真。经曝则可经岁,商贩流布,遍及华夏,味犹不歇,百果之盛,皆不及此。又有焦核荔枝,核如鸡舌香,味更甜美。或云是木生背阳,结实不完就者。又有绿色、蜡色,皆其品之奇者,本土亦自难得。其蜀、岭荔枝,初生小酢,肉薄核大,不堪白曝。花及根亦入药。〔藏器曰〕顾微《广州记》云:荔枝冬夏常青,其实大如鸡卵,壳朱肉白,核黄黑色,似半熟莲子,精者核如鸡舌香,甘美多汁,极益人也。〔时珍曰〕荔枝炎方之果,性最畏寒,易种而根浮。其木甚耐久,有经数百年犹结实者。其实生时肉白,干时肉红。日晒火烘,卤浸蜜煎,皆可致远。成朵晒干者谓之荔锦。按白居易《荔枝图序》云:荔枝生巴、峡间。树形团团如帷盖,叶如冬青。花如橘而春荣,实如丹而夏熟。朵如蒲桃,核如枇杷。壳如红缯,膜如紫绡。瓤肉洁白如冰雪,浆液甘酸如醴酪。大略如彼,其实过之。若离本枝,一日而色变,二日而香变,三日而味变,四五日外,色香味尽去矣。又蔡襄《荔枝谱》云:广、蜀所出,早熟而肉薄,味甘酸,不及闽中下等者。闽中惟四郡有之,福州最多,兴化最奇,泉、漳次之。福州延亘原野,一家甚至万株。兴化上品,大径寸余,香气清远,色紫壳薄,瓤厚膜红,核如丁香母。剥之如水精,食之如绛雪。荔枝以甘为味,虽百千树莫有同者,过甘与淡,皆失于中。若夫厚皮尖刺,肌理黄色，附核而赤，食之有渣，食已而涩，虽无酢味，亦自下等矣。最忌麝香，触之花、实尽落也。又洪迈《夷坚志》云：莆田荔枝名品，皆出天成，虽以其核种之，亦失本体，形状百出，不可以理求也。沈括《笔谈》谓焦核荔子，乃土人去其大根，燔焦种成者，大不然也。〔珣曰〕荔枝树似青木香。熟时人未采，则百虫不敢近。人才采之，乌鸟、蝙蝠之类，无不伤残之也。故采荔枝者，必日中而众采之。一日色变，二日味变，三日色味俱变。故古诗云"色味不逾三日变"也。

实

〔气味〕甘，平，无毒。〔珣曰〕甘、酸，热。多食令人发虚热。〔李鹏飞曰〕生荔枝多食，发热烦渴，口干衄血。〔颂曰〕多食不伤人。如少过度，饮蜜浆一杯便解也。〔时珍曰〕荔枝气味纯阳，其性畏热。鲜者食多，即龈肿口痛，或衄血也。病齿蜃及火病人尤忌之。《开宝本草》言其性平，苏氏谓多食无伤，皆谬说也。按《物类相感志》云：食荔枝多则醉，以壳浸水饮之即解。此即食物不消，还以本物消之之意。

〔主治〕止渴，益人颜色（《开宝》）。食之止烦渴，头重心躁，背膊劳闷（李珣）。通神，益智，健气（孟诜）。治瘰疬瘤赘，赤肿疔肿，发小儿痘疮（时珍）。

〔发明〕〔震亨曰〕荔枝属阳，主散无形质之滞气，故消瘤赘赤肿者用之。苟不明此，虽用之无应。

〔附方〕新六。

痘疮不发荔枝肉浸酒饮，并食之。忌生冷（闻人规《痘疹论》）。

疔疮恶肿《普济方》：用荔枝五个或三个，不用双数，以狗粪中米淘净为末，与糯米粥同研成膏，摊纸上贴之。留一孔出毒气。○《济生秘览》：用荔枝肉、白梅各三个。捣作饼子。贴于疮上，根即出也。

风牙疼痛《普济》：用荔枝连壳烧存性，研末，擦牙即止。乃治诸药不效仙方也。○《孙氏集效方》：用大荔枝一个，剔开填盐满壳，煅研，搽之即愈。

呃逆不止荔枝七个，连皮核烧存性，为末。白汤调下，立止（杨拱《医方摘要》）。

核

〔气味〕甘，温，涩，无毒。

〔主治〕心痛、小肠气痛，以一枚煨存性，研末，新酒调服（宗奭）。治癫疝气痛，妇人血气刺痛（时珍）。

〔发明〕〔时珍曰〕荔枝核入厥阴，行散滞气，其实双结而核肖睾丸，故其治癫疝卵肿，有述类象形之义。

〔附方〕新六。

脾痛不止荔枝核为末，醋服二钱。数服即愈（《卫生易简方》）。

妇人血气刺痛。用荔枝核烧存性半两，香附子炒一两，为末。每服二钱，盐汤、米饮任下。名蠲痛散（《妇人良方》）。

疝气癫肿孙氏：用荔枝核（炒黑色）、大茴香（炒）等分，为末。每服一钱，温酒下。○《皆效方》：玉环来笑丹：用荔枝核四十九个，陈皮连白九钱，硫黄四钱，为末，盐水打面糊丸绿豆大。遇痛时，空心酒服九丸，良久再服。不过三服，甚效如神。亦治诸气痛。

阴肾肿痛荔枝核烧研，酒服二钱。

肾肿如斗荔枝核、青橘皮、茴香等分，各炒研。酒服二钱，日三。

壳

〔主治〕痘疮出不爽快,煎汤饮之。又解荔枝热,浸水饮(时珍)。

〔附方〕新一。

赤白痢荔枝壳、橡斗壳(炒)、石榴皮(炒)、甘草(炙),各等分。每以半两,水一盏半,煎七分,温服,日二服(《普济方》)。

花及皮根

〔主治〕喉痹肿痛,用水煮汁,细细含咽,取瘥止(苏颂。○出崔元亮《海上方》)。

龙眼《本经·中品》

〔校正〕自《木部》移入此。〔宗奭曰〕龙眼专为果,未见入药。《本草》编入《木部》,非矣。

【释名】龙目(《吴普》)、圆眼(俗名)、益智(《本经》)、亚荔枝(《开宝》)、荔枝奴(《《南方草木状》》)、骊珠、燕卵、蜜脾、鲛泪、川弹子(并《纲目》)。〔时珍曰〕龙眼、龙目,象形也。《吴普本草》谓之龙目,又曰比目。曹宪《博雅》谓之益智。〔弘景曰〕广州有龙眼,非益智也,恐彼人别名耳。〔志曰〕甘味归脾,能益人智,故名益智,非今之益智子也。〔颂曰〕荔枝才过,龙眼即熟,故南人目为荔枝奴。又名木弹。晒干寄远,北人以为佳果,目为亚荔枝。

【集解】〔《别录》曰〕龙眼生南海山谷。一名益智。其大者似槟榔。〔恭曰〕龙眼树似荔枝,叶若林檎,花白色。子如槟榔,有鳞甲,大如雀卵。〔颂曰〕今闽、广、蜀道出荔枝处皆有之。嵇含《南方草木状》云:木高一二丈,似荔枝而枝叶微小,凌冬不凋。春末夏初,开细白花。七月实熟,壳青黄色,文作鳞甲,形

龙眼

圆,大如弹丸,核若木梡子而不坚,肉薄于荔枝,白而有浆,其甘如蜜。实极繁,每枝三二十颗,作穗如蒲桃。汉时南海常贡之,大为民害。临武长唐羌上书言状。和帝感其言,下诏止之。〔时珍曰〕龙眼正圆,《别录》、苏恭比之槟榔,殊不类也。其木性畏寒,白露后方可采摘,晒焙令干,成朵干者名龙眼锦。按范成大《桂海志》有山龙眼,出广中,色青,肉如龙眼,夏月实熟可啖,此亦龙眼之野生者与?

实

〔气味〕甘,平,无毒。〔恭曰〕甘、酸,温。〔李鹏飞曰〕生者沸汤瀹过食,不动脾。

〔主治〕五脏邪气,安志厌食。久服强魂聪明,轻身不老,通神明(《本经》)。除蛊毒,去三虫(《蜀本》)。开胃益脾,补虚长智(时珍)。

〔发明〕〔时珍曰〕食品以荔枝为贵,而资益则龙眼为良。盖荔枝性热,而龙眼性和平也。严用和《济生方》,治思虑劳伤心脾有归脾汤,取甘味归脾,能益人智之义。

〔附方〕新一。

归脾汤治思虑过度,劳伤心脾,健忘怔忡,虚烦不眠,自汗惊悸。用龙眼肉、酸枣仁(炒)、黄芪(炙)、白术(焙)、茯神各一两,木香、人参各半两,炙甘草二钱半,㕮咀。每服五钱,姜三片,枣一枚,水二钟,煎一钟,温服(《济生方》)。

核

〔主治〕胡臭。六枚,同胡椒二七枚研,遇汗出即擦之(时珍)。

龙荔《纲目》

【释名】见下。

【集解】〔时珍曰〕按范成大《桂海志》云:龙荔出岭南。状如小荔枝,而肉味如龙眼,其木之身、叶亦似二果,故名曰龙荔。三月开小白花,与荔枝同时熟,不可生啖,但可蒸食。

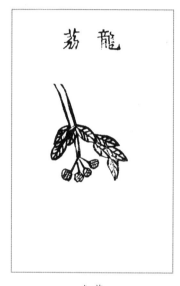

龙荔

实

【主治】甘,热,有小毒。生食令人发痫,或见鬼物(时珍。○出《桂海志》)。

橄榄宋《开宝》

【释名】青果(《梅圣俞集》)、忠果(《记事珠》)、谏果(出《农书》)。〔时珍曰〕橄榄名义未详。此果虽熟,其色亦青,故俗呼青果。其有色黄者不堪,病物也。王祯云:其味苦涩,久之方回甘味。王元之作诗,比之忠言逆耳,世乱乃思之,故人名为谏果。

【集解】〔志曰〕橄榄生岭南。树似木樨子树而高,端直可爱。结子形如生诃子,无棱瓣,八月、九月采之。又有一种波斯

橄榄

橄榄,生邕州。色类相似,但核作两瓣,蜜渍食之。〔诜曰〕其树大数围。实长寸许,先生者向下,后生者渐高。熟时生食味酢,蜜渍极甜。〔珣曰〕按《南州异物志》云:闽、广诸郡及缘海浦屿间皆有之。树高丈余,叶似榉柳。二月开花,八月成实,状如长枣,两头尖,青色。核亦两头尖而有棱,核内有三窍,窍中有仁,可食。〔颂曰〕按刘恂《岭表录异》云:橄榄树枝皆高耸。其子深秋方熟,南人重之,生咀嚼之,味虽苦涩,而芬香胜于含鸡舌香也。有野生者,子繁而树峻不可梯缘,但刻根下方寸许,纳盐入内,一夕子皆自落,木亦无损。其枝节间有脂膏如桃胶,南人采取和皮、叶煎汁,熬如黑饧,谓之榄糖,用泥船隙,牢如胶漆,着水益干也。〔时珍曰〕橄榄树高,将熟时以木钉钉之,或纳盐少许于皮内,其实一夕自落,亦物理之妙也。其子生食甚佳,蜜渍、盐藏皆可致远。其木脂状如黑胶者,土人采取,蒸之清烈,谓之榄香。杂以牛皮胶者,即不佳矣。又有绿榄,色绿。乌榄,色青黑,肉烂而甘。取肉捶碎干放,自有霜如白盐,谓之榄酱。青榄核内仁干小。惟乌榄仁最肥大,有文层叠如海螵蛸状而味甘美,谓之榄仁。又有一种方榄,出广西两江峒中,似橄榄而有三角或四角,即是波斯橄榄之类也。

实

〔气味〕酸、甘,温,无毒。〔宗奭曰〕味涩,良久乃甘。

〔震亨曰〕味涩而甘,醉饱宜之。然性热,多食能致上壅。〔时珍曰〕橄榄盐过则不苦涩,同栗子食甚香。按《延寿书》云:凡食橄榄必去两头,其性热也。过白露摘食,庶不病痁。

〔主治〕生食、煮饮,并消酒毒,解鳆鲐鱼毒(《开宝》)。嚼汁咽之,治鱼鲠(宗奭)。生啖、煮汁,能解诸毒(苏颂)。开胃下气,止泻(大明)。生津液,止烦渴,治咽喉痛。咀嚼咽汁,能解一切鱼、鳖毒(时珍)。

〔发明〕〔志曰〕鳆鲐鱼,即河豚也。人误食其肝及子,必迷闷至死,惟橄榄及木煮汁能解之。其木作舟楫,拨着鱼皆浮出,故知物有相畏如此者。〔时珍曰〕按《名医录》云:吴江一富人,食鳜鱼被鲠,横在胸中,不上不下,痛声动邻里,半月余几死。忽遇渔人张九,令取橄榄与食。时无此果,以核研末,急流水调服,骨遂下而愈。张九云:我父老相传,橄榄木作取鱼棹篦,鱼触着即浮出,所以知鱼畏橄榄也。今人煮河豚、团鱼,皆用橄榄,乃知橄榄能治一切鱼、鳖之毒也。

〔附方〕新四。

初生胎毒 小儿落地时,用橄榄一个烧研,朱砂末五分和匀,嚼生脂麻一口,吐唾和药,绢包如枣核大,安儿口中,待咂一个时顷,方可与乳。此药取下肠胃秽毒,令儿少疾,及出痘稀少也(《孙氏集效方》)。

唇裂生疮 橄榄炒研,猪脂和涂之。

牙齿风疳 脓血有虫。用橄榄烧研,入麝香少许,贴之(《圣惠方》)。

下部疳疮 橄榄烧存性,研末,油调敷之。或加孩儿茶等分(《乾坤生意》)。

榄仁

〔气味〕甘,平,无毒。

〔主治〕唇吻燥痛,研烂傅之(《开宝》)。

核

〔气味〕甘、涩,温,无毒。

〔主治〕磨汁服,治诸鱼骨鲠,及食鲙成积,又治小儿痘疮倒靥。烧研服之,治下血(时珍)。

〔附方〕新三。

肠风下血橄榄核,灯上烧存性,研末。每服二钱,陈米饮调下(《仁斋直指方》)。

阴肾㿗肿橄榄核、荔枝核、山楂核等分,烧存性,研末。每服二钱,空心茴香汤调下。

耳足冻疮橄榄核烧研,油调涂之(《乾坤生意》)。

木威子《拾遗》

【释名】未详。

【集解】〔藏器曰〕木威生岭南山谷。树高丈余,叶似楝叶。子如橄榄而坚,亦似枣,削去皮可为粽食。〔时珍曰〕木威子,橄榄之类也。陈氏说出顾微《广州记》中。而梁元帝《金楼子》云:橄榄树之南向者为橄榄,东向者为木威。此亦传闻谬说也。

实

【气味】酸、辛,无毒。〔时珍曰〕按《广州记》云:苦、涩。

【主治】心中恶水,水气(藏器)。

庵摩勒《唐本草》

〔校正〕自《木部》移入此。

【释名】余甘子(《唐本》)、庵摩落迦果(《梵书》)。

〔藏器曰〕梵书名庵摩勒,又名摩勒落迦果。其味初食苦涩,良久更甘,故曰余甘。

【集解】〔恭曰〕庵摩勒生岭南交、广、爱等州。树叶细似合昏。其花黄。实似李、柰,青黄色,核圆有棱,或六或七,其中仁亦入药用。〔珣曰〕生西国者,大小如枳橘子状。〔颂曰〕余甘子,今二广诸郡及西川、戎、泸、蛮界山谷皆有之。木高一二丈,枝条甚软。叶青细密,朝开暮敛如夜合,而叶微小,春生冬凋。三月有花,着条而生,如粟粒,微黄。随即结实作莚,每条三两子,至冬而熟,如李子状,青白色,连核作五

庵摩勒

六瓣,干即并核皆裂,俗作果子啖之。〔时珍曰〕余甘,泉州山中亦有之。状如川楝子,味类橄榄,亦可蜜渍、盐藏。其木可制器物。按陈祈畅《异物志》云:余甘树叶如夜合及槐叶,其枝如柘,其花黄。其子圆,大如弹丸,色微黄,有文理如定陶瓜,核有五六棱,初入口苦涩,良久饮水更甘,盐而蒸之尤美。其说与两苏所言相合。而《临海异物志》云:余甘子如梭形,大如梅子,其核两头锐,与橄榄一物异名也。然橄榄形长尖,余甘形圆,稍有不同,叶形亦异,盖二物也。又苏恭言其仁可入药,而未见主治何病,岂亦与果同功耶?

实

【气味】甘,寒,无毒。〔珣曰〕苦、酸、甘、微寒,涩。

【主治】风虚热气(《唐本》)。补益强气。合铁粉一斤用,变白不老。取子压汁,和油涂头,生发去风痒,令发生如漆黑也(藏器)。主丹石伤肺,上气咳嗽。久服,轻身延年长生。服乳石人,宜常食之(李珣)。为末点汤服,解金石毒(宗奭)。解硫黄毒(时珍。〇出《益部方物图》)。

【发明】〔宗奭曰〕黄金得余甘则体柔,亦物类相感相伏也,故能解金石之毒云。

仁

毗梨勒《唐本草》

毗梨勒

〔校正〕自《木部》移入此。

【释名】三果(《唐本》)。〔珣曰〕木似诃梨勒,而子亦相似,但圆而毗,故以名之。毗即脐也。

【集解】〔恭曰〕毗梨勒出西域及南海诸国,岭南交、爱等州,戎人谓之三果。树似胡桃,子形亦似胡桃。核似诃梨勒,而圆短无棱,用亦同法。番人以此作浆甚热。

实

【气味】苦,寒,无毒。〔珣曰〕味苦带涩,微温无毒。作浆性热。

【主治】风虚热气,功同庵摩勒(《唐本》)。暖肠腹,去一切冷气。作浆染须发,变黑色(甄权)。下气,止泻痢(大明)。烧灰,干血有效(李珣)。

【发明】〔时珍曰〕毗梨勒古方罕用,惟《千金方》补肾鹿角丸用三果浆吞之,云无则以酒代之。则此果亦余甘之类,而性稍温涩也。

【附方】新一。

大风发脱毗梨勒烧灰,频擦有效(《圣惠方》)。

没离梨《拾遗》

【集解】〔藏器曰〕没离梨生西南诸国。似毗梨勒,上有毛少许也。

实

【气味】辛,平,无毒。〔珣曰〕微温。

【主治】上气,下食(藏器)。主消食涩肠下气,及上气咳嗽。并宜入面药(李珣)。

五敛子《纲目》

【释名】五棱子(《桂海志》)、阳桃(《海槎录》)。〔时珍曰〕按嵇含《草木状》云:南人呼棱为敛,故以为名。

【集解】〔时珍曰〕五敛子

五敛子

出岭南及闽中,闽人呼为阳桃。其大如拳,其色青黄润绿,形甚诡异,状如田家碌碡,上有五棱如刻起,作剑脊形。皮肉脆软,其味初酸久甘,其核如柰。五月熟,一树可得数石,十月再熟。以蜜渍之,甘酢而美,俗亦晒干以充果食。又有三廉子,盖亦此类也。陈祈畅《异物志》云:三廉出熙安诸郡。南人呼棱为廉,虽名三廉,或有五六棱者。食之多汁,味甘且酸,尤宜与众果参食。

实

【气味】酸、甘、涩,平,无毒。

【主治】风热,生津止渴(时珍)。

五子实《纲目》

【集解】〔时珍曰〕五子树今潮州有之。按裴渊《广州记》云:五子实,大如梨而内有五核,故名。

实

【气味】甘,温,无毒。

【主治】霍乱金疮,宜食之(时珍。○《潮州志》)。

榧实《别录·下品》

〔校正〕〔时珍曰〕《别录·木部》有榧实,又有彬华。《神农本草·鱼虫部》有彼子,宋《开宝本草》退彼子入《有名未用》。今据苏恭之说,合并于下。

【释名】彼子(音彼。《神农》)、赤果(《日用》)、玉榧(《日用》)、玉山果(《《东坡诗集》》)。〔时珍曰〕榧亦作棑,其木名文木,斐然章采,故谓之榧。信州玉山县者为佳。故苏东坡诗云:"彼美玉山果,粲为金盘实。"彼子见下。〔瑞曰〕土人呼为赤果,亦曰玉榧。

【集解】〔《别录》曰〕榧实生永昌。彼子生永昌山谷。〔弘景曰〕彼子亦名罴子,从来无用者,古今诸医不复识之。榧实出东阳诸郡。〔恭曰〕彼子当从木作柀子,误入《虫部》也。《尔雅》柀亦名粘。其叶似杉,木如柏而微软。子名榧子,宜入《果部》。又注榧实云:即《虫部》彼子也。其木大连抱,高数仞,其叶似杉,其木如柏,其理似松,肌细软,堪为器用。〔宗奭曰〕榧实大如橄榄,壳色紫褐而脆,其中子有一重黑

榧实

粗衣,其仁黄白色,嚼久渐甘美也。〔藏器曰〕柀华即榧子之华也。柀与榧同。榧树似杉,子如长槟榔,食之肥美。《本经·虫部》有彼子,陶氏复于《木部》出榧实、柀华,皆一物也。〔颖曰〕榧有一种粗榧。其木与榧相似,但理粗色赤耳。其子稍肥大,仅圆不尖。《神农本草》彼子即粗榧也。〔时珍曰〕榧生深山中,人呼为野杉。按罗愿《尔雅翼》云:柀似杉而异于杉。柀有美实而木有文采,其木似桐而叶似杉,绝难长。木有牝牡,牡者华而牝者实。冬月开黄圆花,结实大小如枣。其核长如橄榄核,有尖者、不尖者,无棱而壳薄,黄白色。其仁可生啖,亦可焙收。以小而心实者为佳,一树不下数十斛。陶氏不识柀子,惟苏恭能辨为一物也。

榧实《别录》

〔气味〕甘,平,涩,无毒。〔瑞曰〕性热,同鹅肉食,生

断节风,又上壅人,忌火气。〔时珍曰〕按《物类相感志》云:榧煮素羹,味更甜美。猪脂炒榧,黑皮自脱。榧子同甘蔗食,其渣自软。又云:榧子皮反绿豆,能杀人也。

〔主治〕常食,治五痔,去三虫蛊毒,鬼疰恶毒(《别录》)。食之,疗寸白虫(弘景)。消谷,助筋骨,行营卫,明目轻身,令人能食。多食一二升,亦不发病(孟诜)。多食滑肠,五痔人宜之(宗奭)。治咳嗽白浊,助阳道(《生生编》)。

柀子《本经》。○旧作彼。

〔气味〕甘,温,有毒。

〔主治〕腹中邪气,去三虫,蛇螫蛊毒,鬼疰伏尸(《本经》)。

〔发明〕〔震亨曰〕榧子,肺家果也。火炒食之,香酥甘美。但多食则引火入肺,大肠受伤尔。〔原曰〕榧子杀腹间大小虫,小儿黄瘦有虫积者宜食之。苏东坡诗云:"驱除三彭虫,已我心腹疾。"是矣。〔时珍曰〕榧实、柀子治疗相同,当为一物无疑。但《本经》柀子有毒,似有不同,亦因其能杀虫蛊尔。汪颖以粗榧为柀子,终是一类,不甚相远也。

〔附方〕旧一,新五。

寸白虫〔诜曰〕日食榧子七颗,满七日,虫皆化为水也。○《外台秘要》:用榧子一百枚,去皮火燃,啖之,经宿虫消下也。胃弱者啖五十枚。

好食茶叶面黄者。每日食榧子七枚,以愈为度(杨起《简便方》)。

令发不落榧子三个,胡桃二个,侧柏叶一两,捣浸雪水梳头,发永不落且润也(《圣惠方》)。

卒吐血出先食蒸饼两三个，以榠子为末，白汤服三钱，日三服（《圣济总录》）。

尸咽痛痒语言不出。榠实半两，芜荑一两，杏仁、桂各半两，为末，蜜丸弹子大，含咽（《圣济总录》）。

排华《别录》。○春月生采之。〔藏器曰〕即榠子华也。

〔气味〕苦。

〔主治〕水气，去赤虫，令人好色，不可久服（《别录》）。

海松子 宋《开宝》

【释名】新罗松子（《《岭表录异》》）。

【集解】〔志曰〕海松子，状如小栗，三角。其中仁香美，东夷当果食之，亦代麻腐食之，与中国松子不同。〔炳曰〕五粒松一丛五叶如钗，道家服食绝粒，子如巴豆，新罗往往进之。〔颂曰〕五粒字当作五鬣，音传讹也。五鬣为一丛，或有两鬣、七鬣者。松岁久则实繁。中原虽有，小而不及塞上者佳好也。〔瑞曰〕松子有南松、北松。华阴松形小壳薄，有斑极香；新罗者肉甚香美。〔时珍曰〕海松子出辽东及云南，其树与中国松树同，惟五叶一丛者，球内结子，大如巴豆而有三棱，一头尖尔，久收亦油。马志谓似小栗，殊失本体。中国松子大如柏子，亦可入药，不堪果食，详见《木部》松下。按段成式《酉阳杂俎》

海松子

云：予种五鬣松二株，根大如碗，结实与新罗、南诏者无别。其三鬣者，俗呼孔雀松。亦有七鬣者。或云：三针者为栝子松，五针者为松子松。

仁

【气味】甘，小温，无毒。〔珣曰〕新罗松子甘美大温，去皮食之甚香，与云南松子不同（云南松子似巴豆，其味不及），与卑占国偏桃仁相似。多食发热毒。〔时珍曰〕按《医说》云：食胡羊肉不可食松子；而《物类相感志》云：凡杂色羊肉入松子则无毒。其说不同，何哉？

【主治】骨节风，头眩，去死肌，变白，散水气，润五脏，不饥（《开宝》）。逐风痹寒气，虚羸少气，补不足，润皮肤，肥五脏（大明）。主诸风，温肠胃。久服，轻身延年不老（李珣）。润肺，治燥结咳嗽（时珍）。同柏子仁，治虚秘（宗奭）。

【发明】〔时珍曰〕服食家用松子皆海松子。曰：中国松子，肌细力薄，只可入药耳。按《列仙传》云：偓佺好食松实，体毛数寸，走及奔马。又犊子少在黑山食松子、茯苓，寿数百岁。又赤松子好食松实、天门冬、石脂，齿落更生，发落更出，莫知所终。皆指此松子也。

【附方】旧一，新三。

服松子法 七月取松实（过时即落难收也），去木皮，捣如膏收之。每服鸡子大，酒调下，日三服。百日身轻，三百日行五百里、绝谷，久服神仙。渴即饮水。亦可以炼过松脂同服之（《圣惠方》）。

肺燥咳嗽 苏游凤髓汤：用松子仁一两，胡桃仁二两，研膏，和熟蜜半两收之。每服二钱，食后沸汤点服（《外台秘要》）。

小儿寒嗽或作壅喘。用松子仁五个,百部(炒)、麻黄各三分,杏仁四十个(去皮、尖,以少水略煮三五沸),化白砂糖丸芡子大。每食后含化十丸,大妙(钱乙《小儿方》)。

大便虚秘松子仁、柏子仁、麻子仁等分,研泥,溶白蜡和丸梧子大。每服五十丸,黄芪汤下(寇宗奭)。

槟榔《别录·中品》

〔**校正**〕自《木部》移入此。

【**释名**】宾门(《李当之药对》)、仁频(音宾。《上林赋》)、洗瘴丹(《侯氏《药谱》》)。〔时珍曰〕宾与郎皆贵客之称。嵇含《南方草木状》言:交广人凡贵胜族客,必先呈此果。若邂逅不设,用相嫌恨。则槟榔名义,盖取于此。雷敩《炮炙论》谓尖者为槟,圆者为榔,亦似强说。又颜师古注《上林赋》云:仁频即槟榔也。〔诜曰〕闽中呼为橄榄子。

【**集解**】〔《别录》曰〕槟榔生南海。〔弘景曰〕此有三四种。出交州者,形小味甘。广州以南者,形大味涩。又有大者名猪槟榔。皆可作药。小者名蒳子,俗呼为槟榔孙,亦可食。〔恭曰〕生交州、爱州及昆仑。〔颂曰〕今岭外州郡皆有之。木大如桄榔,而高五七丈,正直无枝,皮似青桐,节似桂枝。叶生木颠,大如楯头,又似芭蕉叶。其实作房,从叶中

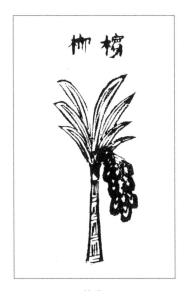

槟榔

出，旁有刺若棘针，重叠其下。一房数百实，如鸡子状，皆有皮壳。其实春生，至夏乃熟，肉满壳中，色正白。苏恭言其肉极易烂，不经数日。今入北者，皆先以灰煮熟，焙熏令干，始可留久也。小而味甘者，名山槟榔。大而味涩核亦大者，名猪槟榔。最小者名蒳子。雷氏言尖长而有紫文者名槟，圆大而矮者名榔，榔力大而槟力小。今医家亦不细分，但以作鸡心状、正稳、心不虚、破之作锦文者为佳尔。岭南人啖之以当果食，言南方地湿，不食此无以祛瘴疠也。生食其味苦涩，得扶留藤与瓦屋子灰同咀嚼之，则柔滑甘美也。刘恂《岭表录》云：真槟榔来自舶上，今交广生者皆大腹子也，彼中悉呼为槟榔。或云：槟榔难得真者，今贾人所货者，皆是大腹槟榔也，与槟榔相似，但茎、叶、干小异尔，连皮收之。〔时珍曰〕槟榔树初生若笋竿积硬，引茎直上。茎干颇似桄榔、椰子而有节，旁无枝柯，条从心生。端顶有叶如甘蕉，条派开破，风至则如羽扇扫天之状。三月叶中肿起一房，因自拆裂，出穗凡数百颗，大如桃李。又生刺重累于下，以护卫其实。五月成熟，剥去其皮，煮其肉而干之。皮皆筋丝，与大腹皮同也。按汉喻益期与韩康伯笺云：槟榔，子既非常，木亦特异。大者三围，高者九丈。叶聚树端，房构叶下。华秀房中，子结房外。其擢穗似禾，其缀实似谷。其皮似桐而厚，其节似竹而概。其内空，其外劲。其屈如伏虹，其申如缒绳。本不大，末不小。上不倾，下不斜。调直亭亭，千百如一。步其林则寥朗，庇其阴则萧条。信可长吟远想。但性不耐霜，不得北植。必当遐树海南，辽然万里。弗遇长者之目，令人恨深也。又竺法真《罗山疏》云：山槟榔一名蒳子，生日南，树似栟榈而小，与槟榔同状。一丛十余干，一干十余房，一房数百子。子长寸余，五月采之，味近苦甘。观此，则山槟榔即蒳子，猪槟榔即大腹子也。苏颂以味甘者为山槟榔,涩者为猪槟榔,似欠分明。

槟榔子

【修治】〔敩曰〕头圆矮毗者为榔,形尖紫文者为槟。槟力小,榔力大。凡使用白槟及存坐稳正、心坚有锦文者为妙。半白半黑并心虚者,不入药用。以刀刮去底,细切之。勿令经火,恐无力。若熟使,不如不用。〔时珍曰〕近时方药亦有以火煨焙用者。然初生白槟榔,须本境可得。若他处者,必经煮熏,安得生者耶? 又槟榔生食,必以扶留藤、古贲灰为使,相合嚼之,吐去红水一口,乃滑美不涩,下气消食。此三物相去甚远,为物各异,而相成相合如此,亦为异矣。俗谓"槟榔为命赖扶留"以此。古贲灰即蛎蚌灰也。贲乃蚌字之讹。瓦屋子灰亦可用。

【气味】苦、辛,温,涩,无毒。〔甄权曰〕味甘,大寒。〔大明曰〕味涩。〔弘景曰〕交州者味甘,广州者味涩。〔珣曰〕白者味甘,赤者味苦。〔元素曰〕味辛而苦,纯阳也。无毒。〔诜曰〕多食亦发热。

【主治】消谷逐水,除痰澼,杀三虫,伏尸,疗寸白(《别录》)。治腹胀,生捣末服,利水谷道。傅疮,生肌肉止痛。烧灰,傅口吻白疮(苏恭)。宣利五脏六腑壅滞,破胸中气,下水肿,治心痛积聚(甄权)。除一切风,下一切气,通关节,利九窍,补五劳七伤,健脾调中,除烦,破癥结(大明)。主贲豚膀胱诸气,五膈气,风冷气,脚气,宿食不消(李珣)。治冲脉为病,气逆里急(好古)。治泻痢后重,心腹诸痛,大小便气秘,痰气喘急,疗诸疟,御瘴疠(时珍)。

【发明】〔元素曰〕槟榔味厚气轻,沉而降,阴中阳也。苦以破滞,辛以散邪,泄胸中至高之气,使之下行,性如铁石之沉重,能坠诸药至于下极,故治诸气、后重如神也。〔时珍曰〕按罗大经《鹤林玉露》云:岭南人以槟榔代茶御瘴,其功有四:一曰醒能使之醉,盖食之久,则熏然颊赤,若饮酒然,苏东坡所谓"红潮登颊醉槟榔"也;二曰醉能使之醒,盖酒后嚼之,则宽气下痰,余醒顿解,朱晦庵所谓"槟榔收得为祛痰"也;三曰饥能使之饱;四曰饱能使之饥。盖空腹食之,则充然气盛如饱;饱后食之,则饮食快然易消。又且赋性疏通而不泄气,禀味严正而更有余甘,有是德故有是功也。又按吴兴章杰《瘴说》云:岭表之俗,多食槟榔,日至十数。夫瘴疠之作,率因饮食过度,气痞积结,而槟榔最能下气消食去痰,故人狃于近利,而暗于远患也。夫峤南地热,四时出汗,人多黄瘠,食之则脏器疏泄,一旦病瘴,不敢发散攻下,岂尽气候所致,槟榔盖亦为患,殆未思尔。又东阳卢和云:闽广人常服槟榔,云能祛瘴。有瘴服之可也,无瘴而服之,宁不损正气而有开门延寇之祸乎?南人喜食此果,故备考诸说以见其功过焉。又朱晦庵《槟榔诗》云:"忆昔南游日,初尝面发红。药囊知有用,茗碗讵能同?蠲疾收殊效,修真录异功。三彭如不避,糜烂七非中。"亦与其治疾杀虫之功,而不满其代茶之俗也。

【附方】旧十三,新十四。

痰涎为害槟榔为末,白汤每服一钱(《御药院方》)。

呕吐痰水白槟榔一颗煨热,橘皮二钱半炙,为末。水一盏,煎半盏,温服(《千金》)。

醋心吐水槟榔四两,橘皮一两,为末。每服方寸匕,空心生蜜汤调下(梅师方)。

伤寒痞满阴病下早成痞,按之虚软而不痛。槟榔、枳实等分,为末。每服二钱,黄连煎汤下(《宣明方》)。

伤寒结胸已经汗、下后者。槟榔二两,酒二盏,煎一盏,分二服(庞安时《伤寒论》)。

蛔厥腹痛方同上。

心脾作痛鸡心槟榔、高良姜各一钱半,陈米百粒,同以水煎服之(《直指》)。

膀胱诸气槟榔二枚,一生一熟,为末。酒煎服之,良。此太医秦鸣鹤方也(《海药本草》)。

本脏气痛鸡心槟榔,以小便磨半个服。或用热酒调末一钱服之(《斗门方》)。

腰重作痛槟榔为末,酒服一钱(《斗门方》)。

脚气壅痛以沙牛尿一盏,磨槟榔一枚,空心暖服(梅师《脚气论》)。

脚气冲心闷乱不识人。用白槟榔十二分,为末,分二服,空心暖小便五合调下,日二服。或入姜汁、温酒同服(《广利》)。

脚气胀满非冷非热,或老人、弱人病此。用槟榔仁为末,以槟榔壳煎汁或茶饮、苏汤或豉汁调服二钱,甚利(《外台秘要》)。

干霍乱病心腹胀痛,不吐不利,烦闷欲死。用槟榔末五钱,童子小便半盏,水一盏,煎服(《圣济总录》)。

大肠湿闷肠胃有湿,大便秘塞。大槟榔一枚,麦门冬煎汤磨汁温服。或以蜜汤调末二钱服,亦可(《普济》)。

大小便闷槟榔为末。蜜汤调服二钱。或以童子小便、葱白同煎,服之亦良(《普济方》)。

小便淋痛面煨槟榔、赤芍药各半两,为末。每服三钱,入灯心,水煎,空心服,日二服(《十便良方》)。

血淋作痛槟榔一枚,以麦门冬煎汤,细磨浓汁一盏,顿热,空心服,日二服。

虫痔里急槟榔为末,每日空心以白汤调服二钱。

寸白虫病槟榔二七枚,为末。先以水二升半,煮槟榔皮,取一升,空心调末方寸匕服之,经日虫尽出。未尽再服,以尽为度(《千金方》)。

诸虫在脏久不瘥者。槟榔半两炮,为末。每服二钱,以葱、蜜煎汤调服一钱(《圣惠方》)。

金疮恶心白槟榔四两,橘皮一两,为末。每空心生蜜汤服二钱(《圣惠方》)。

丹从脐起槟榔末,醋调傅之(《本事方》)。

小儿头疮水磨槟榔,晒取粉,和生油涂之(《圣惠方》)。

口吻生疮槟榔烧研,入轻粉末,傅之良(《圣惠方》)。

聤耳出脓槟榔末吹之(鲍氏方)。

大腹子 宋《开宝》

〔**校正**〕自《木部》移入此。

【**释名**】大腹槟榔(《图经》)、猪槟榔(《弘景》)。〔时珍曰〕大腹以形名,所以别鸡心槟榔也。

【**集解**】〔志曰〕大腹生南海诸国,所出与槟榔相似,茎、叶、根、干小异耳。〔弘景曰〕向阳者为槟榔,向阴者为大腹。〔时珍曰〕大腹子出岭表、滇南,即槟榔中一种腹大形扁而味涩者,不似槟榔尖长味良耳,所谓猪槟榔者是矣。盖亦土产之异,今人不甚分别。陶氏分阴阳之说,亦是臆见。按刘恂《岭表录》云:交广生者,非舶上槟榔,皆大腹子也,彼中悉呼为槟榔。自嫩及老,采实啖之。以扶留藤、瓦屋灰同食之,以祛瘴疠。收其皮入药,皮外黑色,皮内皆筋丝如椰子皮。又《云南记》云:大腹槟榔每枝有三二百颗,青时剖之,以一片蒌叶及蛤粉卷和食之,即减涩味。

观此二说,则大腹子与槟榔皆可通用,但力比槟榔稍劣耳。

大腹子

〔气味〕辛、涩,温,无毒。

〔主治〕与槟榔同功（时珍）。

大腹皮

〔修治〕〔思邈曰〕鸩鸟多集槟榔树上。凡用槟榔皮,宜先以酒洗,后以大豆汁再洗过,晒干入灰火烧煨,切用。

〔气味〕辛,微温,无毒。

〔主治〕冷热气攻心腹、大肠壅毒,痰膈醋心。并以姜、盐同煎,入疏气药用之,良（《开宝》）。下一切气,止霍乱,通大小肠,健脾开胃调中（大明）。降逆气,消肌肤中水气浮肿,脚气壅逆,瘴疟痞满,胎气恶阻胀闷（时珍）。

【附方】新二。

漏疮恶秽大腹皮煎汤洗之（《直指》）。

乌癞风疮大腹子生者或干者,连全皮勿伤动,以酒一升浸之,慢火熬干为末,腊猪脂和傅（《圣济总录》）。

椰子宋《开宝》

〔校正〕自《木部》移入此。

【释名】越王头（《纲目》）、胥余（《《上林赋》》）。〔时珍曰〕按嵇含《南方草木状》云:相传林邑王与越王有怨,使刺客乘其醉,取其首,悬于树,化为椰子,其核犹有两眼,故俗谓之越王头,而其浆犹如酒也。此说虽谬,而俗传以为口实。南人称其君长为爷,则椰名盖取于爷义也。相如《上林赋》作胥余,或作胥耶。

【集解】〔志曰〕椰子生安南,树如棕榈,子中有浆,饮之得醉。〔颂曰〕椰子,岭南州郡皆有之。郭义恭《广志》云:木似桄榔无枝条,高数丈。叶在木末如束蒲。其实大如瓠,垂于枝间,如挂物然。实外有粗皮,如棕包。皮内有坚壳,圆而微长。壳内有肤,白如猪肪,厚半寸许,味如胡桃。肤内裹浆四五合如乳,饮之冷而动气醺人。壳可为器。肉可糖煎寄远,作果甚佳。〔珣曰〕按刘欣期《交州记》云:椰树状若海棕。实大如碗,外有粗皮,如大腹子、豆蔻之类。内有浆似酒,饮之不醉。生云南者亦好。〔宗奭曰〕椰子开之,有汁白色如乳,如酒极香,别是一种气味,强名为酒。中有白瓤,形圆如栝楼,上起细垅,亦白色而微虚,其纹若妇人裙褶,味亦如汁。与着壳一重白肉,皆可糖煎为果。其壳可为酒器,如酒中有毒,则酒沸起或裂破。今人漆其里,即失用椰子之意。〔时珍曰〕椰子乃果中之大者。其树初栽时,用盐置根下则易发。木至斗大方结实,大者三四围,高五六丈,木似桃榔、槟榔之属,通身无枝。其叶在木顶,长四五尺,直耸指天,状如棕榈,势如凤尾。二月着花成穗,出于叶间,长二三尺,大如五斗器。仍连着实,一穗数枚,小者如栝楼,大者如寒瓜,长七八寸,径四五寸,悬着树端。六七月熟,有粗皮包之。皮内有核,圆而黑润,甚坚硬,厚二三分。壳内有白肉瓤如凝雪,味甘美如牛乳。瓤肉空处,有浆数合,钻蒂倾

椰子

出,清美如酒。若久者,则混浊不佳矣。其壳磨光,有斑缬点纹,横破之可作壶爵,纵破之可作瓢杓也。又《唐史》言番人以其花造酒,饮之亦醉也。类书有青田壳、树头酒、严树酒,皆椰酒、椰花之类,并附于左。

【附录】青田核　崔豹《古今注》云:乌孙国有青田核,状如桃核,不知其树。核大如数斗,剖之盛水,则变酒味,甚醇美。饮尽随即注水,随尽随成。但不可久,久则苦涩尔。谓之青田酒。汉末蜀王刘璋曾得之。树头酒　《一统志》云:缅甸在滇南,有树类棕,高五六丈,结实如椰子。土人以罐盛曲,悬于实下,划其实,汁流于罐中以成酒,名树头酒。或不用曲,惟取汁熬为白糖。其树即贝树也,缅人取其叶写书。严树酒　《一统志》云:琼州有严树,捣其皮叶,浸以清水,和以粳酿(或入石榴花叶),数日成酒,能醉人。又《梁书》云:顿逊国有酒树,似安石榴,取花汁贮杯中,数日成酒。盖此类也。又有文章草,可以成酒。

椰子瓤

〔气味〕甘,平,无毒。

〔主治〕益气(《开宝》)。治风(汪颖)。食之不饥,令人面泽(时珍。○出《异物志》)。

椰子浆

〔气味〕甘,温,无毒。〔珣曰〕多食,冷而动气。〔时珍曰〕其性热,故饮之者多昏如醉状。《异物志》云:食其肉则不饥,饮其浆则增渴。

〔主治〕止消渴。涂头,益发令黑(《开宝》)。治吐血水肿,去风热(李珣)。

〔发明〕〔震亨曰〕椰子生海南极热之地,土人赖此解夏月毒渴,天之生物,各因其材也。

椰子皮

〔修治〕〔颂曰〕不拘时月采其根皮,入药炙用。一云:其实皮亦可用。

〔气味〕苦,平,无毒。

〔主治〕止血,疗鼻衄,吐逆霍乱,煮汁饮之(《开宝》)。治卒心痛,烧存性,研,以新汲水服一钱,极验(时珍。○出《龚氏方》)。

壳

〔主治〕杨梅疮筋骨痛。烧存性,临时炒热,以滚酒泡服二三钱,暖覆取汗,其痛即止,神验(时珍)。

无漏子《拾遗》

【释名】千年枣(《开宝》)、万年枣(《一统志》)、海枣(《草木状》)、波斯枣(《拾遗》)、番枣(《岭表录异》)、金果(《辍耕录》)。木名海棕(《岭表录异》)、凤尾蕉(《辍耕录》)。〔时珍曰〕无漏名义未详。千年、万岁,言其树性耐久也。曰海、曰波斯、曰番,言其种自外国来也。金果,贵之也。曰棕、曰蕉,象其干、叶之形也。番人名其木曰窟莽,名其实曰苦鲁麻枣。苦麻、窟莽,皆番音相近也。

【集解】〔藏器曰〕无漏子即波斯枣,生波斯国,状如枣。〔珣曰〕树若栗木。其实若橡子,有三角。〔颂曰〕按刘恂《岭表录》云:广州有一种波斯枣,木无旁枝,直耸三四丈,至巅四向,共生十余枝,叶如棕榈,彼土人呼为海棕木。三五年一着子,每朵约三二十颗,都类北方青枣,但小尔。舶商亦有携本国者至中国,色类沙糖,皮肉软烂,味极甘,似北地天蒸枣,而其核全别,两头不尖,双卷而圆,如小块紫矿,种之不生,盖蒸熟者也。〔时珍曰〕千年枣虽有枣名,别是一物,南番诸国皆有之,即杜甫所赋海棕也。按段成式《酉阳杂俎》云:波斯枣生波斯国,彼人呼为窟莽。树长三四丈,围五六尺。叶似土藤,不凋。二月生花,状如蕉花。有两甲,渐渐开罅,中有十余房。子长二寸,黄白色,状如楝子,有核。六七月熟则紫黑,状类干枣,食之味甘如饴也。又陶九成《辍耕录》云:四川成都有金果树六株,相传汉时物也。高五六十丈,围三四寻,挺直如矢,木无枝柯。

无漏子

顶上有叶如棕榈,皮如龙鳞,叶如凤尾,实如枣而大。每岁仲冬,有司具祭收采,令医工以刀剥去青皮,石灰汤瀹过,入冷熟蜜浸换四次,瓶封进献。不如此法,则生涩不可食。番人名为苦鲁麻枣,盖凤尾蕉也。一名万岁枣,泉州有万年枣,即此物也。又嵇含《草木状》云,海枣大如杯碗,以比安期海上如瓜之枣,似未得其详也。巴旦杏亦名忽鹿麻,另是一物也。

实

【气味】甘,温,无毒。

【主治】补中益气,除痰嗽,补虚损,好颜色,令人肥健(藏器)。消食止咳,治虚羸,悦人。久服无损(李珣)。

桄榔子 宋《开宝》

【校正】自《木部》移入此。

【释名】木名姑榔木（《临海异物志》）、面木（《伽蓝记》）、董棕（杨慎《卮言》）、铁木（《纲目》）。〔时珍曰〕其木似槟榔而光利，故名桄榔。姑榔，其音讹也。面言其粉也，铁言其坚也。

【集解】〔颂曰〕桄榔木，岭南、二广州郡皆有之，人家亦植之庭院间。其木似栟榈而坚硬，斫其内取面，大者至数石，食之不饥。其皮至柔，坚韧可以作绠。其子作穗生木端，不拘时月采之。按刘恂《岭表录》云：桄榔木枝叶并蕃茂，与槟榔小异。然叶下有须如粗马尾，广人采之以织巾子；得咸水浸，即粗胀而韧，彼人以缚海舶，不用钉线。木性如竹，紫黑色，有文理而坚，工人解之，以制博弈局。其树皮中有屑如面，可作饼食。〔藏器曰〕按《临海异物志》云：姑榔木生牂牁山谷。外皮有毛如棕榈而散生。其木刚利如铁，可作钗锄，中湿更利，惟中焦则易败尔，物之相伏如此。皮中有白粉，似稻米粉及麦面，可作饼饵食，名桄榔面。彼土少谷，常以牛酪食之。〔时珍曰〕桄榔，二广、交、蜀皆有之。按郭义恭《广志》云：木大者四五围，高五六丈，拱直无旁枝。巅顶生叶数十，破似棕叶，其木肌坚，斫入数寸，得粉赤黄色，可食。又顾岕《海槎录》云：桄榔木身直如

桄榔子

杉,又如棕榈、椰子、槟榔、波斯枣、古散诸树而稍异,有节似大竹。树杪挺出数枝,开花成穗,绿色。结子如青珠,每条不下百颗,一树近百余条,团团悬挂若伞,极可爱。其木最重,色类花梨而多纹,番舶用代铁枪,锋铓甚利。○古散亦木名,可为杖,又名虎散。

子

〔气味〕苦,平,无毒。

〔主治〕破宿血(《开宝》)。

面

〔气味〕甘,平,无毒。

〔主治〕作饼炙食脆美,令人不饥,补益虚羸损乏,腰脚无力。久服轻身辟谷(李珣)。

莎木面莎音梭。○《海药》

〔校正〕自《木部》移入此。

【释名】欀木(音襄。《吴录》)。〔时珍曰〕莎字韵书不载,惟孙愐《唐韵》莎字注云:树似桄榔。则莎字当作莎衣之莎。其叶离披如莎衣之状,故谓之莎也。张勃《吴录·地理志》言,交阯欀木,皮中有白粉如米屑,干之捣末,以水淋过似面,可作饼食者,即此木也。后人讹欀为莎,音相近尔。杨慎《卮言》乃谓欀木即桄榔,误矣。按左思《吴都赋》云"面有桄榔",又曰"文、欀、桢、

莎木面

檀”，既是一物，不应两用矣。

【集解】〔珣曰〕按《蜀记》云：莎木生南中八郡。树高十许丈，阔四五围。峰头生叶，两边行列如飞鸟翼。皮中有白面石许，捣筛作饼，或磨屑作饭食之，彼人呼为莎面，轻滑美好，胜于桄榔面也。〔藏器曰〕莎木生岭南山谷。大者木皮内出面数斛，色黄白。〔时珍曰〕按刘欣期《交州记》云：都勾树似棕榈，木中出屑如桄榔面，可作饼饵。恐此即欀木也。

莎面

【气味】甘，平、温，无毒。

【主治】补益虚冷，消食（李珣）。温补。久食不饥，长生（藏器）。

波罗蜜《纲目》

【释名】曩伽结（〖《一统志》〗）。〔时珍曰〕波罗蜜，梵语也。因此果味甘，故借名之。安南人名曩伽结，波斯人名婆那娑，拂林人名阿萨弹，皆一物也。

【集解】〔时珍曰〕波罗蜜生交阯、南番诸国，今岭南、滇南亦有之。树高五六丈，树类冬青而黑润倍之。叶极光净，冬夏不凋。树至斗大方结实，不花而实，出于枝间，多者十数枚，少者五六枚，大如冬瓜，外有厚皮裹之，若栗球，上有软刺礧砢。五六月熟时，颗重五六斤，剥去外皮壳，内肉层叠如橘囊，食之味至甜美如蜜，香气满室。一实凡数百核，核大如枣。其中仁如栗黄，煮炒食之甚佳。果中之大者，惟此与椰子而已。

瓤

〔气味〕甘、香、微酸，平，无毒。

〔主治〕止渴解烦，醒酒益气，令人悦泽（时珍）。

核中仁

〔气味〕同瓤。

〔主治〕补中益气，令人不饥轻健（时珍）。

无花果《食物》

【释名】映日果（《便民图纂》）、优昙钵（《广州志》）、阿驵（音楚。《杂俎》）。〔时珍曰〕无花果凡数种，此乃映日果也。即广中所谓优昙钵，及波斯所谓阿驵也。

【集解】〔时珍曰〕无花果出扬州及云南，今吴、楚、闽、越人家，亦或折枝插成。枝柯如枇杷树，三月发叶如花构叶。五月内不花而实，实出枝间，状如木馒头，其内虚软。采以盐渍，压实令扁，日干充果食。熟则紫色，软烂甘味如柿而无核也。按《方舆志》云：广西优昙钵不花而实，状如枇杷。又段成式《酉阳杂

波罗蜜

无花果

俎》云：阿虶出波斯，拂林人呼为底珍树。长丈余，枝叶繁茂，叶有五丫如蓖麻，无花而实，色赤类榑柿，一月而熟，味亦如柿。二书所说，皆即此果也。又有文光果、天仙果、古度子，皆无花之果，并附于左。

【附录】文光果出景州。形如无花果，肉味如栗，五月成熟。天仙果出四川。树高八九尺，叶似荔枝而小，无花而实，子如樱桃，累累缀枝间，六七月熟，其味至甘。宋祁《方物赞》云：有子孙枝，不花而实。薄言采之，味埒蜂蜜。古度子出交广诸州。树叶如栗，不花而实，枝柯间生子，大如石榴及楂子而色赤，味醋，煮以为粽食之。若数日不煮，则化作飞蚁，穿皮飞去也。

实

〔气味〕甘，平，无毒。

〔主治〕开胃，止泄痢（汪颖）。治五痔，咽喉痛（时珍）。

叶

〔气味〕甘、微辛，平，有小毒。

〔主治〕五痔肿痛，煎汤频熏洗之，取效（震亨）。

阿勒勃《拾遗》

〔校正〕自《木部》移入此。

【释名】婆罗门皂荚（《拾遗》）、波斯皂荚（《《西阳杂俎》》）。〔时珍曰〕婆罗门，西域国名；波斯，西南夷国名也。

【集解】〔藏器曰〕阿勒勃生拂林国。状似皂荚而圆长，味甘好吃。〔时珍曰〕此即波斯皂荚也。按段成式《酉阳杂俎》云：波斯皂荚，彼人呼为忽野檐，拂林人呼为阿梨去伐。树长三四丈，围四五尺。叶似枸橼而短小，经寒不凋。不花而实，荚长二尺,中有隔。隔内各有一子,大如指头,赤色至坚硬,中黑如墨,味甘如饴可食,亦入药也。

【附录】罗望子〔时珍曰〕按《桂海志》云:出广西。壳长数寸,如肥皂及刀豆,色正丹,内有二三子,煨食甘美。

子

【气味】苦,大寒,无毒。

【主治】心膈间热风,心黄,骨蒸寒热,杀三虫（藏器）。炙黄入药,治热病,下痰,通经络,疗小儿疳气（李珣）。

沙棠果《纲目》

【集解】〔时珍曰〕按《吕氏春秋》云:果之美者,沙棠之实。今岭外宁乡、泷水、罗浮山中皆有之。木状如棠,黄花赤实,其味如李而无核。

实

【气味】甘,平,无毒。

【主治】食之,却水病（时珍。○《山海经》）。

㮌子音蟾。○《拾遗》

沙棠果

【集解】〔藏器曰〕㮌子似梨,生江南,左思《吴都赋》"㮌留御霜"是也。〔时珍曰〕㮌、留,二果名。按薛莹《荆扬异物志》云:㮌子树,南越、丹阳诸郡山中皆有之。其实如梨,冬熟味酢。

刘子树生交广、武平、兴古诸郡山中。三月着花,结实如梨,七八月熟,色黄,味甘、酢,而核甚坚。

实

【气味】甘、涩,平,无毒。

【主治】生食之,止水痢。熟和蜜食之,去嗽(藏器)。

麂目《拾遗》

〔校正〕自《木部》移入此。

【释名】鬼目(《《交州记》》)。〔藏器曰〕此出岭南,状如麂目,故名。陶氏注豆蔻引麂目小冷,即此也。后人讹为鬼目。

【集解】〔时珍曰〕鬼目有草木三种:此乃木生者,其草鬼目别见《草部》白英下,又羊蹄菜亦名鬼目,并物异名同也。按刘欣期《交州记》云:鬼目出交阯、九真、武平、兴古诸处。树高大似棠梨,叶似楮而皮白,二月生花,仍连着子,大者如木瓜,小者如梅李,而小斜不周正。七八月熟,色黄味酸,以蜜浸食之佳。

【气味】酸、甘,小冷,无毒。多食,发冷痰(藏器)。

都桷子《拾遗》

【释名】构子(《《异物志》》)。〔时珍曰〕桷音角。《太平御览》作桶子(音同上声),盖传写之讹也。亦与楮构之构,名同实异。陈祈畅《异物志》赞云:构子之树,枝叶四布。名同种异,实味甜酢。果而无核,里面如素。析酒止醒,更为遗赂。

【解集】〔珣曰〕按徐表《南州记》云:都桷子生广南山谷。树高丈余,二月开花,连着实,大如鸡卵,七月熟。〔时珍曰〕按《魏王花木志》云:都桷树出九真、交阯,野生。二三月开花,赤色。子似木瓜,八九月熟,里民取食之,味酢,以盐、酸沤食,或蜜藏皆可。一云状如青梅。

实

【气味】酸、涩，平，无毒。

【主治】久食，益气止泄（藏器）。安神温肠，治痔。久服无损（李珣）。解酒，止烦渴（时珍）。

都念子《拾遗》

【释名】倒捻子。详下文。

【集解】〔藏器曰〕杜宝《拾遗录》云：都念子生岭南。隋炀帝时进百株，植于西苑。树高丈余，叶如白杨，枝柯长细。花心金色，花赤如蜀葵而大。子如小枣，蜜渍食之，甘美益人。〔时珍曰〕按刘恂《岭表录》云：倒捻子窠丛不大，叶如苦李。花似蜀葵，小而深紫，南中妇女多用染色。子如软柿，外紫内赤，无核，头上有四叶如柿蒂。食之必捻其蒂。故谓之倒捻子，讹而为都念子也。味甚甘软。

都念子

实

【气味】甘、酸，小温，无毒。

【主治】痰嗽哕气（藏器）。暖腹脏，益肌肉（时珍。○《岭表录》）。

都咸子《拾遗》

〔校正〕自《木部》移入此。

【集解】〔藏器曰〕都咸子生广南山谷。按徐表《南州记》云：其树如李，子大如指。取子及皮、叶曝干，作饮极香美也。〔时珍曰〕按嵇含《南方草木状》云：都咸树出日南。三月生花，仍连着实，大如指，长三寸，七八月熟，其色正黑。

子及皮、叶

【气味】甘，平，无毒。

【主治】火干作饮，止渴润肺，去烦除痰（藏器）。去伤寒清涕，咳逆上气，宜煎服之（李珣）。

摩厨子《拾遗》

【集解】〔藏器曰〕摩厨子生西域及南海并斯调国。子如瓜，可为茹。其汁香美，如中国用油。陈祈畅《异物志》赞云：木有摩厨，生自斯调。厥汁肥润，其泽如膏。馨香馥郁，可以煎熬。彼州之人，以为嘉殽。〔珣曰〕摩厨二月开花，四五月结实，如瓜状。〔时珍曰〕又有齐墩果、德庆果，亦其类也。今附于左。

【附录】齐墩果《酉阳杂俎》云：齐墩树生波斯及拂林国。高二三丈，皮青白，花似柚极香。子似杨桃，五月熟，西域人压为油以煎饼果，如中国之用巨胜也。德庆果《一统志》云：广之德庆州出之。其树冬荣，子大如杯，炙而食之，味如猪肉也。

实

【气味】甘、香，平，无毒。

【主治】益气，润五脏。久服令人肥健（藏器）。安神养血生肌，久服轻健（李珣）。

韶子《拾遗》

【集解】〔藏器曰〕韶子生岭南。按裴渊《广州记》云：韶叶如栗，赤色。子大如栗，有棘刺。破其皮，内有肉如猪肪，着核不离，味甘酢，核如荔枝。〔时珍曰〕按范成大《虞衡志》云：广南有山韶子，夏熟，色红，肉如荔枝。又有藤韶子，秋熟，大如凫卵柿也。

实

【气味】甘，温，无毒。

【主治】暴痢，心腹冷气（藏器）。

马槟榔《会编》

【释名】马金囊（《云南志》）、马金南（《记事珠》）、紫槟榔（《纲目》）。

【集解】〔时珍曰〕马槟榔生滇南金齿、沅江诸夷地，蔓生。结实大如葡萄，紫色味甘。内有核，颇似大风子而壳稍薄，团长斜扁不等。核内有仁，亦甜。

马槟榔

实

〔气味〕甘，寒，无毒。

核仁

〔气味〕苦、甘，寒，无毒。〔机曰〕凡嚼之者，以冷水一口送下，其甜如蜜，亦不伤人也。

〔主治〕产难，临时细

嚼数枚，井华水送下，须臾立产。再以四枚去壳，两手各握二枚，恶水自下也。欲断产者，常嚼二枚，水下。久则子宫冷，自不孕矣（汪机）。伤寒热病，食数枚，冷水下。又治恶疮肿毒，内食一枚，冷水下；外嚼涂之，即无所伤（时珍）。

枳椇 音止矩。○《唐本草》

〔校正〕自《木部》移入此，并入《拾遗》木蜜。

【释名】蜜櫅楸（音止矩。〖《炮炙论》〗）、蜜屈律（《广记》）、木蜜（《拾遗》）、木饧（同上）、木珊瑚（《广志》）、鸡距子（苏文）、鸡爪子（俗名），木名白石木（唐注）、金钩木（《地志》）、枋栱（音鸡拱。〖《埤雅》〗）、交加枝（〖《炮炙论》〗）。〔时珍曰〕枳椇，徐锴注《说文》作櫅楸，又作枳枸，皆屈曲不伸之意。此树多枝而曲，其子亦卷曲，故以名之。曰蜜、曰饧，因其味也。曰珊瑚、曰鸡距、曰鸡爪，象其形也。曰交加、曰枋栱，言其实之纽屈也。枋栱，枋梁之名。按《雷公炮炙·序》云：弊箅淡卤，如酒沾交。注云：交加枝，即蜜櫅楸也。又诗话云：子生枝端，横折歧出，状若枋栱，故土人谓之枋栱也。珍谓枋栱及俗称鸡矩，蜀人之称桔枸、棘枸，滇人之称鸡橘子，巴人之称金钩，广人之称结留子，散见书记者，皆枳椇、鸡距之字，方音转异尔。俗又讹鸡爪为曹公爪，或谓之梨枣树，或谓之癞汉指头，崔豹《古今注》一名树蜜，一名木石，皆一物也。

【集解】〔恭曰〕枳椇子其树径尺，木名白石，叶如桑柘。其子作房似珊瑚，核在其端，人皆食之。〔颂曰〕此《诗·小雅》所谓"南山有枸"也。陆玑《疏义》云：枳枸树高大如白杨，所在皆有，枝柯不直。子着枝端，啖之甘美如饧，八九月熟，江南特美之,谓之木蜜。能败酒味,若以其木为柱,则屋中之酒皆薄也。〔诜曰〕昔有南人修舍用此木,误落一片入酒瓮中,酒化为水也。〔藏器曰〕木蜜树生南方,人呼白石木,枝、叶俱甜。嫩叶可生啖,味如蜜。老枝细破,煎汁成蜜,倍甜,止渴解烦也。〔时珍曰〕枳椇木高三四丈,叶圆大如桑柘,夏月开花。枝头结实,如鸡爪形,长寸许,纽曲,开作二三歧,俨若鸡之足距。嫩时青色,经霜乃黄,嚼之味甘如蜜。每开歧尽处,结一二

枳椇

小子,状如蔓荆子,内有扁核赤色,如酸枣仁形。飞鸟喜巢其上,故宋玉赋云"枳枸来巢"。《曲礼》云:"妇人之贽,椇、榛、脯脩。"即此也。盐藏荷裹,可以备冬储。

实

〔气味〕甘,平,无毒。〔诜曰〕多食发蛔虫。

〔主治〕头风,小腹拘急(《唐本》)。止渴除烦,去膈上热,润五脏,利大小便,功用同蜂蜜。枝、叶煎膏亦同(藏器)。止呕逆,解酒毒,辟虫毒(时珍)。

〔发明〕〔震亨曰〕一男子年三十余,因饮酒发热,又兼房劳虚乏。乃服补气血之药,加葛根以解酒毒。微汗出,人反懈怠,热如故。此乃气血虚,不禁葛根之散也。必须鸡距子解其毒,遂煎药中加而服之,乃愈。〔时珍曰〕枳椇,本草止言木能败酒,而丹溪朱氏治酒病往往用其实,其功当亦同也。按《苏东坡

集》云：眉山揭颖臣病消渴，日饮水数斗，饭亦倍常，小便频数。服消渴药逾年，疾日甚，自度必死。予令延蜀医张肱诊之。笑曰：君几误死。乃取麝香当门子以酒濡湿，作十许丸，用棘枸子煎汤吞之，遂愈。问其故。肱曰：消渴消中皆脾弱肾败，土不制水而成疾。今颖臣脾脉极热而肾气不衰，当由果实、酒物过度，积热在脾，所以食多而饮水。水饮既多，溺不得不多，非消非渴也。麝香能制酒果花木，棘枸亦胜酒，屋外有此木，屋内酿酒多不佳。故以此二物为药，以去其酒果之毒也。棘枸实如鸡距，故俗谓之鸡距，亦曰癞汉指头。食之如牛乳，《本草》名枳椇，小儿喜食之。吁！古人重格物，若肱盖得此理矣，医云乎哉。

木汁

〔气味〕同枳椇。

〔附方〕新一。

腋下狐气用桔枸树凿孔，取汁一二碗，用青木香、东桃、西柳、七姓妇人乳，一处煎一二沸。就热，于五月五日鸡叫时洗了，将水放在十字路口，速回勿顾，即愈。只是他人先遇者，必带去也。桔枸树即梨枣树也（胡濙《卫生易简方》）。

木皮

〔气味〕甘，温，无毒。

〔主治〕五痔，和五脏（《唐本》）。

《本草纲目·果部》三十一卷终

第三十二卷　果部

目录

　右附方旧五十四，新九十六。

第三十二卷　果部

果之四味类一十三种

秦椒《本经·中品》

〔校正〕自《木部》移入此。

【释名】大椒（《尔雅》）、樾（毁。〖《尔雅》〗）、花椒（〖《食鉴》〗）。

【集解】〔《别录》曰〕秦椒生泰山山谷及秦岭上，或琅琊。八月、九月采实。〔弘景曰〕今从西来。形似椒而大，色黄黑，味亦颇有椒气。或云即今樾树子。樾乃猪椒，恐谬。〔恭曰〕秦椒树、叶及茎、子都似蜀椒，但味短实细尔。蓝田、秦岭间大有之。〔颂曰〕今秦、凤、明、越、金、商州皆有之。初秋生花，秋末结实，九月、十月采之。《尔雅》云：樾，大椒。郭璞注云：椒丛生，实大者为樾也。《诗·唐风》云："椒聊之实，繁衍盈升。"陆玑《疏义》云：椒树似茱萸，有针刺。茎叶坚而滑泽，味亦辛香。蜀人作茶，吴人作茗，皆以其叶合煮为香。今成

秦椒

皋诸山有竹叶椒,其木亦如蜀椒,小毒热,不中合药也,可入饮食中及蒸鸡、豚用。东海诸岛上亦有椒,枝、叶皆相似。子长而不圆,甚香,其味似橘皮。岛上獐、鹿食其叶,其肉自然作椒、橘香。今南北所生一种椒,其实大于蜀椒,与陶氏及郭、陆之说正相合,当以实大者为秦椒也。〔宗奭曰〕此秦地所产者,故言秦椒。大率椒株皆相似,但秦椒叶差大,粒亦大而纹低,不若蜀椒皱纹高为异也。然秦地亦有蜀椒种。〔时珍曰〕秦椒,花椒也。始产于秦,今处处可种,最易蕃衍。其叶对生,尖而有刺。四月生细花。五月结实,生青熟红,大于蜀椒,其目亦不及蜀椒目光黑也。《范子计然》云:蜀椒出武都,赤色者善;秦椒出陇西天水,粒细者善。苏颂谓其秋初生花,盖不然也。

【修治】同蜀椒。

椒红

【气味】辛,温,有毒。〔《别录》曰〕生温、熟寒,有毒。〔权曰〕苦、辛。〔之才曰〕恶栝楼、防葵,畏雌黄。

【主治】除风邪气,温中,去寒痹,坚齿发,明目。久服,轻身好颜色,耐老增年通神(《本经》)。疗喉痹吐逆疝瘕,去老血,产后余疾腹痛,出汗,利五脏(《别录》)。上气咳嗽,久风湿痹(孟诜)。治恶风遍身,四肢瘭痹,口齿浮肿摇动,女人月闭不通,产后恶血痢,多年痢,疗腹中冷痛,生毛发,灭瘢(甄权)。能下肿湿气(震亨)。

【附方】旧六。

膏瘅尿多其人饮少。用秦椒一分出汗,瓜蒂二分,为末。水服方寸匕,日三服(《伤寒类要》)。

手足心肿乃风也。椒、盐末等分,醋和傅之,良(《肘后方》)。

损疮中风以面作馄饨，包秦椒，于灰中烧之令热，断使开口，封于疮上，冷即易之（孟诜《食疗》）。

久患口疮大椒去闭口者，水洗面拌，煮作粥，空腹吞之，以饭压下。重者可再服，以瘥为度（《食疗本草》）。

牙齿风痛秦椒煎醋含漱（孟诜《食疗》）。

百虫入耳椒末一钱，醋半盏浸良久，少少滴入，自出（《续十全方》）。

蜀椒《本经·下品》

〔**校正**〕自《木部》移入此。

【**释名**】巴椒（《别录》）、汉椒（《日华》）、川椒（《纲目》）、南椒（《炮炙论》）、蓎藙（唐毅。〔《别录》〕）、点椒（〔《纲目》〕）。〔时珍曰〕蜀，古国名。汉，水名。今川西成都、广汉、潼川诸处是矣。巴亦国名，又水名。今川东重庆、夔州、顺庆、阆中诸处是矣。川则巴蜀之总称，因岷、沱、黑、白四大水，分东、西、南、北为四川也。

【**集解**】〔《别录》曰〕蜀椒生武都山谷及巴郡。八月采实，阴干。〔弘景曰〕蜀郡北部人家种之。皮肉厚，腹里白，气味浓。江阳、晋康及建平间亦有而细赤，辛而不香，力势不如巴郡者。〔恭曰〕今出金州西域者最佳。〔颂曰〕今归、峡及蜀、川、陕、洛间人家多作园圃种之。木高四五尺，似茱萸而小，有针刺。叶坚而滑，可煮饮食。四月结子无花，但生于枝叶间，颗如小豆而圆，皮紫赤色，八月采实，焙干。江淮、北土亦有之，茎叶都相类，但不及蜀中者良而皮厚、里白、味烈也。〔时珍曰〕蜀椒肉厚皮皱，其子光黑，如人之瞳人，故谓之椒目。他椒子虽光黑，亦不似之。若土椒，则子无光彩矣。

【修治】〔敩曰〕凡使南椒须去目及闭口者,以酒拌湿蒸,从巳至午,放冷密盖,无气后取出,便入瓷器中,勿令伤风也。〔宗奭曰〕凡用秦椒、蜀椒,并微炒使出汗,乘热入竹筒中,以梗捣去里面黄壳,取红用,未尽再捣。或只炒热,隔纸铺地上,以碗覆,待冷碾取红用。

椒红

〔气味〕辛,温,有毒。〔《别录》曰〕大热。多食,令人乏气喘促。口闭者杀人。〔诜曰〕十月食椒,损气伤心,令人多忘。〔李鹏飞曰〕久食令人失明,伤血脉。〔之才曰〕杏仁为之使,得盐味佳,畏款冬花、防风、附子、雄黄。可收水银。中其毒者,凉水、麻仁浆解之。

〔主治〕邪气咳逆,温中,逐骨节皮肤死肌,寒湿痹痛,下气。久服头不白,轻身增年（《本经》）。除六腑寒冷,伤寒温疟,大风汗不出,心腹留饮宿食,肠澼下痢,泄精,女子字乳余疾,散风邪瘕结,水肿黄疸,鬼疰蛊毒,杀虫、鱼毒。久服开腠理,通血脉,坚齿发,明目,调关节,耐寒暑,可作膏药（《别录》）。治头风下泪,腰脚不遂,虚损留结,破血,下诸石水,治咳嗽,腹内冷痛,除齿痛（甄权）。破癥结开胸,治天行时气,产后宿血,壮阳,疗阴汗,暖腰膝,缩小便,止呕逆（大明）。通神去老,益血,利五脏,下乳汁,灭瘢,生毛发（孟诜）。散寒除湿,解郁结,消宿食,通三焦,温脾胃,补右肾命门,杀蛔虫,止泄泻（时珍）。

〔发明〕〔颂曰〕服食方,单服椒红补下,宜用蜀椒乃佳。段成式言椒气下达,饵之益下,不上冲也。〔时珍曰〕椒纯阳之物,乃手足太阴、右肾命门气分之药。其味辛而麻,其气温以热。禀南方之阳,受西方之阴。故能入肺散寒,治咳嗽;入脾除湿,治风寒湿痹,水肿泻痢;入右肾补火,治阳衰溲数,足弱久痢诸证。一妇年七十余,病泻五年,百药不效。予以感应丸五十丸投之,大便二日不行。再以平胃掺加椒红、茴香,枣肉为丸与服,遂瘳。每因怒食举发,服之即止。此除湿消食,温脾补肾之验也。按《岁时记》言:岁旦饮椒柏酒以辟疫疠。椒乃玉衡星精,服之令人体健耐老;柏乃百木之精,为仙药,能伏邪鬼故也。吴猛真人《服椒诀》云:椒禀五行之气而生,叶青、皮红、花黄、膜白、子黑。其气馨香,其性下行,能使火热下达,不致上薰,芳草之中,功皆不及(其方见下)。时珍窃谓椒红丸虽云补肾,不分水火,未免误人。大抵此方惟脾胃及命门虚寒有湿郁者相宜。若肺胃素热者,大宜远之。故丹溪朱氏云:椒属火,有下达之能。服之既久,则火自水中生。故世人服椒者,无不被其毒也。又《上清诀》云:凡人吃饭伤饱,觉气上冲,心胸痞闷者,以水吞生椒一二十颗即散。取其能通三焦,引正气,下恶气,消宿食也。又戴原礼云:凡人呕吐,服药不纳者,必有蛔在膈间。蛔闻药则动,动则药出而蛔不出。但于呕吐药中,加炒川椒十粒,良。盖蛔见椒则头伏也。观此,则张仲景治蛔厥乌梅丸中用蜀椒,亦此义也。许叔微云:大凡肾气上逆,须以川椒引之归经则安。

〔附方〕旧十二,新二十三。

椒红丸治元脏伤惫,目暗耳聋。服此百日,觉身轻少睡,足有力,是其效也。服及三年,心智爽悟,目明倍常,面色红悦,髭发光黑。用蜀椒去目及合口者,炒出汗,曝干,捣取红一斤。以生地黄捣自然汁,入铜器中煎至一升,候稀稠得所,和椒末丸梧子大。每空心暖酒下三十丸。合药时勿令妇人、鸡、犬见。诗云:“其椒应五行,其仁通六义。欲知先有功,夜见无梦寐。四时去烦劳,五脏调元气。明目腰不痛,身轻心健记。别更有异能,三年精自秘。回老返婴童,康强不思睡。九虫顿消亡,三尸自逃避。若能久饵之,神仙应可冀。"

补益心肾仙方椒苓丸:补益心肾,明目驻颜,顺气祛风延年。真川椒一斤炒去汗,白茯苓十两去皮,为末,炼蜜丸梧子大。每服五十丸,空心盐汤下。忌铁器(邵真人《经验方》)。

虚冷短气川椒三两,去目并合口者,以生绢袋盛,浸无灰酒五升中三日,随性饮之。

腹内虚冷用生椒择去不拆者,用四十粒,以浆水浸一宿,令合口,空心新汲水吞下。久服暖脏腑,驻颜黑发明目,令人思饮食(《斗门方》)。

心腹冷痛以布裹椒安痛处,用熨斗熨令椒出汗,即止(孙真人方)。

冷虫心痛川椒四两,炒出汗,酒一碗淋之,服酒(《寿域神方》)。

阴冷入腹有人阴冷,渐渐冷气入阴囊肿满,日夜疼闷欲死。以布裹椒包囊下,热气大通,日再易之,以消为度(《千金》)。

呃噫不止川椒四两炒研,面糊丸梧子大。每服十丸,醋汤下,神效(邵以正《经验方》)。

传尸劳疰最杀劳虫。用真川椒红色者,去子及合口,以黄草纸二重隔之,炒出汗,取放地上,以砂盆盖定,以火灰密遮四旁,约一时许,为细末,去壳,以老酒浸白糕,和丸梧子大。每服四十丸,食前盐汤下。服至二斤,其疾自愈。此药兼治诸痹,用肉桂煎汤下;腰痛,用茴香汤下;肾冷,用盐汤下。昔有一人病此,遇异人授是方,服至二斤,吐出一虫如蛇而安,遂名神授丸(陈言《三因方》)。

历节风痛白虎历节风痛甚,肉理枯虚,生虫游走痒痛,兼治痹疾,半身不遂。即上治劳痊神授丸方(《世医得效方》)。

寒湿脚气川椒二三升,疏布囊盛之,日以踏脚。贵人所用(《大全良方》)。

诸疮中风生蜀椒一升,以少面和溲裹椒,勿令漏气,分作两裹,于煻灰火中烧熟,刺头作孔,当疮上罨之,使椒气射入疮中,冷即易之。须臾疮中出水,及遍体出冷汗,即瘥也(韦宙《独行方》)。

疮肿作痛生椒末、釜下土、荞麦粉等分研,醋和傅之(《外台秘要》)。

囊疮痛痒红椒七粒,葱头七个,煮水洗之。一人途中苦此,湘山寺僧授此方,数日愈。名驱风散(《经验方》)。

手足皴裂椒四合,以水煮之,去渣渍之,半食顷,出令燥,须臾再浸,候干,涂猪羊脑髓,极妙(《深师方》)。

漆疮作痒谭氏方:用汉椒煎汤洗之。〇《相感志》云:凡至漆所,嚼川椒涂鼻上,不生漆疮。

夏月湿泻川椒炒取红、肉豆蔻煨各一两,为末,粳米饭丸梧子大。每量人米饮服百丸。

飧泻不化及久痢。小椒一两炒,苍术二两土炒,碾末,醋糊丸梧子大。每米饮服五十丸(《普济》)。

久冷下痢或不痢,腰腹苦冷。用蜀椒三升,酢渍一宿,曲三升,同椒一升,拌作粥食,不过三升瘥(《千金方》)。

老小泄泻小儿水泻,及人年五十以上患泻。用椒二两,醋二升,煮醋尽,慢火焙干碾末,瓷器贮之。每服二钱匕,酒或米饮下(谭氏)。

水泻奶痔椒一分,去目碾末,酥调,少少涂脑上,日三度

（姚和众《延龄方》）。

食茶面黄川椒红，炒碾末，糊丸梧子大。每服十丸，茶汤下（《胜金方》）。

伤寒齿衄伤寒呕血，继而齿缝出血不止。用开口川椒四十九粒，入醋一盏，同煎熟，入白矾少许服之（《直指方》）。

风虫牙痛《总录》：用川椒红末，水和白面丸皂子大，烧热咬之，数度愈。○一方：花椒四钱，牙皂七七个，醋一碗煎，漱之。

头上白秃花椒末，猪脂调傅，三五度便愈（《普济方》）。

妇人秃鬓汉椒四两，酒浸，密室内日日搽之，自然长也（《圣惠方》）。

蝎螫作痛川椒嚼细涂之，微麻即止（《杏林摘要》）。

百虫入耳川椒碾细，浸醋灌之，自出（危氏方）。

毒蛇咬螫以闭口椒及叶捣，封之，良（《肘后方》）。

蛇入人口因热取凉，卧地下，有蛇入口，不得出者。用刀破蛇尾，纳生椒二三粒，裹定，须臾即自退出也（《圣惠方》）。

小儿暴惊啼哭绝死。蜀椒、左顾牡蛎各六铢，以酢浆水一升，煮五合。每灌一合（《千金方》）。

舌塞语吃川椒，以生面包丸。每服十粒，醋汤送下（《救急方》）。

痔漏脱肛每日空心嚼川椒一钱，凉水送下，三五次即收（同上）。

肾风囊痒川椒、杏仁研膏，涂掌心，合阴囊而卧，甚效（《直指方》）。

椒目

〔气味〕苦，寒，无毒。〔权曰〕苦、辛，有小毒。

〔主治〕水腹胀满，利小便（苏恭）。治十二种水气，及肾虚耳卒鸣聋，膀胱急（甄权）。止气喘（震亨）。

〔发明〕〔权曰〕椒气下达，故椒目能治肾虚耳鸣。用巴豆、菖蒲同碾细，以松脂、黄蜡溶和为挺，纳耳中抽之。治肾气虚，耳中如风水鸣，或如打钟磬之声，卒暴聋者。一日一易，神验。〔宗奭曰〕椒目治盗汗有功。将目微炒碾细，用半钱，以生猪上唇煎汤一合，睡时调服，无不效。盖椒目能行水，又治水盅也。〔震亨曰〕诸喘不止，用椒目炒碾二钱，白汤调服二三服以上劫之，后乃随痰、火用药。〔时珍曰〕椒目下达，能行渗道，不行谷道，所以能下水燥湿、定喘消盅也。

〔附方〕新五。

水气肿满椒目炒，捣如膏，每酒服方寸匕（《千金方》）。

留饮腹痛椒目二两，巴豆一两去皮心，熬捣，以枣膏和丸麻子大。每服二丸，吞下其痛即止。○又方：椒目十四枚，巴豆一枚，豉十六枚，合捣为二丸。服之，取吐利（《肘后方》）。

痔漏肿痛椒目一撮，碾细。空心水服三钱，如神（《海上方》）。

崩中带下椒目炒碾细，每温酒服一勺（《金匮钩玄》）。

眼生黑花年久不可治者。椒目炒一两，苍术炒一两，为末，醋糊丸梧子大。每服二十丸，醋汤下（《本事方》）。

叶

〔气味〕辛，热，无毒。

〔主治〕奔豚、伏梁气，及内外肾钓，并霍乱转筋，和艾及葱碾，以醋拌罨之（大明）。杀虫，洗脚气及漆疮（时珍）。

根

〔气味〕辛，热，微毒。

〔主治〕肾与膀胱虚冷,血淋色瘀者,煎汤细饮。色鲜者勿服(时珍。○出《证治要诀》)。

崖椒 宋《图经》

【释名】野椒(《纲目》)。

【集解】〔颂曰〕施州一种崖椒,叶大于蜀椒,彼土人四季采皮入药。〔时珍曰〕此即俗名野椒也。不甚香,而子灰色不黑,无光。野人用炒鸡、鸭食。

椒红

【气味】辛,热,无毒。忌盐。〔时珍曰〕有毒。

【主治】肺气上喘,兼咳嗽。并野姜为末,酒服一钱匕(苏颂)。

崖椒

蔓椒 《本经·下品》

〔校正〕自《木部》移入此。

【释名】猪椒(《别录》)、豕椒(《本经》)、彘椒(《别录》)、豨椒(弘景)、狗椒(《别录》)、金椒(《图经》)。〔时珍曰〕此椒蔓生,气臭如狗、彘,故得诸名。

【集解】〔《别录》曰〕蔓椒生云中川谷及丘冢间。采茎根,煮酿酒。〔弘景曰〕山野处处有之,俗呼为樛子。似椒,榄而小不香,一名豨椒,可以蒸病出汗。〔时珍曰〕蔓椒野生林箐间,枝软如蔓,子、叶皆似椒,山人亦食之。《尔雅》云:椒、樧丑菉,谓其子丛生也。陶氏所谓樛子,当作梂子,诸椒之通称,非独蔓椒也。

实、根、茎

【气味】苦,温,无毒。

【主治】风寒湿痹,历节疼,除四肢厥气,膝痛,煎汤蒸浴,取汗(《本经》)。根主痔,烧末服,并煮汁浸之(藏器)。贼风挛急(孟诜)。通身水肿,用枝叶煎汁,熬如饧状,每空心服一匙,日三服(时珍。○出《千金》)。

地椒宋《嘉祐》

〔校正〕自《草部》移入此。

【集解】〔禹锡曰〕地椒出上党郡。其苗覆地蔓生,茎、叶甚细,花作小朵,色紫白,因旧茎而生。〔时珍曰〕地椒出北地,即

蔓椒

地椒

蔓椒之小者。贴地生叶,形小,味微辛。土人以煮羊肉食,香美。

实

【气味】辛,温,有小毒。

【主治】淋溺肿痛。可作杀蛀蛊药(《嘉祐》)。

【附方】新一。

牙痛 地花椒、川芎䓖尖等分,为末,擦之(《海上名方》)。

胡椒《唐本草》

〔校正〕自《木部》移入此。

【释名】昧履支(《《酉阳杂俎》》)。〔时珍曰〕胡椒,因其辛辣似椒,故得椒名,实非椒也。

【集解】〔恭曰〕胡椒生西戎。形如鼠李子,调食用之,味甚辛辣。〔慎微曰〕按段成式《酉阳杂俎》云:胡椒出摩伽陁国,呼为昧履支。其苗蔓生,茎极柔弱,叶长寸半。有细条与叶齐,条条结子,两两相对。其叶晨开暮合,合则裹其子于叶中。形似汉椒,至辛辣,六月采,今食料用之。〔时珍曰〕胡椒,今南番诸国及交阯、滇南、海南诸地皆有之。蔓生附树及作棚引之。叶如扁豆、山药辈。正月开黄白花,结椒累累,缠藤而生,状如梧桐子,亦无核,生青熟红,青者更辣。四月熟,五月采收,曝干乃皱。今遍中国食品,为日用之物也。

胡椒

实

【气味】辛,大温,无毒。〔时珍曰〕辛热纯阳,走气助火,昏目发疮。〔珣曰〕多食损肺,令人吐血。

【主治】下气温中去痰,除脏腑中风冷(《唐本》)。去胃口虚冷气,宿食不消,霍乱气逆,心腹卒痛,冷气上冲(李珣)。调五脏,壮肾气,治冷痢,杀一切鱼、肉、鳖、蕈毒(大明)。去胃寒吐水,大肠寒滑(宗奭)。暖肠胃,除寒湿,反胃虚胀,冷积阴毒,牙齿浮热作痛(时珍)。

【发明】〔宗奭曰〕胡椒去胃中寒痰,食已则吐水,甚验。大肠寒滑亦可用,须以他药佐之,过剂则走气也。〔震亨曰〕胡椒属火而性燥,食之快膈,喜之者众,积久则脾胃肺气大伤。凡病气疾人,益大其祸也。牙齿痛必用胡椒、荜茇者,散其中浮热也。〔时珍曰〕胡椒大辛热,纯阳之物,肠胃寒湿者宜之。热病人食之,动火伤气,阴受其害。时珍自少嗜之,岁岁病目而不疑及也。后渐知其弊,遂痛绝之,目病亦止。才食一二粒,即便昏涩。此乃昔人所未试者。盖辛走气,热助火,此物气味俱厚故也。病咽喉口齿者,亦宜忌之。近医每以绿豆同用,治病有效。盖豆寒椒热,阴阳配合得宜,且以豆制椒毒也。按张从正《儒门事亲》云:噎膈之病,或因酒得,或因气得,或因胃火。医氏不察,火里烧姜,汤中煮桂;丁香未已,豆蔻继之;荜茇未已,胡椒继之。虽曰和胃,胃本不寒;虽曰补胃,胃本不虚。况三阳既结,食必上潮,止宜汤丸小小润之可也。时珍窃谓此说虽是,然亦有食入反出、无火之证,又有痰气郁结、得辛热暂开之证,不可执一也。

【附方】旧二,新二十一。

心腹冷痛胡椒三七枚,清酒吞之。或云一岁一粒(孟诜

《食疗》）。

心下大痛《寿域方》：用椒四十九粒，乳香一钱，研匀。男用生姜、女用当归酒下。○又方：用椒五分，没药三钱，研细。分二服，温酒下。○又方：胡椒、绿豆各四十九粒研烂，酒下，神效。

霍乱吐利孙真人：用胡椒三十粒，以饮吞之。○《直指方》：用胡椒四十九粒，绿豆一百四十九粒。研匀，木瓜汤服一钱。

反胃吐食戴原礼方：用胡椒醋浸，日干，如此七次，为末，酒糊丸梧子大。每服三四十丸，醋汤下。○《圣惠方》：用胡椒七钱半，煨姜一两，水煎，分二服。○《是斋百一方》：用胡椒、半夏（汤泡）等分，为末，姜汁糊丸梧子大。每姜汤下三十丸。

夏月冷泻及霍乱。用胡椒碾末，饭丸梧子大。每米饮下四十丸（《卫生易简方》）。

赤白下痢胡椒、绿豆各一岁一粒，为末，糊丸梧子大。红用生姜、白用米汤下（《集简方》）。

大小便闭关格不通，胀闷二三日则杀人。胡椒二十一粒，打碎，水一盏，煎六分，去滓，入芒消半两，煎化服（《总录》）。

小儿虚胀塌气丸：用胡椒一两，蝎尾半两，为末，面糊丸粟米大。每服五七丸，陈米饮下。一加莱菔子半两（钱乙方）。

虚寒积癖在背膜之外，流于两胁，气逆喘急，久则营卫凝滞，溃为痈疽，多致不救。用胡椒二百五十粒，蝎尾四个，生木香二钱半，为末，粟米饭丸绿豆大。每服二十丸，橘皮汤下。名磨积丸（《济生》）。

房劳阴毒胡椒七粒，葱心二寸半，麝香一分，捣烂，以黄蜡溶和，做成条子，插入阴内，少顷汗出即愈（《孙氏集效方》）。

惊风内钓胡椒、木鳖子仁等分，为末，醋调黑豆末，和杵，丸绿豆大。每服三四十丸，荆芥汤下（《圣惠》）。

发散寒邪胡椒、丁香各七粒，碾碎，以葱白捣膏和，涂两手心，合掌握定，夹于大腿内侧，温覆取汗则愈（《伤寒蕴要》）。

伤寒咳逆日夜不止，寒气攻胃也。胡椒三十粒打碎，麝香半钱，酒一钟，煎半钟，热服（《圣惠方》）。

风虫牙痛《卫生易简方》：用胡椒、荜茇等分，为末，蜡丸麻子大。每用一丸，塞蛀孔中。○《韩氏医通》：治风、虫、客寒，三般牙痛，呻吟不止。用胡椒九粒，绿豆十一粒，布裹捶碎，以丝绵包作一粒，患处咬定，涎出吐去，立愈。○《普济方》：用胡椒一钱半，以羊脂拌打四十丸，擦之追涎。

阿伽陀丸治妇人血崩。用胡椒、紫檀香、郁金、茜根、小檗皮等分，为末，水丸梧子大。每服二十丸，阿胶汤下。○〔时珍曰〕按《酉阳杂俎》：胡椒出摩伽陀国。此方之名，因此而讹者也。

沙石淋痛胡椒、朴消等分，为末。每服用二钱，白汤下，日二。名二拗散（《普济方》）。

蜈蚣咬伤胡椒嚼封之，即不痛（《多能鄙事》）。

毕澄茄 宋《开宝》

〔校正〕自《草部》移入此。

【释名】毗陵茄子（《《开宝》》）。〔时珍曰〕皆番语也。

【集解】〔藏器曰〕毕澄茄生佛誓国。状似梧桐子及蔓荆子而微大。〔珣曰〕胡椒生南海诸国。向阴者为澄茄，向阳者为胡椒。按顾微《广州志》云：澄茄生诸海国，乃嫩胡椒也。青时就树采摘，柄粗而蒂圆。〔颂曰〕今广州亦有之。春夏生叶，青滑可爱。结实似梧桐子，微大。八月、九月采之。〔时珍曰〕海南诸番皆有之。蔓生,春开白花,夏结黑实,与胡椒一类二种,正如大腹之与槟榔相近耳。

【修治】〔敩曰〕凡采得,去柄及皱皮了,用酒浸蒸之,从巳至酉,杵细晒干,入药用。

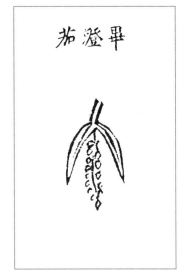

毕澄茄

实

【气味】辛,温,无毒。〔珣曰〕辛、苦,微温。

【主治】下气消食,去皮肤风,心腹间气胀,令人能食,疗鬼气。能染发及香身（藏器）。治一切冷气痰澼,并霍乱吐泻,肚腹痛,肾气膀胱冷（大明）。暖脾胃,止呕吐哕逆（时珍）。

【附方】旧一,新五。

脾胃虚弱胸膈不快,不进饮食。用毕澄茄为末,姜汁打神曲糊,丸梧子大。每姜汤下七十丸,日二服（《济生方》）。

噎食不纳毕澄茄、白豆蔻等分,为末。干舐之（《寿域神方》）。

反胃吐食吐出黑汁,治不愈者。用毕澄茄为末,米糊丸梧子大。每姜汤下三四十丸,日一服。愈后服平胃散三百帖（《永类钤方》）。

伤寒咳逆呃噫,日夜不定者。用毕澄茄、高良姜各等分,为末。每服二钱,水六分,煎十沸,入酢少许,服之（苏颂《图经》）。

痘疮入目羞明生翳。毕澄茄末,吹少许入鼻中,三五次效（《飞鸿集》）。

鼻塞不通肺气上攻而致者。毕澄茄丸：用毕澄茄半两，薄荷叶三钱，荆芥穗一钱半，为末，蜜丸芡子大。时时含咽（《御药院方》）。

【附录】山胡椒（《唐本草》）〔恭曰〕所在有之。似胡椒，色黑，颗粒大如黑豆。味辛，大热，无毒。主心腹冷痛，破滞气，俗用有效。

吴茱萸《本经·中品》

〔校正〕自《木部》移入此。

【释名】〔藏器曰〕茱萸南北总有，入药以吴地者为好，所以有吴之名也。〔时珍曰〕茱萸二字义未详。萸有俞、由二音。

【集解】〔《别录》曰〕吴茱萸生上谷川谷及冤句。九月九日采，阴干。陈久者良。〔颂曰〕今处处有之，江浙、蜀汉尤多。木高丈余，皮青绿色。叶似椿而阔厚，紫色。三月开红紫细花。七月、八月结实似椒子，嫩时微黄，至熟则深紫。或云：颗粒紧小，经久色青绿者，是吴茱萸；颗粒大，经久色黄黑者，是食茱萸。恐亦不然。按周处《风土记》云：俗尚九月九日谓之上九，茱萸到此日气烈熟色赤，可折其房以插头，云辟恶气御冬。又《续齐谐记》云：汝南桓景随费长房学道。长房谓曰："九月九日汝家有灾厄，宜令急去，各作绛囊盛茱萸以

吴茱萸

系臂上,登高饮菊花酒,此祸可消。"景如其言,举家登高山。夕还,见鸡、犬、牛、羊一时暴死。长房闻之曰:"此代之矣。"故人至此日登高饮酒,戴茱萸囊,由此尔。〔时珍曰〕茱萸枝柔而肥,叶长而皱,其实结于梢头,累累成簇而无核,与椒不同。一种粒大,一种粒小,小者入药为胜。《淮南万毕术》云:井上宜种茱萸,叶落井中,人饮其水,无瘟疫。悬其子于屋,辟鬼魅。《五行志》云:舍东种白杨、茱萸,增年除害。

【修治】〔敩曰〕凡使去叶梗,每十两以盐二两投东流水四斗中,分作一百度洗之,自然无涎,日干入丸散用之。若用醋煮者,每十两用醋一镒,煮三十沸后,入茱萸熬干用。〔宗奭曰〕凡用吴茱萸,须深汤中浸去苦烈汁七次,始可焙用。

【气味】辛,温,有小毒。〔权曰〕辛、苦,大热,有毒。〔好古曰〕辛、苦,热。气味俱厚,阳中阴也。半浮半沉,入足太阴经血分,少阴、厥阴经气分。〔思邈曰〕陈久者良,闭口者有毒。多食伤神,令人起伏气,咽喉不通。〔时珍曰〕辛,热。走气动火,昏目发疮。〔之才曰〕蓼实为之使。恶丹参、消石、白垩,畏紫石英。

【主治】温中下气,止痛,除湿血痹,逐风邪,开腠理,咳逆寒热（《本经》）。利五脏,去痰冷逆气,饮食不消,心腹诸冷绞痛,中恶心腹痛（《别录》）。霍乱转筋,胃冷吐泻腹痛,产后心痛,治遍身痛痹刺痛,腰脚软弱,利大肠壅气,肠风痔疾,杀三虫（甄权）。杀恶虫毒,牙齿虫䘌,鬼魅疰气（藏器）。下产后余血,治肾气、脚气水肿,通关节,起阳健脾（大明）。主痢,止泻,厚肠胃,肥健人（孟诜）。治痞满塞胸,咽膈不通,润肝燥脾（好古）。开郁化滞,治吞酸,厥阴痰涎头痛,阴毒腹痛,疝气血痢,喉舌口疮（时珍）。

【发明】〔颂曰〕段成式言椒气好下，茱萸气好上。言其冲膈，不可为服食之药，故多食冲眼又脱发也。〔宗奭曰〕此物下气最速，肠虚人服之愈甚。〔元素曰〕气味俱厚，浮而降，阳中阴也。其用有三：去胸中逆气满塞，止心腹感寒疠痛，消宿酒，为白豆蔻之使也。〔杲曰〕浊阴不降，厥气上逆，咽膈不通，食则令人口开目瞪，阴寒隔塞，气不得上下。此病不已，令人寒中，腹满膨胀下利。宜以吴茱萸之苦热，泄其逆气，用之如神，诸药不可代也。不宜多用，恐损元气。〔好古曰〕冲脉为病，逆气里急，宜此主之。震、坤合见，其色绿。故仲景吴茱萸汤、当归四逆汤方，治厥阴病及温脾胃，皆用此也。〔时珍曰〕茱萸辛热，能散能温；苦热，能燥能坚。故其所治之症，皆取其散寒温中、燥湿解郁之功而已。案《朱氏集验方》云：中丞常子正苦痰饮，每食饱或阴晴节变率同，十日一发，头疼背寒，呕吐酸汁，即数日伏枕不食，服药罔效。宣和初为顺昌司禄，于太守蔡达道席上，得吴仙丹方服之，遂不再作。每遇饮食过多腹满，服五七十丸便已。少顷小便作茱萸气，酒饮皆随小水而去。前后痰药甚众，无及此者。用吴茱萸（汤泡七次）、茯苓等分，为末，炼蜜丸梧子大。每熟水下五十丸。梅杨卿方：只用茱萸酒浸三宿，以茯苓末拌之，日干。每吞百粒，温酒下。又咽喉口舌生疮者，以茱萸末醋调贴两足心，移夜便愈。其性虽热，而能引热下行，盖亦从治之义；而谓茱萸之性上行不下者，似不然也。有人治小儿痘疮口噤者，嚼茱萸一二粒，抹之即开，亦取其辛散耳。

【附方】旧二十五，新二十一。

风瘙痒痹茱萸一升，酒五升，煮取一升半，温洗之，立止（孟诜《食疗》）。

贼风口偏不能语者。茱萸一升，姜豉三升，清酒五升，和煎五沸,待冷服半升,一日三服,得少汗即瘥（同上）。

冬月感寒吴茱萸五钱,煎汤服之,取汗。

头风作痛茱萸煎浓汤,以绵染,频拭发根,良（《千金翼方》）。

呕涎头痛吴茱萸汤:用茱萸一升,枣二十枚,生姜一大两,人参一两,以水五升,煎取三升,每服七合,日三服（仲景方）。

呕而胸满方同上。

脚气冲心吴茱萸、生姜擂汁饮,甚良（孟诜方）。

肾气上哕肾气自腹中起,上筑于咽喉,逆气连属而不能出,或至数十声,上下不得喘息。此由寒伤胃脘,肾虚气逆,上乘于胃,与气相并。《难经》谓之哕。《素问》云:病深者,其声哕。宜服此方。如不止,灸期门、关元、肾俞穴。用吴茱萸（醋炒热）、橘皮、附子（去皮）各一两,为末,面糊丸梧子大。每姜汤下七十丸（孙氏《仁存方》）。

阴毒伤寒四肢逆冷。用茱萸一升,酒拌湿,绢袋二个,包蒸极热,更互熨足心。候气透,痛亦即止,累有效（《圣惠方》）。

中恶心痛吴茱萸五合,酒三升,煮沸,分三服（杨氏《产乳》）。

心腹冷痛方同上（《千金》）。

冷气腹痛吴茱萸二钱擂烂,以酒一钟调之。用香油一杯,入锅煎热,倾茱酒入锅,煎一滚,取服,立止（唐瑶《经验方》）。

脾元气痛发歇不可忍。用茱萸一两,桃仁一两,和炒茱萸焦,去茱,取桃仁去皮尖研细,葱白三茎,煨熟,酒浸温服（《经验方》）。

寒疝往来吴茱萸一两,生姜半两,清酒一升,煎温分服（《肘后方》）。

小肠疝气夺命丹:治远年近日,小肠疝气,偏坠掣疼,脐下撮痛,以致闷乱,及外肾肿硬,日渐滋长,及阴间湿痒成疮。用吴茱萸去梗一斤,分作四分:四两酒浸,四两醋浸,四两汤浸,四两童子小便浸一宿,同焙干,泽泻二两,为末,酒糊丸梧子大。每服五十丸,空心盐汤或酒吞下。《如宜方》名星斗丸(《和剂局方》)。

小儿肾缩乃初生受寒所致。用吴茱萸、硫黄各半两,同大蒜研,涂其腹。仍以蛇床子烟熏之(《圣惠方》)。

妇人阴寒十年无子者。用吴茱萸、川椒各一升,为末,炼蜜丸弹子大。绵裹纳阴中,日再易之。但子宫开,即有子也(《经心录》)。

子肠脱出茱萸三升,酒五升,煎二升,分三服(《兵部手集》)。

醋心上攻如浓醋。用茱萸一合,水三盏,煎七分,顿服。近有人心如蜇破,服此,二十年不发也。累用有效(同上)。

食已吞酸胃气虚冷者。吴茱萸(汤泡七次焙)、干姜(炮)等分,为末,汤服一钱(《圣惠方》)。

转筋入腹茱萸炒二两,酒二盏,煎一盏,分二服。得下即安(《圣济录》)。

霍乱干呕不止。吴茱萸(泡炒)、干姜(炮)等分,水煎服之(同上)。

多年脾泄老人多此,谓之水土同化。吴茱萸三钱泡过,入水煎汁,入盐少许,通口服。盖茱萸能暖膀胱,水道既清,大肠自固。他药虽热,不能分解清浊也(孙氏《仁存方》)。

脏寒泄泻倦息减食。吴茱萸汤泡过炒,猪脏半条,去脂洗净,装满扎定,文火煮熟,捣丸梧子大。每服五十丸,米饮下,日二服(《普济》)。

滑痢不止方同上。

下痢水泄吴茱萸（泡炒）、黄连（炒）各二钱，水煎服。未止再服（《圣惠方》）。

赤白下痢《和剂局方》戊己丸：治脾胃受湿，下痢腹痛，米谷不化。用吴茱萸、黄连、白芍药各一两，同炒为末，蒸饼丸梧子大。每服二三十丸，米饮下。○《百一选方》变通丸：治赤白痢日夜无度，及肠风下血。用川黄连二两，吴茱萸二两汤泡七次，同炒香，拣出各自为末，粟米饭丸梧子大，另收。每服三十丸。赤痢，甘草汤下黄连丸；白痢，干姜汤下茱萸丸；赤白痢，各用十五丸，米汤下。此乃浙西河山纯老以传苏韬光者，救人甚效。○邓笔峰《杂兴》方二色丸：治痢及水泄肠风。用吴茱萸二两，黄连二两，同炒香，各自为末。以百草霜末二两，同黄连作丸；以白芍药末二两，同茱萸作丸。各用饭丸梧子大，各收。每服五十丸：赤痢，乌梅汤下连霜；白痢，米饮下茱芍丸；赤白痢，各半服之。

赤痢脐痛茱萸合黑豆汤吞之（《千金方》）。

肠痔常血下部痒痛如虫咬者。掘地作坑烧赤，以酒沃之，捣茱萸二升入坑，乘热坐有孔板熏之，冷乃下。不过三四度愈（《肘后方》）。

腹中癥块茱萸三升捣，和酒煮熟，布裹熨癥上。冷更炒热，更番熨之。癥移走，逐熨之，消乃止（姚僧垣《集验方》）。

产后盗汗啬啬恶寒。茱萸一鸡子大，酒三升，渍半日，煮服（《千金翼》）。

口疮口疳茱萸末，醋调涂足心，一夕愈（《集简方》）。

咽喉作痛方同上。

牙齿疼痛茱萸煎酒，含漱之（孟诜《本草》）。

小儿头疮吴茱萸炒焦为末，入汞粉少许，猪脂、醋调涂之（《圣惠方》）。

小儿癗疮一名火灼疮，一名火烂疮。茱萸煎酒，拭之，良（《兵部手集》）。

老小风疹方同上（《千金》）。

痈疽发背及发乳诸毒。用吴茱萸一升，捣为末，用苦酒调涂帛上，贴之（《外台秘要》）。

阴下湿痒吴茱萸煎汤，频洗取效（同上）。

骨在肉中不出者。咀茱萸封之，骨当腐出（孟诜《食疗》）。

鱼骨入腹刺痛不得出者。吴茱萸水煮一盏，温服，其骨必软出。未出再服（同上）。

蛇咬毒疮用吴茱萸一两为末，冷水和，作三服，立安（《胜金方》）。

肩疽白秃并用吴茱萸盐淹过，炒研，醋和涂之（《活幼口议》）。

寒热怪病寒热不止，数日四肢坚如石，击之似钟磬声，日渐瘦恶。用茱萸、木香等分，煎汤饮之愈（夏子益方）。

叶

〔气味〕辛、苦，热，无毒。

〔主治〕霍乱下气，止心腹痛冷气。内外肾钓痛，盐碾罨之，神验，干即易。转筋者同艾捣，以醋和罨之（大明）。治大寒犯脑，头痛，以酒拌叶，袋盛蒸熟，更互枕熨之，痛止为度（时珍）。

枝

〔主治〕大小便卒关格不通，取南行枝，如手第二指中节，含之立下（苏颂。○出姚僧垣《集验方》）。

根及白皮

〔气味〕同叶。

〔主治〕杀三虫（《本经》）。蛲虫。治喉痹咳逆，止泄注，食不消，女子经产余血，疗白癣（《别录》）。杀牙齿虫，止痛（藏器）。治中恶腹中刺痛，下痢不禁，疗漆疮（甄权）。

〔附方〕旧二，新二。

寸白虫 茱萸东北阴细根（大如指者勿用），洗去土，四两切，以水、酒各一升渍一宿，平旦分再服，当取虫下（《千金方》）。

肝劳生虫 眼中赤脉。吴茱萸根为末一两半，粳米半合，鸡子白三个，化蜡一两半，和丸小豆大。每米汤下三十丸，当取虫下。

脾劳发热 有虫在脾中为病，令人好呕者。取东行茱萸根大者一尺，大麻子八升，橘皮二两，三物咬咀，以酒一斗，浸一宿，微火薄暖之，绞去滓，平旦空腹服一升，取虫下，或死或半烂，或下黄汁。凡作药时，切忌言语（《删繁方》）。

肾热肢肿 拘急。茱萸根一合半，桑白皮三合，酒二升，煮一升，日二服（《普济方》）。

食茱萸 《唐本草》

〔校正〕自《木部》移入此，并入《拾遗》楤子。

【释名】樧（音杀。《尔雅》）、榝（音毅。《礼记》）、艾子（《图经》）、越椒（《博雅》）、楤子（《拾遗》）、辣子（《纲目》）。〔弘景曰〕《礼记》名榝，而俗中呼为樧子，当是不识榝字也。〔恭曰〕《尔雅》云：椒樧丑菉。陆玑《诗疏》云：椒，樧属也。并有樧名，陶说误矣。〔时珍曰〕此即榝子也。蜀人呼为艾子，楚人呼为辣子,古人谓之藙及樾子。因其辛辣,蜇口惨腹,使人有杀毅党然之状,故有诸名。苏恭谓茱萸之开口者为食茱萸。孟诜谓茱萸之闭口者为樾子。马志谓粒大、色黄黑者为食茱萸,粒紧小、色青绿者为吴茱萸。陈藏器谓吴、食二茱萸是一物,入药以吴地者为良,不当重出此条,只可言汉与吴,不可言食与不食。时珍窃谓数说皆因茱萸二字相混致误耳。不知吴茱、食茱乃一类二种。茱萸取吴地者入药,故名吴茱萸。樾子则形味似茱萸,惟可食用,故名食茱萸也。陈藏器不知食茱萸即樾子,重出樾子一条,正自误矣。按曹宪《博雅》云:樾子、越椒,茱萸也。郑樵《通志》云:樾子一名食茱萸,以别吴茱萸。《礼记》三牲用藙,是食茱萸也。二说足正诸人之谬。

【集解】〔颂曰〕樾子出闽中、江东。其木高大似樗,茎间有刺。其子辛辣如椒,南人淹藏作果品,或以寄远。《吴越春秋》

食茱萸

云,越以甘蜜丸樾报吴增封之礼,则樾之相赠尚矣。〔又曰〕食茱萸南北皆有之。其木亦甚高大,有长及百尺者。枝茎青黄,上有小白点。叶类油麻,其花黄色。蜀人呼为艾子,《礼记》所谓藙者是也。藙、艾,声相近也。宜入食羹中,能发辛香。〔时珍曰〕食茱萸、樾子、辣子,一物也。高木长叶,黄花绿子,丛簇枝上。味辛而苦,土人八月采,捣滤取汁,入石灰搅成,名曰艾油,亦曰辣米油,始辛辣蜇口,入食物中用。周处《风土记》以椒、榝、姜为三香,则自古尚之矣,而今贵人罕用之。

实

【气味】辛、苦,大热,无毒。〔时珍曰〕有小毒,动脾火,病目者忌之。〔颖曰〕发疮痔、浮肿、虚恚。〔之才曰〕畏紫石英。

【主治】功同吴茱萸,力少劣尔。疗水气用之佳(苏恭)。心腹冷气痛,中恶,除咳逆,去脏腑冷,温中,甚良(孟诜)。疗蛊毒飞尸着喉口者,刺破,以子揩之,令血出,当下涎沫。煮汁服之,去暴冷腹痛,食不消,杀腥物(藏器)。治冷痢带下,暖胃燥湿(时珍)。

【附方】新二。

赤白带下榝子、石菖蒲等分,为末。每旦盐酒温服二钱(《经验方》)。

久泻虚痢腹痛者,榝子丸治之。榝子、肉豆蔻各一两,陈米一两半。以米一分同二味炒黄为末,一分生碾为末,粟米粥丸梧子大。每陈米饮下五十丸,日三服(《普济方》)。

盐麸子 宋《开宝》

〔校正〕自《木部》移入此。

【释名】五棓(音倍。《纲目》)、盐肤子(《纲目》)、盐梅子(同)、盐梾子(同)、木盐(《通志》)、天盐(《灵草篇》)、叛奴盐(《拾遗》)、酸桶(《拾遗》)。〔藏器曰〕蜀人谓之酸桶,亦曰酢桶。吴人谓之盐麸。戎人谓之木盐。〔时珍曰〕其味酸、咸,故有诸名。《山海经》云:橐山多棓木。郭璞注云:棓木出蜀中,七八月吐穗,成时如有盐粉,可以酢羹。即此也。后人讹为五倍矣。

【集解】〔藏器曰〕盐麸子生吴、蜀山谷。树状如椿。七月

盐麸子

子成穗,粒如小豆。上有盐似雪,可为羹用。岭南人取子为末食之,酸咸止渴,将以防瘴。〔时珍曰〕肤木即楷木,东南山原甚多。木状如椿。其叶两两对生,长而有齿,面青背白,有细毛,味酸。正叶之下,节节两边,有直叶贴茎,如箭羽状。五六月开花,青黄色成穗,一枝累累。七月结子,大如细豆而扁,生青,熟微紫色。其核淡绿,状如肾形。核外薄皮上有薄盐,小儿食之,滇、蜀人采为木盐。叶上有虫,结成五倍子,八月取之。详见《虫部》。《后魏书》云:勿吉国,水气咸凝,盐生树上。即此物也。别有咸平树、咸草、酸角,皆其类也。附见于左。

【附录】咸平树真腊国人不能为酸,但用咸平树叶及荚与子为之。酸角云南临安诸处有之。状如猪牙皂荚,浸水和羹,酸美如醋。咸草扶桑东有女国,产咸草。叶似邪蒿,而气香味咸,彼人食之。

子

〔气味〕酸、咸,微寒,无毒。盐霜制汞、硫。

〔主治〕除痰饮瘴疟,喉中热结喉痹,止渴,解酒毒黄疸,飞尸蛊毒,天行寒热,痰嗽,变白,生毛发,去头上白屑,捣末服之(藏器)。生津,降火化痰,润肺滋肾,消毒止痢收汗,治风湿眼病(时珍)。

〔发明〕〔时珍曰〕盐麸子气寒味酸而咸,阴中之阴也。咸能软而润,故降火化痰消毒;酸能收而涩,故生津润肺止痢。肾主五液:入肺为痰,入脾为涎,入心为汗,入肝为泪,自入为唾,其本皆水也。盐麸、五倍先走肾、肝,有救水之功。所以痰涎、盗汗、风湿、下泪、涕唾之证,皆宜用之。

树白皮

〔主治〕破血止血,蛊毒血痢,杀蛔虫,并煎服之(《开宝》)。

根白皮

〔主治〕酒疸,捣碎,米泔浸一宿,平旦空腹温服一二升(《开宝》)。诸骨鲠,以醋煎浓汁,时呷之(时珍)。

〔发明〕〔时珍曰〕按《本草集议》云:盐麸子根能软鸡骨。岑公云:有人被鸡骨鲠,项肿可畏。用此根煎醋,啜至三碗,便吐出也。又彭医官治骨哽,以此根捣烂,入盐少许,绵裹,以线系定吞之,牵引上下,亦钓出骨也。

醋林子《图经》

〔校正〕自《外类》移入此。

【释名】〔时珍曰〕以味得名。

【集解】〔颂曰〕醋林子,生四川邛州山野林箐中。木高丈余,枝叶繁茂。三月开白花,四出。九月、十月子熟,累累数十枚成朵,生青熟赤,略类樱桃而蒂短。熟时采之阴干,连核用。土人以盐、醋收藏充果食。其叶味酸,夷獠人采得,入盐和鱼脍食,云胜用

醋林子

醋也。

实

【气味】酸,温,无毒。

【主治】久痢不瘥,及痔漏下血,蛔咬心痛,小儿疳蛔,心腹胀满黄瘦,下寸白虫,单捣为末,酒调一钱匕服之甚效。盐、醋藏者,食之生津液,醒酒止渴。多食令人口舌粗拆也（苏颂）。

茗《唐本草》

〔校正〕自《木部》移入此。

【释名】苦搽（搽、途二音。《唐本》）、槚（《尔雅》）、莈（音设。《茶经》）、荈（音舛。〔郭璞〕）。〔颂曰〕郭璞云:早采为茶,晚采为茗,一名荈,蜀人谓之苦茶。陆羽云:其名有五:一茶,二槚,三莈,四茗,五荈。〔时珍曰〕杨慎《丹铅录》云:茶即古荼字（音途）,《诗》云"谁谓荼苦,其甘如荠"是也。颜师古云:汉时荼陵,始转途音为宅加切,或言六经无茶字,未深考耳。

【集解】〔《神农食经》曰〕茶茗生益州及山陵道旁。凌冬不死,三月三日采干。〔恭曰〕茗生山南、汉中山谷。《尔雅》云:槚,苦茶。郭璞注云:树小似栀子。冬生叶,可煮作羹饮。〔颂曰〕今闽浙、蜀荆、江湖、淮南山中皆有之,通谓之茶。春中始生嫩叶,蒸焙去苦水,末之乃可饮。与古所食,殊不同也。陆羽《茶经》云:茶者,南方嘉木。自一尺二尺至数十尺,其巴川峡山有两人合抱者,伐而掇之。木如瓜芦,叶如栀子,花如白蔷薇,实如栟榈,蒂如丁香,根如胡桃。其上者生烂石,中者生砾壤,下者生黄土。艺法如种瓜,三岁可采。阳崖阴林:紫者上,绿者次;笋者上,芽者次;叶卷者上,舒者次。在二月、三月、四月之间,茶之笋者，生于烂石之间，长四五寸，若蕨之始抽，凌露采之。茶之芽者，发于丛薄之上，有三枝、四枝、五枝，于枝颠采之。采得蒸焙封干，有千类万状也。略而言之：如胡人靴者蹙缩然，如犎牛臆者廉襜然，浮云出山者轮囷然，飙风拂水者涵澹然，皆茶之精好者也。如竹箨，如霜荷，皆茶之瘠老者也。其别者，有石南芽、枸杞芽、枇杷芽，皆治风疾。又有皂荚芽、槐芽、柳芽，乃上春摘其芽和茶作之。故今南人输官茶，

茗

往往杂以众叶。惟茅芦竹箬之类不可入，自余山中草木芽叶，皆可和合，椿、柿尤奇。真茶性冷，惟雅州蒙山出者温而主疾。毛文锡《茶谱》云：蒙山有五顶，上有茶园，其中顶曰上清峰。昔有僧人病冷且久，遇一老父谓曰：蒙之中顶茶，当以春分之先后，多构人力，俟雷发声，并手采择，三日而止。若获一两，以本处水煎服，即能祛宿疾；二两当眼前无疾，三两能固肌骨，四两即为地仙矣。其僧如说，获一两余服之，未尽而疾瘥。其四顶茶园，采摘不废。惟中峰草木繁密，云雾蔽亏，鸷兽时出，故人迹不到矣。近岁稍贵此品，制作亦精于他处。〔陈承曰〕近世蔡襄述闽茶极备。惟建州北苑数处产者，性味与诸方略不同。今亦独名蜡茶，上供御用。碾治作饼，日晒得火愈良。其他者或为芽，或为末收贮，若微见火便硬，不可久收，色味俱败。惟鼎州一种芽茶，性味略类建茶，今汴中及河北、京西等处磨为末，亦冒腊茶者，是也。

〔宗奭曰〕苦茶即今茶也。陆羽有《茶经》，丁谓有《北苑茶录》，毛文锡有《茶谱》，蔡宗颜有《茶对》，皆甚详。然古人谓茶为雀舌、麦颗，言其至嫩也。又有新芽一发，便长寸余，其粗如针，最为上品，其根干、水土力皆有余故也。雀舌、麦颗又在下品，前人未知尔。〔时珍曰〕茶有野生、种生，种者用子。其子大如指顶，正圆黑色。其仁入口，初甘后苦，最戟人喉，而闽人以榨油食用。二月下种，一坎须百颗乃生一株，盖空壳者多故也。畏水与日，最宜坡地荫处。清明前采者上，谷雨前者次之，此后皆老茗尔。采、蒸、揉、焙、修造皆有法，详见《茶谱》。茶之税始于唐德宗，盛于宋、元，及于我朝，乃与西番互市易马。夫茶一木尔，下为民生日用之资，上为朝廷赋税之助，其利博哉。昔贤所称，大约谓唐人尚茶，茶品益众。有雅州之蒙顶、石花、露芽、谷芽为第一，建宁之北苑龙凤团为上供。蜀之茶，则有东川之神泉兽目，硖州之碧涧明月，夔州之真香，邛州之火井，思安黔阳之都濡，嘉定之峨眉，泸州之纳溪，玉垒之沙坪。楚之茶，则有荆州之仙人掌，湖南之白露，长沙之铁色，蕲州蕲门之团面，寿州霍山之黄芽，庐州之六安英山，武昌之樊山，岳州之巴陵，辰州之溆浦，湖南之宝庆、茶陵。吴越之茶，则有湖州顾渚之紫笋，福州方山之生芽，洪州之白露，双井之白毛，庐山之云雾，常州之阳羡，池州之九华，丫山之阳坡，袁州之界桥，睦州之鸠坑，宣州之阳坑，金华之举岩，会稽之日铸。皆产茶有名者。其他犹多，而猥杂更甚。按陶隐居注苦菜云，西阳、武昌、庐江、晋陵皆有好茗，饮之宜人。凡所饮物，有茗及木叶、天门冬苗、菝葜叶，皆益人。余物并冷利。又巴东县有真茶，火煏作卷结为饮，亦令人不眠。俗中多煮檀叶及大皂李叶作茶饮，并冷利。南方有瓜芦木，亦似茗也。今人采楮、栎、山矾、南烛、乌药诸叶，皆可为饮，以乱茶云。

叶

〔气味〕苦、甘，微寒，无毒。〔藏器曰〕苦寒，久食令人瘦，去人脂，使人不睡。饮之宜热，冷则聚痰。〔胡洽曰〕与榧同食，令人身重。〔李鹏飞曰〕大渴及酒后饮茶，水入肾经，令人腰、脚、膀胱冷痛，兼患水肿、挛痹诸疾。大抵饮茶宜热宜少，不饮尤佳，空腹最忌之。〔时珍曰〕服威灵仙、土茯苓者，忌饮茶。

〔主治〕瘘疮，利小便，去痰热，止渴，令人少睡，有力悦志（《神农食经》）。下气消食。作饮，加茱萸、葱、姜良（苏恭）。破热气，除瘴气，利大小肠（藏器）。清头目，治中风昏愦，多睡不醒（好古）。治伤暑。合醋，治泄痢，甚效（陈承）。炒煎饮，治热毒赤白痢。同芎藭、葱白煎饮，止头痛（吴瑞）。浓煎，吐风热痰涎（时珍）。

〔发明〕〔好古曰〕茗茶气寒味苦，入手、足厥阴经。治阴证汤药内入此，去格拒之寒，及治伏阳，大意相似。经云：苦以泄之。其体下行，所以能清头目。〔机曰〕头目不清，热熏上也。以苦泄其热，则上清矣。且茶体轻浮，采摘之时，芽蘖初萌，正得春升之气，味虽苦而气则薄，乃阴中之阳，可升可降。利头目，盖本诸此。〔汪颖曰〕一人好烧鹅炙煿，日常不缺。人咸防其生痈疽，后卒不病。访知其人每夜必啜凉茶一碗，乃知茶能解炙煿之毒也。〔杨士瀛曰〕姜茶治痢。姜助阳，茶助阴，并能消暑、解酒食毒。且一寒一热，调平阴阳，不问赤、白、冷、热，用之皆良。生姜细切，与真茶等分，新水浓煎服之。苏东坡以此治文潞公有效。〔时珍曰〕茶苦而寒，阴中之阴，沉也降也，最能降火。火为百病，火降则上清矣。然火有五，火有虚实。若少壮胃健之人，心肺脾胃之火多盛，故与茶相宜。温饮则火因寒气而下降，热饮则茶借火气而升散，又兼解酒食之毒，使人神思闿爽，不昏不睡，此茶之功也。若虚寒及血弱之人，饮之既久，则脾胃恶寒，元气暗损，土不制水，精血潜虚；成痰饮、成痞胀、成痿痹、成黄瘦、成呕逆、成洞泻、成腹痛、成疝瘕，种种内伤，此茶之害也。民生日用，蹈其弊者，往往皆是，而妇妪受害更多，习俗移人，自不觉尔。况真茶既少，杂茶更多，其为患也，又可胜言哉？人有嗜茶成癖者，时时咀嗽不止，久而伤营伤精，血不华色，黄瘁痿弱，抱病不悔，尤可叹惋。晋干宝《搜神记》载：武官因时病后，嗽茗一斛二升乃止。才减升合，便为不足。有客令更进五升，忽吐一物，状如牛脾而有口。浇之以茗，尽一斛二升。再浇五升，即溢出矣。人遂谓之斛茗瘕。嗜茶者观此可以戒矣。陶隐居《杂录》言丹丘子、黄山君服茶轻身换骨，壶公《食忌》言苦茶久食羽化者，皆方士谬言误世者也。按唐右补阙母炅《茶序》云：释滞消拥，一日之利暂佳；瘠气侵精，终身之累斯大。获益则功归茶力，贻患则不谓茶灾。岂非福近易知，祸远难见乎？又宋学士苏轼《茶说》云：除烦去腻，世故不可无茶，然暗中损人不少。空心饮茶入盐，直入肾经，且冷脾胃，乃引贼入室也。惟饮食后浓茶漱口，既去烦腻，而脾胃不知，且苦能坚齿消蠹，深得饮茶之妙。古人呼茗为酪奴，亦贱之也。时珍早年气盛，每饮新茗必至数碗，轻汗发而肌骨清，颇觉痛快。中年胃气稍损，饮之即觉为害，不痞闷呕恶，即腹冷洞泄。故备述诸说，以警同好焉。又浓茶能令人吐，乃酸苦涌泄为阴之义，非其性能升也。

〔附方〕旧六，新十三。

气虚头痛 用上春茶末调成膏，置瓦盏内覆转，以巴豆四十粒，作二次烧烟熏之，晒干乳细。每服一字，别入好茶末，食后煎服，立效（《医方大成》）。

热毒下痢《食医心镜》：赤白下痢。以好茶一斤，炙捣末，浓煎一二盏服。久患痢者，亦宜服之。○《直指》：用蜡茶，赤痢以蜜水煎服，白痢以连皮自然姜汁同水煎服。二三服即愈。○《经验良方》：用蜡茶二钱，汤点七分，入麻油一蚬壳和服，须臾腹痛大下即止。一少年用之有效。○一方：蜡茶末，以白梅肉和丸。赤痢甘草汤下，白痢乌梅汤下，各百丸。○一方：建茶合醋煎，热服，即止。

大便下血荣卫气虚，或受风邪，或食生冷，或啖炙煿，或饮食过度，积热肠间，使脾胃受伤，糟粕不聚，大便下利清血，脐腹作痛，里急后重，及酒毒一切下血，并皆治之。用细茶半斤碾末，川百药煎五个烧存性。每服二钱，米饮下，日二服（《普济方》）。

产后秘塞以葱涎调蜡茶末，丸百丸，茶服自通。不可用大黄利药，利者百无一生（郭稽中《妇人方》）。

久年心痛十年、五年者。煎湖茶，以头醋和匀，服之良（《兵部手集》）。

腰痛难转煎茶五合，投醋二合，顿服（《食医心镜》）。

嗜茶成癖一人病此。一方士令以新鞋盛茶令满，任意食尽，再盛一鞋，如此三度，自不吃也。男用女鞋，女用男鞋，用之果愈也（《集简方》）。

解诸中毒芽茶、白矾等分，碾末，冷水调下（《简便方》）。

痘疮作痒房中宜烧茶烟恒熏之。

阴囊生疮用蜡面茶为末。先以甘草汤洗，后贴之，妙（《经验方》）。

脚桠湿烂茶叶嚼烂傅之，有效（《摄生方》）。

蠼螋尿疮初如糁粟，渐大如豆，更大如火烙浆疱，疼痛至甚者。速以草茶并蜡茶俱可,以生油调傅。药至,痛立止(《胜金方》)。

风痰颠疾 茶芽、栀子各一两。煎浓汁一碗服。良久探吐(《摘玄方》)。

霍乱烦闷 茶末一钱煎水,调干姜末一钱,服之即安(《圣济总录》)。

月水不通 茶清一瓶,入沙糖少许,露一夜服。虽三个月胎亦通,不可轻视(鲍氏)。

痰喘咳嗽 不能睡卧。好末茶一两,白僵蚕一两,为末,放碗内盖定,倾沸汤一小盏。临卧,再添汤点服(《瑞竹堂方》)。

茶子

〔气味〕苦,寒,有毒。

〔主治〕喘急咳嗽,去痰垢。捣仁洗衣,除油腻(时珍)。

〔附方〕新三。

上气喘急 时有咳嗽。茶子、百合等分,为末,蜜丸梧子大。每服七丸,新汲水下(《圣惠方》)。

喘嗽齁鼾 不拘大人、小儿。用糯米泔少许磨茶子,滴入鼻中,令吸入口服之。口咬竹筒,少顷涎出如线。不过二三次绝根,屡验(《经验良方》)。

头脑鸣响 状如虫蛀,名大白蚁。以茶子为末,吹入鼻中,取效(杨拱《医方摘要》)。

皋芦《拾遗》

〔校正〕自《木部》移入此。

【释名】瓜芦(弘景)、苦蕏(《宋史》)。〔藏器曰〕《南越志》云：龙川县有皋芦，一名瓜芦，叶似茗。土人谓之过罗，或曰物罗，皆夷语也。

皋芦

【集解】〔弘景苦菜注曰〕南方有瓜芦，亦似茗。若摘取其叶，作屑煮饮，即通夜不睡。煮盐人惟资此饮，而交、广最所重，客来先设，乃加以香芼之物。〔李珣曰〕按此木即皋芦也。生南海诸山中，叶似茗而大，味苦涩，出新平县。南人取作茗饮，极重之，如蜀人饮茶也。〔时珍曰〕皋芦叶状如茗，而大如手掌。接碎泡饮，最苦而色浊，风味比茶不及远矣。今广人用之，名曰苦蘡。

叶

【气味】苦，平，无毒。〔时珍曰〕寒。胃冷者不可用。

【主治】煮饮，止渴明目除烦，令人不睡，消痰利水（藏器）。通小肠，治淋，止头痛烦热（李珣）。噙咽，清上膈，利咽喉（时珍）。

第三十三卷　果部

目录

附录

诸果《纲目》二十一种,《拾遗》一种

津符子	必思荅	甘剑子	杨摇子
海梧子	木竹子	橹罟子	罗晃子
柠子	夫编子	白缘子	系弥子
人面子	黄皮果	四味果	千岁子
侯骚子	酒杯藤子	笝子	山枣
隈支	灵床上果子		

诸果有毒(《拾遗》)

　　右附方旧十五,新六十三。

互考

楮实	梧桐子	枸杞子	金樱子	山茱萸	桑椹
木半夏	胡颓子	松花	桂花	栎实(已上《果部》)	
黄精	葳蕤	蒲黄	菰首	蒟酱	豆蔻
益智子	使君子	燕覆子	蓬蘽	覆盆子(已上《草部》)	

第三十三卷　果部

果之五 蓏类九种

甜瓜 宋《嘉祐》

〔校正〕自《菜部》移入此。并入《本经》瓜蒂。

【释名】甘瓜（《唐本》）、果瓜（《《农书》》）。〔时珍曰〕瓜字篆文，象瓜在须蔓间之形。甜瓜之味甜于诸瓜，故独得甘、甜之称。旧列《菜部》，误矣。按王祯云：瓜类不同，其用有二：供果者为果瓜，甜瓜、西瓜是也；供菜者为菜瓜，胡瓜、越瓜是也。

甜瓜

在木曰果，在地曰蓏。大曰瓜，小曰瓞。其子曰㼚，其肉曰瓤。其跗曰环，谓脱花处也；其蒂曰蒃，谓系蔓处也。《礼记》为天子削瓜及瓜祭，皆指果瓜也。《本草》瓜蒂，亦此瓜之蒂也。

【集解】〔《别录》曰〕瓜蒂生嵩高平泽，七月七日采，阴干。〔颂曰〕瓜蒂即甜瓜蒂也，处处有之。园圃所莳，有青、白二种，子色皆黄。入药当用早青瓜蒂为良。〔时珍曰〕甜瓜，北土、中州种莳甚多。二三月下种，延蔓而生，叶大数寸,五六月花开黄色,六七月瓜熟。其类最繁:有团有长,有尖有扁;大或径尺,小或一捻。其棱或有或无,其色或青或绿,或黄斑、糁斑,或白路、黄路。其瓤或白或红,其子或黄或赤,或白或黑。按王祯《农书》云:瓜品甚多,不可枚举。以状得名,则有龙肝、虎掌、兔头、狸首、羊髓、蜜筒之称;以色得名,则有乌瓜、白团、黄觚、白觚、小青、大斑之别。然其味,不出乎甘香而已。《广志》惟以辽东、敦煌、庐江之瓜为胜。然瓜州之大瓜、阳城之御瓜、西蜀之温瓜、永嘉之寒瓜,未可以优劣论也。甘肃甜瓜,皮、瓤皆甘胜糖蜜,其皮暴干犹美。浙中一种阴瓜,种于阴处,熟则色黄如金,肤皮稍厚,藏之至春,食之如新。此皆种艺之功,不必拘以土地也。甜瓜子曝裂取仁,可充果食。凡瓜最畏麝气,触之甚至一蒂不收。

瓜瓤

〔气味〕甘,寒,滑,有小毒。〔大明曰〕无毒。〔思邈曰〕多食,发黄疸,令人虚羸多忘,解药力。病后食多,或反胃。脚气人食之,患永不除也。〔诜曰〕多食令人阴下湿痒生疮,动宿冷癥癖病,破腹,发虚热,令人惙惙气弱,脚手无力。少食则可。《龙鱼河图》云:凡瓜有两鼻、两蒂者,杀人。五月瓜沉水者,食之得冷病,终身不瘥。九月被霜者,食之冬病寒热。与油饼同食,发病。○多食瓜作胀者,食盐花即化。〔弘景曰〕食瓜多,即入水自渍,便消。〔时珍曰〕张华《博物志》言:人以冷水渍至膝,可顿啖瓜至数十枚;渍至项,其啖转多,水皆作瓜气也。则水浸消瓜,亦物性也。瓜最忌麝与酒,凡食瓜过多,但饮酒及水服麝香,尤胜于食盐、渍水也。

〔主治〕止渴,除烦热,利小便,通三焦间壅塞气,治口鼻疮(《嘉祐》)。暑月食之,永不中暑(宗奭)。

〔发明〕〔宗奭曰〕甜瓜虽解暑气,而性冷,消损阳气,多食未有不下利者。贫下多食,深秋作痢,最为难治。惟以皮蜜浸收之良,皮亦可作羹食。〔弘景曰〕凡瓜皆冷利,早青者尤甚。熟瓜除瓤食之,不害人。〔时珍曰〕瓜性最寒,曝而食之尤冷。故《稽圣赋》云:瓜寒于曝,油冷于煎,此物性之异也。王冀《洛都赋》云:瓜则消暑荡愲,解渴疗饥。又《奇效良方》云:昔有男子病脓血恶痢,痛不可忍。以水浸甜瓜食数枚,即愈。此亦消暑之验也。

瓜子仁

〔修治〕〔敩曰〕凡收得曝干杵细,马尾筛筛过成粉,以纸三重裹压去油用。不去油,其力短也。西瓜子仁同。

〔气味〕甘,寒,无毒。

〔主治〕腹内结聚,破溃脓血,最为肠胃脾内壅要药(《别录》)。止月经太过,研末去油,水调服(藏器)。○《炮炙论·序》曰:血泛经过,饮调瓜子。炒食,补中宜人(孟诜)。清肺润肠,和中止渴(时珍)。

〔附方〕旧一,新二。

口臭用甜瓜子杵末,蜜和为丸。每旦漱口后含一丸。亦可贴齿(《千金》)。

腰腿疼痛甜瓜子三两,酒浸十日,为末。每服三钱,空心酒下,日三(《寿域神方》)。

肠痈已成小腹肿痛,小便似淋,或大便难涩下脓。用甜瓜子一合,当归炒一两,蛇退皮一条,咬咀。每服四钱,水一盏半,煎一盏,食前服,利下恶物为妙(《圣惠》)。

瓜蒂《本经·上品》

〔释名〕瓜丁(《千金》)、苦丁香(象形)。

〔修治〕〔敩曰〕凡使勿用白瓜蒂,要取青绿色瓜,气足时,其蒂自然落在蔓上。采得,系屋东有风处,吹干用。〔宗奭曰〕此甜瓜蒂也。去瓜皮用蒂,约半寸许,曝极干,临时研用。〔时珍曰〕按唐瑶云:甜瓜蒂以团而短瓜、团瓜者良。若香甜瓜及长如瓠子者,皆供菜之瓜,其蒂不可用也。

〔气味〕苦,寒,有毒。〔大明曰〕无毒。

〔主治〕大水,身面四肢浮肿,下水杀蛊毒,咳逆上气,及食诸果,病在胸腹中,皆吐下之(《本经》)。去鼻中瘜肉,疗黄疸(《别录》)。治脑塞热齆,眼昏吐痰(大明)。吐风热痰涎,治风眩头痛,癫痫喉痹,头目有湿气(时珍)。得麝香、细辛,治鼻不闻香臭(好古)。

〔发明〕〔张机曰〕病如桂枝证,头不痛,项不强,寸脉微浮,胸中痞硬,气上冲咽喉,不得息者,此为胸中有寒也,当吐之;太阳中暍,身热疼重而脉微弱,此夏月伤冷水,水行皮中也,宜吐之;少阳病,头痛发寒热,脉紧不大,是膈上有痰也,宜吐之;病胸上诸实,郁郁而痛,不能食,欲人按之,而反有浊唾,下利日十余行,寸口脉微弦者,当吐之;懊侬烦躁不得眠,未经汗下者,谓之实烦,当吐之;宿食在上管者,当吐之;并宜以瓜蒂散主之。惟诸亡血虚家,不可与瓜蒂散也。〔成无己曰〕高者越之,在上者涌之。故越以瓜蒂、香豉之苦,涌以赤小豆之酸,酸苦涌泄为阴也。〔杲曰〕《难经》云:上部有脉,下部无脉,其人当吐不吐者,死。此饮食内伤,填塞胸中,食伤太阴,风木生发之气伏于下,宜瓜蒂散吐之,《素问》所谓木郁则达之也。吐去上焦有形之物,则木得舒畅,天地交而万物通矣。若尺脉绝者,不宜用此,恐损真元,令人胃气不复也。〔宗奭曰〕此物吐涎,甚不损人,全胜石绿、硇砂辈也。〔震亨曰〕瓜蒂性急,能损胃气,胃弱者宜以他药代之。病后、产后,尤宜深戒。〔时珍曰〕瓜蒂乃阳明经除湿热之药,故能引去胸脘痰涎,头目湿气,皮肤水气,黄疸湿热诸证,凡胃弱人及病后、产后用吐药,皆宜加慎,何独瓜蒂为然哉?

〔附方〕旧七,新十四。

瓜蒂散治证见上。其方用瓜蒂二钱半(熬黄),赤小豆二钱半,为末。每用一钱,以香豉一合,热汤七合,煮糜去滓,和服。少少加之,快吐乃止(仲景《伤寒论》)。

太阳中暍身热头痛而脉微弱,此夏月伤冷水,水行皮中所致。瓜蒂二七个,水一升,煮五合,顿服取吐(《金匮要略》)。

风涎暴作气塞倒仆。用瓜蒂为末。每用一二钱,腻粉一钱匕,以水半合调灌,良久涎自出。不出,含沙糖一块,下咽即涎出也(寇氏《衍义》)。

诸风诸痫诸风膈痰,诸痫涎涌。用瓜蒂炒黄为末,量人以酸齑水一盏,调下取吐。风痫,加蝎稍半钱。湿气肿满,加赤小豆末一钱。有虫,加狗油五七点,雄黄一钱;甚则加芫花半钱,立吐虫出(东垣《活法机要》)。

风痫喉风咳嗽,及遍身风疹,急中涎潮等证,不拘大人、小儿。此药不大吐逆,只出涎水。瓜蒂为末,壮年服一字,老少半字,早辰井华水下。一食顷,含沙糖一块。良久涎如水出,年深者出墨涎,有块布水上也。涎尽食粥一两日。如吐多,人困甚,即以麝香泡汤一盏饮之,即止(《经验后方》)。

急黄喘息心上坚硬,欲得水吃者。瓜蒂二小合,赤小豆一合,研末。暖浆水五合,服方寸匕。一炊久当吐,不吐再服。吹鼻取水亦可(《伤寒类要》)。

遍身如金瓜蒂四十九枚,丁香四十九枚,甘锅内烧存性,为末。每用一字,吹鼻取出黄水。亦可揩牙追涎(《经验方》)。

热病发黄瓜丁为末,以大豆许吹鼻中。轻则半日,重则一日，流取黄水乃愈（《千金翼》）。

黄疸痫黄并取瓜蒂、丁香、赤小豆各七枚，为末。吹豆许入鼻，少时黄水流出。隔日一用，瘥乃止（孟诜《食疗》）。

身面浮肿方同上。

十种蛊气苦丁香为末，枣肉和丸梧子大。每服三十丸，枣汤下，甚效（《瑞竹堂方》）。

湿家头痛瓜蒂末一字，喑入鼻中，口含冷水，取出黄水愈（《活人书》）。

疟疾寒热瓜丁二枚，水半盏，浸一宿，顿服，取吐愈（《千金》）。

发狂欲走瓜蒂末，井水服一钱，取吐即愈（《圣惠方》）。

大便不通瓜蒂七枚，研末，绵裹，塞入下部即通（《必效方》）。

鼻中瘜肉《圣惠》：用陈瓜蒂末，吹之，日三次，瘥乃已。〇又方：瓜蒂末、白矾末各半钱，绵裹塞之，或以猪脂和挺子塞之。日一换。〇又方：青甜瓜蒂二枚，雄黄、麝香半分，为末。先抓破，后贴之，日三次。〇《汤液》：用瓜蒂十四个，丁香一个，黍米四十九粒，研末。口中含水，喑鼻，取下乃止。

风热牙痛瓜蒂七枚炒研，麝香少许和之，绵裹咬定，流涎（《圣济总录》）。

鸡屎白秃甜瓜蔓连蒂不拘多少，以水浸一夜，砂锅熬取苦汁，去滓再熬如饧盛收。每剃去痂疕洗净，以膏一盏，加半夏末二钱，姜汁一匙，狗胆汁一枚，和匀涂之，不过三上。忌食动风之物（《儒门事亲》）。

齁喘痰气苦丁香三个，为末。水调服，吐痰即止（《朱氏集验方》）。

蔓阴干。

〔主治〕女人月经断绝，同使君子各半两，甘草六钱，为末，每酒服二钱。

花

〔主治〕心痛咳逆（《别录》）。

叶

〔主治〕人无发，捣汁涂之即生（《嘉祐》）。补中，治小儿疳，及打伤损折，为末酒服，去瘀血（孟诜）。

〔附方〕新一。

面上黡子 七月七日午时，取生瓜叶七枚，直入北堂中，向南立，逐枚拭黡，即灭去也（《淮南万毕术》）。

西瓜 《日用》

【释名】寒瓜（见下）。

【集解】〔瑞曰〕契丹破回纥，始得此种，以牛粪覆而种之。

西瓜

结实如斗大，而圆如匏，色如青玉，子如金色，或黑麻色。北地多有之。〔时珍曰〕按胡峤《陷虏记》言：峤征回纥，得此种归，名曰西瓜。则西瓜自五代时始入中国，今则南北皆有，而南方者味稍不及，亦甜瓜之类也。二月下种，蔓生，花、叶皆如甜瓜。七八月实熟，有围及径尺者，长至二尺者。其棱或有或无，其色或青或绿，其瓤或白或红，红者味尤胜。其子或黄或红，或黑或白，白者味更劣。其味有甘、有淡、有酸，酸者为下。陶弘景注瓜蒂言，永嘉有寒瓜甚大，可藏至春者，即此也。盖五代之先，瓜种已入浙东，但无西瓜之名，未遍中国尔。其瓜子曝裂取仁，生食、炒熟俱佳。皮不堪啖，亦可蜜煎、酱藏。〔颂曰〕一种杨溪瓜，秋生冬熟，形略长扁而大，瓤色如胭脂，味胜，可留至次年。云是异人所遗之种也。

瓜瓤

〔气味〕甘、淡，寒，无毒。〔瑞曰〕有小毒。多食作吐利，胃弱者不可食。同油饼食，损脾。〔时珍曰〕按《延寿书》云：北人禀厚，食之犹惯；南人禀薄，多食易至霍乱，冷病终身也。○又按《相感志》云：食西瓜后食其子，即不噫瓜气。以瓜划破，曝日中，少顷食，即冷如水也。得酒气，近糯米，即易烂。猫踏之，即易沙。

〔主治〕消烦止渴，解暑热（吴瑞）。疗喉痹（汪颖）。宽中下气，利小水，治血痢，解酒毒（甯源）。含汁，治口疮（震亨）。

〔发明〕〔颖曰〕西瓜性寒解热，有天生白虎汤之号。然亦不宜多食。〔时珍曰〕西瓜、甜瓜皆属生冷。世俗以为醍醐灌顶，甘露洒心，取其一时之快，不知其伤脾助湿之害也。《真西山卫生歌》云："瓜桃生冷宜少飡，免致秋来成疟痢。"是矣。又李鹏飞《延寿书》云：防州太守陈逢原，避暑食瓜过多，至秋忽腰腿痛，不能举动。遇商助教疗之，乃愈。此皆食瓜之患也，故集书于此，以为鉴戒云。又洪忠宣《松漠纪闻》言：有人苦目病。或令以西瓜切片暴干，日日服之，遂愈。由其性冷降火故也。

皮

〔气味〕甘，凉，无毒。

〔主治〕口、舌、唇内生疮，烧研噙之（震亨）。

〔附方〕新二。

闪挫腰痛 西瓜青皮，阴干为末，盐酒调服三钱（《摄生众妙方》）。

食瓜过伤 瓜皮煎汤解之。诸瓜皆同（《事林广记》）。

瓜子仁

〔气味〕甘，寒，无毒。

〔主治〕与甜瓜仁同（时珍）。

葡萄《本经·上品》

【释名】蒲桃（古字）、草龙珠（《《酉阳杂俎》》）。〔时珍曰〕葡萄《汉书》作蒲桃，可以造酒，人醄饮之，则醺然而醉，故有是名。其圆者名草龙珠，长者名马乳葡萄，白者名水晶葡萄，黑者名紫葡萄。《汉书》言：张骞使西域还，始得此种，而《神农本草》已有葡萄，则汉前陇西旧有，但未入关耳。

【集解】〔《别录》曰〕葡萄生陇西、五原、敦煌山谷。〔弘景曰〕魏国使人多赍来南方。状如五味子而甘美，可作酒，云用藤汁殊美。北人多肥健耐寒，盖食斯乎？不植淮南，亦如橘之变于河北也。人说即是此间蘡薁，恐亦如枳之与橘耶？〔恭曰〕蘡薁即山葡萄，苗、叶相似，亦堪作酒。葡萄取子汁酿酒，陶云用藤汁，谬矣。〔颂曰〕今河东及近汴州郡皆有之。苗作藤蔓而极长，太盛者一二本绵被山谷间。花极细而黄白色。其实有紫、白二色，有圆如珠者，有长似马乳者，有无核者，皆七月、八月熟，取汁可酿酒。按《史记》云：大宛以葡萄酿酒，富人藏酒万余石，久者十数年不败。张骞使西域，得其种还，中国始有。盖北果之最珍者，今太原尚作此酒寄远也。其根、茎中空相通，暮溉其根，而晨朝水浸子中矣。故俗呼其苗为木通，以利小肠。江东出一种，实细而酸者,名蘡薁子。〔宗奭曰〕段成式言:葡萄有黄、白、黑三种。《唐书》言:波斯所出者,大如鸡卵。此物最难干,不干不可收。不问土地,但收皆可酿酒。〔时珍曰〕葡萄,折藤压之最易生。春月萌苞生叶,颇似栝蒌叶而有五尖。生须延蔓,引数十丈。三月开小花成穗,黄白色。仍连着实,星编珠聚,七八月熟,有紫、白二色。西人及太原、平阳皆作葡萄干,货之四方。蜀中有绿葡萄,熟时色绿。云南所出者,大如枣,味

葡萄

尤长。西边有琐琐葡萄,大如五味子而无核。按《物类相感志》云:甘草作钉,针葡萄,立死。以麝香入葡萄皮内,则葡萄尽作香气。其爱憎异于他草如此。又言:其藤穿过枣树,则实味更美也。《三元延寿书》言:葡萄架下不可饮酒,恐虫屎伤人。

实

〔气味〕甘,平,涩,无毒。〔诜曰〕甘、酸,温。多食令人卒烦闷、眼暗。

〔主治〕筋骨湿痹,益气倍力强志,令人肥健,耐饥忍风寒。久食,轻身不老延年。可作酒(《本经》)。逐水,利小便(《别录》)。除肠间水,调中治淋(甄权)。时气痘疮不出,食之,或研酒饮,甚效(苏颂)。

〔发明〕〔颂曰〕按魏文帝诏群臣曰:蒲桃当夏末涉秋,尚有余暑,醉酒宿醒,掩露而食。甘而不饴,酸而不酢,冷而不寒,

味长汁多,除烦解悁。又酿为酒,甘于曲糵,善醉而易醒。他方之果,宁有匹之者乎?〔震亨曰〕葡萄属土,有水与木火。东南人食之多病热,西北人食之无恙。盖能下走渗道,西北人禀气厚故耳。

〔附方〕新三。

除烦止渴 生葡萄捣滤取汁,以瓦器熬稠,入熟蜜少许同收。点汤饮甚良(《居家必用》)。

热淋涩痛 葡萄捣取自然汁、生藕捣取自然汁、生地黄捣取自然汁、白沙蜜各五合。每服一盏,石器温服(《圣惠方》)。

胎上冲心 葡萄煎汤饮之,即下(《圣惠方》)。

根及藤、叶

〔气味〕同实。

〔主治〕煮浓汁细饮,止呕哕及霍乱后恶心,孕妇子上冲心,饮之即下,胎安(孟诜)。治腰脚肢腿痛,煎汤淋洗之良。又饮其汁,利小便,通小肠,消肿满(时珍)。

〔附方〕新一。

水肿 葡萄嫩心十四个,蝼蛄七个(去头尾),同研,露七日,曝干为末。每服半钱,淡酒调下。暑月尤佳(洁古《保命集》)。

蘡薁 音婴郁。○《纲目》

〔校正〕原附葡萄下,今分出。

【释名】燕薁(《毛诗》)、婴舌(《广雅》)、山葡萄(《唐注》)、野葡萄(俗名),藤名木龙(《百一选方》)。〔时珍曰〕名义未详。

【集解】〔恭曰〕蘡薁蔓生。苗、叶与葡萄相似而小,亦有茎大如碗者。冬月惟叶凋而藤不死。藤汁味甘，子味甘酸，即千岁蔂也。〔颂曰〕蘡薁子生江东，实似葡萄，细而味酸，亦堪为酒。〔时珍曰〕蘡薁野生林墅间，亦可插植。蔓、叶、花、实，与葡萄无异。其实小而圆，色不甚紫也。《诗》云"六月食薁"即此。其茎吹之，气出有汁，如通草也。

蘡薁

【正误】〔藏器曰〕苏恭注千岁蔂即是蘡薁，妄言也。千岁蔂藤如葛，而叶背白，子赤可食。蘡薁藤斫断通气，更无甘汁。详见《草部》千岁蔂下。〔时珍曰〕苏恭所说蘡薁形状甚是，但以为千岁蔂则非矣。

实

〔气味〕甘、酸，平，无毒。

〔主治〕止渴，悦色益气（苏恭）。

藤

〔气味〕甘，平，无毒。

〔主治〕哕逆，伤寒后呕哕，捣汁饮之良（苏恭）。止渴，利小便（时珍）。

〔附方〕新三。

呕哕厥逆　蘡薁藤煎汁，呷之（《肘后方》）。

目中障翳　蘡薁藤，以水浸过，吹气取汁，滴入目中，去热翳，赤、白障（《拾遗本草》）。

五淋血淋木龙汤：用木龙（即野葡萄藤也）、竹园荽、淡竹叶、麦门冬（连根苗）、红枣肉、灯心草、乌梅、当归各等分，煎汤代茶饮（《百一选方》）。

根

〔气味〕同藤。

〔主治〕下焦热痛淋闷，消肿毒（时珍）。

〔附方〕新四。

男妇热淋野葡萄根七钱，葛根三钱，水一钟，煎七分，入童子小便三分，空心温服（《乾坤秘韫》）。

女人腹痛方同上。

一切肿毒赤龙散：用野葡萄根，晒研为末，水调涂之，即消也（《儒门事亲》方）。

赤游风肿忽然肿痒，不治则杀人。用野葡萄根捣如泥，涂之即消（《通变要法》）。

猕猴桃宋《开宝》

【释名】猕猴梨（《开宝》）、藤梨（同上）、阳桃（《日用》）、木子（《《开宝》》）。〔时珍曰〕其形如梨，其色如桃，而猕猴喜食，故有诸名。闽人呼为阳桃。

【集解】〔志曰〕生山谷中。藤着树生，叶圆有毛。其实形似鸡卵大，其皮褐色，经霜始甘美可食。皮堪作纸。〔宗奭曰〕今陕西永兴军南山甚多。枝条柔弱，高二三丈，多附木而生。其子十月烂熟，色淡绿，生则极酸。子繁细，其色如芥子。浅山傍道则有存者，深山则多为猴所食矣。

实

〔气味〕酸、甘，寒，无毒。〔藏器曰〕咸、酸，无毒。多食冷脾胃,动泄澼。〔宗奭曰〕有实热者宜食之。太过,则令人脏寒作泄。

〔主治〕止暴渴,解烦热,压丹石,下石淋热壅(《开宝》)。〔诜曰〕并宜取瓤和蜜作煎食。调中下气,主骨节风,瘫缓不随,长年白发,野鸡内痔病(藏器)。

藤中汁

〔气味〕甘,滑,寒,无毒。

〔主治〕反胃,和生姜汁服之。又下石淋(藏器)。

枝、叶

〔主治〕杀虫。煮汁饲狗,疗痼疥(《开宝》)。

猕猴桃

甘蔗 音柘。○《别录·中品》

【释名】竿蔗(《草木状》)、藷(音遮。《说文》)。〔时珍曰〕按野史云:吕惠卿言:凡草皆正生嫡出,惟蔗侧种,根上庶出,故字从庶也。嵇含作竿蔗,谓其茎如竹竿也。《离骚》《汉书》皆作柘,字通用也。藷字出许慎《说文》,盖蔗音之转也。

【集解】〔弘景曰〕蔗出江东为胜,庐陵亦有好者。广州一种,数年生皆大如竹,长丈余,取汁为沙糖,甚益人。又有荻蔗,节疏而细,亦可啖也。〔颂曰〕今江浙、闽广、湖南、蜀川所生,大者亦高丈许。有二种:荻蔗,其叶似荻,茎细短而节疏,但堪生啖,亦可煎稀糖;竹蔗,茎粗而长,可笮汁为沙糖,泉、福、吉、广

甘蔗

诸州多作之。炼沙糖和牛乳为乳糖，惟蜀川作之。南人贩至北地者，荻蔗多而竹蔗少也。〔诜曰〕蔗有赤色者名昆仑蔗，白色者名荻蔗。竹蔗以蜀及岭南者为胜，江东虽有而劣于蜀产。会稽所作乳糖，殆胜于蜀。〔时珍曰〕蔗皆畦种，丛生，最困地力。茎似竹而内实，大者围数寸，长六七尺，根下节密，以渐而疏。抽叶如芦叶而大，长三四尺，扶疏四垂。八九月收茎，可留过春充果食。按王灼《糖霜谱》云：蔗有四色：曰杜蔗，即竹蔗也，绿嫩薄皮，味极醇厚，专用作霜；曰西蔗，作霜色浅；曰芳蔗，亦名蜡蔗，即荻蔗也，亦可作沙糖；曰红蔗，亦名紫蔗，即昆仑蔗也，止可生啖，不堪作糖。凡蔗榨浆饮固佳，又不若咀嚼之，味隽永也。

蔗

〔气味〕甘，平，涩，无毒。〔大明曰〕冷。〔诜曰〕共酒食，发痰。〔瑞曰〕多食，发虚热，动衄血。○《相感志》云：同榧子食，则渣软。

〔主治〕下气和中，助脾气，利大肠（《别录》）。利大小肠，消痰止渴，除心胸烦热，解酒毒（大明）。止呕哕反胃，宽胸膈（时珍）。

〔发明〕〔时珍曰〕蔗，脾之果也。其浆甘寒，能泻火热，《素问》所谓甘温除大热之意。煎炼成糖，则甘温而助湿热，所谓积温成热也。蔗浆消渴解酒,自古称之。故《汉书·郊祀歌》云:"百末旨酒布兰生,泰尊柘浆析朝醒。"唐王维樱桃诗云:"饱食不须愁内热,大官还有蔗浆寒。"是矣。而孟诜乃谓共酒食发痰者,岂不知其有解酒除热之功耶?日华子大明又谓沙糖能解酒毒,则不知既经煎炼,便能助酒为热,与生浆之性异矣。按晁氏《客话》云:甘草遇火则热,麻油遇火则冷,甘蔗煎饴则热,水成汤则冷。此物性之异,医者可不知乎?又野史云:卢绛中病痁疾疲瘵,忽梦白衣妇人云:食蔗可愈。及旦买蔗数挺食之,翌日疾愈。此亦助脾和中之验欤?

〔附方〕旧三,新五。

发热口干小便赤涩。取甘蔗去皮,嚼汁咽之。饮浆亦可(《外台秘要》)。

痰喘气急方见山药。

反胃吐食朝食暮吐,暮食朝吐,旋旋吐者。用甘蔗汁七升,生姜汁一升,和匀,日日细呷之(梅师方)。

干呕不息蔗汁温服半升,日三次。入姜汁更佳(《肘后方》)。

痁疟疲瘵见前。

眼暴赤肿碜涩疼痛。甘蔗汁二合,黄连半两,入铜器内慢火养浓,去滓,点之(《普济》)。

虚热咳嗽口干涕唾。用甘蔗汁一升半,青粱米四合,煮粥。日食二次,极润心肺(董氏方)。

小儿口疳蔗皮烧研,掺之(《简便方》)。

滓

〔主治〕烧存性,研末,乌桕油调,涂小儿头疮白秃,频涂取瘥。烧烟勿令入人目,能使暗明(时珍)。

沙糖《唐本草》

【集解】〔恭曰〕沙糖，出蜀地，西戎、江东并有之。笮甘蔗汁煎成，紫色。〔瑞曰〕稀者为蔗糖，干者为沙糖，球者为球糖，饼者为糖饼。沙糖中凝结如石，破之如沙，透明白者，为糖霜。〔时珍曰〕此紫沙糖也。法出西域，唐太宗始遣人传其法入中国。以蔗汁过樟木槽，取而煎成。清者为蔗饧，凝结有沙者为沙糖。漆瓮造成，如石、如霜、如冰者，为石蜜、为糖霜、为冰糖也。紫糖亦可煎化，印成鸟兽果物之状，以充席献。今之货者，又多杂以米饧诸物，不可不知。

【气味】甘，寒，无毒。〔恭曰〕冷利过于石蜜。〔诜曰〕性温不冷。多食令人心痛，生长虫，消肌肉，损齿，发疳䘌。与鲫鱼同食，成疳虫；与葵同食，生流澼；与笋同食，不消成癥，身重不能行。

【主治】心腹热胀，口干渴（《唐本》）。润心肺大小肠热，解酒毒。腊月瓶封窖粪坑中，患天行热狂者，绞汁服，甚良（大明）。和中助脾，缓肝气（时珍）。

【发明】〔宗奭曰〕蔗汁清，故费煎炼致紫黑色。今医家治暴热，多用为先导；兼啖驼、马，解热。小儿多食则损齿生虫者，土制水，倮虫属土，得甘即生也。〔震亨曰〕糖生胃火，乃湿土生热，故能损齿生虫，与食枣病齲同意，非土制水也。〔时珍曰〕沙糖性温，殊于蔗浆，故不宜多食。与鱼、笋之类同食，皆不益人。今人每用为调和，徒取其适口，而不知阴受其害也。但其性能和脾缓肝，故治脾胃及泻肝药用为先导。《本草》言其性寒，苏恭谓其冷利，皆昧此理。

【附方】旧一，新五。

下痢噤口沙糖半斤，乌梅一个，水二碗，煎一碗，时时饮之（《摘玄方》）。

腹中紧胀白糖以酒三升，煮服之。不过再服（《子母秘录》）。

痘不落痂沙糖，调新汲水一杯服之（白汤调亦可），日二服（刘提点方）。

虎伤人疮水化沙糖一碗服，并涂之（《摘玄方》）。

上气喘嗽烦热，食即吐逆。用沙糖、姜汁等分，相和，慢煎二十沸，每咽半匙，取效。

食韭口臭沙糖解之（《摘要方》）。

石蜜《唐本草》

【释名】白沙糖（《纲目》）。〔恭曰〕石蜜即乳糖也，与《虫部》石蜜同名。〔时珍曰〕按万震《凉州异物志》云：石蜜非石类，假石之名也。实乃甘蔗汁煎而曝之，则凝如石而体甚轻，故谓之石蜜也。

【集解】〔志约曰〕石蜜出益州及西戎，煎炼沙糖为之，可作饼块，黄白色。〔恭曰〕石蜜用水、牛乳、米粉和煎成块，作饼坚重。西戎来者佳，江左亦有，殆胜于蜀。〔诜曰〕自蜀中、波斯来者良。东吴亦有，不及两处者。皆煎蔗汁、牛乳，则易细白耳。〔宗奭曰〕石蜜，川、浙者最佳，其味厚，他处皆次之，煎炼以铏象物，达京师。至夏月及久阴雨，多自消化。土人先以竹叶及纸裹包，外用石夹埋之，不得见风，遂可免。今人谓之乳糖。其作饼黄白色者，谓之捻糖，易消化，入药至少。〔时珍曰〕石蜜，即白沙糖也。凝结作饼块如石者为石蜜，轻白如霜者为糖霜，坚白如冰者为冰糖，皆一物有精粗之异也。以白糖煎化，模印成人物狮象之形者为飨糖，《后汉书》注所谓猊糖是也。以石蜜和诸果仁，及橙橘皮、缩砂、薄荷之类,作成饼块者,为糖缠。以石蜜和牛乳、酥酪作成饼块者,为乳糖。皆一物数变也。《唐本草》明言石蜜煎沙糖为之,而诸注皆以乳糖即为石蜜,殊欠分明。按王灼《糖霜谱》云:古者惟饮蔗浆,其后煎为蔗饧,又曝为石蜜,唐初以蔗为酒。而糖霜则自大历间有邹和尚者,来住蜀之遂宁伞山,始传造法。故甘蔗所在植之,独有福唐、四明、番禺、广汉、遂宁有冰糖,他处皆颗碎、色浅、味薄。惟竹蔗绿嫩味厚,作霜最佳,西蔗次之。凡霜一瓮,其中品色亦自不同。惟叠如假山者为上,团枝次之,瓮鉴次之,小颗块又次之,沙脚为下;紫色及如水晶色者为上,深琥珀色次之,浅黄又次之,浅白为下。

【气味】甘,寒,冷利,无毒。

【主治】心腹热胀,口干渴(《唐本》)。治目中热膜,明目。和枣肉、巨胜末为丸噙之,润肺气,助五脏,生津(孟诜)。润心肺燥热,治嗽消痰,解酒和中,助脾气,缓肝气(时珍)。

【发明】〔震亨曰〕石蜜甘喜入脾,食多则害必生于脾。西北地高多燥,得之有益;东北地下多湿,得之未有不病者,亦兼气之厚薄不同耳。〔时珍曰〕石蜜、糖霜、冰糖,比之紫沙糖性稍平,功用相同,入药胜之。然不冷利,若久食则助热、损齿、生虫之害同也。

刺蜜《拾遗》

〔校正〕自《草部》移入此。

【释名】草蜜(《拾遗》)、给敦罗(《《拾遗》》)。

【集解】〔藏器曰〕交河沙中有草,头上有毛,毛中生蜜。胡人名为给敦罗。〔时珍曰〕按李延寿《北史》云:高昌有草名羊刺,其上生蜜,味甚甘美。又《梁四公记》云:高昌贡刺蜜。杰公云:南平城羊刺无叶,其蜜色白而味甘;盐城羊刺叶大,其蜜色青而味薄也。高昌即交河,在西番,今为火州。又段成式《西阳杂俎》云:北天竺国有蜜草,蔓生大叶,秋冬不死,因受霜露,遂成蜜也。又《大明一统志》云:西番撒马儿罕地,有小草丛生,叶细如蓝,秋露凝其上,味甘如蜜,可熬为饧,土人呼为达即古宾,盖甘露也。按此二说,皆草蜜也,但不知其草即羊刺否也。又有酼齐树,亦出蜜,云可入药而不得其详,今附于左。

【附录】酼齐(音别)○按段成式云:酼齐出波斯国,拂林国亦有之,名硕勃梨佗(硕音夺)。树长丈余,皮色青薄光净。叶似阿魏,生于枝端,一枝三叶。八月伐之,蜡月更抽新条。七月断其枝,有黄汁如蜜,微香,可以入药疗病也。

【气味】甘,平,无毒。

【主治】骨蒸发热痰嗽,暴痢下血,开胃止渴除烦(藏器)。

果之六 水果类六种

莲藕《本经·上品》

【释名】其根藕(《尔雅》),其实莲(同上),其茎叶荷(《说文》)。〔韩保昇曰〕藕生水中,其叶名荷。按《尔雅》云:荷,芙蕖。其茎茄,其叶蕸,其本蔤,其华菡萏,其实莲,其根藕,其中菂,菂中薏。邢昺注云:芙蕖,总名也,别名芙蓉,江东人呼为荷。菡萏,莲花也。菂,莲实也。薏,菂中青心也。郭璞注云:蔤乃茎下白蒻在泥中者。莲乃房也。菂乃子也。薏乃中心

莲藕、荷

苦薏也。江东人呼荷花为芙蓉，北人以藕为荷，亦以莲为荷，蜀人以藕为茄，此皆习俗传误也。陆玑《诗疏》云：其茎为荷。其花未发为菡萏，已发为芙蕖。其实莲，莲之皮青里白。其子菂，菂之壳青肉白。菂内青心二三分，为苦薏也。〔时珍曰〕《尔雅》以荷为根名，韩氏以荷为叶名，陆玑以荷为茎名。按茎乃负叶者也，有负荷之义，当从陆说。蔤乃嫩蒻，如竹之行鞭者。节生二茎，一为叶，一为花，尽处乃生藕，为花、叶、根、实之本。显仁藏用，功成不居，可谓退藏于蔤矣，故谓之蔤。花叶常偶生，不偶不生，故根曰藕。或云藕善耕泥，故字从耦，耦者耕也。茄音加，加于蔤上也。蕸音遐，远于蔤也。菡萏，函合未发之意。芙蓉，敷布容艳之意。莲者连也，花实相连而出也。菂者的也，子在房中点点如的也。的乃凡物点注之名。薏犹意也，含苦在内也。古诗云："食子心无弃，苦心生意存。"是矣。

【集解】〔《别录》曰〕藕实茎生汝南池泽。八月采。〔当之曰〕所在池泽皆有，豫章、汝南者良。苗高五六尺，叶团青大如扇，其花赤，子黑如羊矢。〔时珍曰〕莲藕，荆、扬、豫、益诸处湖泽陂池皆有之。以莲子种者生迟，藕芽种者最易发。其芽穿泥成白蒻，即蔤。长者至丈余，五六月嫩时，没水取之，可作蔬茹，俗呼藕丝菜。节生二茎：一为藕荷，其叶贴水，其下旁行生藕也；一为芰荷，其叶出水，其旁茎生花也。其叶清明后生。六七月开花,花有红、白、粉红三色。花心有黄须,蕊长寸余,须内即莲也。花褪连房成菂,菂在房如蜂子在窠之状。六七月采嫩者,生食脆美。至秋房枯子黑,其坚如石,谓之石莲子。八九月收之,斫去黑壳,货之四方,谓之莲肉。冬月至春掘藕食之,藕白有孔有丝,大者如肱臂,长六七尺,凡五六节。大抵野生及红花者,莲多藕劣;种植及白花者,莲少藕佳也。其花白者香,红者艳,千叶者不结实。别有合欢(并头者),有夜舒荷(夜布昼卷)、睡莲(花夜入水)、金莲(花黄)、碧莲(花碧)、绣莲(花如绣),皆是异种,故不述。《相感志》云:荷梗塞穴鼠自去,煎汤洗镴垢自新。物性然也。

莲实

〔释名〕藕实(《本经》)、菂(《尔雅》)、薂(音吸。同上)、石莲子(《别录》)、水芝(《本经》)、泽芝(《古今注》)。

〔修治〕〔弘景曰〕藕实即莲子,八九月采黑坚如石者,干捣破之。〔颂曰〕其菂至秋黑而沉水,为石莲子,可磨为饭食。〔时珍曰〕石莲剁去黑壳,谓之莲肉。以水浸去赤皮、青心,生食甚佳。入药须蒸熟去心,或晒或焙干用。亦有每一斤,用獖猪肚一个盛贮,煮熟捣焙用者。今药肆一种石莲子,状如土石而味苦,不知何物也。

〔气味〕甘,平,涩,无毒。〔《别录》曰〕寒。〔大明曰〕莲子、石莲性俱温。〔时珍曰〕嫩菂性平,石莲性温。得茯苓、山药、白术、枸杞子良。〔诜曰〕生食过多,微动冷气胀人。蒸食甚良。大便燥涩者,不可食。

〔主治〕补中养神,益气力,除百疾。久服,轻身耐老,不饥延年(《本经》)。主五脏不足,伤中气绝,益十二经脉血气(孟诜)。止渴去热,安心止痢,治腰痛及泄精。多食令人欢喜（大明）。交心肾，厚肠胃，固精气，强筋骨，补虚损，利耳目，除寒湿，止脾泄久痢，赤白浊，女人带下崩中诸血病（时珍）。捣碎和米作粥饭食，轻身益气，令人强健（苏颂。○出《诗疏》）。安靖上下君相火邪（嘉谟）。

〔发明〕〔时珍曰〕莲产于淤泥，而不为泥染；居于水中，而不为水没。根茎花实，凡品难同；清净济用，群美兼得。自菂蕸而节节生茎、生叶、生花、生藕；由菡萏而生蕊、生莲、生菂、生薏。其莲菂则始而黄，黄而青，青而绿，绿而黑，中含白肉，内隐青心。石莲坚刚，可历永久。薏藏生意，藕复萌芽，展转生生，造化不息。故释氏用为引譬，妙理具存；医家取为服食，百病可却。盖莲之味甘气温而性啬，禀清芳之气，得稼穑之味，乃脾之果也。脾者黄宫，所以交媾水、火，会合木、金者也。土为元气之母，母气既和，津液相成，神乃自生，久视耐老，此其权舆也。昔人治心肾不交，劳伤白浊，有清心莲子饮；补心肾，益精血，有瑞莲丸，皆得此理。〔藏器曰〕经秋正黑，名石莲子，入水必沉，惟煎盐卤能浮之。此物居山海间，经百年不坏，人得食之，令发黑不老。〔诜曰〕诸鸟、猿猴取得不食，藏之石室内，人得三百年者，食之永不老也。又雁食之，粪于田野山岩之中，不逢阴雨，经久不坏。人得之，每旦空腹食十枚，身轻能登高涉远也。

〔附方〕旧四，新十。

服食不饥〔诜曰〕石莲肉蒸熟去心，为末，炼蜜丸梧子大。日服三十丸。此仙家方也。

清心宁神〔宗奭曰〕用莲蓬中干石莲子肉，于砂盆中擦去赤皮，留心，同为末，入龙脑，点汤服之。

补中强志益耳目聪明。用莲实半两去皮心，研末，水煮熟,以粳米三合作粥,入末搅匀食(《圣惠方》)。

补虚益损水芝丹:用莲实半升,酒浸二宿,以牙猪肚一个洗净,入莲在内,缝定煮熟,取出晒干为末,酒煮米糊丸梧子大。每服五十丸,食前温酒送下(《医学发明》)。

小便频数下焦真气虚弱者。用上方,醋糊丸,服。

白浊遗精石莲肉、龙骨、益智仁等分,为末。每服二钱,空心米饮下。○《普济》:用莲肉、白茯苓等分,为末。白汤调服。

心虚赤浊莲子六一汤:用石莲肉六两,炙甘草一两,为末。每服一钱,灯心汤下(《直指方》)。

久痢噤口石莲肉炒,为末。每服二钱,陈仓米汤调下,便觉思食,甚妙。加入香连丸,尤妙(《丹溪心法》)。

脾泄肠滑方同上。

哕逆不止石莲肉六枚,炒赤黄色,研末。冷熟水半盏和服,便止(苏颂《图经》)。

产后咳逆呕吐,心忡目运。用石莲子两半,白茯苓一两,丁香五钱,为末。每米饮服二钱(《良方补遗》)。

眼赤作痛莲实去皮研末一盏,粳米半升,以水煮粥,常食(《普济方》)。

小儿热渴莲实二十枚炒,浮萍二钱半,生姜少许,水煎,分三服(《圣济总录》)。

反胃吐食石莲肉为末,入少肉豆蔻末,米汤调服之(《直指方》)。

藕

〔气味〕甘,平,无毒。〔大明曰〕温。〔时珍曰〕《相感志》云:藕以盐水共食,则不损口;同油炸面米果食,则无渣。煮忌铁器。

〔主治〕热渴,散留血,生肌。久服令人心欢（《别录》）。止怒止泄,消食解酒毒,及病后干渴（藏器）。捣汁服,止闷除烦开胃,治霍乱,破产后血闷,捣膏,罯金疮并伤折,止暴痛。蒸煮食之,大能开胃（大明）。生食,治霍乱后虚渴。蒸食,甚补五脏,实下焦。同蜜食,令人腹脏肥,不生诸虫,亦可休粮（孟诜）。汁:解射罔毒、蟹毒（徐之才）。捣浸澄粉服食,轻身益年（臞仙）。

〔发明〕〔弘景曰〕根入神仙家。宋时太官作血昳（音勘）,庖人削藕皮误落血中,遂散涣不凝。故医家用以破血多效也。昳者,血羹也。〔诜曰〕产后忌生冷物,独藕不同生冷者,为能破血也。〔时珍曰〕白花藕大而孔扁者,生食味甘,煮食不美;红花及野藕,生食味涩,煮蒸则佳。夫藕生于卑污,而洁白自若。质柔而穿坚,居下而有节。孔窍玲珑,丝纶内隐。生于嫩蒻,而发为茎、叶、花、实,又复生芽,以续生生之脉。四时可食,令人心欢,可谓灵根矣。故其所主者,皆心脾血分之疾,与莲之功稍不同云。

〔附方〕旧四,新六。

时气烦渴　生藕汁一盏,生蜜一合,和匀,细服（《圣惠》）。

伤寒口干　生藕汁、生地黄汁、童子小便各半盏,煎温,服之（庞安时《伤寒论》）。

霍乱烦渴　藕汁一钟,姜汁半钟。和匀饮（《圣济总录》）。

霍乱吐利　生藕捣汁服（《圣惠》）。

上焦痰热　藕汁、梨汁各半盏。和服（《简便》）。

产后闷乱　血气上冲,口干腹痛。《梅师方》:用生藕汁三升,饮之。〇庞安时:用藕汁、生地黄汁、童子小便等分,煎服。

小便热淋生藕汁、生地黄汁、葡萄汁各等分。每服一盏，入蜜温服。

坠马血瘀积在胸腹，唾血无数者。干藕根为末。酒服方寸匕，日二次（《千金方》）。

食蟹中毒生藕汁饮之（《圣惠》）。

冻脚裂坼蒸熟藕捣烂涂之。

尘芒入目大藕洗捣，绵裹，滴汁入目中，即出也（《普济方》）。

藕蔤

〔释名〕藕丝菜〖《纲目》〗。五六月嫩时，采为蔬茹，老则为藕梢，味不堪矣。

〔气味〕甘，平，无毒。

〔主治〕生食，主霍乱后虚渴烦闷不能食，解酒食毒（苏颂）。功与藕同（时珍）。解烦毒，下瘀血（汪颖）。

藕节

〔气味〕涩，平，无毒。〔大明曰〕冷。伏硫黄。

〔主治〕捣汁饮，主吐血不止，及口鼻出血（甄权）。消瘀血，解热毒。产后血闷，和地黄研汁，入热酒、小便饮（大明）。能止咳血唾血，血淋溺血，下血血痢血崩（时珍）。

〔发明〕〔时珍曰〕一男子病血淋，痛胀祈死。予以藕汁调发灰，每服二钱，服三日而血止痛除。按赵溍《养疴漫笔》云：宋孝宗患痢，众医不效。高宗偶见一小药肆，召而问之。其人问得病之由，乃食湖蟹所致。遂诊脉，曰：此冷痢也。乃用新采藕节捣烂，热酒调下，数服即愈。高宗大喜，就以捣药金杵臼赐之，人遂称为金杵臼严防御家，可谓不世之遇也。大抵藕能消瘀血，解热开胃，而又解蟹毒故也。

〔附方〕新五。

鼻衄不止藕节捣汁饮，并滴鼻中。

卒暴吐血双荷散：用藕节、荷蒂各七个，以蜜少许擂烂，用水二钟，煎八分，去滓，温服。或为末丸服亦可（《圣惠》）。

大便下血藕节晒干研末，人参、白蜜煎汤，调服二钱，日二服（《全幼心鉴》）。

遗精白浊心虚不宁。金锁玉关丸：用藕节、莲花须、莲子肉、芡实肉、山药、白茯苓、白茯神各二两，为末。用金樱子二斤捶碎，以水一斗，熬八分，去滓，再熬成膏，入少面和药，丸梧子大。每服七十丸，米饮下。

鼻渊脑泻藕节、芎藭焙研，为末。每服二钱，米饮下（《普济》）。

莲薏即莲子中青心也。

〔释名〕苦薏（《诗疏》）。

〔气味〕苦，寒，无毒。〔藏器曰〕食莲子不去心，令人作吐。

〔主治〕血渴，产后渴，生研末，米饮服二钱，立愈（士良）。止霍乱（大明）。清心去热（时珍。○出《统旨》）。

〔附方〕新二。

劳心吐血莲子心七个，糯米二十一粒，为末，酒服。此临安张上舍方也（《是斋百一方》）。

小便遗精莲子心一撮，为末，入辰砂一分。每服一钱，白汤下，日二（《医林集要》）。

莲蕊须

〔释名〕佛座须（《纲目》）。花开时采取，阴干，亦可充果食。

〔气味〕甘、涩，温，无毒。〔大明曰〕忌地黄、葱、蒜。

〔主治〕清心通肾,固精气,乌须发,悦颜色,益血,止血崩、吐血(时珍)。

〔发明〕〔时珍曰〕莲须《本草》不收,而《三因》诸方、固真丸、巨胜子丸各补益方中,往往用之。其功大抵与莲子同也。

〔附方〕新一。

久近痔漏三十年者,三服除根。用莲花蕊、黑牵牛头末各一两半,当归五钱,为末。每空心酒服二钱。忌热物。五日见效(《孙氏集效方》)。

莲花

〔释名〕芙蓉(《古今注》)、芙蕖(同上)、水华(《同上》)。

〔气味〕苦、甘,温,无毒。忌地黄、葱、蒜。

〔主治〕镇心益色,驻颜身轻(大明)。〔弘景曰〕花入神仙家用,入香尤妙。

〔附方〕旧二,新二。

服食驻颜七月七日采莲花七分,八月八日采根八分,九月九日采实九分,阴干捣筛。每服方寸匕,温酒调服(《太清草木方》)。

天泡湿疮荷花贴之(《简便方》)。

难产催生莲花一叶,书人字,吞之,即易产(《肘后方》)。

坠损呕血坠跌积血心胃,呕血不止。用干荷花为末,每酒服方寸匕,其效如神(杨拱《医方摘要》)。

莲房

〔释名〕莲蓬壳陈久者良(《纲目》)。

〔气味〕苦、涩,温,无毒。

〔主治〕破血(孟诜)。治血胀腹痛,及产后胎衣不下,酒煮服之。水煮服之,解野菌毒(藏器)。止血崩、下血、溺血（时珍）。

〔发明〕〔时珍曰〕莲房入厥阴血分，消瘀散血，与荷叶同功，亦急则治标之意也。

〔附方〕新六。

经血不止瑞莲散：用陈莲蓬壳烧存性，研末。每服二钱，热酒下（《妇人经验方》）。

血崩不止不拘冷热。用莲蓬壳、荆芥穗各烧存性，等分为末。每服二钱，米饮下（《圣惠方》）。

产后血崩莲蓬壳五个，香附二两，各烧存性，为末。每服二钱，米饮下，日二（《妇人良方》）。

漏胎下血莲房烧研，面糊丸梧子大。每服百丸，汤、酒任下，日二（《朱氏集验方》）。

小便血淋莲房烧存性，为末，入麝香少许。每服二钱半，米饮调下，日二（《经验方》）。

天泡湿疮莲蓬壳烧存性，研末，井泥调涂，神效（《海上方》）。

荷叶

〔释名〕嫩者荷钱（象形。《诚斋集》），贴水者藕荷（生藕者。《埤雅》），出水者芰荷（生花者。《埤雅》）。蒂名荷鼻（《拾遗》）。

〔修治〕〔大明曰〕入药并炙用。

〔气味〕苦，平，无毒。〔时珍曰〕畏桐油。伏白银，伏硫黄。

〔主治〕止渴，落胞破血，治产后口干，心肺躁烦（大明）。治血胀腹痛，产后胎衣不下，酒煮服之。荷鼻：安胎，去恶血，留好血，止血痢，杀菌蕈毒，并煮水服（藏器）。生发元气，裨助脾胃，涩精滑，散瘀血，消水肿痈肿，发痘疮，治吐血、咯血、衄血，下血、溺血、血淋，崩中，产后恶血，损伤败血（时珍）。

〔发明〕〔杲曰〕洁古张先生口授枳术丸方，用荷叶烧饭为丸。当时未悟其理，老年味之始得。夫震者动也，人感之生足少阳甲胆，是属风木，为生化万物之根蒂。人之饮食入胃，营气上行，即少阳甲胆之气，与手少阳三焦元气，同为生发之气。《素问》云：履端于始，序则不愆。荷叶生于水土之下，污秽之中，挺然独立。其色青，其形仰，其中空，象震卦之体。食药感此气之化，胃气何由不升乎？用此为引，可谓远识合道矣。更以烧饭和药，与白术协力滋养，补令胃厚，不致内伤，其利广矣大矣。世之用巴豆、牵牛者，岂足语此？〔时珍曰〕烧饭见《谷部》饭下。按《东垣试效方》云：雷头风证，头面疙瘩肿痛，憎寒发热，状如伤寒，病在三阳，不可过用寒药重剂，诛伐无过。一人病此，诸药不效，余处清震汤治之而愈。用荷叶一枚，升麻五钱，苍术五钱，水煎温服。盖震为雷，而荷叶之形象震体，其色又青，乃涉类象形之义也。又案闻人规《痘疹八十一论》云：痘疮已出，复为风寒外袭，则窍闭血凝，其点不长，或变黑色，此为倒靥，必身痛，四肢微厥。但温肌散邪，则热气复行，而斑自出也。宜紫背荷叶散治之。盖荷叶能升发阳气，散瘀血，留好血，僵蚕能解结滞之气故也。此药易得，而活人甚多，胜于人牙、龙脑也。又戴原礼《证治要诀》云：荷叶服之，令人瘦劣，故单服可以消阳水浮肿之气。

〔附方〕旧四，新二十二。

阳水浮肿败荷叶烧存性，研末。每服二钱，米饮调下，日三服（《证治要诀》）。

脚膝浮肿荷叶心、藁本等分，煎汤，淋洗之（《永类方》）。

痘疮倒黡紫背荷叶散,又名南金散:治风寒外袭倒黡势危者,万无一失。用霜后荷叶贴水紫背者炙干,白僵蚕直者炒去丝,等分为末。每服半钱,用胡荽汤或温酒调下(闻人规《痘疹论》)。

诸般痈肿拔毒止痛。荷叶中心蒂如钱者,不拘多少,煎汤淋洗,拭干,以飞过寒水石,同腊猪脂涂之。又治痈肿,柞木饮方中亦用之(《本事方》)。

打扑损伤恶血攻心,闷乱疼痛者。以干荷叶五片烧存性,为末。每服三钱,童子热尿一盏,食前调下,日三服,利下恶物为度(《圣惠方》)。

产后心痛恶血不尽也。荷叶炒香为末。每服方寸匕,沸汤或童子小便调下。或烧灰、或煎汁皆可(《救急方》)。

胎衣不下方同上。

伤寒产后血运欲死。用荷叶、红花、姜黄等分,炒研末。童子小便调服二钱(庞安常《伤寒论》)。

孕妇伤寒大热烦渴,恐伤胎气。用嫩卷荷叶焙半两,蚌粉二钱半,为末。每服三钱,新汲水入蜜调服,并涂腹上。名罩胎散(郑氏方)。

妊娠胎动已见黄水者。干荷蒂一枚炙,研为末。糯米淘汁一钟,调服即安(唐氏《经验方》)。

吐血不止嫩荷叶七个,擂水服之,甚佳。○又方:干荷叶、生蒲黄等分,为末。每服三钱,桑白皮煎汤调下。○《肘后方》:用经霜败荷烧存性,研末。新水服二钱。

吐血咯血《经验后方》:荷叶焙干,为末。米汤调服二钱,一日二服,以知为度。○《圣济总录》:用败荷叶、蒲黄各一两,为末。每服二钱,麦门冬汤下。

吐血衄血阳乘于阴,血热妄行,宜服四生丸。陈日华云:

屡用得效。用生荷叶、生艾叶、生柏叶、生地黄等分,捣烂,丸鸡子大。每服一丸,水三盏,煎一盏,去滓服(《济生方》)。

崩中下血 荷叶烧研半两,蒲黄、黄芩各一两,为末。每空心酒服三钱。

血痢不止 荷叶蒂,水煮汁,服之(《普济方》)。

下痢赤白 荷叶烧研。每服二钱,红痢蜜、白痢沙糖汤下。

脱肛不收 贴水荷叶焙研,酒服二钱,仍以荷叶盛末坐之(《经验良方》)。

牙齿疼痛 青荷叶剪取钱蒂七个,以浓米醋一盏,煎半盏,去滓,熬成膏,时时抹之,妙(唐氏《经验方》)。

赤游火丹 新生荷叶捣烂,入盐涂之(《摘玄方》)。

漆疮作痒 干荷叶煎汤,洗之良(《集验方》)。

遍身风疬 荷叶三十枚,石灰一斗。淋汁合煮,渍之,半日乃出。数日一作,良(《圣惠方》)。

偏头风痛 升麻、苍术各一两,荷叶一个,水二钟,煎一钟,食后温服。或烧荷叶一个,为末,以煎汁调服(《简便方》)。

刀斧伤疮 荷叶烧研,搽之(《集简方》)。

阴肿痛痒 荷叶、浮萍、蛇床等分煎水,日洗之(《医垒元戎》)。

红白莲花 《拾遗》

〔校正〕自《草部》移入此。

【集解】〔藏器曰〕红莲花、白莲花,生西国,胡人将来也。〔时珍曰〕此不知即莲花否。而功与莲同,以类相从,姑移入此。

【气味】甘,平,无毒。

【主治】久服,令人好颜色,变白却老(藏器)。

芰实 音妓。〇《别录·上品》

【释名】 菱（《别录》）、水栗（《风俗通》）、沙角（《《咸淳临安志》》）。〔时珍曰〕其叶支散，故字从支。其角棱峭，故谓之菱，而俗呼为菱角也。昔人多不分别，惟伍安贫《武陵记》，以三角、四角者为芰，两角者为菱。《左传》屈到嗜芰，即此物也。《尔雅》谓之厥攠（音眉）。又许慎《说文》云：菱，楚谓之芰，秦谓之薢茩。杨氏《丹铅录》以芰为鸡头，引《离骚》缉芰荷以为衣，言菱叶不可缉衣，皆误矣。案《尔雅》薢茩乃决明之名，非厥攠也。又《埤雅》芰荷乃藕上出水生花之茎，非鸡头也。与菱同名异物。许、杨二氏失于详考，故正之。

【集解】 〔弘景曰〕芰实，庐、江间最多，皆取火燔以为米充粮，今多蒸暴食之。〔颂曰〕菱，处处有之。叶浮水上，花黄白色，花落而实生，渐向水中乃熟。实有二种：一种四角，一种两角。两角中又有嫩皮而紫色者，谓之浮菱，食之尤美。江淮及山东人暴其实以为米，代粮。〔时珍曰〕芰菱有湖泺处则有之。菱落泥中，最易生发。有野菱、家菱，皆三月生蔓延引。叶浮水上，扁而有尖，光面如镜。叶下之茎有股如虾股，一茎一叶，两两相差，如蝶翅状。五六月开小白花，背日而生，昼合宵炕，随月转移。其实有数种：或三角、四角，或两角、无角。

芰实

野菱自生湖中,叶、实俱小。其角硬直刺人,其色嫩青老黑。嫩时剥食甘美,老则蒸煮食之。野人暴干,剁米为饭为粥,为糕为果,皆可代粮。其茎亦可暴收,和米作饭,以度荒歉,盖泽农有利之物也。家菱种于陂塘,叶、实俱大,角软而脆,亦有两角弯卷如弓形者,其色有青、有红、有紫,嫩时剥食,皮脆肉美,盖佳果也。老则壳黑而硬,坠入江中,谓之乌菱。冬月取之,风干为果,生、熟皆佳。夏月以粪水浇其叶,则实更肥美。案段成式《酉阳杂俎》云:苏州折腰菱,多两角。荆州郢城菱,三角无刺,可以挼莎。汉武帝昆明池有浮根菱,亦曰青水菱,叶没水下,根出水上。或云:玄都有鸡翔菱,碧色,状如鸡飞,仙人凫伯子常食之。

【气味】甘,平,无毒。〔诜曰〕生食,性冷利。多食,伤人脏腑,损阳气,痿茎,生蛲虫。水族中此物最不治病。若过食腹胀者,可暖姜酒服之即消,亦可含吴茱萸咽津。〔时珍曰〕《仇池笔记》言:菱花开背日,芡花开向日,故菱寒而芡暖。《别录》言芰实性平,岂生者性冷,而干者则性平欤?

【主治】安中补五脏,不饥轻身(《别录》)。蒸暴,和蜜饵之,断谷长生(弘景)。解丹石毒(苏颂)。鲜者,解伤寒积热,止消渴,解酒毒、射罔毒(时珍)。捣烂澄粉食,补中延年(臞仙)。

芰花

〔气味〕涩。

〔主治〕入染须发方(时珍)。

乌菱壳

〔主治〕入染须发方,亦止泄痢(时珍)。

芡实 音俭。○《本经·上品》

【释名】鸡头（《本经》）、雁喙（同）、雁头（《古今注》）、鸿头（韩退之）、鸡雍（《庄子》）、卯菱（《管子》）、芳子（音唯。〖弘景〗）、水流黄（〖《谈圃》〗）。〔弘景曰〕此即今芳子也。茎上花似鸡冠，故名鸡头。〔颂曰〕其苞形类鸡、雁头，故有诸名。〔时珍曰〕芡可济俭歉，故谓之芡。鸡雍见《庄子·徐无鬼篇》。卯菱见《管子·五行篇》。扬雄《方言》云：南楚谓之鸡头，幽、燕谓之雁头，徐、青、淮、泗谓之芡子。其茎谓之芳，亦曰莜。郑樵《通志》以钩芡为芡，误矣。钩芡，陆生草也，其茎可食。水流黄见下。

【集解】〔《别录》曰〕鸡头实生雷泽池泽。八月采之。〔保昇曰〕苗生水中，叶大如荷，皱而有刺。花子若拳大，形似鸡头。实若石榴，其皮青黑，肉白如菱米也。〔颂曰〕处处有之，生水泽中。其叶俗名鸡头盘，花下结实。其茎嫩者名芳蔌，亦名莜菜，人采为蔬茹。〔宗奭曰〕天下皆有之。临水居人，采子去皮，捣仁为粉，蒸炸作饼，可以代粮。〔时珍曰〕芡茎三月生叶贴水，大于荷叶，皱文如縠，蹙衂如沸，面青背紫，茎、叶皆有刺。其茎长至丈余，中亦有孔有丝，嫩者剥皮可食。五六月生紫花，花开向日结苞，外有青刺，如猬刺及栗球之形。花在苞

芡实

顶,亦如鸡喙及猬喙。剥开内有斑驳软肉裹子,累累如珠玑。壳内白米,状如鱼目。深秋老时,泽农广收,烂取芡子,藏至困石,以备歉荒。其根状如三棱,煮食如芋。

【修治】〔诜曰〕凡用蒸熟,烈日晒裂取仁,亦可舂取粉用。〔时珍曰〕新者煮食良。入涩精药,连壳用亦可。案刘跂《暇日记》云:芡实一斗,以防风四两煎汤浸过用,且经久不坏。

【气味】甘,平,涩,无毒。〔弘景曰〕小儿多食,令不长。〔诜曰〕生食多,动风冷气。〔宗奭曰〕食多,不益脾胃,兼难消化。

【主治】湿痹,腰脊膝痛,补中,除暴疾,益精气,强志,令耳目聪明。久服,轻身不饥,耐老神仙(《本经》)。开胃助气(《日华》)。止渴益肾,治小便不禁,遗精白浊带下(时珍)。

【发明】〔弘景曰〕仙方取此合莲实饵之,甚益人。〔恭曰〕作粉食,益人胜于菱也。〔颂曰〕取其实及中子,捣烂暴干,再捣筛末,熬金樱子煎和丸服之,云补下益人,谓之水陆丹。〔时珍曰〕案孙升《谈圃》云:芡本不益人,而俗谓之水流黄何也?盖人之食芡,必咀嚼之,终日嗫嗫。而芡味甘平,腴而不腻。食之者能使华液流通,转相灌溉,其功胜于乳石也。《淮南子》云:狸头愈鼠,鸡头已瘘。注者云:即芡实也。

【附方】旧一,新三。

鸡头粥益精气,强志意,利耳目。鸡头实三合,煮熟去壳,粳米一合煮粥,日日空心食(《经验后方》)。

玉锁丹治精气虚滑。用芡实、莲茎。方见藕节下。

四精丸治思虑、色欲过度,损伤心气,小便数,遗精。用秋石、白茯苓、芡实、莲肉各二两,为末,蒸枣和丸梧子大。每服三十丸,空心盐汤送下(《永类方》)。

分清丸治浊病。用芡实粉、白茯苓粉,黄蜡化蜜和丸梧桐子大。每服百丸,盐汤下(《摘玄方》)。

鸡头菜即莜菜芡茎也。

〔气味〕咸、甘,平,无毒。

〔主治〕止烦渴,除虚热,生熟皆宜(时珍)。

根

〔气味〕同茎。

〔主治〕小腹结气痛,煮食之(士良)。

〔附方〕新一。

偏坠气块鸡头根切片煮熟,盐、醋食之(《法天生意》)。

乌芋《别录·中品》

【释名】凫茈(音庇。〖《尔雅》〗)、凫茨(音瓷。〖《尔雅翼》〗)、荸脐(《衍义》)、黑三棱(《博济方》)、芍(音晓。〖《尔雅》〗)、地栗(郑樵《通志》)。〔时珍曰〕乌芋其根如芋而色乌也。凫喜食之,故《尔雅》名凫茈,后遂讹为凫茨,又讹为荸脐。盖《切韵》凫、荸同一字母,音相近也。三棱、地栗,皆形似也。〔瑞曰〕小者名凫茈,大者名地栗。

【集解】〔颂曰〕乌芋,今凫茨也。苗似龙须而细,色正青。根如指头大,黑色,皮厚有毛。又有一种皮薄无毛者亦同。田中人并食之。〔宗奭曰〕皮厚色黑,肉硬而白者,谓之猪荸脐。皮薄泽,色淡紫,肉软而脆者,谓之羊荸脐。正二月,人采食之。此二等药中罕用,荒岁人多采以充粮。〔时珍曰〕凫茈生浅水田中。其苗三四月出土,一茎直上,无枝叶,状如龙须。肥田栽者,粗近葱、蒲,高二三尺。其根白蒻,秋后结颗,大如山楂、栗子,而脐有聚毛,累累下生入泥底。野生者,黑而小,食之多滓。种出者,紫而大,食之多毛。吴人以沃田种之,三月下种,霜后苗枯,冬春掘收为果,生食、煮食皆良。

【正误】〔《别录》曰〕乌芋,一名藉姑。二月生叶如芋。三月三日采根,暴干。〔弘景曰〕藉姑生水田中。叶有桠,状如泽泻,不正似芋。其根黄,似芋子而小,疑有乌者,根极相似,细而美。叶状如苋,草呼为凫茈,恐即此也。〔恭曰〕乌芋一名槎丫,一名茨菰。〔时珍曰〕乌芋、慈姑原是二物。慈姑有叶,其根散生。乌芋有茎无叶,其根下生。气味不同,主治亦异。而《别录》误以藉菇为乌芋,谓其叶如芋。陶、苏二氏因凫茈、慈姑字音相近,遂致混注,而诸家说者因之不明。今正其误。

根

【气味】甘,微寒,滑,无毒。〔诜曰〕性冷。先有冷气人不可食,令人腹胀气满。小儿秋月食多,脐下结痛也。

【主治】消渴痹热,温中益气(《别录》)。下丹石,消风毒,除胸中实热气。

乌芋

慈姑

可作粉食，明耳目，消黄疸（孟诜）。开胃下食（大明）。作粉食，厚人肠胃，不饥，能解毒，服金石人宜之（苏颂）。疗五种膈气，消宿食，饭后宜食之。治误吞铜物（汪机）。主血痢下血血崩，辟蛊毒（时珍）。

【发明】〔机曰〕乌芋善毁铜，合铜钱嚼之，则钱化，可见其为消坚削积之物。故能化五种膈疾，而消宿食，治误吞铜也。〔时珍曰〕按王氏《博济方》治五积、冷气攻心、变为五膈诸病，金锁丸中用黑三棱。注云：即凫茈干者。则汪氏所谓消坚之说，盖本于此。又董炳《集验方》云：地栗晒干为末，白汤每服二钱，能辟蛊毒。传闻下蛊之家，知有此物，便不敢下。此亦前人所未知者。

【附方】新五。

大便下血荸荠捣汁大半钟，好酒半钟，空心温服。三日见效（《神秘方》）。

下痢赤白午日午时取完好荸荠，洗净拭干，勿令损破，放瓶内入好烧酒浸之，黄泥密封收贮。遇有患者，取二枚细嚼，空心用原酒送下（唐瑶《经验方》）。

妇人血崩凫茈一岁一个，烧存性，研末，酒服之（李氏方）。

小儿口疮用荸荠烧存性，研末，掺之（杨起《简便方》）。

误吞铜钱生凫茈研汁，细细呷之，自然消化成水（王璆《百一选方》）。

慈姑《日华》

〔校正〕原混乌芋下，今分出。仍并入《图经·外类》剪刀草。

【释名】藉姑（《别录》）、水萍（《别录》）、河凫茈（《图经》）、白地栗（同上），苗名剪刀草（《图经》）、箭搭草

（《救荒》）、槎丫草（苏恭）、燕尾草（大明）。〔时珍曰〕慈姑
一根岁生十二子，如慈姑之乳诸子，故以名之。作茨菰者非矣。
河凫茈、白地栗，所以别乌芋之凫茈、地栗也。剪刀、箭搭、槎丫、
燕尾，并象叶形也。

【集解】〔《别录》曰〕藉姑，三月三日采根，暴干。〔弘景
曰〕藉姑生水田中。叶有桠，状如泽泻。其根黄，似芋子而小，煮
之可啖。〔恭曰〕慈姑生水中。叶似铧箭之镞，泽泻之类也。〔颂
曰〕剪刀草，生江湖及汴洛近水河沟沙碛中。叶如剪刀形。茎干
似嫩蒲，又似三棱。苗甚软，其色深青绿。每丛十余茎，内抽出
一两茎，上分枝，开小白花，四瓣，蕊深黄色。根大者如杏，小者
如栗，色白而莹滑。五、六、七月采叶，正、二月采根，即慈姑也。
煮熟味甘甜，时人以作果子。福州别有一种，小异，三月开花，四
时采根，功亦相似。〔时珍曰〕慈姑生浅水中，人亦种之。三月生
苗，青茎中空，其外有棱。叶如燕尾，前尖后歧。霜后叶枯，根乃
练结，冬及春初，掘以为果，须灰汤煮熟，去皮食，乃不麻涩戟人
咽也。嫩茎亦可炸食。又取汁，可制粉霜、雌黄。又有山慈姑，
名同实异，见《草部》。

根

〔气味〕苦、甘，微寒，无毒。〔大明曰〕冷，有毒。多
食，发虚热，及肠风痔漏，崩中带下，疮疖。以生姜同煮佳。怀孕
人不可食。〔诜曰〕吴人常食之，令人发脚气瘫缓风，损齿失颜
色，皮肉干燥。卒食之，使人干呕也。

〔主治〕百毒，产后血闷，攻心欲死，产难胞衣不
出，捣汁服一升。又下石淋（苏恭）。

叶

〔主治〕诸恶疮肿，小儿游瘤丹毒，捣烂涂之，即

便消退,甚佳（苏颂）。治蛇、虫咬,捣烂封之（大明）。调蚌粉,涂瘑痱（时珍）。

附录

诸果《纲目》二十一种,《拾遗》一种

〔时珍曰〕方册所记诸果,名品甚多,不能详其性、味、状。既列于果,则养生者不可不知,因略采附以俟。

津符子〔时珍曰〕孙真人《千金方》云:味苦,平,滑。多食令人口爽,不知五味。

必思荅〔又曰〕忽思慧《饮膳正要》云:味甘,无毒。调中顺气。出回回田地。

甘剑子〔又曰〕范成大《桂海志》云:状似巴榄子,仁附肉,有白膈,不可食,发人病。北人呼为海胡桃是也。

杨摇子〔又曰〕沈莹《临海异物志》云:生闽越。其子生树皮中,其体有脊,形甚异而味甘无奇,色青黄,长四五寸。

海梧子〔又曰〕嵇含《南方草木状》云:出林邑。树似梧桐,色白。叶似青桐。其子如大栗,肥甘可食。

木竹子〔又曰〕《桂海志》云:皮色形状全似大枇杷,肉味甘美,秋冬实熟。出广西。

橹罟子〔又曰〕《桂海志》云:大如半升碗,数十房攒聚成球,每房有缝。冬生青,至夏红。破其瓣食之,微甘。出广西。

罗晃子〔又曰〕《桂海志》云:状如橄榄,其皮七重。出广西。顾岕《海槎录》云:横州出九层皮果,至九层方见肉也。夏熟,味如栗。

柠子〔又曰〕徐表《南州记》云：出九真、交阯。树生子如桃实，长寸余。二月开花，连着子，五月熟，色黄。盐藏食之，味酸似梅。

夫编子〔又曰〕《南州记》云：树生交阯山谷。三月开花，仍连着子，五六月熟。入鸡、鱼、猪、鸭羹中，味美，亦可盐藏。

白缘子〔又曰〕刘欣期《交州记》云：出交阯。树高丈余，实味甘美如胡桃。

系弥子〔又曰〕郭义恭《广志》云：状圆而细，赤如软枣。其味初苦后甘，可食。

人面子〔又曰〕《草木状》云：出南海。树似含桃。子如桃实，无味，以蜜渍之可食。其核正如人面，可玩。祝穆《方舆胜览》云：出广中。大如梅李。春花、夏实、秋熟，蜜煎甘酸可食。其核两边似人面，口、目、鼻皆具。

黄皮果〔又曰〕《海槎录》云：出广西横州。状如楝子及小枣而味酸。

四味果〔又曰〕段成式《酉阳杂俎》云：出祁连山。木生如枣。剖以竹刀则甘，铁刀则苦，木刀则酸，芦刀则辛。行旅得之，能止饥渴。

千岁子〔又曰〕《草木状》云：出交阯。蔓生。子在根下，须绿色，交加如织。一苞恒二百余颗，皮壳青黄色。壳中有肉如栗，味亦如之。干则壳肉相离，撼之有声。《桂海志》云：状似青黄李，味甘。

侯骚子〔又曰〕《酉阳杂俎》云：蔓生。子大如鸡卵，既甘且冷，消酒轻身。王太仆曾献之。

酒杯藤子〔又曰〕崔豹《古今注》云：出西域。藤大如臂。花坚硬，可以酌酒，文章映澈。实大如指，味如豆蔻，食之消酒。张骞得其种于大宛。

莔（音间）子〔又曰〕贾思勰《齐民要术》云：藤，生交阯、合浦。缘树木，正二月花，四五月熟，实如梨，赤如鸡冠，核如鱼鳞。生食，味淡泊。

山枣〔又曰〕《寰宇志》云：出广西肇庆府。叶似梅，果似荔枝，九月熟，可食。

隈支〔又曰〕宋祁《益州方物图》云：生邛州山谷中。树高丈余，枝修而弱。开白花。实大若雀卵，状似荔枝，肉黄肤甘。

灵床上果子（《拾遗》）藏器云：人夜谵语，食之即止。

诸果有毒《拾遗》

凡果未成核者，食之令人发痈疖及寒热。

凡果落地有恶虫缘过者，食之令人患九漏。

凡果双仁者，有毒杀人。

凡瓜双蒂者，有毒杀人。沉水者，杀人。

凡果忽有异常者，根下必有毒蛇，食之杀人。

第三十四卷　木部

目录

李时珍曰：木乃植物，五行之一。性有土宜，山谷原隰。肇由气化，爰受形质。乔条苞灌，根叶华实。坚脆美恶，各具太极。色香气味，区辨品类。食备果蔬，材充药器。寒温毒良，宜有考汇。多识其名，奚止读《诗》。埤以本草，益启其知。乃肆搜猎，萃而类之。是为《木部》，凡一百八十种，分为六类：曰香，曰乔，曰灌，曰寓，曰苞，曰杂。旧本《木部》三品，共二百六十三种。今并入二十五种，移一十四种入《草部》，二十九种入蔓草，三十一种入《果部》，三种入《菜部》，一十六种入《器用部》，二种入《虫部》。自《草部》移入二种，《外类》《有名未用》移入十一种。

《日华本草》一种宋人大明

《证类本草》一种宋唐慎微

《本草补遗》一种元朱震亨

《本草纲目》二十一种明李时珍

〔附注〕

魏李当之《药录》　　　《吴普本草》

宋雷敩《炮炙》　　　　齐徐之才《药对》

唐甄权《药性》　　　　孙思邈《千金》

唐孟诜《食疗》　　　　杨损之《删繁》

萧炳《四声》　　　　　南唐陈士良《食性》

宋陈承《别说》　　　　寇宗奭《衍义》

金张元素《珍珠囊》　　元李杲《法象》

王好古《汤液》　　　　元吴瑞《日用》

明汪颖《食物》　　　　汪机《会编》

周定王《救荒》　　　　王纶《集要》

宁源《食鉴》　　　　　陈嘉谟《蒙筌》

木之一香木类三十五种

柏《本经》

松《别录》

杉《别录》　丹桎木皮附

桂《别录》　牡桂《本经》

箘桂《本经》

天竺桂《海药》

月桂《拾遗》

木兰《本经》

辛夷《本经》

沉香《别录》

蜜香《拾遗》

丁香《开宝》（即鸡舌香）

檀香《别录》

降真香《证类》

楠《别录》

樟《拾遗》

钓樟《别录》

乌药《开宝》　研药附

櫰香《纲目》（即兜娄婆香）

必栗香《拾遗》

枫香脂《唐本草》（即白胶香）

熏陆香（乳香）《别录》

没药《开宝》

骐驎竭《唐本草》（即血竭）

质汗《开宝》

安息香《唐本草》

苏合香《别录》

詹糖香《别录》　结杀附

笃耨香《纲目》　胆八香附

龙脑香《唐本草》　元慈勒附

樟脑《纲目》

阿魏《唐本草》

卢会《开宝》

胡桐泪《唐本草》

返魂香《海药》　兜木香附

　右附方旧五十七，新一百九十八。

第三十四卷　木部

木之一香木类三十五种

柏《本经·上品》

【释名】椈（音菊。〖《尔雅》〗）、侧柏（〖《尔雅翼》〗）。〔李时珍曰〕按魏子才《六书精蕴》云：万木皆向阳，而柏独西指，盖阴木而有贞德者，故字从白。白者，西方也。陆佃《埤雅》云：柏之指西，犹针之指南也。柏有数种，入药惟取叶扁而侧生者，故曰侧柏。〔寇宗奭曰〕予官陕西，登高望柏，千万株皆一一西指。盖此木至坚，不畏霜雪，得木之正气，他木不及。所以受金之正气所制，一一西指也。

【集解】〔《别录》曰〕柏实生太山山谷，柏叶尤良。四时各依方面采，阴干。〔陶弘景曰〕处处有柏，当以太山为佳尔。并忌取冢墓上者。其叶以秋夏采者良。〔苏恭曰〕今太山无复采子，惟出陕州、宜州为胜。八月采之。〔苏颂曰〕柏实以乾州者为最。三月开花，九月结子成熟，取采蒸曝，春碻取仁用。其叶名侧柏，密

柏

州出者尤佳。虽与他柏相类，而其叶皆侧向而生，功效殊别。古柏叶尤奇，益州诸葛孔明庙中有大柏木，相传是蜀世所植，故人多采以作药，其味甘香于常柏也。〔雷敩曰〕柏叶有花柏叶、丛柏叶及有子圆叶。其有子圆叶成片，如大片云母，叶皆侧，叶上有微赤毛者，宜入药用。花柏叶，其树浓叶成朵，无子；丛柏叶，其树绿色，并不入药。〔陈承曰〕陶隐居说柏忌冢墓上者，而今乾州者皆是乾陵所出，他处皆无大者，但取其州土所宜，子实气味丰美可也。其柏异于他处，木之文理，大者多为菩萨云气、人物鸟兽，状极分明可观。有盗得一株径尺者，值万钱，宜其子实为贵也。〔时珍曰〕《史记》言：松柏为百木之长。其树耸直，其皮薄，其肌腻。其花细琐，其实成梂，状如小铃，霜后四裂，中有数子，大如麦粒，芬香可爱。柏叶松身者，桧也。其叶尖硬，亦谓之栝。今人名圆柏，以别侧柏。松叶柏身者，枞也。松桧相半者，桧柏也。峨眉山中一种竹叶柏身者，谓之竹柏。

柏实

〔修治〕〔敩曰〕凡使先以酒浸一宿，至明漉出，晒干，用黄精自然汁于日中煎之，缓火煮成煎为度。每煎柏子仁三两，用酒五两浸。〔时珍曰〕此法是服食家用者。寻常用，只蒸熟曝烈舂簸取仁，炒研入药。

〔气味〕甘，平，无毒。〔甄权曰〕甘、辛。畏菊花、羊蹄草。〔徐之才曰〕见叶下。

〔主治〕惊悸益气，除风湿，安五脏。久服令人润泽美色，耳目聪明，不饥不老，轻身延年（《本经》）。疗恍惚，虚损吸吸，历节腰中重痛，益血止汗（《别录》）。治头风，腰肾中冷，膀胱冷脓宿水，兴阳道，益寿，去百邪鬼魅，小儿惊痫（甄权）。润肝（好古）。养心气,润肾燥,安魂定魄,益智宁神。烧沥,泽头发,治疥癣(时珍)。

〔发明〕〔王好古曰〕柏子仁,肝经气分药也。又润肾,古方十精丸用之。〔时珍曰〕柏子仁性平而不寒不燥,味甘而补,辛而能润,其气清香,能透心肾,益脾胃,盖仙家上品药也,宜乎滋养之剂用之。《列仙传》云:赤松子食柏实,齿落更生,行及奔马。谅非虚语也。

〔附方〕旧二,新四。

服柏实法八月连房取实暴收,去壳研末。每服二钱,温酒下,一日三服。渴即饮水,令人悦泽。一方:加松子仁等分,以松脂和丸。一方:加菊花等分,蜜丸服。○《奇效方》:用柏子仁二斤为末,酒浸为膏,枣肉三斤,白蜜、白术末、地黄末各一斤,捣匀,丸弹子大。每嚼一丸,一日三服。百日,百病愈;久服,延年壮神。

老人虚秘柏子仁、松子仁、大麻仁等分。同研,溶蜜蜡丸梧子大。以少黄丹汤,食前调服二三十丸,日二服(寇宗奭)。

肠风下血柏子十四个捶碎,囊贮浸好酒三盏,煎八分服,立止(《普济方》)。

小儿躽啼惊痫腹满,大便青白色。用柏子仁末,温水调服一钱(《圣惠方》)。

黄水湿疮真柏油二两,香油二两。熬稠搽之,如神(陆氏《积德堂方》)。

柏叶

〔修治〕〔敩曰〕凡用揉去两畔并心枝了,用糯泔浸七日,以酒拌蒸一伏时。每一斤用黄精自然汁十二两浸焙,又浸又焙,待汁干用之。〔时珍曰〕此服食治法也。常用或生或炒,各从本方。

〔气味〕苦，微温，无毒。〔权曰〕苦、辛，性涩。与酒相宜。〔颂曰〕性寒。〔之才曰〕瓜子、牡蛎、桂为之使。畏菊花、羊蹄、诸石及面曲。伏砒、硝。〔弘景曰〕柏之叶、实，服饵所重。此云恶曲，而人以酿酒无妨。恐酒米相和，异单用也。

〔主治〕吐血衄血，痢血崩中赤白，轻身益气，令人耐寒暑，去湿痹，止饥（《别录》）。治冷风历节疼痛，止尿血（甄权）。炙，罯冻疮。烧取汁涂头，黑润鬓发（大明）。傅汤火伤，止痛灭瘢。服之，疗蛊痢。作汤常服，杀五脏虫，益人（苏颂）。

〔发明〕〔震亨曰〕柏属阴与金，善守。故采其叶，随月建方，取其多得月令之气。此补阴之要药，其性多燥，久得之大益脾土，以滋其肺。〔时珍曰〕柏性后凋而耐久，禀坚凝之质，乃多寿之木，所以可入服食。道家以之点汤常饮，元旦以之浸酒辟邪，皆有取于此。麝食之而体香，毛女食之而体轻，亦其证验矣。毛女者，秦王宫人。关东贼至，惊走入山，饥无所食。有一老公教吃松柏叶，初时苦涩，久乃相宜，遂不复饥，冬不寒，夏不热。至汉成帝时，猎者于终南山见一人，无衣服，身生黑毛，跳坑越涧如飞，乃密围获之，去秦时二百余载矣。事出葛洪《抱朴子》书中。

〔附方〕旧十，新九。

服松柏法孙真人《枕中记》云：尝以三月、四月采新生松叶，长三四寸许，并花蕊阴干；又于深山岩谷中，采当年新生柏叶，长二三寸者，阴干，为末，白蜜丸如小豆大。常以日未出时，烧香东向，手持八十一丸，以酒下。服一年，延十年命；服二年，延二十年命。欲得长肌肉，加大麻、巨胜；欲心力壮健者，加茯苓、人参。此药除百病，益元气，滋五脏六腑，清明耳目，强壮不衰老，延年益寿，神验。用七月七日露水丸之，更佳。服时仍祝曰："神仙真药，体合自然。服药入腹，天地同年。"祝毕服药。断诸杂肉、五辛。

神仙服饵五月五日，采五方侧柏叶三斤，远志（去心）二斤，白茯苓（去皮）一斤，为末，炼蜜和丸梧子大。每以仙灵脾酒下三十丸，日再服。并无所忌。勿示非人。

中风不省涎潮口禁，语言不出，手足搐曳。得病之日，便进此药，可使风退气和，不成废人。柏叶一握去枝，葱白一握连根研如泥，无灰酒一升，煎一二十沸，温服。如不饮酒，分作四五服，方进他药（《杨氏家藏方》）。

时气瘴疫社中西南柏树东南枝，取暴干研末。每服一钱，新水调下，日三四服（《圣惠方》）。

霍乱转筋柏叶捣烂，裹脚上，及煎汁淋之（《圣惠方》）。

吐血不止张仲景柏叶汤：用青柏叶一把，干姜二片，阿胶一挺炙，三味，以水二升，煮一升，去滓，别绞马通汁一升，合煎取一升，绵滤，一服尽之。○《圣惠方》：用柏叶，米饮服二钱。或蜜丸、或水煎服，并良。

忧恚呕血烦满少气，胸中疼痛。柏叶为散，米饮调服二方寸匕（《圣惠方》）。

衄血不止柏叶、榴花研末，吹之（《普济方》）。

小便尿血柏叶、黄连焙研，酒服三钱（《济急方》）。

大肠下血随四时方向，采侧柏叶烧研。每米饮服二钱。王涣之舒州病此，陈宜父大夫传方，二服愈（《百一选方》）。

酒毒下血或下痢。嫩柏叶（九蒸九晒）二两，陈槐花（炒焦）一两，为末，蜜丸梧子大。每空心温酒下四十丸（《普济方》）。

蛊痢下血男子、妇人、小儿大腹，下黑血茶脚色，或脓血如淀色。柏叶焙干为末，与黄连同煎为汁，服之（《本草图经》）。

小儿洞痢柏叶煮汁，代茶饮之（《经验后方》）。

月水不断侧柏叶（炙）、芍药等分。每用三钱，水、酒各半，煎服。○室女用侧柏叶、木贼（炒微焦）等分，为末。每服二钱，米饮下（《圣济总录》）。

汤火烧灼柏叶生捣涂之，系定二三日，止痛灭瘢（《本草图经》）。

鼠瘘核痛未成脓，以柏叶捣涂，熬盐熨之，令热气下即消（姚僧垣《集验方》）。

大风疠疾眉发不生。侧柏叶九蒸九晒，为末，炼蜜丸梧子大。每服五丸至十丸，日三、夜一服。百日即生（《圣惠方》）。

头发不生侧柏叶阴干，作末。和麻油涂之（孙真人《食忌》）。

头发黄赤生柏叶末一升，猪膏一斤，和丸弹子大。每以布裹一丸，纳泔汁中化开，沐之。一月，色黑而润矣（《圣惠方》）。

枝节

〔主治〕煮汁酿酒，去风痹、历节风。烧取淄油，疗疬疥及虫癞良（苏恭）。

〔附方〕旧二，新一。

霍乱转筋以暖物裹脚，后以柏木片煮汤淋之（《经验后方》）。

齿䘌肿痛柏枝烧热，拄孔中。须臾虫缘枝出（《圣惠》）。

恶疮有虫久不愈者。以柏枝节烧沥取油傅之。三五次无不愈。亦治牛马疥（陈承《本草别说》）。

脂

〔主治〕身面疣目，同松脂研匀涂之，数夕自失

（《圣惠》）。

根白皮

〔气味〕苦，平，无毒。

〔主治〕火灼烂疮，长毛发（《别录》）。

〔附方〕旧一。

热油灼伤柏白皮，以腊猪脂煎油，涂疮上（《肘后方》）。

松 《别录·上品》

【释名】〔时珍曰〕按王安石《字说》云：松柏为百木之长。松犹公也，柏犹伯也。故松从公，柏从白。

【集解】〔《别录》曰〕松脂生太山山谷。六月采。〔颂曰〕松处处有之。其叶有两鬣、五鬣、七鬣。岁久则实繁。中原虽有，不及塞上者佳好也。松脂以通明如熏陆香颗者为胜。〔宗奭曰〕松黄一如蒲黄，但味差淡。松子多海东来，今关右亦有，但细小味薄也。〔时珍曰〕松树磥砢修耸多节，其皮粗厚有鳞形，其叶后凋。二三月抽蕤生花，长四五寸，采其花蕊为松黄。结实状如猪心，叠成鳞砌，秋老则子长鳞裂。然叶有二针、三针、五针之别。三针者为栝子松，五针者为松子松。其子大如柏子，惟辽海及云南者，子大如巴豆可食，谓之海松子，详见《果部》。孙思邈云：松脂以衡山者为良。衡山东五百里，满谷

松

所出者,与天下不同。苏轼云:镇定松脂亦良。《抱朴子》云:凡老松皮内自然聚脂为第一,胜于凿取及煮成者。其根下有伤处,不见日月者为阴脂,尤佳。老松余气结为茯苓。千年松脂化为琥珀。《玉策记》云:千年松树四边枝起,上杪不长如偃盖。其精化为青牛、青羊、青犬、青人、伏龟,其寿皆千岁。

松脂

〔别名〕松膏(《本经》)、松肪(同)、松胶(《纲目》)、松香(同)、沥青(《《卫生宝鉴》》)。

〔修治〕〔弘景曰〕采炼松脂法,并在服食方中。以桑灰汁或酒煮软,按纳寒水中数十过,白滑则可用。〔颂曰〕凡用松脂,先须炼治。用大釜加水置甑,用白茅藉甑底,又加黄砂于茅上,厚寸许。然后布松脂于上,炊以桑薪,汤减频添热水。候松脂尽入釜中,乃出之,投于冷水,既凝又蒸,如此三过,其白如玉,然后入用。

〔气味〕苦、甘,温,无毒。〔权曰〕甘,平。〔震亨曰〕松脂属阳金,伏汞。

〔主治〕痈疽恶疮,头疡白秃,疥瘙风气,安五脏,除热。久服,轻身不老延年(《本经》)。除胃中伏热,咽干消渴,风痹死肌。炼之令白。其赤者,主恶痹(《别录》)。煎膏,生肌止痛,排脓抽风。贴诸疮脓血瘘烂。塞牙孔,杀虫(甄权)。除邪下气,润心肺,治耳聋。古方多用辟谷(大明)。强筋骨,利耳目,治崩带(时珍)。

〔发明〕〔弘景曰〕松、柏皆有脂润,凌冬不凋,理为佳物,服食多用,但人多轻忽之尔。〔颂曰〕道人服饵,或合茯苓、松柏实、菊花作丸,亦可单服。〔时珍曰〕松叶、松实,服饵所须;松节、松心，耐久不朽。松脂则又树之津液精华也。在土不朽，流脂日久，变为琥珀，宜其可以辟谷延龄。葛洪《抱朴子》云：上党赵瞿病癞历年，垂死，其家弃之，送置山穴中。瞿怨泣经月，有仙人见而哀之，以一囊药与之。瞿服百余日，其疮都愈，颜色丰悦，肌肤玉泽。仙人再过之，瞿谢活命之恩，乞求其方。仙人曰：此是松脂，山中便多。此物汝炼服之，可以长生不死。瞿乃归家长服，身体转轻，气力百倍，登危涉险，终日不困。年百余岁，齿不坠，发不白。夜卧忽见屋间有光，大如镜，久而一室尽明如昼。又见面上有采女一人，戏于口鼻之间。后入抱犊山成地仙。于时人闻瞿服此脂，皆竞服之，车运驴负，积之盈室。不过一月，未觉大益，皆辄止焉。志之不坚如此。张杲《医说》有服松丹之法。

〔附方〕旧七，新十七。

服食辟谷《千金方》：用松脂十斤，以桑薪灰汁一石，煮五七沸，漉出，冷水中凝，复煮之，凡十遍乃白，细研为散。每服一二钱，粥饮调下，日三服。服至十两以上，不饥，饥再服之。一年以后，夜视目明。久服，延年益寿。○又法：百炼松脂治下筛，蜜和纳筒中，勿见风日。每服一团，一日三服。服至百日，耐寒暑；二百日，五脏补益；五年，即见西王母。○伏虎禅师服法：用松脂十斤，炼之五度，令苦味尽。每一斤，入茯苓末四两。每旦水服一刀圭，能令不食，而复延龄，身轻清爽。

强筋补益四圣不老丹：用明松脂一斤，以无灰酒沙锅内桑柴火煮数沸，竹枝搅稠，乃住火，倾入水内结块，复以酒煮九遍，其脂如玉，不苦不涩乃止，为细末。用十二两，入白茯苓末半斤，黄菊花末半斤，柏子仁去油取霜半斤，炼蜜丸如梧子大。每空心好酒送下七十二丸。须择吉日修合，勿令妇人、鸡、犬见之。○松梅丸：用松脂以长流水桑柴煮拔三次，再以桑灰滴汁煮七次扯拔,更以好酒煮二次,仍以长流水煮二次,色白不苦为度。每一斤,入九蒸地黄末十两,乌梅末六两,炼蜜丸梧子大。每服七十丸,空心盐、米汤下。健阳补中,强筋润肌,大能益人(白飞霞《方外奇方》)。

揩齿固牙松脂(出镇定者佳),稀布盛,入沸汤煮,取浮水面者投冷水中(不出者不用),研末,入白茯苓末和匀。日用揩齿漱口,亦可咽之,固牙驻颜(苏东坡《仇池笔记》)。

历节诸风百节酸痛不可忍。松脂三十斤,炼五十遍。以炼酥三升,和松脂三升,搅令极稠。每旦空心酒服方寸匕,日三服。数食面粥为佳,慎血腥、生冷、酢物、果子,一百日瘥(《外台秘要》)。

肝虚目泪炼成松脂一斤,酿米二斗,水七斗,曲二斗,造酒。频饮之。

妇人白带松香五两,酒二升煮干,木臼杵细,酒糊丸如梧子大。每服百丸,温酒下(《摘玄方》)。

小儿秃疮《简便方》:用松香五钱,猪油一两熬,搽,一日数次,数日即愈。○《卫生宝鉴》:用沥青二两,黄蜡一两半,铜绿一钱半,麻油一两半,文武熬收。每摊贴之,神效。

小儿紧唇松脂炙化,贴之(《圣惠方》)。

风虫牙痛刮松上脂,滚水泡化,一漱即止,已试验(《集简方》)。

龋齿有孔松脂纴塞,须臾虫从脂出也(梅师方)。

久聋不听炼松脂三两,巴豆一两,和捣成丸。薄绵裹塞,一日二度(梅师方)。

一切瘘疮炼成松脂末,填令满,日三四度(《圣惠方》)。

一切肿毒松香八两,铜青二钱,蓖麻仁五钱。同捣作膏,摊贴甚妙（李楼《奇方》）。

软疖频发翠玉膏：用通明沥青八两，铜绿二两，麻油三钱，雄猪胆汁三个。先溶沥青，乃下油、胆，倾入水中扯拔，器盛。每用绯帛摊贴，不须再换。

小金丝膏治一切疮疖肿毒。沥青、白胶香各二两，乳香二钱，没药一两，黄蜡三钱，又以香油三钱，同熬至滴下不散，倾入水中，扯千遍收贮。每捻作饼，贴之。

疥癣湿疮松胶香研细，少入轻粉。先以油涂疮，掺末在上，一日便干。顽者三二度愈（《刘涓子鬼遗方》）。

阴囊湿痒欲溃者。用板儿松香为末，纸卷作筒。每根入花椒三粒，浸灯盏内三宿，取出点烧，淋下油搽之。先以米泔洗过（《简便方》）。

金疮出血沥青末，少加生铜屑末，掺之，立愈（唐瑶《经验方》）。

猪啮成疮松脂炼作饼，贴之（《千金》）。

刺入肉中百理不瘥。松脂流出如乳头香者，傅上以帛裹。三五日当有根出，不痛不痒，不觉自安（《兵部手集》）。

松节

〔气味〕苦，温，无毒。

〔主治〕百节久风，风虚脚痹疼痛（《别录》）。酿酒，主脚弱，骨节风（弘景）。炒焦，治筋骨间病，能燥血中之湿（震亨）。治风蛀牙痛，煎水含漱，或烧灰日揩，有效（时珍）。

〔发明〕〔时珍曰〕松节，松之骨也。质坚气劲，久亦不朽，故筋骨间风湿诸病宜之。

〔附方〕旧三，新四。

历节风痛四肢如解脱。松节酒：用二十斤，酒五斗，浸三七日。每服一合，日五六服（《外台》）。

转筋挛急松节一两剉如米大，乳香一钱，银、石器慢火炒焦，存一二分性，出火毒，研末。每服一二钱，热木瓜酒调下。一应筋病皆治之（孙用和《秘宝方》）。

风热牙痛《圣惠方》：用油松节如枣大一块碎切，胡椒七颗，入烧酒，须二三盏，乘热入飞过白矾少许。噙漱三五口，立瘥。○又用松节二两，槐白皮、地骨皮各一两，浆水煎汤。热漱冷吐，瘥乃止。

反胃吐食松节煎酒，细饮之（《百一方》）。

阴毒腹痛油松木七块炒焦，冲酒二钟，热服（《集简方》）。

颠扑伤损松节煎酒服（谈野翁方）。

松溜音诣，火烧松枝取液也。

〔主治〕疮疥及马牛疮（苏恭）。

松叶

〔别名〕松毛。

〔气味〕苦，温，无毒。

〔主治〕风湿疮，生毛发，安五脏，守中，不饥延年（《别录》）。细切，以水及面饮服之，或捣屑丸服，可断谷及治恶疾（弘景）。炙罯冻疮风湿疮，佳（大明）。去风痛脚痹，杀米虫（时珍）。

〔附方〕旧六，新三。

服食松叶松叶细切更研，每日食前以酒调下二钱，亦可煮汁作粥食。初服稍难，久则自便矣。令人不老，身生绿毛，轻身益气。久服不已，绝谷不饥不渴（《圣惠方》）。

天行温疫松叶细切，酒服方寸匕，日三服。能辟五年瘟

（《伤寒类要》）。

中风口喎青松叶一斤捣汁，清酒一斗，浸二宿，近火一宿。初服半升，渐至一升，头面汗出即止（《千金方》）。

三年中风松叶一斤细切，以酒一斗，煮取三升。顿服，汗出立瘥（《千金方》）。

历节风痛松叶捣汁一升，以酒三升，浸七日。服一合，日三服（《千金方》）。

脚气风痹松叶酒：治十二风痹不能行，服更生散四剂，及众疗不得力，服此一剂，便能行远，不过两剂。松叶六十斤细剉，以水四石，煮取四斗九升，以米五斗，酿如常法。别煮松叶汁以渍米并馈饭，泥酿封头，七日发，澄饮之取醉。得此酒力者甚众（《千金方》）。

风牙肿痛松叶一握，盐一合，酒二升煎，漱（《圣惠方》）。

大风恶疮猪鬐松叶二斤，麻黄（去节）五两。剉，以生绢袋盛，清酒二斗浸之，春夏五日，秋冬七日。每温服一小盏，常令醺醺，以效为度（《圣惠方》）。

阴囊湿痒松毛煎汤，频洗（《简便方》）。

松花

〔别名〕松黄（《唐本》）。

〔气味〕甘，温，无毒。〔震亨曰〕多食，发上焦热病。

〔主治〕润心肺，益气，除风止血。亦可酿酒（时珍）。

〔发明〕〔恭曰〕松花即松黄，拂取正似蒲黄，酒服令轻身，疗病胜似皮、叶及脂也。〔颂曰〕花上黄粉，山人及时拂取，作汤点之甚佳。但不堪停久，故鲜用寄远。〔时珍曰〕今人收黄和白沙糖印为饼膏，充果饼食之，且难久收，恐轻身疗病之功，未必胜脂、叶也。

〔附方〕旧一,新一。

头旋脑肿三月收松花并薹五六寸如鼠尾者,蒸切一升,以生绢囊贮,浸三升酒中五日。空心暖饮五合(《普济方》)。

产后壮热头痛颊赤,口干唇焦,烦渴昏闷。用松花、蒲黄、川芎、当归、石膏等分,为末。每服二钱,水二合,红花二捻,同煎七分,细呷(《本草衍义》)。

根白皮

〔气味〕苦,温,无毒。

〔主治〕辟谷不饥(《别录》)。补五劳,益气(大明)。

木皮

〔别名〕赤龙皮(《纲目》)。

〔主治〕痈疽疮口不合,生肌止血,治白秃、杖疮、汤火疮(时珍)。

〔附方〕新四。

肠风下血松木皮,去粗皮,取里白者,切晒焙研为末。每服一钱,腊茶汤下(《杨氏家藏方》)。

三十年痢赤松上苍皮一斗,为末。面粥和服一升,日三。不过一斗,救人(《圣惠方》)。

金疮杖疮赤龙鳞(即古松皮)煅存性,研末。搽之,最止痛(《永类钤方》)。

小儿头疮浸烂,名胎风疮。古松上自脱薄皮,入豆豉少许,瓦上炒存性,研末,入轻粉,香油调,涂之(《经验良方》)。

松实见《果部》。

艾纳见《草部》苔类桑花下。

松蕈见《菜部》香蕈下。

杉《别录·下品》

【释名】黏（音杉。〖《尔雅》〗）、沙木（《纲目》）、橄木（音敬。〖《纲目》〗）。

【集解】〔颂曰〕杉材旧不著所出州土,今南中深山多有之。木类松而劲直,叶附枝生,若刺针。郭璞注《尔雅》云:黏似松,生江南。可以为船及棺材,作柱埋之不腐。又人家常用作桶板,甚耐水。〔宗奭曰〕杉干端直,大抵如松,冬不凋,但叶阔成枝也。今处处有之,入药须用油杉及臭者良。〔时珍曰〕杉木叶硬,微扁如刺,结实如枫实。江南人以惊蛰前后取枝插种,出倭国者谓之倭木,并不及蜀、黔诸峒所产者(尤良)。其木有赤、白二种:赤杉实而多油,白杉虚而干燥。有斑纹如雉者,谓之野鸡斑,作棺尤贵。其木不生白蚁,烧灰最发火药。

杉

杉材

〔气味〕辛,微温,无毒。

〔主治〕漆疮,煮汤洗之,无不瘥(《别录》)。煮水浸捋脚气肿满。服之,治心腹胀痛,去恶气(苏恭)。治风毒奔豚,霍乱上气,并煎汤服(大明)。

〔发明〕〔震亨曰〕杉屑属金有火。其节煮汁浸捋脚气肿满,尤效。〔颂曰〕唐柳柳州纂《救三死方》云:元和十二年二月得脚气,夜半痞绝,胁有块,大如石,且死,困不知人,搐搦上视,三日。家人号哭。荥阳郑洵美传杉木汤,服半食顷大下,三行气通块散。方用杉木节一大升,橘叶(切)一大升(无叶则以皮代之),大腹槟榔七枚(连子碎之),童子小便三大升,共煮取一大升半,分为两服。若一服得快,即停后服。此乃死病,会有教者,乃得不死。恐人不幸病此,故传之云。

〔附方〕新四。

肺壅痰滞上焦不利,卒然咳嗽。杉木屑一两,皂角(去皮酥炙)三两,为末,蜜丸梧子大。每米饮下十丸,一日四服(《圣惠方》)。

小儿阴肿赤痛,日夜啼叫,数日退皮,愈而复作。用老杉木烧灰,入腻粉,清油调傅,效(危氏《得效方》)。

肺壅失音杉木烧炭入碗中,以小碗覆之,用汤淋下,去碗饮水。不愈再作,音出乃止(《集简方》)。

臁疮黑烂多年老杉木节烧灰,麻油调,隔箬叶贴之,绢帛包定,数贴而愈(《救急方》)。

皮

〔主治〕金疮血出,及汤火伤灼,取老树皮烧存性,研傅之。或入鸡子清调傅。一二日愈(时珍)。

叶

〔主治〕风虫牙痛,同芎蒡、细辛煎酒含漱(时珍)。

子

〔主治〕疝气痛,一岁一粒,烧研酒服(时珍)。

杉菌见《菜部》。

【附录】丹桎木皮(桎音直)〔藏器曰〕生江南深山。似杉木。皮,主疬疡风。取一握,去上黑,打碎,煎如糖状,日日涂之。

桂《别录·上品》 牡桂《本经·上品》

【释名】梫（音寝。〔《尔雅》〕）。〔时珍曰〕按范成大《桂海志》云：凡木叶心皆一纵理，独桂有两道如圭形，故字从圭。陆佃《埤雅》云：桂犹圭也。宣导百药，为之先聘通使，如执圭之使也。《尔雅》谓之梫者，能侵害他木也。故《吕氏春秋》云：桂枝之下无杂木。雷公《炮炙论》云：桂钉木根，其木即死，是也。桂即牡桂之厚而辛烈者，牡桂即桂之薄而味淡者，《别录》不当重出。今并为一，而分目于下。

【集解】〔《别录》曰〕桂生桂阳，牡桂生南海山谷。二月、八月、十月采皮，阴干。〔弘景曰〕南海即是广州。《神农本经》惟有牡桂、箇桂。俗用牡桂，扁广殊薄，皮黄，脂肉甚少，气如木兰，味亦类桂，不知是别树，是桂之老宿者。箇桂正圆如竹，三重者良，俗中不见，惟以嫩枝破卷成圆者用之，非真箇桂也，并宜研访。今俗又以半卷多脂者，单名为桂，入药最多，是桂有三种矣。此桂广州出者好；交州、桂州者，形段小而多脂肉，亦好；湘州、始兴、桂阳县者，即是小桂，不如广州者。《经》云：桂，叶如柏叶泽黑，皮黄心赤。齐武帝时，湘州送树，植芳林苑中。今东山有桂皮，气粗相类，而叶乖异，亦能凌冬，恐是牡桂。人多呼为丹桂，正谓皮赤尔。北方重此，每食辄须之，盖《礼》所云姜桂以为芬芳也。〔恭曰〕桂惟有二种。陶氏引《经》云似柏叶，不知此言从何所出？又于《别录》剩出桂条，为深误也。单名桂者，即是牡桂，乃《尔雅》所谓"梫，木桂"也。叶长尺许，花、子皆与箇桂同。大小枝皮俱名牡桂。但大枝皮，肉理粗虚如木而肉少味薄，名曰木桂，亦云大桂；不及小嫩枝皮，肉多而半卷，中必皱起，其味辛美，一名肉桂，亦名桂枝，一名桂心，出融州、桂州、交州甚良。其箘桂,叶似柿叶,中有纵文三道,表里无毛而光泽。肌理紧薄如竹,大枝、小枝皮俱是筒。其大枝无肉,老皮坚板,不能重卷,味极淡薄,不入药用;小枝薄而卷及二三重者良。或名筒桂,陶云小桂是也。今惟出韶州。〔保昇曰〕桂有三种:箘桂,叶似柿叶而尖狭光净。花白蕊黄,四月开。五月结实。树皮青黄,薄卷若筒,亦名筒桂。其厚硬味薄者,名板桂,不入药用。牡桂,叶似枇杷叶,狭长于箘桂叶一二倍。其嫩枝皮半卷多紫,而肉中皱起,肌理虚软,谓之桂枝,又名肉桂。削去上皮,名曰桂心。其厚者名曰木桂。药中以此为善。陶氏言半卷多脂者为桂。又引《仙经》云:叶似柏叶。此则桂有三种明矣。陶虽是梁武帝时人,实生于宋孝武建元三年,历齐为诸王侍读,曾见芳林苑所植之树。苏恭只知有二种,指陶为误,何臆断之甚也。〔藏器曰〕箘桂、牡桂、桂心三色,同是一物。桂林桂岭,因桂得名,今之所

牡桂

桂

生,不离此郡。从岭以南际海尽有桂树,惟柳、象州最多。味既辛烈,皮又厚坚。厚者必嫩,薄者必老。采者以老薄为一色,嫩厚为一色。嫩既辛烈,兼又筒卷。老必味淡,自然板薄。薄者即牡桂,卷者即箘桂也。桂心即是削除皮上甲错,取其近里而有味者。〔承曰〕诸家所说,几不可考。今广、交商人所贩,及医家见用,惟陈藏器一说最近之。〔颂曰〕《尔雅》但言“梫,木桂”一种,《本草》载桂及牡桂、箘桂三种。今岭表所出,则有筒桂、肉桂、桂心、官桂、板桂之名,而医家用之罕有分别。旧说箘桂正圆如竹,有二三重者,则今之筒桂也。牡桂皮薄色黄少脂肉者,则今之官桂也。桂是半卷多脂者,则今之板桂也。而今观宾、宜、韶、钦诸州所图上者,种类亦各不同,然总谓之桂,无复别名。参考旧注,谓箘桂,叶似柿,中有三道文,肌理紧薄如竹,大小皆成筒,与今宾州所出者相类。牡桂,叶狭于箘桂而长数倍,其嫩枝皮半卷多紫,与今宜州、韶州所出者相类。彼土人谓其皮为木兰皮,肉为桂心。此又有黄、紫两色,益可验也。桂,叶如柏叶而泽黑,皮黄心赤;今钦州所出者,叶密而细,恐是其类,但不作柏叶形为异尔。苏恭以单桂、牡桂为一物,亦未可据。其木俱高三四丈,多生深山蛮洞中,人家园圃亦有种者。移植于岭北,则气味殊少辛辣,不堪入药也。三月、四月生花,全类茱萸。九月结实,今人多以装缀花果作筵具。其叶甚香,可用作饮尤佳。二月、八月采皮,九月采花,并阴干,不可近火。〔时珍曰〕桂有数种,以今参访:牡桂,叶长如枇杷叶,坚硬有毛及锯齿,其花白色,其皮多脂。箘桂,叶如柿叶,而尖狭光净,有三纵文而无锯齿,其花有黄有白,其皮薄而卷。今商人所货,皆此二桂。但以卷者为箘桂,半卷及板者为牡桂,即自明白。苏恭所说,正合医家见今用者。陈藏器、陈承断菌、牡为一物者,非矣。陶弘景复以单字桂为叶似柏者,亦非也。柏叶之桂,乃服食家所云,非此治病之桂也。苏颂所说稍明,亦不当以钦州者为单字之桂也。按《尸子》云:春花秋英曰桂。嵇含《南方草木状》云:桂生合浦、交阯,生必高山之巅,冬夏常青。其类自为林,更无杂树。有三种:皮赤者为丹桂,叶似柿叶者为菌桂,叶似枇杷叶者为牡桂。其说甚明,足破诸家之辩矣。又有岩桂,乃菌桂之类,详菌桂下。韩众《采药诗》云:"阘河之桂,实大如枣。得而食之,后天而老。"此又一种也。阘河不知在何处。

【正误】〔好古曰〕寇氏《衍义》言:官桂不知缘何立名。予考《图经》,"今观、宾、宜诸州出者佳"。世人以"观"字画多,故写作"官"也。〔时珍曰〕此误矣。《图经》"今观"乃"今视"之意。岭南无观州。曰官桂者,乃上等供官之桂也。

桂《别录》。〔时珍曰〕此即肉桂也。厚而辛烈,去粗皮用。其去内外皮者,即为桂心。

〔气味〕甘、辛,大热,有小毒。〔权曰〕桂心:苦、辛,无毒。〔元素曰〕肉桂:气热,味大辛,纯阳也。〔杲曰〕桂:辛,热,有毒。阳中之阳,浮也。气之薄者,桂枝也;气之厚者,桂肉也。气薄则发泄,桂枝上行而发表;气厚则发热,桂肉下行而补肾。此天地亲上亲下之道也。〔好古曰〕桂枝入足太阳经,桂心入手少阴经血分,桂肉入足少阴、太阴经血分。细薄者为枝为嫩,厚脂者为肉为老。去其皮与里,当其中者为桂心。《别录》言有小毒,又云久服神仙不老。虽有小毒,亦从类化。与黄芩、黄连为使,小毒何施? 与乌头、附子为使,全取其热性而已。与巴豆、硇砂、干漆、穿山甲、水蛭等同用,则小毒化为大毒。与人参、麦门冬、甘草同用,则调中益气,便可久服也。〔之才曰〕桂得人参、甘草、麦门冬、大黄、黄芩,调中益气。得柴胡、紫石英、干地黄,疗吐逆。忌生葱、石脂。

〔主治〕利肝肺气,心腹寒热冷疾,霍乱转筋,头痛腰痛出汗,止烦止唾,咳嗽鼻齆,堕胎,温中,坚筋骨,通血脉,理疏不足,宣导百药,无所畏。久服神仙不老(《别录》)。补下焦不足,治沉寒痼冷之病,渗泄止渴,去营卫中风寒,表虚自汗。春夏为禁药,秋冬下部腹痛,非此不能止(元素)。补命门不足,益火消阴(好古)。治寒痹风喑,阴盛失血,泻痢惊痫(时珍)。

桂心《药性论》。〔敩曰〕用紫色厚者,去上粗皮并内薄皮,取心中味辛者用。中土只有桂草,以煮丹阳木皮,伪充桂心也。〔时珍曰〕按《酉阳杂俎》云:丹阳山中有山桂,叶如麻,开细黄花。此即雷氏所谓丹阳木皮也。

〔气味〕苦、辛,无毒。详前桂下。

〔主治〕九种心痛,腹内冷气痛不可忍,咳逆结气壅痹,脚痹不仁,止下痢,杀三虫,治鼻中瘜肉,破血,通利月闭,胞衣不下(甄权)。治一切风气,补五劳七伤,通九窍,利关节,益精明目,暖腰膝,治风痹骨节挛缩,续筋骨,生肌肉,消瘀血,破痃癖癥瘕,杀草木毒(大明)。治风僻失音喉痹,阳虚失血,内托痈疽痘疮,能引血化汗化脓,解蛇蝮毒(时珍)。

牡桂《本经》。〔时珍曰〕此即木桂也。薄而味淡,去粗皮用。其最薄者为桂枝,枝之嫩小者为柳桂。

〔气味〕辛,温,无毒。〔权曰〕甘、辛。〔元素曰〕桂枝味辛、甘,气微热,气味俱薄,体轻而上行,浮而升,阳也。余见前单桂下。

〔主治〕上气咳逆结气,喉痹吐吸,利关节,补中益气。久服通神,轻身不老(《本经》)。心痛胁痛胁风,温筋通脉,止烦出汗(《别录》)。去冷风疼痛(甄权)。去伤风头痛,开腠理,解表发汗,去皮肤风湿(元素)。泄奔豚,散下焦蓄血,利肺气(成无己)。横行手臂,治痛风(震亨)。

【发明】〔宗奭曰〕桂甘、辛,大热。《素问》云:辛甘发散为阳。故汉张仲景桂枝汤治伤寒表虚,皆须此药,正合辛甘发散之意。《本草》三种之桂,不用牡桂、菌桂者,此二种性止于温,不可以治风寒之病也。然《本经》止言桂,仲景又言桂枝者,取枝上皮也。〔好古曰〕或问:《本草》言桂能止烦出汗,而张仲景治伤寒有"当发汗"凡数处,皆用桂枝汤。又云无汗不得服桂枝。汗家不得重发汗,若用桂枝是重发其汗。汗多者用桂枝甘草汤,此又用桂枝闭汗也。一药二用,与《本草》之义相通否乎?曰:《本草》言桂辛甘大热,能宣导百药,通血脉,止烦出汗,是调其血而汗自出也。仲景云:太阳中风,阴弱者,汗自出。卫实营虚,故发热汗出。又云太阳病发热汗出者,此为营弱卫强,阴虚阳必凑之,故皆用桂枝发其汗。此乃调其营气,则卫气自和,风邪无所容,遂自汗而解。非桂枝能开腠理,发出其汗也。汗多用桂枝者,以之调和营卫,则邪从汗出而汗自止,非桂枝能闭汗孔也。昧者不知出汗、闭汗之意,遇伤寒无汗者亦用桂枝,误之甚矣。桂枝汤下发汗字,当认作出字,汗自然发出,非若麻黄能开腠理,发出其汗也。其治虚汗,亦当逆察其意可也。〔成无己曰〕桂枝本为解肌。若太阳中风,腠理致密,营卫邪实,津液禁固,其脉浮紧,发热汗不出者,不可与此必也。皮肤疏泄,自汗,脉浮缓,风邪干于卫气者,乃可投之。发散以辛甘为主,桂枝辛热,故以为君。而以芍药为臣、甘草为佐者,风淫所胜,平以辛苦,以甘缓之,以酸收之也。以姜、枣为使者,辛甘能发散,而又用其行脾胃之津液而和营卫,不专于发散也。故麻黄汤不用姜、枣,专于发汗,不待行其津液也。〔承曰〕凡桂之厚实气味重者,宜入治水脏及下焦药;轻薄气味淡者,宜入治头目发散药。故《本经》以箘桂养精神,牡桂利关节。仲景发汗用桂枝,乃枝条,非身干也,取其轻薄能发散。又有一种柳桂,乃桂之嫩小枝条,尤宜入上焦药用。〔时珍曰〕麻黄遍彻皮毛,故专于发汗而寒邪散,肺主皮毛,辛走肺也。桂枝透达营卫,故能解肌而风邪去,脾主营,肺主卫,甘走脾,辛走肺也。肉桂下行,益火之原,此东垣所谓肾苦燥,急食辛以润之,开腠理,致津液,通其气者也。《圣惠方》言:桂心入心,引血化汗化脓。盖手少阴君火、厥阴相火,与命门同气者也。《别录》云“桂通血脉”是矣。曾世荣言:小儿惊风及泄泻,并宜用五苓散以泻丙火,渗土湿。内有桂,能抑肝风而扶脾土。又《医余录》云:有人患赤眼肿痛,脾虚不能饮食,肝脉盛,脾脉弱。用凉药治肝则脾愈虚,用暖药治脾则肝愈盛。但于温平药中倍加肉桂,杀肝而益脾,故一治两得之。传云“木得桂而枯”是也。此皆与《别录》桂利肝肺气,牡桂治胁痛胁风之义相符。人所不知者,今为拈出。又桂性辛散,能通子宫而破血,故《别录》言其堕胎,庞安时乃云炒过则不损胎也。又丁香、官桂治痘疮灰塌,能温托化脓,详见丁香下。

【附方】旧二十,新十二。

阴痹熨法寒痹者,留而不去,时痛而皮不仁。刺布衣者,以火淬之;刺大人者,以药熨之。熨法:用醇酒二十斤,蜀椒一斤,干姜一斤,桂心一斤。凡四物,㕮咀渍酒中。用绵絮一斤,细白布四丈,并纳酒中,置马矢煴中,封涂勿使泄气。五日五夜,出布、絮暴干,复渍以尽其汁;每渍必晬其日,乃出干之。并用滓与絮复布为复巾,长六七尺,为六七巾。每用一巾,生桑炭火炙巾,以熨寒痹所刺之处,令热入至病所。寒则复炙巾以熨之,三十遍而止。汗出以巾拭身,亦三十遍而止。起步内中,无见风。每刺必熨,如此病已矣(《灵枢经》)。

足躄筋急桂末,白酒和涂之,一日一上(皇甫谧《甲乙经》)。

中风口㖞面目相引,偏僻颊急,舌不可转。桂心酒煮取汁,故布蘸搨病上,正即止。左㖞搨右,右㖞搨左。常用大效(《千金方》)。

中风逆冷吐清水,宛转啼呼。桂一两,水一升半,煎半升,冷服(《肘后方》)。

中风失音桂着舌下,咽汁。○又方:桂末三钱,水二盏,煎一盏服,取汗(《千金方》)。

喉痹不语方同上。

偏正头风天阴风雨即发。桂心末一两,酒调如膏,涂傅额角及顶上(《圣惠方》)。

暑月解毒桂苓丸:用肉桂(去粗皮,不见火)、茯苓(去皮)等分,为细末,炼蜜丸龙眼大。每新汲水化服一丸(《和剂方》)。

桂浆渴水夏月饮之,解烦渴,益气消痰。桂末一大两,白蜜一升,以水二斗,先煎取一斗,待冷,入新瓷瓶中,乃下二物,搅二三百转。先以油纸一重覆上,加七重封之。每日去纸一重,七日开之,气香味美,格韵绝高,今人多作之(《图经本草》)。

九种心痛《圣惠方》:用桂心二钱半,为末。酒一盏半,煎半盏饮,立效。○《外台秘要》:桂末,酒服方寸匕,须臾六七次。

心腹胀痛气短欲绝。桂二两。水一升二合,煮八合,顿服之(《肘后方》)。

中恶心痛方同上（《千金》）。

寒疝心痛四肢逆冷，全不饮食。桂心研末一钱，热酒调下取效（《圣惠方》）。

产后心痛恶血冲心，气闷欲绝。桂心三两为末，狗胆汁丸芡子大。每热酒服一丸（《圣惠》）。

产后瘕痛桂末，酒服方寸匕，取效（《肘后》）。

死胎不下桂末二钱，待痛紧时，童子小便温热调下。名观音救生散，亦治产难横生。加麝香少许，酒下，比之水银等药，不损人（何氏方）。

血崩不止桂心不以多少，坩锅内煅存性，为末。每米饮空腹服一二钱。名神应散（《妇人良方》）。

反腰血痛桂末和苦酒涂之，干再上（《肘后方》）。

吐血下血《肘后》：用桂心为末，水服方寸匕。○王璆曰：此阴乘阳之症也，不可服凉药。南阳赵宣德暴吐血，服二次而止。其甥亦以二服而安。

小儿久痢赤白。用桂（去皮，以姜汁炙紫）、黄连（以茱萸炒过）等分，为末。紫苏、木瓜煎汤服之。名金锁散（《全幼心鉴》）。

小儿遗尿桂末、雄鸡肝等分。捣丸小豆大。温水调下，日二服（《外台》）。

婴儿脐肿多因伤湿。桂心炙热熨之，日四五次（姚和众方）。

外肾偏肿桂末，水调方寸匕，涂之（梅师方）。

食果腹胀不拘老小。用桂末，饭和丸绿豆大。吞五六丸，白汤下。未消再服（《经验方》）。

打扑伤损瘀血溷闷，身体疼痛。辣桂为末，酒服二钱（《直指方》）。

乳痈肿痛桂心、甘草各二分,乌头一分炮,为末,和苦酒涂之,纸覆住。脓化为水,神效(《肘后方》)。

重舌鹅口桂末,和姜汁涂之(汤氏《宝书》)。

诸蛇伤毒桂心、栝蒌等分,为末,竹筒密塞。遇毒蛇伤,即傅之。塞不密,即不中用也。

闭口椒毒气欲绝,或出白沫,身体冷。急煎桂汁服之,多饮新汲水一二升(梅师方)。

中钩吻毒、解芫青毒并煮桂枝服。

叶

〔主治〕捣碎浸水,洗发,去垢除风(时珍)。

箘桂音窘。○《本经·上品》

【释名】筒桂(《唐本》)、小桂(《弘景》)。〔恭曰〕箘者竹名。此桂嫩而易卷如筒,即古所用筒桂也。筒似箘字,后人误书为箘,习而成俗,亦复因循也。〔时珍曰〕今《本草》又作从草之菌,愈误矣。牡桂为大桂,故此称小桂。

【集解】〔《别录》曰〕箘桂生交阯、桂林山谷岩崖间。无骨,正圆如竹,立秋采之。〔弘景曰〕交阯属交州,桂林属广州。《蜀都赋》云“箘桂临岩”是矣。俗中不见正圆如竹者,惟嫩枝破卷成圆,犹依桂用,非真箘桂也。《仙经》

箘桂

用箘桂,云三重者良,则明非今桂矣。别是一物,应更研访。〔时珍曰〕箘桂,叶似柿叶者是。详前桂下。《别录》所谓正圆如竹者,谓皮卷如竹筒。陶氏误疑是木形如竹,反谓卷成圆者非真也。今人所栽岩桂,亦是箘桂之类而稍异。其叶不似柿叶,亦有锯齿如枇杷叶而粗涩者,有无锯齿如栀子叶而光洁者。丛生岩岭间,谓之岩桂,俗呼为木犀。其花有白者名银桂,黄者名金桂,红者名丹桂。有秋花者,春花者,四季花者,逐月花者。其皮薄而不辣,不堪入药。惟花可收茗、浸酒、盐渍,及作香茶、发泽之类耳。

皮三月、七月采。

〔气味〕辛,温,无毒。

〔主治〕百病,养精神,和颜色,为诸药先聘通使。久服轻身不老,面生光华,媚好常如童子(《本经》)。

【发明】见前桂下。〔时珍曰〕箘桂主治,与桂心、牡桂迥然不同。昔人所服食者,盖此类耳。

【正误】〔弘景曰〕《仙经》服食桂,以葱涕合和云母蒸化为水服之。〔慎微曰〕《抱朴子》云:桂可合竹沥饵之,亦可以龟脑和服之。七年能步行水上,长生不死。赵佗子服桂二十年,足下生毛,日行五百里,力举千斤。《列仙传》云:范蠡好食桂,饮水卖药,世人见之。又桂父,象林人,常服桂皮叶,以龟脑和之。〔时珍曰〕方士谬言,类多如此,唐氏收入《本草》,恐误后人,故详记。

木犀花

〔气味〕辛,温,无毒。

〔主治〕同百药煎、孩儿茶作膏饼噙,生津辟臭化痰,治风虫牙痛。同麻油蒸熟,润发,及作面脂(时珍)。

天竺桂《海药》

【集解】〔珣曰〕天竺桂生南海山谷,功用似桂。其皮薄,不甚辛烈。〔宗奭曰〕皮与牡桂相同,但薄耳。〔时珍曰〕此即今闽、粤、浙中山桂也,而台州天竺最多,故名。大树繁花,结实如莲子状。天竺僧人称为月桂是矣。详月桂下。

皮

【气味】辛,温,无毒。

【主治】腹内诸冷,血气胀痛(藏器)。破产后恶血,治血痢肠风,补暖腰脚,功与桂心同,方家少用(珣)。

月桂《拾遗》

【集解】〔藏器曰〕今江东诸处,每至四五月后晦,多于衢路间得月桂子,大于狸豆,破之辛香,古老相传是月中下也。余杭灵隐寺僧种得一株,近代诗人多所论述。《洞冥记》云:有远飞鸡,朝往夕还,常衔桂实归于南土。南土月路也,故北方无之。山桂犹堪为药,况月桂乎?〔时珍曰〕吴刚伐月桂之说,起于隋唐小说。月桂落子之说,起于武后之时。相传有梵僧自天竺鹫岭飞来,故八月常有桂子落于天竺。《唐书》亦云:垂拱四年三月,有月桂子降于台州,十余日乃止。宋仁宗天圣丁卯八月十五夜,月明天净,杭州灵隐寺月桂子降,其繁如雨,其大如豆,其圆如珠,其色有白者、黄者、黑者,壳如芡实,味辛。拾以进呈,寺僧种之,得二十五株。慈云式公有序记之。张君房宿钱塘月轮寺,亦见桂子纷如烟雾,回旋成穗,坠如牵牛子,黄白相间,咀之无味。据此,则月中真若有树矣。窃谓月乃阴魄,其中婆娑者,山河之影尔。月既无桂,则空中所坠者何物耶?泛观群史,有雨尘沙土石，雨金铅钱汞，雨絮帛谷粟，雨草木花药，雨毛血鱼肉之类甚众。则桂子之雨，亦妖怪所致，非月中有桂也。桂生南方，故惟南方有之。《宋史》云：元丰三年六月，饶州雨木子数亩，状类山芋子，味辛而香，即此类也。道经月桂谓之不时花，不可供献。

子

【气味】辛，温，无毒。

【主治】小儿耳后月蚀疮，研碎傅之（藏器）。

木兰《本经·上品》

【释名】杜兰（《别录》）、林兰（《本经》）、木莲（《纲目》）、黄心（《《纲目》》）。〔时珍曰〕其香如兰，其花如莲，故名。其木心黄，故曰黄心。

【集解】〔《别录》曰〕木兰生零陵山谷及太山。皮似桂而香。十二月采皮，阴干。〔弘景曰〕零陵诸处皆有之。状如楠树，皮甚薄而味辛香。今益州者皮厚，状如厚朴，而气味为胜。今东人皆以山桂皮当之，亦相类。道家用合香亦好。〔保昇曰〕所在皆有。树高数仞。叶似箘桂叶，有三道纵文，其叶辛香不及桂也。皮如板桂，有纵横文。三月、四月采皮，阴干。〔颂曰〕今湖、岭、蜀川诸州皆有之。此与桂全别，而韶州所上，乃云与桂同是一种。取外皮为木兰，中肉为桂心。盖

木兰

是桂中之一种尔。十一月、十二月采，阴干。任昉《述异记》云：木兰川，在浔阳江中，多木兰。又七里洲中有鲁班刻木兰舟，至今在洲中。今诗家云木兰舟，出于此。〔时珍曰〕木兰枝叶俱疏。其花内白外紫，亦有四季开者。深山生者尤大，可以为舟。按《白乐天集》云：木莲生巴峡山谷间，民呼为黄心树。大者高五六丈，涉冬不凋。身如青杨，有白纹。叶如桂而厚大，无脊。花如莲花，香色艳腻皆同，独房蕊有异。四月初始开，二十日即谢，不结实。此说乃真木兰也。其花有红、黄、白数色。其木肌细而心黄，梓人所重。苏颂所言韶州者，是牡桂，非木兰也。或云木兰树虽去皮，亦不死。罗愿言其冬花、实如小柿甘美者，恐不然也。

皮

〔气味〕苦，寒，无毒。

〔主治〕身大热在皮肤中，去面热赤疱酒齄，恶风癞疾，阴下痒湿，明耳目（《本经》）。疗中风伤寒，及痈疽水肿，去臭气（《别录》）。治酒疸，利小便，疗重舌（时珍）。

〔附方〕旧二，新一。

小儿重舌　木兰皮一尺，广四寸，削去粗皮，入醋一升，渍汁噙之（《子母秘录》）。

面上齄疱黵黯。用木兰皮一斤细切，以三年酢浆渍之百日，晒干捣末。每浆水服方寸匕，日三服。《肘后》：用酒渍之，栀子仁一斤（《古今录验方》）。

酒疸发斑赤黑黄色，心下懊痛，足胫肿满，小便黄，由大醉当风，入水所致。用木兰皮一两，黄芪二两，为末。酒服方寸匕，日三服（《肘后方》）。

花

〔主治〕鱼哽骨哽,化铁丹用之(时珍)。

辛夷《本经·上品》

【释名】辛雉(《本经》)、侯桃(同)、房木(同)、木笔(《拾遗》)、迎春(《《拾遗》》)。〔时珍曰〕夷者荑也。其苞初生如荑而味辛也。扬雄《甘泉赋》云:列辛雉于林薄。服虔注云:即辛夷。雉、夷声相近也。今《本草》作辛矧,传写之误矣。〔藏器曰〕辛夷花未发时,苞如小桃子,有毛,故名侯桃。初发如笔头,北人呼为木笔。其花最早,南人呼为迎春。

【集解】〔《别录》曰〕辛夷生汉中、魏兴、梁州川谷。其树似杜仲,高丈余。子似冬桃而小。九月采实,暴干,去心及外毛。毛射人肺,令人咳。〔弘景曰〕今出丹阳近道。形如桃子,小时气味辛香。〔恭曰〕此是树花未开时收之。正月、二月好采。云九月采实者,恐误也。〔保昇曰〕其树大连合抱,高数仞。叶似柿叶而狭长。正月、二月花,似有毛小桃,色白而带紫。花落而无子。夏杪复着花,如小笔。又有一种,花、叶皆同,但三月花开,四月花落,子赤似相思子。二种所在山谷皆有。〔禹锡曰〕今苑中有树,高三四丈,其枝繁茂。正二月花开,紫白色。花落乃生叶,夏初复生花。经秋历冬,叶花渐大,如有

辛夷

毛小桃,至来年正二月始开。初是兴元府进来,树才三四尺,有花无子,经二十余年方结实。盖年浅者无子,非有二种也。其花开早晚,各随方土节气尔。〔宗奭曰〕辛夷处处有之,人家园亭亦多种植。先花后叶,即木笔花也。其花未开时,苞上有毛,光长如笔,故取象而名。花有桃红、紫色二种,入药当用紫者,须未开时收之,已开者不佳。〔时珍曰〕辛夷花初出枝头,苞长半寸,而尖锐俨如笔头,重重有青黄茸毛顺铺,长半分许。及开则似莲花而小如盏,紫苞红焰,作莲及兰花香。亦有白色者,人呼为玉兰。又有千叶者。诸家言苞似小桃者,比类欠当。

苞

【修治】〔敩曰〕凡用辛夷,拭去赤肉毛了,以芭蕉水浸一宿,用浆水煮之,从巳至未,取出焙干用。若治眼目中患,即一时去皮,用向里实者。〔大明曰〕入药微炙。

【气味】辛,温,无毒。〔时珍曰〕气味俱薄,浮而散,阳也。入手太阴、足阳明经。〔之才曰〕芎藭为之使。恶五石脂,畏菖蒲、蒲黄、黄连、石膏、黄环。

【主治】五脏身体寒热,风头脑痛面黯。久服下气,轻身明目,增年耐老(《本经》)。温中解肌,利九窍,通鼻塞涕出,治面肿引齿痛,眩冒身兀兀如在车船之上者,生须发,去白虫(《别录》)。通关脉,治头痛憎寒,体噤瘙痒。入面脂,生光泽(大明)。鼻渊鼻衄,鼻窒鼻疮,及痘后鼻疮,并用研末,入麝香少许,葱白蘸入数次,甚良(时珍)。

【发明】〔时珍曰〕鼻气通于天。天者头也,肺也。肺开窍于鼻,而阳明胃脉环鼻而上行。脑为元神之府,而鼻为命门之窍。人之中气不足,清阳不升,则头为之倾,九窍为之不利。辛夷之辛温走气而入肺,其体轻浮,能助胃中清阳上行通于天,所以能温中,治头面目鼻九窍之病。轩岐之后,能达此理者,东垣李杲一人而已。

沉香《别录·上品》

【释名】沉水香(《纲目》)、蜜香(《《南越志》》)。〔时珍曰〕木之心节置水则沉,故名沉水,亦曰水沉。半沉者为栈香,不沉者为黄熟香。《南越志》言:交州人称为蜜香,谓其气如蜜脾也。梵书名阿迦𬬩香。

【集解】〔恭曰〕沉香、青桂、鸡骨、马蹄、煎香,同是一树,出天竺诸国。木似榉柳,树皮青色。叶似橘叶,经冬不凋。夏生花,白而圆。秋结实似槟榔,大如桑椹,紫而味辛。〔藏器曰〕沉香枝、叶并似椿。云似橘者,恐未是也。其枝节不朽,沉水者为沉香;其肌理有黑脉,浮者为煎香。鸡骨、马蹄皆是煎香,并无别功,止可熏衣去臭。〔颂曰〕沉香、青桂等香,出海南诸国及交、广、崖州。沈怀远《南越志》云:交阯蜜香树,彼人取之,先断其积年老木根,经年其外皮干俱朽烂,木心与枝节不坏,坚黑沉水者,即沉香也。半浮半沉与水面平者,为鸡骨香。细枝紧实未烂者,为青桂香。其干为栈香。其根为黄熟香。其根节轻而大者,为马蹄香。此六物同出一树,有精粗之异尔,并采无时。刘恂《岭表录异》云:广管罗州多栈香树,身似柜柳,其花白而繁,其叶如橘。其皮堪作纸,名香皮纸,灰白色,有纹如鱼子,沾水即烂,不及楮纸,亦无香气。沉香、鸡骨、黄熟、栈香虽是一树,而根、干、枝、节,各有分别也。又丁谓《天香传》云:此香奇品最多。四香凡四名十二状,出于一本。木体如白杨,叶如冬青而小。海北窦、化、高、雷皆出香之地,比海南者优劣不侔。既所禀不同，复售者多而取者速，其香不待稍成，乃趋利戕贼之深也。非同琼管黎人，非时不妄剪伐，故木无夭札之患，得必异香焉。〔宗奭曰〕岭南诸郡悉有，傍海处尤多。交干连枝，冈岭相接，千里不绝。叶如冬青，大者数抱，木性虚柔。山民以构茅庐，或为桥梁，为饭甑，为狗槽，有香者百无一二。盖木得水方结，多在折枝枯干中，或为沉，或为煎，或为黄熟。自枯死者，谓之水盘香。南恩、高、窦等州，惟产生结香。盖山民入山，以刀斫曲干斜枝成坎，经年得雨水浸渍，遂结成香。乃锯取之，刮去白木，其香结为斑点，名鹧鸪斑，燔之极清烈。香之良者，惟在琼、崖等州，俗谓之角沉、黄沉，乃枯木得者，宜入药用。依木皮而结者，谓之青桂，气尤清。在土中岁久，不待刓剔而成薄片者，谓之龙鳞。削之自卷，咀之柔韧者，谓之黄蜡沉，尤难得也。〔承曰〕诸品之外，又有龙鳞、麻叶、竹叶之类，不止一二十品。要之入药惟取中实沉水者。或沉水而有中心空者，则是鸡骨。谓中有朽路，如鸡骨中血眼也。〔时珍曰〕沉香品类，诸说颇详。今考杨亿《谈苑》、蔡絛《丛谈》、范成大《桂海志》、张师正《倦游录》、洪驹父《香谱》、叶廷珪《香录》诸书，撮其未尽者补之云。香之等凡三：曰沉，曰栈，曰黄熟是也。沉香入水即沉，其品凡四：曰熟结，乃膏脉凝结自朽出者；曰生结，乃刀斧伐仆，膏脉结聚者；曰脱落，乃因水朽而结者；曰虫漏，乃因蠹隙而结者。

沉香

生结为上,熟脱次之。坚黑为上,黄色次之。角沉黑润,黄沉黄润,蜡沉柔韧,革沉纹横,皆上品也。海岛所出,有如石杵,如肘如拳,如凤雀龟蛇,云气人物。及海南马蹄、牛头、燕口、茧栗、竹叶、芝菌、梭子、附子等香,皆因形命名尔。其栈香入水半浮半沉,即沉香之半结连木者,或作煎香,番名婆木香,亦曰弄水香。其类有猬刺香、鸡骨香、叶子香,皆因形而名。有大如笠者,为蓬莱香。有如山石枯槎者,为光香。入药皆次于沉香。其黄熟香,即香之轻虚者,俗讹为速香是矣。有生速,斫伐而取者。有熟速,腐朽而取者。其大而可雕刻者,谓之水盘头。并不堪入药,但可焚爇。叶廷珪云:出渤泥、占城、真腊者,谓之番沉,亦曰舶沉,曰药沉,医家多用之,以真腊为上。蔡絛云:占城不若真腊,真腊不若海南黎峒。黎峒又以万安黎母山东峒者冠绝天下,谓之海南沉,一片万钱。海北高、化诸州者,皆栈香尔。范成大云:黎峒出者名土沉香,或曰崖香。虽薄如纸者,入水亦沉。万安在岛东,钟朝阳之气,故香尤酝藉,土人亦自难得。舶沉香多腥烈,尾烟必焦。交阯海北之香,聚于钦州,谓之钦香,气尤酷烈。南人不甚重之,惟以入药。

【正误】〔时珍曰〕按李珣《海药本草》谓沉者为沉香,浮者为檀香。梁元帝《金楼子》谓一木五香:根为檀,节为沉,花为鸡舌,胶为熏陆,叶为藿香。并误也。五香各是一种。所谓五香一本者,即前苏恭所言,沉、栈、青桂、马蹄、鸡骨者是矣。

【修治】〔敩曰〕凡使沉香,须要不枯,如觜角硬重沉于水下者为上,半沉者次之。不可见火。〔时珍曰〕欲入丸散,以纸裹置怀中,待燥研之。或入乳钵以水磨粉,晒干亦可。若入煎剂,惟磨汁临时入之。

【气味】辛,微温,无毒。〔珣曰〕苦,温。〔大明曰〕辛,热。〔元素曰〕阳也。有升有降。〔时珍曰〕咀嚼香甜者性平，辛辣者性热。

【主治】风水毒肿，去恶气（《别录》）。主心腹痛，霍乱中恶，邪鬼疰气，清人神，并宜酒煮服之。诸疮肿，宜入膏中（李珣）。调中，补五脏，益精壮阳，暖腰膝，止转筋、吐泻冷气，破癥癖，冷风麻痹，骨节不任，风湿皮肤瘙痒，气痢（大明）。补右肾命门（元素）。补脾胃，及痰涎、血出于脾（李杲）。益气和神（刘完素）。治上热下寒，气逆喘急，大肠虚闭，小便气淋，男子精冷（时珍）。

【附方】新七。

诸虚寒热冷痰虚热。冷香汤：用沉香、附子（炮）等分，水一盏，煎七分，露一夜，空心温服（王好古《医垒元戎》）。

胃冷久呃沉香、紫苏、白豆蔻仁各一钱，为末。每柿蒂汤服五七分（吴球《活人心统》）。

心神不足火不降，水不升，健忘惊悸。朱雀丸：用沉香五钱，茯神二两，为末，炼蜜和丸小豆大。每食后人参汤服三十丸，日二服（王璆《百一选方》）。

肾虚目黑暖水脏。用沉香一两，蜀椒去目，炒出汗，四两，为末，酒糊丸梧子大。每服三十丸，空心盐汤下（《普济方》）。

胞转不通非小肠、膀胱、厥阴受病，乃强忍房事，或过忍小便所致，当治其气则愈，非利药可通也。沉香、木香各二钱，为末。白汤空腹服之，以通为度（《医垒元戎》）。

大肠虚闭因汗多，津液耗涸者。沉香一两，肉苁蓉酒浸焙二两，各研末，以麻仁研汁作糊，丸梧子大。每服一百丸，蜜汤下（严子礼《济生方》）。

痘疮黑陷沉香、檀香、乳香等分,蒸于盆内。抱儿于上熏之,即起(鲜于枢《钩玄》)。

蜜香《拾遗》

【释名】木蜜(《内典》)、没香(《纲目》)、多香木(同)、阿疐(音矬。《酉阳杂俎》)。

【集解】〔藏器曰〕蜜香生交州。大树,节如沉香。《法华经》注云:木蜜,香蜜也。树形似槐而香,伐之五六年,乃取其香。《异物志》云:其叶如椿。树生千岁,斫仆之,四五岁乃往看,已腐败,惟中节坚贞者是香。〔珣曰〕生南海诸山中。种之五六年便有香。《交州记》云:树似沉香无异也。〔时珍曰〕按:《魏王花木志》云:木蜜号千岁树,根本甚大,伐之四五岁,取不腐者为香。观此,则陈藏器所谓生千岁乃斫者,盖误讹也。段成式《酉阳杂俎》云:没树出波斯国,拂林国人呼为阿疐。树长丈余,皮青白色,叶似槐而长,花似橘花而大。子黑色,大如山茱萸,酸甜可食。《广州志》云:肇庆新兴县出多香木,俗名蜜香。辟恶气,杀鬼精。《晋书》云:太康五年,大秦国献蜜香树皮纸,微褐色,有纹如鱼子,极香而坚韧。观此数说,则蜜香亦沉香之类,故形状功用两相仿佛。《南越志》谓:交人称沉香为蜜香。《交州志》谓:蜜香似沉香。《岭表录》言:栈香皮纸似鱼子。尤可互证。杨慎《丹铅录》言蜜树是蜜蒙花树者,谬也。又枳椇木亦名木蜜,不知亦同类否。详见《果部》。

【气味】辛,温,无毒。

【主治】去臭,除鬼气(藏器)。辟恶,去邪鬼尸注心气(李珣)。

丁香 宋《开宝》

〔校正〕并入《别录》鸡舌香。

【释名】丁子香（《嘉祐》）、鸡舌香（《别录》）。〔藏器曰〕鸡舌香与丁香同种，花实丛生，其中心最大者为鸡舌（击破有顺理而解为两向，如鸡舌，故名），乃是母丁香也。〔禹锡曰〕按《齐民要术》云：鸡舌香，俗人以其似丁子，故呼为丁子香。〔时珍曰〕宋《嘉祐本草》重出鸡舌，今并为一。

【集解】〔恭曰〕鸡舌香树叶及皮并似栗，花如梅花，子似枣核，此雌树也，不入香用。其雄树虽花不实，采花酿之以成香。出昆仑及交州、爱州以南。〔珣曰〕丁香生东海及昆仑国。二月、三月花开，紫白色。至七月方始成实，小者为丁香，大者（如巴豆）为母丁香。〔志曰〕丁香生交、广、南番。按《广州图》上丁香，树高丈余，木类桂，叶似栎叶。花圆细，黄色，凌冬不凋。其子出枝蕊上如钉，长三四分，紫色。其中有粗大如山茱萸者，俗呼为母丁香。二月、八月采子及根。一云：盛冬生花、子，至次年春采之。〔颂曰〕鸡舌香《唐本草》言其木似栗；《南越志》言是沉香花；《广志》言是草花蔓生，实熟贯之，可以香口。其说不定。今人皆以乳香中拣出木实似枣核者为之，坚顽枯燥，绝无气味，烧亦无香，用疗气与口臭则甚乖疏，不知缘

丁香

何以为鸡舌也。京下老医言：鸡舌与丁香同种，其中最大者为鸡舌，即母丁香，疗口臭最良，治气亦效。葛稚川《百一方》：治暴气刺心痛，用鸡舌香酒服。又《抱朴子》书：以鸡舌、黄连、乳汁煎之，注目，治百疹之在目者皆愈，更加精明。古方治疮痈五香连翘汤用鸡舌香，而孙真人《千金方》无鸡舌，用丁香，似为一物也。其采花酿成香之说，绝无知者。〔慎微曰〕沈存中《笔谈》云：予集《灵苑方》，据陈藏器《拾遗》，以鸡舌为丁香母。今考之尚不然，鸡舌即丁香也。《齐民要术》言鸡舌俗名丁子香。《日华子》言丁香治口气，与《三省故事》载汉时郎官日含鸡舌香，欲其奏事芬芳之说相合。及《千金方》五香汤用丁香无鸡舌，最为明验。《开宝本草》重出丁香，谬矣。今世以乳香中大如山茱萸者为鸡舌，略无气味，治疾殊乖。〔承曰〕《嘉祐补注》及苏颂《图经》引诸书，以鸡舌为丁香。《抱朴子》言可注眼。但丁香恐不宜入眼，含之口中热臭不可近。乳香中所拣者，虽无气味，却无臭气，有淡利九窍之理。诸方用治小儿惊痫，亦欲其达九窍也。〔敩曰〕丁香有雌、雄。雄者颗小；雌者大如山萸，更名母丁香，入药最胜。〔时珍曰〕雄为丁香，雌为鸡舌，诸说甚明，独陈承所言甚为谬妄。不知乳香中所拣者，乃番枣核也，即无漏子之核，见《果部》。前人不知丁香即鸡舌，误以此物充之尔。干姜、焰硝尚可点眼，草果、阿魏番人以作食料，则丁香之点眼、噙口，又何害哉？

　　鸡舌香《别录》

　　〔气味〕辛，微温，无毒。〔时珍曰〕辛，温。

　　〔主治〕风水毒肿，霍乱心痛，去恶气（《别录》）。吹鼻，杀脑疳。入诸香中，令人身香（甄权）。同姜汁，涂拔去白须孔中，即生异常黑者（藏器）。

丁香《开宝》

〔气味〕辛，温，无毒。〔时珍曰〕辛，热。〔好古曰〕纯阳。入手太阴、足少阴、阳明经。〔敩曰〕方中多用雌者，力大。膏煎中若用雄，须去丁，盖乳子发人背痈也。不可见火。畏郁金。

〔主治〕温脾胃，止霍乱拥胀，风毒诸肿，齿疳䘌。能发诸香（《开宝》）。风疳䘌骨槽劳臭，杀虫辟恶去邪，治奶头花，止五色毒痢，疗五痔（李珣）。治口气冷气，冷劳反胃，鬼疰蛊毒，杀酒毒，消痃癖，疗肾气奔豚气，阴痛腹痛，壮阳，暖腰膝（大明）。疗呕逆，甚验（保昇）。去胃寒，理元气。气血盛者勿服（元素）。治虚哕，小儿吐泻，痘疮胃虚，灰白不发（时珍）。

【发明】〔好古曰〕丁香与五味子、广茂同用，治奔豚之气。亦能泄肺，能补胃，大能疗肾。〔宗奭曰〕《日华子》言丁香治口气，此正是御史所含之香也。治脾胃冷气不和甚良。母丁香气味尤佳。〔震亨曰〕口居上，地气出焉。脾有郁火，溢入肺中，失其清和之意，而浊气上行，发为口气。若以丁香治之，是扬汤止沸尔。惟香薷治之甚捷。〔时珍曰〕宋末太医陈文中，治小儿痘疮不光泽，不起发，或胀或泻，或渴或气促，表里俱虚之证。并用木香散、异攻散，倍加丁香、官桂。甚者丁香三五十枚，官桂一二钱。亦有服之而愈者。此丹溪朱氏所谓立方之时，必运气在寒水司天之际，又值严冬郁遏阳气，故用大辛热之剂发之者也。若不分气血虚实寒热经络，一概骤用，其杀人也必矣。葛洪《抱朴子》云：凡百病在目者，以鸡舌香、黄连，乳汁煎，注之皆愈。此得辛散苦降养阴之妙。陈承言不可点眼者，盖不知此理也。

【附方】旧八，新十八。

暴心气痛鸡舌香末,酒服一钱(《肘后方》)。

干霍乱痛不吐不下。丁香十四枚,研末,以沸汤一升和之,顿服。不瘥更作(孙思邈《千金方》)。

小儿吐泻丁香、橘红等分,炼蜜丸黄豆大。米汤化下(刘氏《小儿方》)。

小儿呕吐不止。丁香、生半夏各一钱,姜汁浸一夜,晒干为末,姜汁打面糊丸黍米大。量大小,用姜汤下(《全幼心鉴》)。

婴儿吐乳小儿百日晬内吐乳,或粪青色。用年少妇人乳汁一盏,入丁香十枚,陈皮去白一钱,石器煎一二十沸,细细与服(陈文中《小儿方》)。

小儿冷疳面黄腹大,食即吐者。母丁香七枚,为末,乳汁和蒸三次,姜汤服之(《卫生易简方》)。

胃冷呕逆气厥不通。母丁香三个,陈橘皮一块(去白焙),水煎,热服(《十便良方》)。

反胃吐食《袖珍方》:用母丁香一两为末,以盐梅入捣,和丸芡子大。每噙一丸。○《圣惠方》:用母丁香、神曲(炒)等分,为末。米饮服一钱。

朝食暮吐丁香十五个研末,甘蔗汁、姜汁,和丸莲子大。噙咽之(《摘玄方》)。

反胃关格气噎不通。丁香、木香各一两。每服四钱,水一盏半,煎一盏。先以黄泥做成碗,滤药汁于内,食前服。此方乃掾史吴安之传于都事盖耘夫有效,试之果然。土碗取其助脾也(《德生堂经验方》)。

伤寒呃逆及哕逆不定。丁香一两,干柿蒂(焙)一两,为末。每服一钱,煎人参汤下(《简要济众方》)。

毒肿入腹鸡舌香、青木香、熏陆香、麝香各一两,水四升,煮二升,分二服(《肘后方》)。

食蟹致伤丁香末,姜汤服五分(《证治要诀》)。

妇人崩中昼夜不止。丁香二两。酒二升,煎一升,分服(梅师方)。

妇人产难母丁香三十六粒,滴乳香三钱六分,为末,同活兔胆和杵千下,丸作三十六丸。每服一丸,好酒化下,立验。名如意丹(《颐真堂经验方》)。

妇人阴冷母丁香末,纱囊盛如指大,纳入阴中,病即已(《本草衍义》)。

鼻中瘜肉丁香绵裹纳之(《圣惠方》)。

风牙宣露发歇口气。鸡舌香、射干各一两,麝香一分,为末,日揩(《圣济总录》)。

龋齿黑臭鸡舌香煮汁,含之(《外台秘要》)。

唇舌生疮鸡舌香末,绵裹含之(《外台》)。

乳头裂破丁香末,傅之(梅师方)。

妒乳乳痈丁香末,水服方寸匕(梅师方)。

痈疽恶肉丁香末傅之,外以膏药护之(《怪证奇方》)。

桑蝎螫人丁香末,蜜调涂(《圣惠方》)。

香衣辟汗丁香一两为末,川椒六十粒和之。绢袋盛佩,绝无汗气(《多能鄙事》)。

丁皮〔时珍曰〕即树皮也。似桂皮而厚。

〔气味〕同香。

〔主治〕齿痛(李珣)。心腹冷气诸病。方家用代丁香(时珍)。

枝

〔主治〕一切冷气,心腹胀满,恶心,泄泻虚滑,水谷不消。用枝杖七斤,肉豆蔻(面煨)八斤,白面(炒)六斤,甘草(炒)十一斤,炒盐中三斤,为末。日日点服。出《御药院方》。

根

〔气味〕辛,热,有毒。

〔主治〕风热毒肿。不入心腹之用(《开宝》)。

檀香《别录·下品》

【释名】旃檀(《纲目》)、真檀(〖杜宝〗)。〔时珍曰〕檀,善木也,故字从亶。亶,善也。释氏呼为旃檀,以为汤沐,犹言离垢也。番人讹为真檀。云南人呼紫檀为胜沉香,即赤檀也。

【集解】〔藏器曰〕白檀出海南。树如檀。〔恭曰〕紫真檀出昆仑盘盘国。虽不生中华,人间遍有之。〔颂曰〕檀香有数种,黄、白、紫之异,今人盛用之。江淮、河朔所生檀木,即其类,但不香尔。〔时珍曰〕按《大明一统志》云:檀香出广东、云南,及占城、真腊、爪哇、渤泥、暹罗、三佛齐、回回等国,今岭南诸地亦皆有之。树、叶皆似荔枝,皮青色而滑泽。叶廷珪《香谱》云:皮实而色黄者为黄檀,皮洁而色白者为白檀,皮腐而色紫者为紫檀。其木并坚重清香,而白檀尤良。宜以纸封收,则不泄气。王佐《格古论》云:紫檀诸溪峒出之。性坚。新者色

檀香

红,旧者色紫,有蟹爪文。新者以水浸之,可染物。真者揩壁上色紫,故有紫檀名。黄檀最香。俱可作带骱、扇骨等物。

白旃檀

〔气味〕辛,温,无毒。〔大明曰〕热。〔元素曰〕阳中微阴。入手太阴、足少阴,通行阳明经。

〔主治〕消风热肿毒(弘景)。治中恶鬼气,杀虫(藏器)。煎服,止心腹痛,霍乱肾气痛。水磨,涂外肾并腰肾痛处(大明)。散冷气,引胃气上升,进饮食(元素)。噎膈吐食。又面生黑子,每夜以浆水洗拭令赤,磨汁涂之,甚良(时珍)。

〔发明〕〔杲曰〕白檀调气,引芳香之物,上至极高之分。最宜橙、橘之属,佐以姜、枣,辅以葛根、缩砂、益智、豆蔻,通行阳明之经,在胸膈之上,处咽嗌之间,为理气要药。〔时珍曰〕《楞严经》云:白旃檀涂身,能除一切热恼。今西南诸番酋,皆用诸香涂身,取此义也。杜宝《大业录》云:隋有寿禅师妙医术,作五香饮济人。沉香饮、檀香饮、丁香饮、泽兰饮、甘松饮,皆以香为主,更加别药,有味而止渴,兼补益人也。道书檀香谓之浴香,不可烧供上真。

紫檀

〔气味〕咸,微寒,无毒。

〔主治〕摩涂恶毒风毒(《别录》)。刮末傅金疮,止血止痛。疗淋(弘景)。醋磨,傅一切卒肿(《千金》)。

〔发明〕〔时珍曰〕白檀辛温,气分之药也。故能理卫气而调脾肺,利胸膈。紫檀咸寒,血分之药也。故能和营气而消肿毒,治金疮。

降真香《证类》

【释名】紫藤香（《纲目》）、鸡骨香（《朱辅》）。〔珣曰〕仙传：拌和诸香，烧烟直上，感引鹤降。醮星辰，烧此香为第一，度箓功力极验。降真之名以此。〔时珍曰〕俗呼舶上来者为番降，亦名鸡骨，与沉香同名。

【集解】〔慎微曰〕降真香出黔南。〔珣曰〕生南海山中及大秦国。其香似苏方木，烧之初不甚香，得诸香和之则特美。入药以番降紫而润者为良。〔时珍曰〕今广东、广西、云南、安南、汉中、施州、永顺、保靖，及占城、暹罗、渤泥、琉球诸番皆有之。朱辅《溪蛮丛笑》云：鸡骨香即降香，本出海南。今溪峒僻处所出者，似是而非，劲瘦不甚香。周达观《真腊记》云：降香生丛林中，番人颇费砍斫之功，乃树心也。其外白皮，厚八九寸，或五六寸。焚之气劲而远。又嵇含《草木状》云：紫藤香，长茎细叶，根极坚实，重重有皮，花白子黑。其茎截置烟焰中，经久成紫香，可降神。按嵇氏所说，与前说稍异，岂即朱氏所谓似是而非者乎？抑中国者与番降不同乎？

【气味】辛，温，无毒。

【主治】烧之，辟天行时气，宅舍怪异。小儿带之，辟邪恶气（李珣）。疗折伤金疮，止血定痛，消肿生肌（时珍）。

降真香

【发明】〔时珍曰〕降香，唐、宋本草失收。唐慎微始增入之，而不著其功用。今折伤金疮家多用其节，云可代没药、血竭。按《名医录》云：周密被海寇刃伤，血出不止，筋如断，骨如折，用花蕊石散不效。军士李高用紫金散掩之，血止痛定。明日结痂如铁，遂愈，且无瘢痕。叩其方，则用紫藤香瓷瓦刮下研末尔。云即降之最佳者，曾救万人。罗天益《卫生宝鉴》亦取此方，云甚效也。

【附方】新二。

金疮出血 降真香、五倍子、铜花等分为末，傅之（《医林集要》）。

痛疽恶毒 番降末，枫、乳香，等分为丸，熏之，去恶气甚妙（《集简方》）。

楠《别录·下品》

〔校正〕并入《海药》栅木皮，《拾遗》柟木枝叶。

【释名】柟（与楠字同。《墨子》）。〔时珍曰〕南方之木，故字从南。《海药本草》栅木皮，即柟字之误，今正之。

【集解】〔藏器曰〕柟木高大，叶如桑，出南方山中。〔宗奭曰〕楠材，今江南造船皆用之，其木性坚而善居水。久则当中空，为白蚁所穴。〔时珍曰〕楠木生南方，而黔、蜀诸山尤多。其树直上，童童若幢盖之状，枝叶不相

楠

碍。叶似豫章,而大如牛耳,一头尖,经岁不凋,新陈相换。其花赤黄色。实似丁香,色青,不可食。干甚端伟,高者十余丈,巨者数十围,气甚芬芳,为梁栋器物皆佳,盖良材也。色赤者坚,白者脆。其近根年深向阳者,结成草木山水之状,俗呼为骰柏楠,宜作器。

楠材

〔气味〕辛,微温,无毒。〔藏器曰〕苦,温,无毒。〔大明曰〕热,微毒。

〔主治〕霍乱吐下不止,煮汁服(《别录》)。煎汤洗转筋及足肿。枝叶同功(大明)。

〔附方〕新三。

水肿自足起削楠木、桐木煮汁渍足,并饮少许,日日为之(《肘后方》)。

心胀腹痛未得吐下。取楠木削三四两,水三升,煮三沸,饮之(《肘后方》)。

聤耳出脓楠木烧研,以绵杖缴入(《圣惠方》)。

皮

〔气味〕苦,温,无毒。

〔主治〕霍乱吐泻,小儿吐乳,暖胃正气,并宜煎服(李珣)。

樟《拾遗》

【释名】〔时珍曰〕其木理多文章,故谓之樟。

【集解】〔藏器曰〕江东艑船多用樟木。县名豫章,因木得名。〔时珍曰〕西南处处山谷有之。木高丈余。小叶似楠而尖长,背有黄赤茸毛,四时不凋。夏开细花,结小子。木大者数抱,肌理细而错纵有文,宜于雕刻,气甚芬烈。豫、章乃二木名,一类二种也。豫即钓樟,见下条。

樟

樟材

〔气味〕辛,温,无毒。

〔主治〕恶气中恶,心腹痛鬼痓,霍乱腹胀,宿食不消,常吐酸臭水,酒煮服,无药处用之。煎汤,浴脚气、疥癣风痒。作履,除脚气(藏器)。

〔发明〕〔时珍曰〕霍乱及干霍乱须吐者。以樟木屑煎浓汁吐之,甚良。又中恶、鬼气卒死者,以樟木烧烟熏之,待苏乃用药。此物辛烈香窜,能去湿气、辟邪恶故也。

〔附方〕新一。

手足痛风冷痛如虎咬者。用樟木屑一斗,急流水一石,煎极滚泡之,乘热安足于桶上熏之。以草荐围住,勿令汤气入目。其功甚捷,此家传经验方也(虞抟《医学正传》)。

瘿节

〔主治〕风痓鬼邪(时珍)。

〔附方〕新一。

三木节散治风劳,面色青白,肢节沉重,膂间痛,或寒或热,或躁或嗔,思食不能食,被虫侵蚀,证状多端。天灵盖(酥炙,研)二两,牛黄、人中白(焙)各半两,麝香二钱,为末。别以樟木瘤节、皂荚木瘤节、槐木瘤节各为末五两,每以三钱,水一盏,煎半盏,去滓,调前末一钱,五更顿服,取下虫物为妙(《圣惠方》)。

钓樟《别录·下品》

〔校正〕并入《拾遗》枕材。

【释名】乌樟(弘景)、櫠(音纶。《尔雅》)、枕(音沈。《纲目》)、豫(《纲目》)。〔时珍曰〕樟有大、小二种,紫、淡二色。此即樟之小者。按郑樵《通志》云:钓樟亦樟之类,即《尔雅》所谓“櫠,无疵”是也。又相如赋云:“梗楠豫章。”颜师古注云:“豫即枕木,章即樟木。二木生至七年,乃可分别。”观此,则豫即《别录》所谓钓樟者也。根似乌药香,故又名乌樟。

【集解】〔弘景曰〕钓樟出桂阳、邵陵诸处,亦呼作乌樟,方家少用,而俗人多识。〔恭曰〕生郴州山谷。树高丈余。叶似楠叶而尖长,背有赤毛,若枇杷叶上毛。八月、九月采根皮,日干。〔炳曰〕根似乌药香。〔藏器曰〕枕生南海山谷。作舸船,次于樟木。

根皮

〔气味〕辛,温,无毒。

〔主治〕金疮止血,刮屑傅之,甚验(《别录》)。磨服,治霍乱(萧炳)。治奔豚脚气水肿,煎汤服。亦可浴疮痍疥癣风瘙,并研末傅之(大明)。

茎叶

〔主治〕置门上,辟天行时气(萧炳)。

乌药宋《开宝》

【释名】旁其(《拾遗》)、鳑魮(《纲目》)、矮樟(《纲目》)。〔时珍曰〕乌以色名。其叶状似鳑魮鲫鱼,故俗呼为鳑鮋树。《拾遗》作旁其,方音讹也。
南人亦呼为矮樟,其气似樟也。

乌药

【集解】〔藏器曰〕乌药生
岭南邕州、容州及江南。树生似
茶,高丈余。一叶三桠,叶青阴
白。根状似山芍药及乌樟,根色
黑褐,作车毂纹,横生。八月采
根。其直根者不堪用。〔颂曰〕今
台州、雷州、衡州皆有之,以天台
者为胜。木似茶槚,高五七尺。
叶微圆而尖,面青背白,有纹。四
五月开细花,黄白色。六月结实。
根有极大者,又似钓樟根。然根
有二种:岭南者黑褐色而坚硬,天台者白而虚软,并以八月采。
根如车毂纹、形如连珠者佳。或云:天台者香白可爱,而不及海
南者力大。〔承曰〕世称天台者为胜。今比之洪州、衡州者,天台
香味为劣,入药功效亦不及。但肉色颇赤,而差细小尔。〔时珍
曰〕吴、楚山中极多,人以为薪。根、叶皆有香气,但根不甚大,才
如芍药尔。嫩者肉白,老者肉褐色。其子如冬青子,生青熟紫,
核壳极薄。其仁亦香而苦。

根

〔气味〕辛,温,无毒。〔好古曰〕气厚于味,阳也。入
足阳明、少阴经。

〔主治〕中恶心腹痛,蛊毒疰忤鬼气,宿食不消,
天行疫瘴,膀胱肾间冷气攻冲背膂,妇人血气,小
儿腹中诸虫(藏器)。治一切气,除一切冷,霍乱,反

胃吐食泻痢，痈疖疥疬，并解冷热，其功不可悉载。猫、犬百病，并可磨服（大明）。理元气（好古）。中气脚气疝气，气厥头痛，肿胀喘急，止小便频数及白浊（时珍）。

〔发明〕〔宗奭曰〕乌药性和，来气少，走泄多，但不甚刚猛。同沉香同磨作汤点服，治胸腹冷气甚稳当。〔时珍曰〕乌药辛温香窜，能散诸气。故《惠民和剂局方》治中风中气诸证，用乌药顺气散者，先疏其气，气顺则风散也。严用和《济生方》治七情郁结，上气喘急，用四磨汤者，降中兼升，泻中带补也。其方以人参、乌药、沉香、槟榔各磨浓汁七分，合煎，细细咽之。《朱氏集验方》治虚寒小便频数，缩泉丸，用同益智子等分为丸服者，取其通阳明、少阴经也。方见《草部》益智子下。

〔附方〕新十一。

乌沉汤治一切气，一切冷，补五脏，调中壮阳，暖腰膝，去邪气，冷风麻痹，膀胱、肾间冷气，攻冲背膂，俯仰不利，风水毒肿，吐泻转筋，癥癖刺痛，中恶心腹痛，鬼气疰忤，天行瘴疫，妇人血气痛。用天台乌药一百两，沉香五十两，人参三两，甘草（爁）四两，为末。每服半钱，姜盐汤空心点服（《和剂局方》）。

一切气痛不拘男女，冷气、血气、肥气、息贲气、伏梁气、奔豚气，抢心切痛，冷汗，喘息欲绝。天台乌药（小者，酒浸一夜，炒）、茴香（炒）、青橘皮（去白，炒）、良姜（炒）等分，为末。温酒、童便调下（《卫生家宝方》）。

男妇诸病香乌散：用香附、乌药等分，为末。每服一二钱。饮食不进，姜、枣汤下；疟疾，干姜、白盐汤下；腹中有虫，槟榔汤下；头风虚肿，茶汤下；妇人冷气，米饮下；产后血攻心脾痛，童便下；妇人血海痛、男子疝气，茴香汤下（《乾坤秘韫》）。

小肠疝气乌药一两,升麻八钱,水二钟,煎一钟,露一宿,空心热服(孙天仁《集效方》)。

脚气掣痛乡村无药。初发时即取土乌药,不犯铁器,布揩去土,瓷瓦刮屑,好酒浸一宿。次早空心温服,溏泄即愈。入麝少许尤佳。痛入腹者,以乌药同鸡子瓦罐中水煮一日,取鸡子,切片蘸食,以汤送下,甚效(《永类钤方》)。

血痢泻血乌药烧存性研,陈米饭丸梧子大。每米饮下三十丸(《普济方》)。

小儿慢惊昏沉或搐。乌药磨水,灌之(《济急方》)。

气厥头痛不拘多少,及产后头痛。天台乌药、川芎䓖等分,为末。每服二钱,腊茶清调下。产后,铁锤烧红淬酒调下(《济生方》)。

咽喉闭痛生乌药(即矮樟根),以酸醋二盏,煎一盏,先噙后咽,吐出痰涎为愈(《经验方》)。

孕中有痛洪州乌药(软白香辣者)五钱,水一盏,牛皮胶一片,同煎至七分,温服。乃龚彦德方也(《妇人良方》)。

心腹气痛乌药水磨浓汁一盏,入橘皮一片,苏一叶,煎服(《集简方》)。

嫩叶

〔主治〕炙碾煎饮代茗,补中益气,止小便滑数(藏器)。

〔发明〕〔时珍曰〕乌药,下通少阴肾经,上理脾胃元气。故丹溪朱氏补阴丸药中,往往加乌药叶也。

子

〔主治〕阴毒伤寒,腹痛欲死。取一合炒起黑烟,投水中,煎三五沸,服一大盏,汗出阳回即瘥(《斗门方》)。

【附录】研药〔珣曰〕生南海诸州,小树,叶如椒,根如乌药而圆小。根味苦,温,无毒。主霍乱,下利赤白,中恶蛊毒,腹内不调者。剉,水煎服。

櫰香 音怀。○《纲目》

【释名】兜娄婆香(《楞严经》)。

【集解】〔时珍曰〕櫰香,江淮、湖岭山中有之。木大者近丈许,小者多被樵采。叶青而长,有锯齿,状如小蓟叶而香,对节生。其根状如枸杞根而大,煨之甚香。《楞严经》云:坛前安一小炉,以兜娄婆香煎取香水,沐浴其炭。即此香也。

根

【气味】苦、涩,平,无毒。

【主治】头疖肿毒。碾末,麻脂调涂,七日腐落(时珍)。

必栗香《拾遗》

【释名】花木香、詹香(《拾遗》)。

【集解】〔藏器曰〕必栗香生高山中。叶如老椿,捣置上流,鱼悉暴腮而死。木为书轴,白鱼不损书也。

【气味】辛,温,无毒。

【主治】鬼疰心气,断一切恶气,煮汁服之。烧为香,杀虫、鱼(藏器)。

枫香脂《唐本草》

【释名】白胶香(《唐本》)。〔时珍曰〕枫树枝弱善摇,

香

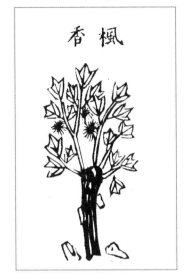

枫香脂

故字从风。俗呼香枫。《金光明经》谓其香为须萨折罗婆香。〔颂曰〕《尔雅》谓枫为欇欇，言风至则欇欇而鸣也。梵书谓之萨阇罗婆香。

【集解】〔恭曰〕枫香脂，所在大山中皆有之。〔颂曰〕今南方及关陕甚多。树甚高大，似白杨。叶圆而作歧，有三角而香。二月有花，白色。乃连着实，大如鸭卵。八月、九月熟时，暴干可烧。《南方草木状》云：枫实惟九真有之。用之有神，乃难得之物。其脂为白胶香，五月斫为坎，十一月采之。《说文解字》云：枫木，厚叶弱枝善摇。汉宫殿中多植之，至霜后叶丹可爱，故称枫宸。任昉《述异记》云：南中有枫子鬼。木之老者为人形，亦呼为灵枫，盖瘤瘿也。至今越巫有得之者，以雕刻鬼神，可致灵异。〔保昇曰〕王瓘《轩辕本纪》云：黄帝杀蚩尤于黎山之丘，掷其械于大荒之中，化为枫木之林。《尔雅注》云：其脂入地，千年为琥珀。〔时珍曰〕枫木枝干修耸，大者连数围。其木甚坚，有赤有白，白者细腻。其实成球，有柔刺。嵇含言枫实惟出九真者，不知即此枫否。孙炎《尔雅正义》云：枫子鬼乃樗木上寄生枝，高三四尺，天旱以泥涂之，即雨也。荀伯子《临川记》云：岭南枫木，岁久生瘤如人形，遇暴雷骤雨则暗长三五尺，谓之枫人。宋齐丘《化书》云：老枫化为羽人。数说不同，大抵瘿瘤之说，犹有理也。

香脂

〔修治〕〔时珍曰〕凡用以甑水煮二十沸，入冷水中，揉扯数十次，晒干用。

〔气味〕辛、苦，平，无毒。

〔主治〕瘾疹风痒浮肿，煮水浴之。又主齿痛（《唐本》）。一切痈疽疮疥，金疮吐衄咯血，活血生肌，止痛解毒。烧过揩牙，永无牙疾（时珍）。

〔发明〕〔震亨曰〕枫香属金，有水与火。其性疏通（故木易有虫穴），为外科要药。近世不知，误以松脂之清莹者为之，甚谬。〔宗奭曰〕枫香、松脂皆可乱乳香。但枫香微白黄色，烧之可见真伪。〔时珍曰〕枫香、松脂皆可乱乳香，其功虽次于乳香，而亦仿佛不远。

〔附方〕旧一，新十五。

吐血不止　白胶香为散。每服二钱，新汲水调下（《简要济众》）。

吐血衄血　白胶香、蛤粉等分，为末。姜汁调服（王璆《百一选方》）。

吐血咯血　澹寮方：用白胶香、铜青各一钱，为末。入干柿内，纸包煨熟，食之。○《圣惠方》：用白胶香切片炙黄一两，新绵一两,烧灰为末。每服一钱,米饮下。

金疮断筋枫香末傅之(危氏方)。

便痈脓血白胶香一两,为末。入麝香、轻粉少许,掺之(《袖珍方》)。

小儿奶疸生面上。用枫香为膏,摊贴之(《活幼全书》)。

瘰疬软疖白胶香一两化开,以蓖麻子六十四粒研入,待成膏,摊贴(《儒门事亲》)。

诸疮不合白胶香、轻粉各二钱,猪脂和涂(《直指方》)。

一切恶疮水沉金丝膏:用白胶香、沥青各一两,以麻油、黄蜡各二钱半,同溶化,入冷水中扯千遍,摊贴之(《儒门事亲》)。

恶疮疼痛枫香、腻粉等分,为末。浆水洗净,贴之(《寿亲养老书》)。

久近胫疮白胶香为末,以酒瓶上箬叶夹末,贴之(《袖珍方》)。

小儿疥癣白胶香、黄檗、轻粉等分,为末。羊骨髓和,傅之(《儒门事亲》)。

大便不通白胶香半枣大,鼠粪二枚,研匀,水和作挺。纳入肛内,良久自通(《普济方》)。

年久牙疼枫香脂为末,以香炉内灰和匀。每旦揩擦(危氏《得效方》)。

鱼骨哽咽白胶香细细吞之(《圣惠方》)。

木皮

〔气味〕辛,平,有小毒(苏恭)。

〔主治〕水肿,下水气,煮汁用之(苏恭)。煎饮,止水痢为最(藏器)。止霍乱刺风冷风,煎汤浴之(大明)。

〔正误〕〔藏器曰〕枫皮性涩,能止水痢。苏云下水肿,水肿非涩药所疗,又云有毒,明见其谬。

〔附方〕新一。

大风疮 枫子木(烧存性,研)、轻粉等分,麻油调搽,极妙。章贡有鼓角匠病此,一道人传方,遂愈(《经验良方》)。

根叶

〔主治〕痈疽已成,擂酒饮,以滓贴之(时珍)。

菌

〔气味〕有毒,食之令人笑不止,地浆解之(弘景)。

熏陆香(乳香)《别录·上品》

【释名】 马尾香(《海药》)、天泽香(内典)、摩勒香(《纲目》)、多伽罗香(《纲目》)。〔宗奭曰〕熏陆即乳香,为其垂滴如乳头也。熔塌在地者为塌香,皆一也。〔时珍曰〕佛书谓之天泽香,言其润泽也。又谓之多伽罗香,又曰杜噜香。李珣言熏陆是树皮,乳是树脂。陈藏器言乳是熏陆之类。寇宗奭言是一物。陈承言熏陆是总名,乳是熏陆之乳头也。今考《香谱》言乳有十余品,则乳乃熏陆中似乳头之一品尔。陈承之说为近理。二物原附沉香下,宋《嘉祐本草》分出二条,今据诸说,合并为一。

【集解】〔恭曰〕熏陆香形似白胶香,出天竺者色白,出单于者夹绿色,香亦不甚。〔珣曰〕按《广志》云:熏陆香是树皮鳞甲,采之复生。乳头香生南海,是波斯松树脂也,紫赤如樱桃,透明者为上。〔藏器曰〕乳香即熏陆之类也。〔禹锡曰〕按《南方异物志》云:熏陆出大秦国。在海边有大树,枝叶正如古松,生于沙中。盛夏木胶流出沙上,状如桃胶。夷人采取卖与商贾,无贾则自食之。〔宗奭曰〕熏陆,木叶类棠梨,南印度界阿吒厘国出之,谓之西香,南番者更佳,即乳香也。〔承曰〕西出天竺,南出波斯等国。西者色黄白,南者色紫赤。日久重叠者,不成乳头,杂以沙石。其成乳者,乃新出未杂沙石者也。熏陆是总名,乳是熏陆之乳头也。今松脂、枫脂中,亦有此状者甚多。〔时珍曰〕乳香今人多以枫香杂之,惟烧之可辨。南番诸国皆有。《宋史》言乳香有一十三等。按叶廷珪《香录》云:乳香一名熏陆香,出大食国南,其树类松。以斤斫树,脂溢于外,结而

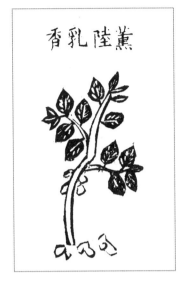

熏陆香（乳香）

成香,聚而成块。上品为拣香,圆大如乳头,透明,俗呼滴乳。次曰明乳,其色亚于拣香。又次为瓶香,以瓶收者。又次曰袋香,言收时只置袋中。次为乳塌,杂沙石者。次为黑塌,色黑。次为水湿塌,水渍色败气变者。次为斫削,杂碎不堪。次为缠末,播扬为尘者。观此则乳有自流出者,有斫树溢出者。诸说皆言其树类松。寇氏言类棠梨,恐亦传闻,当从前说。道书乳香、檀香谓之浴香,不可烧祀上真。

【修治】〔颂曰〕乳性至粘难碾。用时以缯袋挂于窗隙间,良久取研,乃不粘也。〔大明曰〕入丸散,微炒杀毒,则不粘。〔时珍曰〕或言乳香入丸药,以少酒研如泥,以水飞过,晒干用。或言以灯心同研则易细。或言以糯米数粒同研,或言以人指甲二三片同研,或言以乳钵坐热水中乳之,皆易细。《外丹本草》云:乳香以韭实、葱、蒜煅伏成汁,最柔五金。《丹房镜源》云:乳香

哑铜。

【气味】微温,无毒。〔大明曰〕乳香:辛,热,微毒。〔元素曰〕苦、辛,纯阳。〔震亨曰〕善窜,入手少阴经。

【主治】熏陆:主风水毒肿,去恶气伏尸,癥疹痒毒。乳香同功(《别录》)。乳香:治耳聋,中风口噤不语,妇人血气,止大肠泄澼,疗诸疮,令内消,能发酒,理风冷(藏器)。下气益精,补腰膝,治肾气,止霍乱,冲恶中邪气,心腹痛疰气。煎膏,止痛长肉(大明)。治不眠(之才)。补肾,定诸经之痛(元素)。仙方用以辟谷(李珣)。消痈疽诸毒,托里护心,活血定痛伸筋,治妇人产难折伤(时珍)。

【发明】〔时珍曰〕乳香香窜,能入心经,活血定痛,故为痈疽疮疡、心腹痛要药。《素问》云"诸痛痒疮疡皆属心火"是矣。产科诸方多用之,亦取其活血之功尔。陈自明《妇人良方》云:知蕲州施少卿,得神寝丸方于蕲州徐太丞,云妇人临产月服之,令胎滑易生,极有效验。用通明乳香半两,枳壳一两,为末,炼蜜丸梧子大,每空心酒服三十丸。李嗣立治痈疽初起,内托护心散,云:香彻疮孔中,能使毒气外出,不致内攻也。方见《谷部》绿豆下。按葛洪《抱朴子》云:浮炎洲在南海中,出熏陆香,乃树有伤穿,木胶流堕。夷人采之,恒患猞猁兽啖之。此兽斫刺不死,以杖打之皮不伤,而骨碎乃死。观此,则乳香之治折伤,虽能活血止痛,亦其性然也。杨清叟云:凡人筋不伸者,敷药宜加乳香,其性能伸筋。

【附方】旧五,新二十六。

口目㖞斜乳香烧烟熏之,以顺其血脉(《证治要诀》)。

祛风益颜真乳香二斤,白蜜三斤,瓷器合煎如饧,每旦服二匙（《奇效方》）。

　　急慢惊风乳香半两，甘遂半两，同研末。每服半钱，用乳香汤下，小便亦可（王氏《博济方》）。

　　小儿内钓腹痛。用乳香、没药、木香等分，水煎服之（阮氏《小儿方》）。

　　小儿夜啼乳香一钱，灯花七枚，为末。每服半字，乳汁下（《圣惠方》）。

　　心气疼痛不可忍。用乳香三两，真茶四两，为末，以腊月鹿血和丸弹子大。每温醋化一丸，服之（《瑞竹堂经验方》）。

　　冷心气痛乳香一粒，胡椒四十九粒，研，入姜汁，热酒调服（潘氏《经验方》）。

　　阴证呃逆乳香同硫黄烧烟，嗅之（《伤寒蕴要》）。

　　辟禳瘟疫每腊月二十四日五更，取第一汲井水浸乳香。至元旦五更温热，从小至大，每人以乳一块，饮水三呷，则一年无时灾。孔平仲云：此乃宣圣之方，孔氏七十余代用之也。

　　梦寐遗精乳香一块，拇指大，卧时细嚼，含至三更咽下，三五服即效（《医林集要》）。

　　淋癃溺血取乳香中夹石者，研细，米饮服一钱（危氏《得效方》）。

　　难产催生《简要济众方》：用黄明乳香五钱，为末，母猪血和丸梧子大。每酒服五丸。〇《经验方》：用乳香，以五月五日午时，令一人在壁内奉乳钵，一童子在壁外，以笔管自壁缝中逐粒递过，放钵内研细，水丸芡子大。每服一丸，无灰酒下。〇《圣惠方》：用明乳香一豆大，为末，新汲水一盏，入醋少许。令产妇两手捉石燕，念虑药三遍乃饮之。略行数步即下。〇《海上方》：用乳香、朱砂等分，为末。麝香酒服一钱，良久自下。

咽喉骨哽乳香一钱，水研服之（《卫生易简方》）。

香口辟臭滴乳噙之（《摘玄方》）。

风虫牙痛不可忍者。《梅师方》：用熏陆香嚼，咽其汁，立瘥。○《朱氏集验方》：用乳香豆许安孔中，烧烟箸烙化立止。○又方：乳香、川椒末各一钱，为末，化蜡和作丸，塞孔中。○《直指方》：用乳香、巴豆等分，研和蜡丸，塞之。○《圣惠方》：用乳香、枯矾等分，蜡丸，塞之。

大风疠疾摩勒香一斤（即乳头内光明者）细研，入牛乳五升，甘草末四两，瓷盒盛之，安桌子上，置中庭，安剑一口。夜于北极下祝祷，去盒子盖，露一夜。次日入甑中蒸，炊三斗米熟即止。夜间依前祝露又蒸，如此三次乃止。每服一茶匙，空心及晚食前温酒调服。服后当有恶物出，至三日三夜乃愈也（《圣惠方》）。

漏疮脓血白乳香二钱，牡蛎粉一钱，为末，雪糕丸麻子大。每姜汤服三十丸（《直指方》）。

斑痘不快乳香研细，猪心血和丸芡子大。每温水化服一丸（闻人规《痘疹论》）。

痛疽寒颤乳香半两，熟水研服。颤发于脾，乳香能入脾故也（《仁斋直指方》）。

甲疽弩肉脓血疼痛不愈。用乳香（为末）、胆矾（烧研）等分，傅之，内消即愈（《灵苑方》）。

玉茎作肿乳香、葱白等分，捣傅（《山居四要》）。

野火丹毒自两足起。乳香末，羊脂调涂（《幼幼新书》）。

疬疡风驳熏陆香、白蔹同研，日日揩之。并作末，水服（《千金方》）。

杖疮溃烂乳香煎油，搽疮口（《永类钤方》）。

没药宋《开宝》

【释名】末药（《《纲目》）。〔时珍曰〕没、末皆梵言。

【集解】〔志曰〕没药生波斯国。其块大小不定,黑色,似安息香。〔颂曰〕今海南诸国及广州或有之。木之根株皆如橄榄,叶青而密。岁久者,则有脂液流滴在地下,凝结成块,或大或小,亦类安息香。采无时。〔珣曰〕按徐表《南州记》云:是波斯松脂也。状如神香,赤黑色。〔时珍曰〕按《一统志》云:没药树高大如松,皮厚一二寸。采时掘树下为坎,用斧伐其皮,脂流于坎,旬余方取之。李珣言乳香是波斯松脂,此又言没药亦是松脂,盖出传闻之误尔。所谓神香者,不知何物也。

没药

【修治】同乳香。

【气味】苦,平,无毒。

【主治】破血止痛,疗金疮杖疮,诸恶疮痔漏,卒下血,目中翳晕痛肤赤（《开宝》）。破癥瘕宿血,损伤瘀血,消肿痛（大明）。心胆虚,肝血不足（好古）。堕胎,及产后心腹血气痛,并入丸散服（李珣）。散血消肿,定痛生肌（时珍）。

【发明】〔权曰〕凡金刃所伤,打损跌跌坠马,筋骨疼痛,心腹血瘀者,并宜研烂热酒调服。推陈致新,能生好血。〔宗奭曰〕没药大概通滞血。血滞则气壅瘀,气壅瘀则经络满急,经络满急故痛且肿。凡打扑跐跌,皆伤经络,气血不行,瘀壅作肿痛也。〔时珍曰〕乳香活血,没药散血,皆能止痛消肿生肌。故二药每每相兼而用。

【附方】旧二,新七。

历节诸风骨节疼痛,昼夜不止。没药末半两,虎胫骨酥炙为末三两。每服二钱,温酒调下(《图经本草》)。

筋骨损伤米粉四两炒黄,入没药、乳香末各半两,酒调成膏,摊贴之(《御药院方》)。

金刃所伤未透膜者。乳香、没药各一钱,以童子小便半盏,酒半盏,温化服之,为末亦可(《奇效良方》)。

小儿盘肠气痛。没药、乳香等分,为末。以木香磨水煎沸,调一钱服,立效(汤氏《婴孩宝书》)。

妇人腹痛内伤疙刺。没药末一钱,酒服便止(《图经本草》)。

妇人血运方同上。

血气心痛没药末二钱,水一盏,酒一盏,煎服(《医林集要》)。

产后恶血没药、血竭末各一钱,童子小便、温酒各半盏,煎沸服,良久再服。恶血自下,更不生痛(《妇人良方》)。

女人异疾女人月事退出,皆作禽兽之形,欲来伤人。先将绵塞阴户,乃顿服没药末一两,白汤调下,即愈(危氏方)。

骐驎竭《唐本草》

【释名】血竭(《《圣济总录》》)。〔时珍曰〕骐驎亦马名也。此物如干血,故谓之血竭。曰骐驎者,隐之也。旧与紫钾同条,紫钾乃此树上虫所造成,今分入《虫部》。

【集解】〔恭曰〕骐驎竭树名渴留,紫铆树名渴廪,二物大同小异。〔志曰〕二物同条,功效全别。紫铆色赤而黑,其叶大如盘,铆从叶上出。骐驎竭色黄而赤,从木中出,如松脂。〔珣曰〕按《南越志》云:骐驎竭,是紫铆树之脂也。欲验真伪,但嚼之不烂如蜡者为上。〔颂曰〕今南番诸国及广州皆出之。木高数丈,婆娑可爱。叶似樱桃而有三角。其脂液从木中流出,滴下如胶饴状,久而坚凝,乃成竭,赤作血色。采无时。

骐驎竭

旧说与紫铆大都相类,而别是一物,功力亦殊。〔敩曰〕凡使勿用海母血,真相似,只是味咸并腥气。骐驎竭味微咸、甘,似栀子气也。〔时珍曰〕骐驎竭是树脂,紫铆是虫造。按《一统志》云:血竭树略如没药树,其肌赤色。采法亦于树下掘坎,斧伐其树,脂流于坎,旬日取之。多出大食诸国。今人试之,以透指甲者为真。独孤滔《丹房鉴源》云:此物出于西胡,禀荧惑之气而结。以火烧之,有赤汁涌出,久而灰不变本色者,为真也。

【修治】〔敩曰〕凡使先研作粉,筛过入丸散中用。若同众药捣,则化作尘飞也。

【气味】甘、咸,平,无毒。〔大明曰〕得密陀僧良。

【主治】心腹卒痛,金疮血出,破积血,止痛生肉,去五脏邪气(《唐本》)。打伤折损,一切疼痛,血气搅刺,内伤血聚,补虚,并宜酒服(李珣)。补心包络、肝血不足（好古）。益阳精，消阴滞气（《太清修炼法》）。傅一切恶疮疥癣久不合。性急，不可多使，却引脓（大明）。散滞血诸痛，妇人血气，小儿瘈疭（时珍）。

【发明】〔时珍曰〕骐驎竭，木之脂液，如人之膏血，其味甘咸而走血，盖手、足厥阴药也。肝与心包皆主血故尔。河间刘氏云"血竭除血痛，为和血之圣药"是矣。乳香、没药虽主血病，而兼入气分，此则专于血分者也。

【附方】旧一，新十一。

白虎风痛走注，两膝热肿。用骐驎竭、硫黄末各一两，每温酒服一钱（《圣惠方》）。

新久脚气血竭、乳香等分同研，以木瓜一个，剜孔入药在内，以面厚裹，砂锅煮烂，连面捣，丸梧子大。每温酒服三十丸。忌生冷（《奇效方》）。

慢惊瘈疭定魄安魂，益气。用血竭半两，乳香二钱半，同捣成剂，火炙溶丸梧子大。每服一丸，薄荷煎汤化下。夏月用人参汤（《御药院方》）。

鼻出衄血血竭、蒲黄等分为末，吹之（《医林集要》）。

血痔肠风血竭末，傅之（《直指方》）。

金疮出血骐驎竭末，傅之立止（《广利方》）。

产后血冲心胸满喘，命在须臾。用血竭、没药各一钱，研细，童便和酒调服（《医林集要》）。

产后血运不知人及狂语。用骐驎竭一两，研末。每服二钱，温酒调下（《太平圣惠方》）。

收敛疮口血竭末一字，麝香少许，大枣烧灰半钱，同研。津调涂之（《究原方》）。

臁疮不合血竭末傅之，以干为度（《济急仙方》）。

嵌甲疼痛_{血竭末},傅之(《医林集要》)。

腹中血块_{血竭}、没药各一两,滑石(牡丹皮同煮过)一两,为末,醋糊丸梧子大,服之(《摘玄方》)。

质汗_{宋《开宝》}

【释名】〔时珍曰〕汗音寒,番语也。

【集解】〔藏器曰〕质汗出西番,煎柽乳、松泪、甘草、地黄并热血成之。番人试药,以小儿断一足,以药纳口中,将足踏之,当时能走者良。

【气味】甘,温,无毒。

【主治】金疮伤折,瘀血内损,补筋肉,消恶血,下血气,妇人产后诸血结,腹痛内冷不下食。并以酒消服之,亦傅病处(藏器)。

【附方】新一。

室女经闭_{血结成块},心腹攻痛。质汗、姜黄、川大黄(炒)各半两,为末。每服一钱,温水下(《圣济总录》)。

安息香_{《唐本草》}

【释名】〔时珍曰〕此香辟恶,安息诸邪,故名。或云:安息,国名也。梵书谓之拙贝罗香。

【集解】〔恭曰〕安息香出西戎。状如松脂,黄黑色,为块。新者亦柔韧。〔珣曰〕生南海波斯国,树中脂也,状若桃胶,秋月采之。〔禹锡曰〕按段成式《酉阳杂俎》云:安息香树出波斯国,呼为辟邪树。长二三丈,皮色黄黑。叶有四角,经寒不凋。二月开花黄色,花心微碧。不结实。刻其树皮,其胶如饴,名安息香,六七月坚凝乃取之。烧之,通神明,辟众恶。〔时珍曰〕今安南、

安息香

三佛齐诸番皆有之。《一统志》云：树如苦楝，大而且直。叶似羊桃而长。木心有脂作香。叶廷珪《香录》云：此乃树脂，形色类胡桃穰。不宜于烧，而能发众香，故人取以和香。今人和香有如饧者，谓之安息油。机曰：或言烧之能集鼠者为真。

【气味】辛、苦，平，无毒。

【主治】心腹恶气，鬼疰（《唐本》）。邪气魍魉，鬼胎血邪，辟蛊毒，霍乱风痛，男子遗精，暖肾气，妇人血噤，并产后血运（大明）。妇人夜梦鬼交，同臭黄合为丸，烧熏丹穴，永断（李珣）。烧之，去鬼来神（萧炳）。治中恶魇寐，劳瘵传尸（时珍）。

【附方】新四。

卒然心痛或经年频发。安息香研末，沸汤服半钱（危氏《得效方》）。

小儿肚痛曲脚而啼。安息香丸：用安息香酒蒸成膏。沉香、木香、丁香、霍香、八角茴香各三钱，香附子、缩砂仁、炙甘草各五钱，为末。以膏和，炼蜜丸芡子大。每服一丸，紫苏汤化下（《全幼心鉴》）。

小儿惊邪安息香一豆许，烧之自除（《奇效良方》）。

历节风痛用精猪肉四两切片，裹安息香二两，以瓶盛灰，大火上着一铜版片隔之，安香于上烧之，以瓶口对痛处熏之，勿令透气（《圣惠方》）。

苏合香《别录·上品》

【释名】〔时珍曰〕按郭义恭《广志》云：此香出苏合国，因以名之。梵书谓之咄鲁瑟剑。

【集解】〔《别录》曰〕苏合香出中台川谷。〔恭曰〕今从西域及昆仑来。紫赤色，与紫真檀相似，坚实极芳香，惟重如石，烧之灰白者好。〔颂曰〕今广州虽有苏合香，但类苏木，无香气。药中只用如膏油者，极芬烈。陶隐居以为狮子矢者，亦是指此膏油者言之尔。《梁书》云：中天竺国出苏合香，是诸香汁煎成，非自然一物也。又云：大秦国人采得苏合香，先煎其汁以为香膏，乃卖其滓与诸国贾人。是以展转来达中国者，不大香也。然则广南货者，其经煎煮之余乎？今用如膏油者，乃合治成者尔。〔时珍曰〕按《寰宇志》云：苏合油出安南、三佛齐诸番国。树生膏，可为药，以浓而无滓者为上。叶廷珪《香谱》云：苏合香油出大食国。气味皆类笃耨香。沈括《笔谈》云：今之苏合香赤色如坚木，又有苏合油如黐胶，人多用之。而刘梦得《传信方》言苏合香多薄叶，子如金色，按之即少，放之即起，良久不定，如虫动，气烈者佳。如此则全非今所用者，宜精考之。窃按沈氏所说，亦是油也，不必致疑。

【正误】〔弘景曰〕苏合香俗传是狮子屎，外国说不尔。今皆从西域来，亦不复入药，惟供合好香尔。〔恭曰〕此是胡人诳言，陶不悟也。〔藏器曰〕苏合香色黄白，狮子屎色赤黑，二物相似而不同。狮子屎极臭。或云：狮子屎是西国草木皮汁所为，胡人将来，欲贵重之，故饰其名尔。

【气味】甘，温，无毒。

【主治】辟恶,杀鬼精物,温疟蛊毒痫痉,去三虫,除邪,令人无梦魇。久服,通神明,轻身长年(《别录》)。

【发明】〔时珍曰〕苏合香气窜,能通诸窍脏腑,故其功能辟一切不正之气。按:沈括《笔谈》云:太尉王文正公气羸多病。宋真宗面赐药酒一瓶,令空腹饮之,可以和气血,辟外邪。公饮之,大觉安健。次日称谢。上曰:此苏合香酒也。每酒一斗,入苏合香丸一两同煮。极能调和五脏,却腹中诸疾。每冒寒夙兴,则宜饮一杯。自此臣庶之家皆仿为之,此方盛行于时。其方本出唐玄宗《开元广济方》,谓之白术丸。后人亦编入《千金》《外台》,治疾有殊效。

【附方】新二。

苏合香丸治传尸骨蒸,殗殜肺痿,疰忤鬼气,卒心痛,霍乱吐利,时气鬼魅瘴疟,赤白暴痢,瘀血月闭,痃癖疔肿,小儿惊痫客忤,大人中风、中气、狐狸等病。用苏合油一两,安息香末二两,以无灰酒熬成膏,入苏合油内。白术、香附子、青木香、白檀香、沉香、丁香、麝香、荜茇、诃梨勒(煨,去核)、朱砂、乌犀角(镑)各二两,龙脑、熏陆香各一两,为末,以香膏加炼蜜和成剂,蜡纸包收。每服旋丸梧子大,早朝取井华水,温冷任意,化服四丸。老人、小儿一丸(《惠民和剂局方》)。

水气浮肿苏合香、白粉、水银等分,捣匀,蜜丸小豆大。每服二丸,白水下。当下水出(《肘后方》)。

詹糖香《别录·上品》

【释名】〔时珍曰〕詹言其粘,糖言其状也。

【集解】〔弘景曰〕出晋安、岑州。上真淳者难得,多以其皮及蠹虫屎杂之,惟软者为佳。皆合香家要用,不正入药。〔恭曰〕詹糖树似橘。煎枝叶为香,似沙糖而黑。出交广以南,生晋安。近方多用之。〔时珍曰〕其花亦香,如末利花香气。

【气味】苦,微温,无毒。

【主治】风水毒肿,去恶气伏尸(《别录》)。治恶核恶疮(弘景)。和胡桃青皮捣,涂发令黑如漆(时珍)。

【附录】结杀〔藏器曰〕结杀生西国,树之花也,极香。同胡桃仁入膏,和香油涂头,却头风白屑,生发。

笃耨香《纲目》

【释名】(缺)

【集解】〔时珍曰〕笃耨香出真腊国,树之脂也。树如松形,其香老则溢出,色白而透明者名白笃耨,盛夏不融,香气清远。土人取后,夏月以火炙树,令脂液再溢,至冬乃凝,复收之。其香夏融冬结,以瓠瓢盛,置阴凉处,乃得不融。杂以树皮者则色黑,名黑笃耨,为下品。

【附录】胆八香〔时珍曰〕胆八树生交阯、南番诸国。树如稚木犀。叶鲜红,色类霜枫。其实压油和诸香爇之,辟恶气。

【气味】缺。

【主治】面皯䵟黯。同白附子、冬瓜子、白及、石榴皮等分为末,酒浸三日,洗面后傅之。久则面莹如玉(时珍)。

龙脑香《唐本草》

【释名】片脑(《纲目》)、羯婆罗香(《衍义》),膏名婆律香(《《南史》》)。〔时珍曰〕龙脑者,因其状而贵重之称也。以白莹如冰,及作梅花片者为良,故俗呼为冰片脑,或云梅花脑。

番中又有米脑、速脑、金脚脑、苍龙脑等称,皆因形色命名,不及冰片、梅花者也。清者名脑油,《金光明经》谓之羯婆罗香。〔恭曰〕龙脑是树根中干脂。婆律香是根下清脂。旧出婆律国,因以为名也。

【集解】〔恭曰〕龙脑香及膏香出婆律国。树形似杉木。脑形似白松脂,作杉木气,明净者善。久经风日或如雀屎者不佳。或云:子似豆蔻,皮有错甲,即杉脂也。今江南有杉木,未经试。或方土无脂,犹甘蕉之无实也。〔颂曰〕今惟南海番舶贾客货之。南海山中亦有之。相传云:其木高七八丈,大可六七围,如积年杉木状,旁生枝,其叶正圆而背白,结实如豆蔻,皮有甲错,香即木中脂也。膏即根下清液,谓之婆律膏。按段成式《西阳杂俎》云:龙脑香树名固不婆律,无花实。其树有肥有瘦:瘦者出龙脑,肥者出婆律膏。香在木心中。波斯国亦出之。断其树剪取之,其膏于树端流出,斫树作坎而承之。两说大同小异。唐天宝中交阯贡龙脑,皆如蝉、蚕之形。彼人云:老树根节方有之,然极难得。禁中呼为瑞龙脑,带之衣衿,香闻十余步外,后不复有此。今海南龙脑,多用火焙成片,其中亦容杂伪。入药惟贵生者,状若梅花片,甚佳也。〔珣曰〕是西海波律国波律树中脂也,状如白胶香。其龙脑油本出佛誓国,从树取之。〔宗奭曰〕《西域记》云:西方秣罗矩吒国,在南印度境。有羯布罗香

龙脑香

树,干如松株而叶异,花果亦异。湿时无香,木干之后,循理析之,中有香,状类云母,色如冰雪,即龙脑香也。〔时珍曰〕龙脑香,南番诸国皆有之。叶廷珪《香录》云:乃深山穷谷中千年老杉树,其枝干不曾损动者,则有香。若损动,则气泄无脑矣。土人解作板,板缝有脑出,乃劈取之。大者成片如花瓣,清者名脑油。《江南异闻录》云:南唐保大中贡龙脑浆,云以缣囊贮龙脑,悬于琉璃瓶中,少顷滴沥成水,香气馥烈,大补益元气。按此浆与脑油稍异,盖亦其类尔。《宋史》熙宁九年,英州雷震,一山梓树尽枯,中皆化为龙脑。此虽怪异,可见龙脑亦有变成者也。

【修治】〔恭曰〕龙脑香合糯米炭、相思子贮之,则不耗。〔时珍曰〕或言以鸡毛、相思子,同入小瓷罐密收之佳。《相感志》言以杉木炭养之更良,不耗也。今人多以樟脑升打乱之,不可不辨也。相思子见本条。

【气味】辛、苦,微寒,无毒。〔珣曰〕苦、辛,温,无毒。〔元素曰〕热。阳中之阳。

【主治】妇人难产,研末少许,新汲水服,立下(《别录》)。心腹邪气,风湿积聚,耳聋,明目,去目赤肤翳(《唐本》)。内外障眼,镇心秘精,治三虫五痔(李珣)。散心盛有热(好古)。入骨,治骨痛(李杲)。治大肠脱(元素)。疗喉痹脑痛,鼻瘜齿痛,伤寒舌出,小儿痘陷,通诸窍,散郁火(时珍)。

苍龙脑

〔主治〕风疮䵟黯,入膏煎良。不可点眼,伤人(李珣)。

婆律香膏

〔主治〕耳聋,摩一切风(苏恭)。

【发明】〔宗奭曰〕此物大通利关隔热塞，大人、小儿风涎闭塞，及暴得惊热，甚为济用。然非常服之药，独行则势弱，佐使则有功。于茶亦相宜，多则掩茶气。味甚清香，为百药之先，万物中香无出其右者。〔震亨曰〕龙脑属火。世知其寒而通利，然未达其热而轻浮飞越，喜其香而贵细，动辄与麝同用为桂、附之助。然人之阳易动，阴易亏，不可不思。〔杲曰〕龙脑入骨，风病在骨髓者宜用之。若风在血脉肌肉，辄用脑、麝，反引风入骨髓，如油入面，莫之能出也。〔王纶曰〕龙脑大辛善走，故能散热，通利结气。目痛、喉痹、下疳诸方多用之者，取其辛散也。人欲死者吞之，为气散尽也。世人误以为寒，不知其辛散之性似乎凉尔。诸香皆属阳，岂有香之至者而性反寒乎？〔时珍曰〕古方眼科、小儿科皆言龙脑辛凉，能入心经，故治目病、惊风方多用之。痘疮心热血瘀倒黡者，用引猪血直入心窍，使毒气宣散于外，则血活痘发。其说皆似是而实未当也。目病、惊病、痘病，皆火病也。火郁则发之，从治之法，辛主发散故尔。其气先入肺，传于心脾，能走能散，使壅塞通利，则经络条达，而惊热自平，疮毒能出。用猪心血能引龙脑入心经，非龙脑能入心也。沈存中《良方》云：痘疮稠密，盛则变黑者。用生獭猪血一橡斗，龙脑半分，温酒和服。潘氏云：一女病发热腹痛，手足厥逆，渐加昏闷，形证极恶，疑是痘候。时暑月，急取屠家败血，倍用龙脑和服。得睡，须臾一身疮出而安。若非此方，则横夭矣。又宋文天祥、贾似道皆服脑子求死不得，惟廖莹中以热酒服数握，九窍流血而死。此非脑子有毒，乃热酒引其辛香，散溢经络，气血沸乱而然尔。

【附方】旧二，新十二。

目生肤翳龙脑末一两，日点三五度（《圣济总录》）。

目赤目膜龙脑、雄雀屎各八分，为末，以人乳汁一合调成膏。日日点之,无有不验（《圣惠方》）。

头目风热上攻。用龙脑末半两,南蓬砂末一两,频嗅两鼻（《御药院方》）。

头脑疼痛片脑一钱,纸卷作撚,烧烟熏鼻,吐出痰涎即愈（《寿域方》）。

风热喉痹灯心一钱,黄檗五分,并烧存性,白矾七分煅过,冰片脑三分,为末。每以一二分吹患处。此陆一峰家传绝妙方也（《濒湖集简方》）。

鼻中瘜肉垂下者。用片脑点之,自入（《集简方》）。

伤寒舌出过寸者。梅花片脑半分,为末。掺之,随手即愈（洪迈《夷坚志》）。

中风牙噤无门下药者,开关散揩之。五月五日午时,用龙脑、天南星等分,为末。每以一字揩齿二三十遍,其口自开。

牙齿疼痛梅花脑、朱砂末各少许,揩之立止（《集简方》）。

痘疮狂躁心烦气喘,妄语或见鬼神,疮色赤未透者。《经验后方》：用龙脑一钱细研,旋以猪心血丸芡子大。每服一丸,紫草汤下。少时心神便定,得睡疮发。○《总微论》：用獭猪第二番血清半杯,酒半杯,和匀,入龙脑一分,温服。良久利下瘀血一二行,疮即红活。此治痘疮黑黡候恶,医所不治者,百发百中。

内外痔疮片脑一二分,葱汁化,搽之（《简便方》）。

酒皶鼻赤脑子、真酥,频搽（《普济方》）。

梦漏口疮经络中火邪,梦漏恍惚,口疮咽燥。龙脑三钱,黄檗三两,为末,蜜丸梧子大。每麦门冬汤下十丸（《摘玄方》）。

子

〔气味〕辛,温。气似龙脑。

〔主治〕下恶气,消食,散胀满,香人口（苏恭）。

【附录】元慈勒〔藏器曰〕出波斯国。状似龙脑香,乃树中脂也。味甘,平,无毒。主心病流血,合金疮,去腹内恶血,血痢下血,妇人带下,明目,去翳障、风泪、弩肉。

樟脑《纲目》

【释名】韶脑(《《陈氏香谱》》)。

【集解】〔时珍曰〕樟脑出韶州、漳州。状似龙脑,白色如雪,樟树脂膏也。胡演《升炼方》云:煎樟脑法:用樟木新者切片,以井水浸三日三夜,入锅煎之,柳木频搅。待汁减半,柳上有白霜,即滤去滓,倾汁入瓦盆内。经宿,自然结成块也。他处虽有樟木,不解取脑。又炼樟脑法:用铜盆,以陈壁土为粉糁之,却糁樟脑一重,又糁壁土,如此四五重。以薄荷安土上,再用一盆覆之,黄泥封固,于火上款款炙之。须以意度之,不可太过、不及。勿令走气。候冷取出,则脑皆升于上盆,如此升两三次,可充片脑也。

【修治】〔时珍曰〕凡用,每一两以二碗合住,湿纸糊口,文武火之。半时许取出,冷定用。又法:每一两,用黄连、薄荷六钱,白芷、细辛四钱,荆芥、密蒙花二钱,当归、槐花一钱。以新土碗铺杉木片于底,安药在上,入水半盏,洒脑于上,再以一碗合住,糊口,安火煨之。待水干取开,其脑自升于上。以翎扫下,形似松脂,可入风热眼药。人亦多以乱片脑,不可不辨。

【气味】辛,热,无毒。

【主治】通关窍,利滞气,治中恶邪气,霍乱心腹痛,寒湿脚气,疥癣风瘙,龋齿,杀虫辟蠹。着鞋中,去脚气(时珍)。

【发明】〔时珍曰〕樟脑纯阳,与焰硝同性,水中生火,其焰益炽。今丹炉及烟火家多用之。辛热香窜,禀龙火之气,去湿杀虫,此其所长。故烧烟熏衣筐席簟,能辟壁虱、虫蛀。李石《续博物志》云:脚弱病人,用杉木为桶濯足,排樟脑于两股间,用帛绷定,月余甚妙。王玺《医林集要》方治脚气肿痛,用樟脑二两,乌头三两,为末,醋糊丸弹子大。每置一丸于足心踏之,下以微火烘之,衣被围覆,汗出如涎为效。

【附方】新二。

小儿秃疮韶脑一钱,花椒二钱,脂麻二两,为末。以退猪汤洗后,搽之(《简便方》)。

牙齿虫痛《普济方》:用韶脑、朱砂等分,擦之神效。〇余居士《选奇方》:用樟脑、黄丹、肥皂(去皮核)等分,研匀蜜丸。塞孔中。

阿魏《唐本草》

〔校正〕自《草部》移入此。

【释名】阿虞(《纲目》)、熏渠(《唐本》)、哈昔泥(《正要》)。〔时珍曰〕夷人自称曰阿,此物极臭,阿之所畏也。波斯国呼为阿虞,天竺国呼为形虞,《涅槃经》谓之央匮。蒙古人谓之哈昔泥,元时食用以和料。其根名稳展,云淹羊肉甚香美,功同阿魏。见《饮膳正要》。

【集解】〔恭曰〕阿魏生西番及昆仑。苗、叶、根、茎酷似白芷,捣根汁,日煎作饼者为上。截根穿暴干者为次。体性极臭而能止臭,亦为奇物也。又婆罗门云:熏渠即是阿魏,取根汁暴之如胶,或截根日干,并极臭。西国持咒人禁食之。常食用之,云去臭气。戎人重此,犹俗中贵胡椒,巴人重负蠜也。〔珣曰〕按《广志》云:生昆仑国。是木津液,如桃胶状。其色黑者不堪,其

阿魏

状黄散者为上。云南长河中亦有，与舶上来者滋味相似一般，只无黄色。〔颂曰〕今惟广州有之，云是木膏液滴酿结成，与苏恭所说不同。按段成式《酉阳杂俎》云：阿魏木，生波斯国及伽阇那国（即北天竺也）。木长八九尺，皮色青黄。三月生叶，似鼠耳。无花实。断其枝，汁出如饴，久乃坚凝，名阿魏。摩伽陀僧言：取其汁和米、豆屑合酿而成。其说与广州所生者相近。〔承曰〕阿魏合在《木部》。今二浙人家亦种之，枝叶香气皆同而差淡薄，但无汁膏尔。〔时珍曰〕阿魏有草、木二种。草者出西域，可晒可煎，苏恭所说是也。木者出南番，取其脂汁，李珣、苏颂、陈承所说是也。按《一统志》所载有此二种。云出火州及沙鹿、海牙国者，草高尺许，根株独立，枝叶如盖，臭气逼人，生取其汁熬作膏，名阿魏。出三佛齐及暹罗国者，树不甚高，土人纳竹筒于树内，脂满其中，冬月破筒取之。或云其脂最毒，人不敢近。每采时，以羊系于树下，自远射之。脂之毒着羊，羊毙即为阿魏。观此，则其有二种明矣。盖其树低小如枸杞、牡荆之类，西南风土不同，故或如草如木也。系羊射脂之说，俗亦相传，但无实据。谚云："黄芩无假，阿魏无真。"以其多伪也。刘纯诗云：阿魏无真却有真，臭而止臭乃为珍。〔炳曰〕人多言煎蒜白为假者。〔敩曰〕验法有三：第一，以半铢安熟铜器中一宿，至明沾阿魏处白如银，永无赤色；第二，将一铢置于五斗草自然汁中一夜,至明如鲜血色;第三,将一铢安于柚树上,树立干,便是真者。凡用,乳钵研细,热酒器上裹过,入药。

【气味】 辛,平,无毒。

【主治】 杀诸小虫,去臭气,破癥积,下恶气,除邪鬼蛊毒(《唐本》)。治风邪鬼疰,心腹中冷(李珣)。传尸冷气,辟瘟治疟,主霍乱心腹痛,肾气瘟瘴,御一切蕈、菜毒(大明)。解自死牛、羊、马肉诸毒(汪机)。消肉积(震亨)。

【发明】 〔炳曰〕阿魏下细虫,极效。〔时珍曰〕阿魏消肉积,杀小虫,故能解毒辟邪,治疟、痢、疳、劳、尸注、冷痛诸证。按王璆《百一选方》云:夔州谭逵病疟半年。故人窦藏叟授方:用真阿魏、好丹砂各一两,研匀,米糊和丸皂子大。每空心人参汤化服一丸,即愈。世人治疟,惟用常山、砒霜毒物,多有所损,此方平易,人所不知。草窗周密云:此方治疟以无根水下,治痢以黄连、木香汤下,疟、痢亦多起于积滞故尔。

【附方】 新十。

辟鬼除邪 阿魏枣许为末,以牛乳或肉汁煎五六沸服之。至暮,以乳服安息香枣许。久者不过十日。忌一切菜。孙侍郎用之有效(唐崔行功《纂要》)。

恶疰腹痛 不可忍者。阿魏末,热酒服一二钱,立止(《永类钤方》)。

尸疰中恶 近死尸,恶气入腹,终身不愈。用阿魏三两。每用二钱,拌面裹作馄饨十余枚,煮熟食之,日三。服至三七日,永除。忌五辛、油物(《圣惠方》)。

癞疝疼痛 败精恶血,结在阴囊所致。用阿魏二两,醋和荞麦面作饼裹之煨熟,大槟榔二枚钻孔,溶乳香填满,亦以荞面裹之煨熟，入硇砂末一钱，赤芍药末一两，糊丸梧子大。每食前，酒下三十丸（危氏《得效方》）。

小儿盘肠内吊，腹痛不止。用阿魏为末，大蒜半瓣炮熟研烂，和丸麻子大。每艾汤服五丸（《总微论》）。

脾积结块鸡子五个，阿魏五分，黄蜡一两，同煎化，分作十服。每空心细嚼，温水送下。诸物不忌，腹痛无妨。十日后大便下血，乃积化也（《保寿堂经验方》）。

痞块有积阿魏五钱，五灵脂（炒烟尽）五钱，为末，以黄雄狗胆汁，和丸黍米大。空心唾津送下三十丸。忌羊肉、醋、面（《扶寿精方》）。

五噎膈气方同上。

疟疾寒热阿魏、胭脂各一豆大，研匀，以蒜膏和，覆虎口上，男左女右（《圣济总录》）。

牙齿虫痛阿魏、臭黄等分，为末，糊丸绿豆大。每绵裹一丸，随左右插入耳中，立效（《圣惠方》）。

卢会 宋《开宝》

〔校正〕自《草部》移入此。

【释名】奴会（《开宝》）、讷会（《拾遗》）、象胆（《拾遗》）。〔时珍曰〕名义未详。〔藏器曰〕俗呼为象胆，以其味苦如胆也。

【集解】〔珣曰〕卢会生波斯国。状似黑饧，乃树脂也。〔颂曰〕今惟广州有来者。其木生山野中，滴脂泪而成。采之不拘时月。〔时珍曰〕卢会原在《草部》。《药谱》及《图经》所状，皆言是木脂。而《一统志》云：爪哇、三佛齐诸国所出者，乃草属，状如鳖尾，采之以玉器捣成膏。与前说不同，何哉？岂亦木质草形乎?

【气味】苦,寒,无毒。

【主治】热风烦闷,胸膈间热气,明目镇心,小儿癫痫惊风,疗五疳,杀三虫及痔病疮瘘,解巴豆毒（《开宝》）。主小儿诸疳热（李珣）。单用,杀疳蛔。吹鼻,杀脑疳,除鼻痒（甄权）。研末,傅䘌齿甚妙。治湿癣出黄汁（苏颂）。

卢会

【发明】〔时珍曰〕卢会,乃厥阴经药也。其功专于杀虫清热。已上诸病,皆热与虫所生故也。〔颂曰〕唐刘禹锡《传信方》云:予少年曾患癣,初在颈项间,后延上左耳,遂成湿疮浸淫。用斑蝥、狗胆、桃根诸药,徒令蜇蘁,其疮转盛。偶于楚州,卖药人教用卢会一两,炙甘草半两,研末,先以温浆水洗癣,拭净傅之,立干便瘥。真神奇也。

【附方】新一。

小儿脾疳卢会、使君子等分,为末。每米饮服一二钱（《卫生易简方》）。

胡桐泪《唐本草》

〔校正〕自《草部》移入此。

【释名】胡桐碱（《纲目》）、胡桐律（《《唐本》》）。〔珣曰〕胡桐泪,是胡桐树脂也,故名泪。作律字者非也,律、泪声讹

胡桐泪

尔。〔时珍曰〕《西域传》云：车师国多胡桐。颜师古注云：胡桐似桐，不似桑，故名胡桐。虫食其树而汁出下流者，俗名胡桐泪，言似眼泪也。其入土石成块如卤碱者，为胡桐碱（音减）。或云：律当作沥，非讹也，犹松脂名沥青之义。亦通。

【集解】〔恭曰〕胡桐泪，出肃州以西平泽及山谷中。形似黄矾而坚实。有夹烂木者，云是胡桐树脂沦入土石碱卤地者。其树高大，皮叶似白杨、青桐、桑辈，故名胡桐木，堪器用。〔保昇曰〕凉州以西有之。初生似柳，大则似桑、桐。其津下入地，与土石相染，状如姜石，极咸苦，得水便消，若矾石、消石之类。冬月采之。〔大明曰〕此有二般：木律不中入药；惟用石律，石上采之，形如小石片子，黄土色者为上。〔颂曰〕今西番亦有商人货之。〔时珍曰〕木泪乃树脂流出者，其状如膏油。石泪乃脂入土石间者，其状成块，以其得卤斥之气，故入药为胜。

【气味】咸、苦，大寒，无毒。〔恭曰〕伏砒石。可为金银焊药。

【主治】大毒热，心腹烦满，水和服之，取吐。牛马急黄黑汗，水研三二两灌之，立瘥（《唐本》）。主风虫牙齿痛，杀火毒、面毒（大明）。风疳蜃齿，骨槽风劳。能软一切物。多服令人吐（李珣）。瘰疬非此不能除（元素）。咽喉热痛，水磨扫之，取涎（时珍）。

【发明】〔颂曰〕古方稀用。今治口齿家多用，为最要之物。〔时珍曰〕石泪入地受卤气，故其性寒能除热，其味咸能入骨软坚。

【附方】新六。

湿热牙疼喜吸风。胡桐泪，入麝香掺之。

牙疼出血胡桐泪半两研末，夜夜贴之。或入麝香少许（《圣惠方》）。

走马牙疳胡桐碱、黄丹等分为末，掺之（《医林集要》）。

牙疳宣露脓血臭气者。胡桐泪一两，枸杞根一升。每用五钱，煎水热漱。○又方：胡桐泪、荜茇等分。研掺（《圣惠方》）。

牙齿蟹黑乃肾虚也。胡桐泪一两，丹砂半两，麝香一分，为末，掺之（《圣济总录》）。

返魂香《海药》

【集解】〔珣曰〕按《汉书》云：武帝时，西国进返魂香。《内传》云：西海聚窟州有返魂树，状如枫、柏，花、叶香闻百里。采其根于釜中水煮取汁，炼之如漆，乃香成也。其名有六：曰返魂、惊精、回生、振灵、马精、却死。凡有疫死者，烧豆许熏之再活，故曰返魂。〔时珍曰〕张华《博物志》云：武帝时，西域月氏国，度弱水贡此香三枚，大如燕卵，黑如桑椹。值长安大疫，西使请烧一枚辟之，宫中病者闻之即起，香闻百里，数日不歇。疫死未三日者，熏之皆活，乃返生神药也。此说虽涉诡怪，然理外之事，容或有之，未可便指为谬也。

【附录】兜木香〔藏器曰〕《汉武故事》云：西王母降，烧兜木香末，乃兜渠国所进，如大豆。涂宫门，香闻百里。关中大疫，死者相枕，闻此香，疫皆止，死者皆起。此乃灵香，非常物也。

第三十五卷　木部

目录

合欢《本经》

皂荚《本经》　鬼皂荚附

肥皂荚《纲目》

无患子《开宝》

栾华《本经》

无食子《唐本草》（即没食子）

诃黎勒《唐本草》

婆罗得《开宝》

榉《别录》

柳《本经》

柽柳《开宝》

水杨《唐本草》

白杨《唐本草》

扶栘《拾遗》

松杨《拾遗》

榆《本经》

棚榆《拾遗》

芜荑《本经》

苏方木《唐本草》

乌木《纲目》

桦木《开宝》

缤木《拾遗》

桐木《拾遗》（即花桐）

棕榈《嘉祐》

橉木《拾遗》

柯树《拾遗》

乌桕木《唐本草》

巴豆《本经》

大风子《补遗》

海红豆《海药》

相思子《纲目》

猪腰子《纲目》

石瓜《纲目》

　右附方旧一百三十五，新三百三十二。

第三十五卷　木部

木之二乔木类五十二种

蘗木《本经·上品》

【释名】黄蘗(《别录》)、根名檀桓(《《本经》》)。〔时珍曰〕蘗木名义未详。《本经》言蘗木及根，不言蘗皮，岂古时木与皮通用乎？俗作黄柏者，省写之谬也。

【集解】〔《别录》曰〕蘗木生汉中山谷及永昌。〔弘景曰〕今出邵陵者，轻薄色深为胜。出东山者，厚而色浅。其根于道家入木芝品，今人不知取服。又有一种小树，状如石榴，其皮黄而苦，俗呼为子蘗，亦主口疮。又一种小树，多刺，皮亦黄色，亦主口疮。〔恭曰〕子蘗亦名山石榴，子似女贞，皮白不黄，亦名小蘗，所在有之。今云皮黄，谬矣。按今俗用子蘗皆多刺小树，名刺蘗，非小蘗也。〔禹锡曰〕按《蜀本图经》云：黄蘗树高数丈，叶似吴茱萸，亦如紫椿，经冬不凋。皮外白，里深黄色。其根结块，如松下茯苓。今所在有，本出房、商、合等州山

蘗木

谷中。皮紧、厚二三分、鲜黄者上。二月、五月采皮，日干。〔机曰〕房、商者，治里、治下用之；邵陵者，治表、治上用之。各适其宜尔。〔颂曰〕处处有之，以蜀中出者肉厚色深为佳。

【修治】〔斅曰〕凡使檗皮，削去粗皮，用生蜜水浸半日，漉出晒干，用蜜涂，文武火炙，令蜜尽为度。每五两，用蜜三两。〔元素曰〕二制治上焦，单制治中焦，不制治下焦也。〔时珍曰〕黄檗性寒而沉，生用则降实火，熟用则不伤胃，酒制则治上，盐制则治下，蜜制则治中。

【气味】苦，寒，无毒。〔元素曰〕性寒味苦，气味俱厚，沉而降，阴也。又云：苦厚微辛，阴中之阳，入足少阴经，为足太阳引经药。〔好古曰〕黄芩、栀子入肺，黄连入心，黄檗入肾，燥湿所归，各从其类也。故《活人书》四味解毒汤，乃上下内外通治之药。〔之才曰〕恶干漆，伏硫黄。

【主治】五脏肠胃中结热，黄疸肠痔，止泄痢，女子漏下赤白，阴伤蚀疮（《本经》）。疗惊气在皮间，肌肤热赤起，目热赤痛，口疮。久服通神（《别录》）。热疮疱起，虫疮血痢，止消渴，杀蛀虫（藏器）。男子阴痿，及傅茎上疮，治下血如鸡鸭肝片（甄权）。安心除劳，治骨蒸，洗肝明目，多泪，口干心热，杀疳虫，治蛔心痛，鼻衄，肠风下血，后分急热肿痛（大明）。泻膀胱相火，补肾水不足，坚肾壮骨髓，疗下焦虚，诸痿瘫痪，利下窍，除热（元素）。泻伏火，救肾水，治冲脉气逆，不渴而小便不通，诸疮痛不可忍（李杲）。得知母，滋阴降火。得苍术，除湿清热，为治痿要药。得细辛，泻膀胱火，治口舌生疮（震亨）。傅小儿头疮（时珍）。

【发明】〔元素曰〕黄檗之用有六：泻膀胱龙火，一也；利小便结,二也;除下焦湿肿,三也;痢疾先见血,四也;脐中痛,五也;补肾不足,壮骨髓,六也。凡肾水膀胱不足,诸痿厥,腰无力,于黄芪汤中加用,使两足膝中气力涌出,痿软即便去也,乃瘫痪必用之药。蜜炒研末,治口疮如神。故雷公《炮炙论》云:口疮舌坼,立愈黄酥。谓以酥炙根黄,含之也。〔杲曰〕黄檗、苍术,乃治痿要药。凡去下焦湿热作肿及痛,并膀胱有火邪,并小便不利及黄涩者。并用酒洗黄檗、知母为君,茯苓、泽泻为佐。凡小便不通而口渴者,邪热在气分,肺中伏热不能生水,是绝小便之源也。法当用气味俱薄、淡渗之药,猪苓、泽泻之类,泻肺火而清肺金,滋水之化源。若邪热在下焦血分,不渴而小便不通者,乃《素问》所谓无阴则阳无以生、无阳则阴无以化。膀胱者州都之官,津液藏焉,气化则能出矣。法当用气味俱厚、阴中之阴药治之,黄檗、知母是也。长安王善夫病小便不通,渐成中满,腹坚如石,脚腿裂破出水,双睛凸出,饮食不下,痛苦不可名状。治满、利小便、渗泄之药服遍矣。予诊之曰:此乃奉养太过,膏粱积热,损伤肾水,致膀胱久而干涸,小便不化,火又逆上,而为呕哕。《难经》所谓关则不得小便,格则吐逆者。洁古老人言:热在下焦,但治下焦,其病必愈。遂处以北方寒水所化大苦寒之药,黄檗、知母各一两,酒洗焙碾,入桂一钱为引,熟水丸如芡子大。每服二百丸,沸汤下。少时如刀刺前阴火烧之状,溺如瀑泉涌出,床下成流,顾盼之间,肿胀消散。《内经》云:热者寒之。肾恶燥,急食辛以润之。以黄檗之苦寒泻热、补水润燥为君,知母之苦寒泻肾火为佐,肉桂辛热为使,寒因热用也。〔震亨曰〕黄檗走至阴,有泻火补阴之功,非阴中之火,不可用也。火有二:君火者,人火也,心火也,可以湿伏,可以水灭,可以直折,黄连之属可以制之;相火者,天火也,龙雷之火也,阴火也,不可以水湿折之,当从其性而伏之,惟黄檗之属可以降之。〔时珍曰〕古书言知母佐黄檗,滋阴降火,有金水相生之义。黄檗无知母,犹水母之无虾也。盖黄檗能制膀胱、命门阴中之火,知母能清肺金,滋肾水之化源。故洁古、东垣、丹溪皆以为滋阴降火要药,上古所未言也。盖气为阳,血为阴。邪火煎熬,则阴血渐涸,故阴虚火动之病须之。然必少壮气盛能食者,用之相宜。若中气不足而邪火炽甚者,久服则有寒中之变。近时虚损,及纵欲求嗣之人,用补阴药,往往以此二味为君,日日服饵。降令太过,脾胃受伤,真阳暗损,精气不暖,致生他病。盖不知此物苦寒而滑渗,且苦味久服,有反从火化之害。故叶氏《医学统旨》有"四物加知母、黄檗,久服伤胃,不能生阴"之戒。

【附方】旧十二,新三十一。

阴火为病大补丸:用黄檗去皮,盐、酒炒褐为末,水丸梧子大。血虚,四物汤下;气虚,四君子汤下(丹溪方)。

男女诸虚《孙氏集效方》:坎离丸:治男子、妇人诸虚百损,小便淋漓,遗精白浊等证。黄檗(去皮,切)二斤,熟糯米一升,童子小便浸之,九浸九晒,蒸过晒研为末,酒煮面糊丸梧子大。每服一百丸,温酒送下。

上盛下虚水火偏盛,消中等证。黄檗一斤,分作四分,用醇酒、蜜汤、盐水、童尿浸洗,晒炒为末,以知母一斤,去毛切捣熬膏,和丸梧子大。每服七十丸,白汤下(《活人心统》)。

四治坎离诸丸方见《草部》苍术下。

脏毒痔漏下血不止。孙探玄《集效方》檗皮丸:用川黄檗皮(刮净)一斤,分作四分,三分用酒、醋、童尿各浸七日,洗晒焙,一分生炒黑色,为末,炼蜜丸梧子大。每空心温酒下五十丸。久服除根。○杨诚《经验方》百补丸:专治诸虚赤白浊。用川檗皮（刮净）一斤，分作四分，用酒、蜜、人乳、糯米泔各浸透，炙干切研，廪米饭丸。如上法服。○又陆一峰檗皮丸：黄檗一斤，分作四分，三分用醇酒、盐汤、童尿各浸二日焙研，一分用酥炙研末，以猪脏一条去膜，入药在内扎，煮熟捣丸。如上法服之。

下血数升 黄檗一两去皮，鸡子白涂炙，为末，水丸绿豆大。每服七丸，温水下。名金虎丸（《普济方》）。

小儿下血 或血痢。黄檗半两，赤芍药四钱，为末，饭丸麻子大。每服一二十丸，食前米饮下（阎孝忠《集效方》）。

妊娠下痢 白色，昼夜三五十行。根黄（厚者）蜜炒令焦为末，大蒜煨熟，去皮捣烂作膏，和丸梧子大。每空心，米饮下三五十丸，日三服。神妙不可述（《妇人良方》）。

小儿热泻 黄檗削皮，焙为末，用米汤和丸粟米大。每服一二十丸，米汤下（《十全博救方》）。

赤白浊淫 及梦泄精滑。真珠粉丸：黄檗（炒）、真蛤粉各一斤，为末，滴水丸桐子大。每服一百丸，空心温酒下。黄檗苦而降火，蛤粉咸而补肾也。又方：加知母（炒）、牡蛎粉（煅）、山药（炒）等分为末，糊丸梧子大。每服八十丸，盐汤下（《洁古家珍》）。

积热梦遗 心忪恍惚，膈中有热，宜清心丸主之。黄檗末一两，片脑一钱，炼蜜丸梧子大。每服十五丸，麦门冬汤下。此大智禅师方也（许学士《本事方》）。

消渴尿多 能食。黄檗一斤，水一升，煮三五沸，渴即饮之，恣饮，数日即止（韦宙《独行方》）。

呕血热极 黄檗蜜涂，炙干为末。麦门冬汤调服二钱，立瘥（《经验方》）。

时行赤目 黄檗去粗皮为末，湿纸包裹，黄泥固，煨干。每用一弹子大，纱帕包之，浸水一盏，饭上蒸熟，乘热熏洗，极效。此方有金木水火土,故名五行汤。一丸可用三二次(《龙木论》)。

　　婴儿赤目在幕内者。人乳浸黄檗汁点之(《小品方》)。

　　眼目昏暗每旦含黄檗一片,吐津洗之。终身行之,永无目疾(《普济方》)。

　　卒喉痹痛黄檗片含之。又以一斤,酒一斗,煮二沸,恣饮便愈(《肘后方》)。

　　咽喉卒肿食饮不通。苦酒和黄檗末傅之,冷即易(《肘后方》)。

　　小儿重舌黄檗浸苦竹沥点之(《千金方》)。

　　口舌生疮《外台》:用黄檗含之良。○《深师》:用蜜渍取汁,含之吐涎。○寇氏《衍义》:治心脾有热,舌颊生疮。蜜炙黄檗、青黛各一分,为末,入生龙脑一字。掺之吐涎。○赴筵散:用黄檗、细辛等分为末,掺。或用黄檗、干姜等分,亦良。

　　口疳臭烂绿云散:用黄檗五钱,铜绿二钱,为末。掺之,漱去涎(《三因方》)。

　　鼻疳有虫黄檗二两,冷水浸一宿,绞汁温服(《圣惠方》)。

　　鼻中生疮黄檗、槟榔末,猪脂和傅(《普济方》)。

　　唇疮痛痒黄檗末,以蔷薇根汁调涂,立效(《圣济录》)。

　　鬐毛毒疮生头中,初生如蒲桃,痛甚。黄檗一两,乳香二钱半,为末,槐花煎水调作饼,贴于疮口(《普济方》)。

　　小儿囟肿生下即肿者。黄檗末水调,贴足心(《普济方》)。

　　伤寒遗毒手足肿痛欲断。黄檗五斤,水三升煮,渍之(《肘后方》)。

　　痈疽乳发初起者。黄檗末和鸡子白涂之,干即易(梅师方)。

　　痈疽肿毒黄檗皮(炒)、川乌头(炮)等分,为末。唾调涂之,留头,频以米泔水润湿(《集简方》)。

　　小儿脐疮不合者。黄檗末涂之(《子母秘录》)。

小儿脓疮遍身不干。用黄檗末,入枯矾少许,掺之即愈(杨起《简便方》)。

男子阴疮有二种:一者阴蚀作臼,脓出;一者只生热疮。热疮用黄檗、黄芩等分煎汤,洗之。仍以黄檗、黄连作末,傅之。○又法:黄檗煎汤洗之,涂以白蜜(《肘后方》)。

臁疮热疮黄檗末一两,轻粉三钱,猪胆汁调,搽之。或只用蜜炙黄檗一味。

火毒生疮凡人冬月向火,火气入内,两股生疮,其汁淋漓。用黄檗末掺之,立愈。一妇病此,人无识者,用此而愈(张杲《医说》)。

冻疮裂痛乳汁调黄檗末,涂之(《儒门事亲》)。

自死肉毒自死六畜有毒。以黄檗末,水服方寸匕(《肘后方》)。

敛疮生肌黄檗末,面糊调涂,效(《宣明方》)。

檀桓《拾遗》

【集解】〔藏器曰〕檀桓乃百岁檗之根,如天门冬,长三四尺,别在一旁,以小根缀之。一名檀桓芝。出《灵宝方》。〔时珍曰〕《本经》但言黄檗根名檀桓。陈氏所说乃檗旁所生檀桓芝也,与陶弘景所说同。

【气味】苦,寒,无毒。

【主治】心腹百病,安魂魄,不饥渴。久服轻身延年通神(《别录》)。长生神仙,去万病。为散,饮服方寸匕,尽一枚有验(藏器)。

小檗《唐本草》

【释名】子檗(弘景)、山石榴(《唐本》)。〔时珍曰〕

此与金樱子、杜鹃花并名山石榴,非一物也。

【集解】〔弘景曰〕子檗树小,状如石榴,其皮黄而苦。又一种多刺,皮亦黄。并主口疮。〔恭曰〕小檗生山石间,所在皆有,襄阳岘山东者为良。一名山石榴,其树枝叶与石榴无别,但花异,子细黑圆如牛李子及女贞子尔。其树皮白,陶云皮黄,恐谬矣。今太常所贮,乃小树多刺而叶细者,名刺檗,非小檗也。〔藏器曰〕凡是檗木皆皮黄。今既不黄,非檗也。小檗如石榴,皮黄,子赤如枸杞子,两头尖。人剉枝以染黄。若云子黑而圆,恐是别物,非小檗也。〔时珍曰〕小檗山间时有之,小树也。其皮外白里黄,状如檗皮而薄小。

【气味】苦,大寒,无毒。

【主治】口疮疳䘌,杀诸虫,去心腹中热气(《唐本》)。治血崩(时珍)。○《妇人良方》治血崩,阿茄陀丸方中用之。

黄栌 宋《嘉祐》

【集解】〔藏器曰〕黄栌生商洛山谷,四川界甚有之。叶圆木黄,可染黄色。

木

【气味】苦,寒,无毒。

【主治】除烦热,解酒疸目黄,水煮服之(藏器)。洗赤眼及汤火、漆疮(时珍)。

【附方】新一。

大风癞疾 黄栌木五两(剉,用新汲水一斗浸二七日,焙研),苏方木五两,乌麻子一斗(九蒸九暴),天麻二两,丁香、乳香各一两,为末。以赤黍米一升淘净,用浸黄栌水煮米粥捣和,丸梧子大。每服二三十丸，食后浆水下，日二、夜一（《圣济总录》）。

厚朴《本经·中品》

〔校正〕并入《有名未用》逐折。

【释名】烈朴（《日华》）、**赤朴**（《别录》）、**厚皮**（同）、**重皮**（《广雅》）。树名榛（《别录》），子名逐折（《别录》）。〔时珍曰〕其木质朴而皮厚，味辛烈而色紫赤，故有厚朴、烈、赤诸名。〔颂曰〕《广雅》谓之重皮，方书或作厚皮也。

【集解】〔《别录》曰〕厚朴生交阯、冤句。三月、九月、十月采皮，阴干。〔弘景曰〕今出建平、宜都。极厚、肉紫色为好，壳薄而白者不佳。俗方多用，道家不须也。〔颂曰〕今洛阳、陕西、江淮、湖南、蜀川山谷中往往有之，而以梓州、龙州者为上。木高三四丈，径一二尺。春生叶如槲叶，四季不凋。红花而青实。皮

黄栌

厚朴

极鳞皱而厚,紫色多润者佳,薄而白者不堪。〔宗奭曰〕今伊阳县及商州亦有,但薄而色淡,不如梓州者厚而紫色有油。〔时珍曰〕朴树肤白肉紫,叶如□□。五六月开细花,结实如冬青子,生青熟赤,有核。七八月采之,味甘美。

皮

〔修治〕〔敩曰〕凡使要紫色味辛者为好,刮去粗皮。入丸散,每一斤用酥四两炙熟用。若入汤饮,用自然姜汁八两炙尽为度。〔大明曰〕凡入药去粗皮,用姜汁炙,或浸炒用。〔宗奭曰〕味苦。不以姜制,则棘人喉舌。

〔气味〕苦,温,无毒。〔《别录》曰〕大温。〔吴普曰〕神农、岐伯、雷公:苦,无毒。李当之:小温。〔权曰〕苦、辛,大热。〔元素曰〕气温,味苦、辛。气味俱厚,体重浊而微降,阴中阳也。〔杲曰〕可升可降。〔之才曰〕干姜为之使。恶泽泻、消石、寒水石。忌豆,食之动气。

〔主治〕中风伤寒,头痛寒热惊悸,气血痹,死肌,去三虫(《本经》)。温中益气,消痰下气,疗霍乱及腹痛胀满,胃中冷逆,胸中呕不止,泄痢淋露,除惊,去留热心烦满,厚肠胃(《别录》)。健脾,治反胃,霍乱转筋,冷热气,泻膀胱及五脏一切气,妇人产前产后腹脏不安,杀肠中虫,明耳目,调关节(大明)。治积年冷气,腹内雷鸣虚吼,宿食不消,去结水,破宿血,化水谷,止吐酸水,大温胃气,治冷痛,主病人虚而尿白(甄权)。主肺气胀满,膨而喘咳(好古)。

〔发明〕〔宗奭曰〕厚朴,平胃散中用,最调中。至今此药盛行,既能温脾胃,又能走冷气,为世所须也。〔元素曰〕厚朴之用有三:平胃,一也;去腹胀,二也;孕妇忌之,三也。虽除腹胀,若虚弱人，宜斟酌用之，误服脱人元气。惟寒胀大热药中兼用。乃结者散之之神药也。〔震亨曰〕厚朴属土，有火。其气温，能泻胃中之实也，平胃散用之。佐以苍术，正为泻胃中之湿，平胃土之太过，以致于中和而已，非谓温补脾胃也。习以成俗，皆谓之补，哀哉！其治腹胀者，因其味辛以提其滞气，滞行则宜去之。若气实人，误服参、芪药多补气，胀闷或作喘，宜此泻之。〔好古曰〕《本草》言厚朴治中风伤寒，头痛，温中益气，消痰下气，厚肠胃，去腹满，果泄气乎？果益气乎？盖与枳实、大黄同用，则能泄实满，所谓消痰下气是也。若与橘皮、苍术同用，则能除湿满，所谓温中益气是也。与解利药同用，则治伤寒头痛；与泻痢药同用，则厚肠胃。大抵其性味苦温，用苦则泄，用温则补也。故成无己云：厚朴之苦，以泄腹满。〔杲曰〕苦能下气，故泄实满；温能益气，故散湿满。

〔附方〕旧七，新七。

厚朴煎丸孙兆尝云：补肾不如补脾。脾胃气壮，则能饮食。饮食既进，则益营卫，养精血，滋骨髓。是以《素问》云：精不足者补之以味，形不足者补之以气。此药大补脾胃虚损，温中降气，化痰进食，去冷饮、呕吐、泄泻等证。用厚朴去皮剉片，用生姜二斤连皮切片，以水五升同煮干，去姜，焙朴。以干姜四两，甘草二两，再同厚朴以水五升煮干，去草，焙姜、朴为末。用枣肉、生姜同煮熟，去姜，捣枣和丸梧子大。每服五十丸，米饮下。一方加熟附子（王璆《百一选方》）。

痰壅呕逆心胸满闷，不下饮食。厚朴一两，姜汁炙黄为末。非时米饮调下二钱匕（《圣惠方》）。

腹胀脉数厚朴三物汤：用厚朴半斤，枳实五枚，以水一斗二升，煎取五升，入大黄四两，再煎三升。温服一升，转动更服，不动勿服（张仲景《金匮要略》）。

腹痛胀满厚朴七物汤：用厚朴半斤制，甘草、大黄各三两，枣十枚，大枳实五枚，桂二两，生姜五两，以水一斗，煎取四升。温服八合，日三。呕者，加半夏五合（《金匮要略》）。

男女气胀心闷，饮食不下，冷热相攻，久患不愈。厚朴（姜汁炙焦黑）为末。以陈米饮调服二钱匕，日三服（《斗门方》）。

反胃止泻方同上。

中满洞泻厚朴、干姜等分为末，蜜丸梧子大。每服五十丸，米饮下（鲍氏方）。

小儿吐泻胃虚及有痰惊。梓朴散：用梓州厚朴一两，半夏（汤泡七次，姜汁浸半日，晒干）一钱，以米泔三升同浸一百刻，水尽为度。如未尽，少加火熬干。去厚朴，只研半夏。每服半钱或一字，薄荷汤调下（钱乙《小儿直诀》）。

霍乱腹痛厚朴汤：用厚朴（炙）四两，桂心二两，枳实五枚，生姜二两，水六升，煎取二升，分三服。此陶隐居方也。唐石泉公王方庆《广南方》云：此方不惟治霍乱，凡诸病皆治。○《圣惠方》：用厚朴姜汁炙，研末。新汲水服二钱，如神。

下痢水谷久不瘥者。厚朴三两，黄连三两，水三升，煎一升，空心细服（梅师方）。

大肠干结厚朴生研，猪脏（煮）捣，和丸梧子大。每姜水下三十丸（《十便良方》）。

尿浑白浊心脾不调，肾气浑浊。用厚朴（姜汁炙）一两，白茯苓一钱，水、酒各一碗，煎一碗，温服（《经验良方》）。

月水不通厚朴三两炙切，水三升，煎一升，分二服，空心饮。不过三四剂，神验。一加桃仁、红花（《子母秘录》）。

逐折

〔气味〕甘，温，无毒。

〔**主治**〕疗鼠瘘，明目益气（《别录》）。

〔**正误**〕〔《别录·有名未用》曰〕逐折杀鼠，益气明目。一名百合，一名厚实，生木间，茎黄，七月实，黑如大豆。〔弘景曰〕杜仲子，亦名逐折。〔时珍曰〕《别录》厚朴条下，已言子名逐折；而《有名未用》中复出逐折，主治相同，惟鼠瘘、杀鼠字误，未知孰是尔。所云厚实，乃厚朴实也，故皮谓之厚皮。陶氏不知，援引杜仲为注，皆误矣。今正之。

【**附录**】浮烂罗勒〔藏器曰〕生康国。皮似厚朴，味酸，平，无毒。主一切风气，开胃补心，除冷痹，调脏腑。

杜仲《本经·上品》

【**释名**】思仲（《别录》）、思仙（《本经》）、木绵（《吴普》）、檰（《图经》）。〔时珍曰〕昔有杜仲服此得道，因以名之。思仲、思仙，皆由此义。其皮中有银丝如绵，故曰木绵。其子名逐折，与厚朴子同名。

【**集解**】〔《别录》曰〕杜仲生上虞山谷及上党、汉中。二月、五月、六月、九月采皮。〔弘景曰〕上虞在豫州，虞、虢之虞，非会稽上虞县也。今用出建平、宜都者。状如厚朴，折之多白丝者为佳。〔保昇曰〕生深山大谷，所在有之。树高数丈，叶似辛夷。〔颂曰〕今出商州、成州、峡州近处大山中，叶亦类柘，其皮折之白丝相连。

杜仲

江南谓之檍。初生嫩叶可食,谓之檍芽。花、实苦涩,亦堪入药。木可作屐,益脚。

皮

〔修治〕〔敩曰〕凡使削去粗皮。每一斤,用酥一两,蜜三两,和涂火炙,以尽为度。细剉用。

〔气味〕辛,平,无毒。〔《别录》曰〕甘,温。〔权曰〕苦,暖。〔元素曰〕性温,味辛、甘。气味俱薄,沉而降,阴也。〔杲曰〕阳也,降也。〔好古曰〕肝经气分药也。〔之才曰〕恶玄参、蛇蜕皮。

〔主治〕腰膝痛,补中益精气,坚筋骨,强志,除阴下痒湿,小便余沥。久服轻身耐老(《本经》)。脚中酸疼,不欲践地(《别录》)。治肾劳,腰脊挛(大明)。肾冷,臀腰痛。人虚而身强直,风也。腰不利,加而用之(甄权)。能使筋骨相着(李杲)。润肝燥,补肝经风虚(好古)。

〔发明〕〔时珍曰〕杜仲古方只知滋肾,惟王好古言是肝经气分药,润肝燥,补肝虚,发昔人所未发也。盖肝主筋,肾主骨。肾充则骨强,肝充则筋健。屈申利用,皆属于筋。杜仲色紫而润,味甘微辛,其气温平。甘温能补,微辛能润。故能入肝而补肾,子能令母实也。按庞元英《谈薮》云:一少年新娶,后得脚软病,且疼甚。医作脚气治不效。路钤孙琳诊之。用杜仲一味,寸断片拆。每以一两,用半酒、半水一大盏煎服。三日能行,又三日全愈。琳曰:此乃肾虚,非脚气也。杜仲能治腰膝痛,以酒行之,则为效容易矣。

〔附方〕旧三,新三。

青娥丸方见补骨脂下。

肾虚腰痛崔元亮《海上集验方》：用杜仲去皮炙黄一大斤，分作十剂。每夜取一剂，以水一大升，浸至五更，煎三分减一，取汁，以羊肾三四枚切下，再煮三五沸，如作羹法，和以椒、盐，空腹顿服。○《圣惠方》：入薤白七茎。○《箧中方》：加五味子半斤。

风冷伤肾腰背虚痛。杜仲一斤切炒，酒二升，渍十日，日服三合。此陶隐居《得效方》也。○《三因方》：为末，每旦以温酒服二钱。

病后虚汗及眠中流汗。杜仲、牡蛎等分，为末。卧时水服五匕，不止更服（《肘后方》）。

频惯堕胎或三四月即堕者。于两月前，以杜仲八两（糯米煎汤浸透，炒去丝），续断二两（酒浸焙干）为末，以山药五六两，为末作糊，丸梧子大。每服五十丸，空心米饮下。《肘后方》：用杜仲焙研，枣肉为丸。糯米饮下（杨起《简便方》）。

产后诸疾及胎脏不安。杜仲去皮，瓦上焙干，木臼捣末，煮枣肉和丸弹子大。每服一丸，糯米饮下，日二服（《胜金方》）。

棉芽

〔气味〕缺。

〔主治〕作蔬，去风毒脚气，久积风冷，肠痔下血。亦可煎汤（苏颂）。

椿、樗《唐本草》

〔校正〕并入《嘉祐》椿荚。

【释名】香者名椿（《玉篇》）。《集韵》作橁，《夏书》作杶，《左传》作櫄），臭者名樗（《诗经》）。音丑居切，亦作㯉。《说文》），山樗名栲（音考。《尔雅》）、虎目树（《拾遗》)、大眼桐(《《仁存方》》)。〔时珍曰〕椿、樗易长而多寿考，故有椿、栲之称。《庄子》言"大椿以八千岁为春秋"是矣。椿香而樗臭，故椿字又作橁，其气熏也。樗字从虖，其气臭，人呵嘑之也。樗亦椿音之转尔。〔藏器曰〕俗呼椿为猪椿，北人呼樗为山椿，江东呼为虎目树，亦名虎眼。谓叶脱处有痕，如虎之眼目。又如樗蒲子，故得此名。

【集解】〔恭曰〕椿、樗二树形相似，但樗木疏、椿木实为别也。〔颂曰〕二木南北皆有之。形干大抵相类，但椿木实而叶香可啖，樗木疏而气臭，膳夫亦能熬去其气，并采无时。樗木最为无用，《庄子》所谓"吾有大木，人谓之樗，其本拥肿不中绳墨，小枝曲拳不中规矩"者。《尔雅》云：栲，山樗。郭璞注云：栲似樗，色小白，生山中，因名。亦类漆树。俗语云：櫄、樗、栲、漆，相似如一。陆玑《诗疏》云：山栲与田樗无异，叶差狭尔。吴人以叶为茗。〔宗奭曰〕椿、樗皆臭，但一种有花结子，一种无花不实。世以无花而木身大，其干端直者为椿，椿木用叶。其有花、荚而木身小，干多迂矮者为樗，樗用根及荚、叶。又虫部有樗鸡，不言椿鸡，以显有鸡者为樗，无鸡者为椿。古人命名其义甚明。〔禹锡曰〕樗之有花者无荚，有荚者无花。其荚夏月常生臭樗上，未见椿上有荚者。然世俗不辨椿、樗之异，故呼樗荚为椿荚尔。〔时珍曰〕椿、樗、栲，乃一木三种也。

椿、樗

椿木皮细肌实而赤,嫩叶香甘可茹。樗木皮粗肌虚而白,其叶臭恶,歉年人或采食。栲木即樗之生山中者,木亦虚大,梓人亦或用之。然爪之如腐朽,故古人以为不材之木,不似椿木坚实,可入栋梁也。

叶

〔气味〕苦,温,有小毒。〔诜曰〕椿芽多食动风,熏十二经脉、五藏六腑,令人神昏血气微。若和猪肉、热面频食则中满,盖拥经络也。〔时珍曰〕椿叶无毒,樗叶有小毒。

〔主治〕煮水,洗疮疥风疽。樗木根、叶尤良(《唐本》)。白秃不生发,取椿、桃、楸叶心捣汁,频涂之(时珍)。嫩芽瀹食,消风祛毒(《生生编》)。

白皮及根皮

〔修治〕〔敩曰〕凡使椿根,不近西头者为上。采出拌生葱蒸半日,剉细,以袋盛挂屋南畔,阴干用。〔时珍曰〕椿、樗木皮、根皮,并刮去粗皮,阴干,临时切焙入用。

〔气味〕苦,温,无毒。〔权曰〕微热。〔震亨曰〕凉而燥。〔藏器曰〕樗根有小毒。〔时珍曰〕樗根制硫黄、砒石、黄金。

〔主治〕疳䘌。樗根尤良(《唐本》)。去口鼻疳虫,杀蛔虫疥䘌,鬼注传尸,蛊毒下血,及赤白久痢(藏器)。得地榆,止疳痢(萧炳)。止女子血崩,产后血不止,赤带,肠风泻血不住,肠滑泻,缩小便。蜜炙用(大明)。利溺涩(雷敩)。治赤白浊,赤白带,湿气下痢,精滑梦遗,燥下湿,去肺胃陈积之痰(震亨)。

〔发明〕〔诜曰〕女子血崩,及产后血不止,月信来多,并赤带下。宜取东引细椿根一大握洗净,以水一大升煮汁,分服便断。小儿疳痢,亦宜多服。仍取白皮一握,粳米五十粒,葱白一握，炙甘草三寸，豉两合，水一升，煮半升，以意服之。枝叶功用皆同。〔震亨曰〕椿根白皮，性凉而能涩血。凡湿热为病，泻痢浊带，精滑梦遗诸证，无不用之，有燥下湿及去肺胃陈痰之功。治泄泻，有除湿实肠之力。但痢疾滞气未尽者，不可遽用。宜入丸散，亦可煎服，不见有害。予每用炒研糊丸，看病作汤使，名固肠丸也。〔时珍曰〕椿皮色赤而香，樗皮色白而臭，多服微利人。盖椿皮入血分而性涩，樗皮入气分而性利，不可不辨。其主治之功虽同，而涩利之效则异，正如茯苓、芍药，赤、白颇殊也。凡血分受病不足者，宜用椿皮；气分受病有郁者，宜用樗皮，此心得之微也。《乾坤生意》治疮肿下药，用樗皮以无根水研汁，服二三碗，取利数行，是其验矣。故陈藏器言樗皮有小毒，盖有所试也。〔宗奭曰〕洛阳一女子，年四十六七，耽饮无度，多食鱼蟹，畜毒在脏，日夜二三十泻，大便与脓血杂下，大肠连肛门痛不堪任。医以止血痢药不效，又以肠风药则益甚，盖肠风则有血无脓。如此半年余，气血渐弱，食减肌瘦。服热药则腹愈痛，血愈下；服冷药即注泄食减，服温平药则病不知。如此期年，垂命待尽。或人教服人参散，一服知，二服减，三服脓血皆定，遂常服之而愈。其方治大肠风虚，饮酒过度，挟热下痢脓血痛甚，多日不瘥。用樗根白皮一两，人参一两，为末。每服二钱，空心温酒调服，米饮亦可。忌油腻、湿面、青菜、果子、甜物、鸡、猪、鱼、羊、蒜、薤等。

〔附方〕旧六，新十。

去鬼气樗根皮一握细切，以童儿小便二升，豉一合，浸一宿，绞汁煎一沸。三五日一度，服之（陈藏器《本草》）。

小儿疳疾椿白皮（日干）二两为末，以粟米淘净研浓汁，和丸梧子大。十岁三四丸，米饮下，量人加减。仍以一丸纳竹筒中，吹入鼻内，三度良（《子母秘录》）。

小儿疳痢困重者。用樗白皮捣粉,以水和作枣大馄饨子。日晒少时,又捣,如此三遍,以水煮熟,空肚吞七枚。重者不过七服。忌油腻、热面、毒物。○又方:用樗根浓汁一蚬壳,和粟米泔等分,灌下部。再度即瘥,其验如神。大人亦宜(《外台秘要》)。

休息痢疾日夜无度,腥臭不可近,脐腹撮痛。东垣《脾胃论》:用椿根白皮、诃黎勒各半两,母丁香三十个,为末,醋糊丸梧子大。每服五十丸,米饮下。○唐瑶《经验方》:用椿根白皮东南行者,长流水内漂三日,去黄皮,焙为末。每一两加木香二钱,粳米饭为丸。每服一钱二分,空腹米饮下。

水谷下利及每至立秋前后即患痢,兼腰痛。取樗根一大两捣筛,以好面捻作馄饨(如皂子大),水煮熟。每日空心服十枚。并无禁忌,神良(刘禹锡《传信方》)。

下利清血腹中刺痛。椿根白皮洗刮晒研,醋糊丸梧子大。每空心米饮下三四十丸。一加苍术、枳壳减半(《经验方》)。

脏毒下痢赤白。用香椿洗刮取皮,日干为末。饮下一钱,立效(《经验方》)。

脏毒下血温白丸:用椿根白皮去粗皮,酒浸晒研,枣肉和丸梧子大。每淡酒服五十丸,或酒糊丸亦可(《儒门事亲》)。

下血经年樗根三钱,水一盏,煎七分,入酒半盏服。或作丸服。虚者加人参等分。即虎眼树(《仁存方》)。

血痢下血腊月,日未出时,取背阴地北引樗根皮,东流水洗净,挂风处阴干为末。每二两入寒食面一两,新汲水丸梧子大,阴干。每服三十丸,水煮滚,倾出,温水送下。忌见日,则无效。名如神丸(《普济方》)。

脾毒肠风因营卫虚弱,风气袭之,热气乘之,血渗肠间,故大便下血。用臭椿根（刮去粗皮，焙干）四两，苍术（米泔浸焙）、枳壳（麸炒）各一两，为末，醋糊丸如梧子大。每服五十丸，米饮下，日三服（《本事方》）。

产后肠脱不能收拾者。樗枝（取皮焙干）一握，水五升，连根葱五茎，汉椒一撮，同煎至三升，去滓倾盆内。乘热熏洗（冷则再热，一服可作五次用），洗后睡少时。忌盐鲊、酱面、发风毒物，及用心劳力等事。年深者亦治之（《妇人良方》）。

女人白带椿根白皮、滑石等分，为末，粥丸梧子大。每空腹白汤下一百丸。○又方：椿根白皮一两半，干姜（炒黑）、白芍药（炒黑）、黄檗（炒黑）各二钱，为末。如上法丸服（丹溪方）。

男子白浊方同上。

荚

〔释名〕凤眼草（象形）。

〔主治〕大便下血（《嘉祐》）。

〔附方〕新三。

肠风泻血椿荚半生半烧，为末。每服二钱，米饮下（《普济方》）。

误吞鱼刺《生生编》：用椿树子烧研，酒服二钱。○《保寿堂方》：用香椿树子（阴干）半碗，擂碎，热酒冲服，良久连骨吐出。

洗头明目用凤眼草（即椿树上丛生荚也）烧灰淋水洗头，经一年眼如童子。加椿皮灰尤佳。正月七日、二月八日、三月四日、四月五日、五月二日、六月四日、七月七日、八月三日、九月二十日、十月二十三日、十一月二十九日、十二月十四日洗之（《卫生易简》）。

漆《本经·上品》

【释名】桼(《《说文》》)。〔时珍曰〕许慎《说文》云:漆本作桼,木汁可以鬃物,其字象水滴而下之形也。

【集解】〔《别录》曰〕干漆生汉中山谷。夏至后采,干之。〔弘景曰〕今梁州漆最甚,益州亦有。广州漆性急易燥。其诸处漆桶中自然干者,状如蜂房孔孔隔者为佳。〔保昇曰〕漆树高二三丈余,皮白,叶似椿,花似槐,其子似牛李子,木心黄。六月、七月刻取滋汁。金州者最善。漆性并急,凡取时须荏油解破,故淳者难得,可重重别制拭之。上等清漆,色黑如瑿,若铁石者好。黄嫩若蜂窠者不佳。〔颂曰〕今蜀、汉、金、峡、襄、歙州皆有之。以竹筒钉入木中,取汁。崔豹《古今注》云:以刚斧斫其皮开,以竹管承之,滴汁则成漆也。〔宗奭曰〕湿漆药中未见用,凡用者皆干漆尔。其湿者,在燥热及霜冷时则难干;得阴湿,虽寒月亦易干,亦物之性也。若沾渍人,以油治之。凡验漆,惟稀者以物蘸起,细而不断,断而急收起;又涂于干竹上,荫之速干者,并佳。〔时珍曰〕漆树人多种之,春分前移栽易成,有利。其身如柿,其叶如椿。以金州者为佳,故世称金漆。人多以物乱之。《试诀》有云:“微扇光如镜,悬丝急似钩。撼成琥珀色,打着有浮沤。”今广浙中出一种漆树,似小榎而大。六月取

漆

汁漆物，黄泽如金，即《唐书》所谓黄漆者也。入药仍当用黑漆。广南漆作饴糖气，沾沾无力。

干漆

〔修治〕〔大明曰〕干漆入药，须捣碎炒熟。不尔，损人肠胃。若是湿漆，煎干更好。亦有烧存性者。

〔气味〕辛，温，无毒。〔权曰〕辛、咸。〔宗奭曰〕苦。〔元素曰〕辛，平，有毒。降也，阳中阴也。〔之才曰〕半夏为之使。畏鸡子，忌油脂。〔弘景曰〕生漆毒烈，人以鸡子和服之去虫，犹自啮肠胃也。畏漆人乃致死者。外气亦能使身肉疮肿，自有疗法。〔大明曰〕毒发，饮铁浆并黄栌汁、甘豆汤、吃蟹，并可制之。〔时珍曰〕今人货漆多杂桐油，故多毒。《淮南子》云：蟹见漆而不干。《相感志》云：漆得蟹而成水。盖物性相制也。凡人畏漆者，嚼蜀椒涂口鼻则可免。生漆疮者，杉木汤、紫苏汤、漆姑草汤、蟹汤浴之，皆良。

〔主治〕绝伤，补中，续筋骨，填髓脑，安五脏，五缓六急，风寒湿痹。生漆：去长虫。久服轻身耐老（《本经》）。干漆：疗咳嗽，消瘀血痞结腰痛，女子疝瘕，利小肠，去蛔虫（《别录》）。杀三虫，主女人经脉不通（甄权）。治传尸劳，除风（大明）。削年深坚结之积滞，破日久凝结之瘀血（元素）。

〔发明〕〔弘景曰〕仙方用蟹消漆为水，炼服长生。《抱朴子》云：淳漆不粘者，服之通神长生。或以大蟹投其中，或以云母水，或以玉水合之服，九虫悉下，恶血从鼻出。服至一年，六甲行厨至也。〔震亨曰〕漆属金，有水与火，性急而飞补。用为去积滞之药，中节则积滞去后，补性内行，人不知也。〔时珍曰〕漆性毒而杀虫，降而行血。所主诸证虽繁，其功只在二者而已。

〔附方〕旧四，新七。

小儿虫病胃寒危恶证，与痫相似者。干漆（捣烧烟尽）、白芜荑等分，为末。米饮服一字至一钱（杜壬方）。

九种心痛及腹胁积聚滞气。筒内干漆一两，捣炒烟尽，研末，醋煮面糊丸梧子大。每服五丸至九丸，热酒下（《简要济众》）。

女人血气妇人不曾生长，血气疼痛不可忍，及治丈夫疝气，小肠气撮痛者，并宜服二圣丸。湿漆一两，熬一食顷，入干漆末一两，和丸梧子大。每服三四丸，温酒下。怕漆人不可服（《经验方》）。

女人经闭《指南方》：万应丸：治女人月经瘀闭不来，绕脐寒疝痛彻，及产后血气不调，诸癥瘕等病。用干漆一两（打碎，炒烟尽），牛膝末一两，以生地黄汁一升，入银、石器中慢熬，俟可丸，丸如梧子大。每服一丸，加至三五丸，酒、饮任下，以通为度。○《产宝》方：治女人月经不利，血气上攻，欲呕，不得睡。用当归四钱，干漆三钱（炒烟尽），为末，炼蜜丸梧子大。每服十五丸，空心温酒下。○《千金》：治女人月水不通，脐下坚如杯，时发热往来，下痢羸瘦，此为血瘕。若生肉癥，不可治也。干漆一斤烧研，生地黄二十斤取汁和，煎至可丸，丸梧子大。每服三丸，空心酒下。

产后青肿疼痛，及血气水疾。干漆、大麦芽等分，为末，新瓦罐相间铺满，盐泥固济，锻赤，放冷研散。每服一二钱，热酒下。但是产后诸疾皆可服（《妇人经验方》）。

五劳七伤补益方：用干漆、柏子仁、山茱萸、酸枣仁各等分，为末，蜜丸梧子大。每服二七丸，温酒下，日二服（《千金方》）。

喉痹欲绝不可针药者。干漆烧烟，以筒吸之（《圣济总录》）。

解中蛊毒平胃散末，以生漆和丸梧子大。每空心温酒下七十丸至百丸（《直指方》）。

下部生疮生漆涂之良（《肘后方》）。

漆叶

〔气味〕缺。

〔主治〕五尸劳疾，杀虫。暴干研末，日用酒服一钱匕（时珍）。

〔发明〕〔颂曰〕《华佗传》载：彭城樊阿，少师事佗。佗授以漆叶青黏散方，云服之去三虫，利五脏，轻身益气，使人头不白。阿从其言，年五百余岁。漆叶所在有之。青黏生丰、沛、彭城及朝歌。一名地节，一名黄芝。主理五脏，益精气。本出于迷人入山，见仙人服之，以告佗。佗以为佳，语阿。阿秘之。近者人见阿之寿而气力强盛，问之。因醉误说，人服多验。后无复有人识青黏，或云即黄精之正叶者也。〔时珍曰〕按葛洪《抱朴子》云：漆叶、青黏，凡薮之草也。樊阿服之，得寿二百岁，而耳目聪明，犹能持针治病。此近代之实事，良史所记注者也。洪说犹近于理，前言阿年五百岁者，误也。或云青黏即葳蕤。

漆子

〔主治〕下血（时珍）。

漆花

〔主治〕小儿解颅、腹胀、交胫不行方中用之（时珍）。

梓《本经·下品》

【释名】木王（《埤雅》）。〔时珍曰〕梓或作杍，其义未详。按陆佃《埤雅》云：梓为百木长，故呼梓为木王。盖木莫良于梓，故《书》以《梓材》名篇，《礼》以梓人名匠，朝廷以梓宫名棺也。罗愿云：屋室有此木，则余材皆不震。其为木王可知。

【集解】〔《别录》曰〕梓白皮生河内山谷。〔弘景曰〕此即梓树之皮。梓有三种,当用朴素不腐者。〔颂曰〕今近道皆有之,宫寺人家园亭亦多植之。木似桐而叶小,花紫。《尔雅》云:椅,梓。郭璞注云:即楸也。《诗·鄘风》云:"椅桐梓漆,爰伐琴瑟。"陆玑注云:楸之疏理白色而生子者为梓,梓实桐皮为椅,大同而小异也。入药当用有子者。又一种鼠梓,一名楰,亦楸属也。枝叶木理皆如楸。今人谓之苦楸,江东人谓之虎梓。《诗·小雅》云"北山有楰"是也。鼠李一名鼠梓,或云即此。然花实都不相类,恐别一物而名同尔。〔藏器曰〕楸生山谷间,与梓树本同末异,或以为一物者误矣。〔大明曰〕梓有数般,惟楸梓皮入药佳,余皆不堪。〔机曰〕按《尔雅翼》云:《说文》言:椅,梓也。梓,楸也。槚亦楸也。然则椅、梓、槚、楸,一物四名。而陆玑《诗疏》以楸之疏理白色生子者为梓,梓实桐皮者为椅。贾思勰《齐民要术》又以白色有角者为梓,即角楸也,又名子楸。黄色无子者为

梓

楸

椅楸，又名荆黄楸。但以子之有无为别。其角细长如箸，其长近尺，冬后叶落而角犹在树。其实亦名豫章。〔时珍曰〕梓木处处有之。有三种：木理白者为梓，赤者为楸，梓之美文者为椅，楸之小者为榎。诸家疏注，殊欠分明。桐亦名椅，与此不同。此椅即《尸子》所谓"荆有长松、文椅"者也。

梓白皮

〔气味〕苦，寒，无毒。

〔主治〕热毒，去三虫（《本经》）。疗目中疾，主吐逆胃反。小儿热疮，身头热烦，蚀疮，煎汤浴之，并捣傅（《别录》）。煎汤洗小儿壮热，一切疮疥，皮肤瘙痒（大明）。治温病复感寒邪，变为胃踠，煮汁饮之（时珍）。

〔附方〕新一。

时气温病头痛壮热，初得一日。用生柏木削去黑皮，取里白者切一升，水二升五合煎汁。每服八合，取瘥（《肘后方》）。

叶

〔主治〕捣傅猪疮。饲猪，肥大三倍（《本经》）。疗手脚火烂疮（《别录》）。〔弘景曰〕桐叶、梓叶肥猪之法未见，应在商丘子《养猪经》中。〔恭曰〕二树花叶饲猪，并能肥大且易养，见《李当之本草》及《博物志》，然不云傅猪疮也。

〔附方〕新一。

风癣疙瘩 梓叶、木绵子、羖羊屎、鼠屎等分，入瓶中合定，烧取汁涂之（《试效录验方》）。

楸《拾遗》

【释名】榎（《《尔雅》》）。〔时珍曰〕楸叶大而早脱，故谓之楸；榎叶小而早秀，故谓之榎。唐时立秋日，京师卖楸叶，妇女、儿童剪花戴之,取秋意也。《尔雅》云:叶小而散,榎。叶大而散,楸。散音鹊,皮粗也。

【集解】见梓下。〔周定王曰〕楸有二种。一种刺楸,其树高大,皮色苍白,上有黄白斑点,枝梗间多大刺。叶似楸而薄,味甘,嫩时炸熟,水淘过拌食。〔时珍曰〕楸有行列,茎干直耸可爱。至秋垂条如线,谓之楸线,其木湿时脆,燥则坚,故谓之良材,宜作棋枰,即梓之赤者也。

木白皮

〔气味〕苦,小寒,无毒。〔珣曰〕微温。

〔主治〕吐逆,杀三虫及皮肤虫。煎膏,粘傅恶疮疽瘘,痈肿疳痔。除脓血,生肌肤,长筋骨(藏器)。消食涩肠下气,治上气咳嗽。亦入面药(李珣)。口吻生疮,贴之,频易取效(时珍)。

〔附方〕旧一,新一。

瘘疮楸枝作煎,频洗取效(《肘后方》)。

白癜风疮楸白皮五斤,水五斗,煎五升,去滓,煎如稠膏。日三摩之(《圣济总录》)。

叶

〔气味〕同皮。

〔主治〕捣傅疮肿。煮汤,洗脓血。冬取干叶用之。诸痈肿溃及内有刺不出者,取叶十重贴之(藏器。○出《范汪方》)。

〔发明〕〔时珍曰〕楸乃外科要药,而近人少知。葛常之《韵语阳秋》云:有人患发背溃坏,肠胃可窥,百方不瘥。一医用立秋日太阳未升时采楸树叶,熬之为膏,傅其外;内以云母膏作小丸服,尽四两,不累日而愈也。东晋范汪,名医也,亦称楸叶治疮肿之功。则楸有拔毒排脓之力可知。

〔附方〕旧一,新七。

上气咳嗽腹满羸瘦者。楸叶三斗,水三斗,煮三十沸,去滓,煎至可,丸如枣大。以筒纳入下部中,立愈(崔元亮《海上集验方》)。

一切毒肿不问硬软。取楸叶十重傅肿上,旧帛裹之,日三易之。当重重有毒气为水,流在叶上。冬月取干叶,盐水浸软,或取根皮捣烂,傅之皆效。止痛消肿,食脓血,胜于众药(范汪《东阳方》)。

瘰疬瘘疮楸煎神方:秋分前后早晚,令人持袋摘楸叶,纳袋中。秤取十五斤,以水一石,净釜中煎取三斗,又换锅煎取七八升,又换锅煎取二升,乃纳不津器中。用时先取麻油半合,蜡一分,酥一栗子许,同消化。又取杏仁七粒,生姜少许,同研。米粉二钱,同入膏中搅匀。先涂疮上,经二日来乃拭却,即以篦子匀涂楸煎满疮上,仍以软帛裹之。且日一拭,更上新药。不过五六上,已破者即便生肌,未破者即内消。瘥后须将慎半年。采药及煎时,并禁孝子、妇人、僧道、鸡犬见之(《箧中方》)。

灸疮不瘥痒痛不瘥。楸叶及根皮为末,傅之(《圣惠方》)。

头痒生疮楸叶捣汁,频涂(《圣惠方》)。

儿发不生楸叶中心,捣汁频涂(《千金翼》)。

小儿目翳嫩楸叶三两烂捣,纸包泥裹,烧干去泥,入水少许,绞汁,铜器慢熬如稀饧,瓷合收之。每旦点之(《普济方》)。

小儿秃疮楸叶捣汁,涂之(《子母秘录》)。

桐《本经·下品》

【释名】白桐(弘景)、黄桐(《图经》)、泡桐(《纲目》)、椅桐（弘景）、荣桐（《尔雅》）。〔时珍曰〕《本经》桐叶，即白桐也。桐华成筒，故谓之桐。其材轻虚，色白而有绮文，故俗谓之白桐、泡桐，古谓之椅桐也。先花后叶，故《尔雅》谓之荣桐。或言其花而不实者，未之察也。陆玑以椅为梧桐，郭璞以荣为梧桐，并误矣。

【集解】〔《别录》曰〕桐叶生桐柏山谷。〔弘景曰〕桐树有四种：青桐，叶、皮青，似梧而无子；梧桐，皮白，叶似青桐而有子，子肥可食；白桐，一名椅桐，人家多植之，与岗桐无异，但有花、子，二月开花，黄紫色，《礼》云"三月桐始华"者也，堪作琴瑟；岗桐无子，是作琴瑟者。《本草》用桐华，应是白桐。〔颂曰〕桐处处有之。陆玑《草木疏》言白桐宜为琴瑟。云南牂牁人，取花中白氃淹渍，绩以为布，似毛布，谓之华布。椅，即梧桐也。今江南人作油者，即冈桐也，有子大于梧子。江南有赪桐，秋开红花，无实。有紫桐，花如百合，实堪糖煮以啖。岭南有刺桐，花色深红。〔宗奭曰〕《本经》桐叶不指定是何桐，致难执用。但四种各有治疗。白桐，叶三杈，开白花，不结子。无花者为冈桐，不中作琴，体重。荏桐，子可作桐油。梧桐，结子可食。〔时珍曰〕陶注桐有四种，以无子者为青桐、冈桐，有子者为梧桐、白桐。寇注言白桐、冈桐皆无子。苏注以冈桐为油桐。而贾思勰《齐民要术》言：实而皮青者为梧桐，华而不实者

桐

为白桐。白桐冬结似子者，乃是明年之华房，非子也。冈桐即油桐也，子大有油。其说与陶氏相反。以今咨访，互有是否。盖白桐即泡桐也。叶大径尺，最易生长。皮色粗白，其木轻虚，不生虫蛀，作器物、屋柱甚良。二月开花，如牵牛花而白色。结实大如巨枣，长寸余，壳内有子片，轻虚如榆荚、葵实之状，老则壳裂，随风飘扬。其花紫色者名冈桐。荏桐即油桐也。青桐即梧桐之无实者。按陈翥《桐谱》，分别白桐、冈桐甚明。云：白花桐，文理粗而体性慢，喜生朝阳之地。因子而出者，一年可起三四尺；由根而出者，可五七尺。其叶圆大而尖长有角，光滑而毳。先花后叶。花白色，花心微红。其实大二三寸，内为两房，房内有肉，肉上有薄片，即其子也。紫花桐，文理细而体性坚，亦生朝阳之地，不如白桐易长。其叶三角而圆，大如白桐，色青多毛而不光，且硬，微赤。亦先花后叶，花色紫。其实亦同白桐而微尖，状如诃子而粘，房中肉黄色。二桐皮色皆一，但花、叶小异，体性坚、慢不同尔。亦有冬月复花者。

桐叶

〔气味〕苦，寒，无毒。

〔主治〕恶蚀疮着阴（《本经》）。消肿毒，生发（时珍）。

〔附方〕新四。

手足肿浮 桐叶煮汁渍之，并饮少许。或加小豆，尤妙（《圣惠方》）。

痈疽发背 大如盘，臭腐不可近。桐叶醋蒸贴上。退热止痛，渐渐生肉收口，极验秘方也（《医林正宗》）。

发落不生 桐叶一把，麻子仁三升，米泔煮五六沸，去滓。日日洗之则长（《肘后方》）。

发白染黑 经霜桐叶及子，多收捣碎，以甑蒸之，生布绞汁,沐头(《普济方》)。

木皮

〔主治〕五痔,杀三虫(《本经》)。疗奔豚气病(《别录》)。五淋。沐发,去头风,生发滋润(甄权)。治恶疮,小儿丹毒,煎汁涂之(时珍)。

〔附方〕新三。

肿从脚起 削桐木煮汁,渍之,并饮少许(《肘后方》)。

伤寒发狂 六七日热极狂言,见鬼欲走。取桐皮(削去黑,擘断四寸)一束,以酒五合,水一升,煮半升,去滓顿服。当吐下青黄汁数升,即瘥(《肘后方》)。

跌扑伤损 水桐树皮,去青留白,醋炒捣傅(《集简方》)。

花

〔主治〕傅猪疮。饲猪,肥大三倍(《本经》)。

〔附方〕新一。

眼见诸物 禽虫飞走,乃肝胆之疾。青桐子花、酸枣仁、玄明粉、羌活各一两,为末。每服二钱,水煎和滓,日三服(《经验良方》)。

梧桐《纲目》

【释名】榇(《《尔雅》》)。〔时珍曰〕梧桐名义未详。《尔雅》谓之榇,因其可为棺,《左传》所谓“桐棺三寸”是矣。旧附桐下,今别出条。

【集解】〔弘景曰〕梧桐皮白,叶似青桐,而子肥可食。〔颂曰〕陶氏谓白桐一名椅桐。陆玑谓梓实桐皮为椅,即今梧桐。是二种俱有椅名也。《遁甲书》云:梧桐可知日月正闰。生十二叶,一边有六叶,从下数一叶为一月,至上十二叶。有闰十三叶,小

梧桐

余者,视之则知闰何月也。故曰梧桐不生则九州异。〔宗奭曰〕梧桐四月开嫩黄小花,一如枣花。枝头出丝,堕地成油,沾渍衣履。五六月结子,人收炒食,味如菱、芡。此是《月令》"清明桐始华"者。〔时珍曰〕梧桐处处有之。树似桐而皮青不皴,其木无节直生,理细而性紧。叶似桐而稍小,光滑有尖。其花细蕊,坠下如醭。其荚长三寸许,五片合成,老则裂开如箕,谓之囊鄂。其子缀于囊鄂上,多者五六,少或二三。子大如胡椒,其皮皱。罗愿《尔雅翼》云:梧桐多阴,青皮白骨,似青桐而多子。其木易生,鸟衔子堕辄生。但晚春生叶,早秋即凋。古称凤凰非梧桐不栖,岂亦食其实乎?《诗》云:"梧桐生矣,于彼朝阳。"《齐民要术》云:"梧桐生山石间者,为乐器更鸣响也。"

木白皮

〔气味〕缺。

〔主治〕烧研,和乳汁涂须发,变黄赤(时珍)。治肠痔(苏颂)。○《删繁方》治痔,青龙五生膏中用之。

叶

〔主治〕发背,炙焦研末,蜜调傅,干即易(《肘后》)。

子

〔气味〕甘,平,无毒。

〔主治〕捣汁涂,拔去白发,根下必生黑者。又治小儿口疮,和鸡子烧存性,研掺（时珍）。

罂子桐《拾遗》

【释名】虎子桐（《拾遗》）、荏桐（《衍义》）、油桐（《纲目》）。〔时珍曰〕罂子,因实状似罂也。虎子,以其毒也。荏者,言其油似荏油也。

【集解】〔藏器曰〕罂子桐生山中。树似梧桐。〔颂曰〕南人作油者,乃冈桐也。有子大于梧子。〔宗奭曰〕荏桐,早春先开淡红花,状如鼓子花,成筒子。子可作桐油。〔时珍曰〕冈桐即白桐之紫花者。油桐枝、干、花、叶并类冈桐而小,树长亦迟,花亦微红。但其实大而圆,每实中有二子或四子,大如大风子。其肉白色,味甘而吐人。亦或谓之紫花桐。人多种莳收子,货之为油,入漆家及舱船用,为时所须。人多伪之,惟以篾圈蘸起如鼓面者为真。

桐子油

【气味】甘、微辛,寒,有大毒。〔大明曰〕冷,微毒。〔时珍曰〕桐油吐人,得酒即解。

【主治】摩疥癣虫疮毒肿。毒鼠至死（藏器）。傅恶疮,及宣水肿,涂鼠咬处。能辟鼠（大明）。涂胫疮、汤火伤疮。吐风痰喉痹,及一切诸疾,以水和油,扫入喉中探吐;或以子研末,吹入喉中取吐。又

罂子桐

点灯烧铜箸头，烙风热烂眼，亦妙（时珍）。

【附方】新七。

痈肿初起桐油点灯，入竹筒内熏之，得出黄水即消（《医林正宗》）。

血风臁疮胡粉煅过研，桐油调作隔纸膏，贴之。○又方：用船上陈桐油石灰煅过，又以人发拌桐油炙干为末，仍以桐油调作膏，涂纸上，刺孔贴之（杨起《简便方》）。

脚肚风疮如癞。桐油、人乳等分，扫之。数次即愈（《集简方》）。

酒齄赤鼻桐油入黄丹、雄黄，傅之（《摘玄方》）。

冻疮皲裂桐油一碗，发一握，熬化瓶收。每以温水洗令软，傅之即安（《救急方》）。

解砒石毒桐油二升，灌之。吐即毒解（华佗《危病方》）。

【附录】𣛹桐（音而郢切）〔藏器曰〕生山谷间。状似青桐，叶有桠。人取皮以沤丝。木皮：味甘，温，无毒。治蚕咬毒气入腹，为末服之。鸡犬食蚕欲死者，煎汁灌之，丝烂即愈。叶：主蛇、虫、蜘蛛咬毒，捣烂封之。

海桐宋《开宝》

【释名】刺桐（《《草木状》》）。〔珣曰〕生南海山谷中，树似桐而皮黄白色，有刺，故以名之。

【集解】〔颂曰〕海桐生南海及雷州，近海州郡亦有之。叶大如手，作三花尖。皮若梓白皮，而坚韧可作绳，入水不烂。不拘时月采之。又云：岭南有刺桐，叶如梧桐。其花附干而生，侧敷如掌，形若金凤，枝干有刺，花色深红。江南有赪桐，红花无实。〔时珍曰〕海桐皮有巨刺，如𪔂甲之刺，或云即刺桐皮也。按嵇含《南方草木状》云：九真有刺桐，布叶繁密。三月开花，赤色照映，三五房凋，则三五复发。陈翥《桐谱》云：刺桐生山谷中。文理细紧，而性喜拆裂。体有巨刺，如榿树。其叶如枫。赪桐身青，叶圆大而长。高三四尺，便有花成朵而繁，红色如火，为夏秋荣观。

海桐

木皮

〔气味〕苦，平，无毒。〔大明曰〕温。

〔主治〕霍乱中恶，赤白久痢，除疳䘌疥癣，牙齿虫痛，并煮服及含之。水浸洗目，除肤赤（《开宝》）。主腰脚不遂，血脉顽痹，腿膝疼痛，赤白泻痢（李珣）。去风杀虫。煎汤，洗赤目（时珍）。

〔发明〕〔颂曰〕古方多用浸酒治风蹶。南唐筠州刺史王绍颜撰《续传信方》云：顷年予在姑孰，得腰膝痛不可忍。医以肾脏风毒攻刺诸药莫疗。因览刘禹锡《传信方》备有此验。修服一剂，便减五分。其方用海桐皮二两，牛膝、芎䓖、羌活、地骨皮、五加皮各一两，甘草半两，薏苡仁二两，生地黄十两，并净洗焙干细剉，以绵包裹，入无灰酒二斗浸之，冬二七，夏一七。空心饮一盏，每日早、午、晚各一次，长令醺醺。此方不得添减，禁毒食。〔时珍曰〕海桐皮能行经络，达病所。又入血分，及去风杀虫。

〔附方〕新三。

风癣有虫海桐皮、蛇床子等分，为末。以腊猪脂调，搽之（艾元英《如宜方》）。

风虫牙痛海桐皮煎水，漱之（《圣惠方》）。

中恶霍乱海桐皮煮汁，服之（《圣济总录》）。

刺桐花

〔主治〕止金疮血，殊效（苏颂）。

【附录】鸡桐〔时珍曰〕生岭南山间。其叶如楝。用叶煮汤，洗渫足膝风湿痹气。

楝《本经·下品》

【释名】苦楝（《图经》），实名金铃子（〖侯氏《药谱》〗）。〔时珍曰〕按罗愿《尔雅翼》云：楝叶可以练物，故谓之楝。其子如小铃，熟则黄色。名金铃，象形也。

楝

【集解】〔《别录》曰〕楝实生荆山山谷。〔弘景曰〕处处有之。俗人五月五日取叶佩之，云辟恶也。〔恭曰〕此有雌雄两种：雄者无子，根赤有毒，服之使人吐，不能止，时有至死者；雌者有子，根白微毒。入药当用雌者。〔颂曰〕楝实以蜀川者为佳。木高丈余，叶密如槐而长。三四月开花，红紫色，芬香满庭。实如弹丸，生青熟黄，十二月采之。根采无时。〔时珍曰〕楝长甚速，三五年即可作椽。其子正如圆枣，以川中者为良。王祯《农书》言鸱鸮食其实。应劭《风俗通》言獬豸食其叶。宗懔《岁时记》言蛟龙畏楝，故端午以叶包粽，投江中祭屈原。

实

〔修治〕〔敩曰〕凡采得晒干，酒拌令透，蒸待皮软，刮去皮，取肉去核用。凡使肉不使核，使核不使肉。如使核，捶碎，用浆水煮一伏时，晒干。其花落子，谓之石茱萸，不入药用。〔嘉谟曰〕石茱萸亦入外科用。

〔气味〕苦，寒，有小毒。〔元素曰〕酸、苦，平。阴中之阳。〔时珍曰〕得酒煮，乃寒因热用也。茴香为之使。

〔主治〕温疾伤寒，大热烦狂，杀三虫，疥疡，利小便水道（《本经》）。主中大热狂，失心躁闷，作汤浴，不入汤使（甄权）。入心及小肠，止上下部腹痛（李杲）。泻膀胱（好古）。治诸疝虫痔（时珍）。

〔发明〕〔元素曰〕热厥暴痛，非此不能除。〔时珍曰〕楝实导小肠、膀胱之热，因引心包相火下行，故心腹痛及疝气为要药。甄权乃言不入汤使，则《本经》何以有治热狂、利小便之文耶？近方治疝，有四治、五治、七治诸法，盖亦配合之巧耳。

〔附方〕旧三，新八。

热厥心痛或发或止，身热足寒，久不愈者。先灸太溪、昆仑，引热下行。内服金铃散：用金铃子、玄胡索各一两，为末。每服三钱，温酒调下（洁古《活法机要》）。

小儿冷疝气痛，肤囊浮肿。金铃子（去核）五钱，吴茱萸二钱半，为末，酒糊丸黍米大。每盐汤下二三十丸（《全幼心鉴》）。

丈夫疝气本脏气伤，膀胱连小肠等气。金铃子一百个，温汤浸过去皮，巴豆二百个，微打破，以面二升，同于铜铛内炒至金铃子赤为度。放冷取出，去核为末，巴、面不用。每服三钱，热酒或醋汤调服。一方入盐炒茴香半两（《经验方》）。

癫疝肿痛《澹寮方》棟实丸：治钓肾偏坠，痛不可忍。用川棟子肉五两，分作五分：一两用破故纸二钱炒黄，一两用小茴香三钱、食盐半钱同炒，一两用莱菔子一钱同炒，一两用牵牛子三钱同炒，一两用斑蝥七枚（去头、足）同炒。拣去食盐、莱菔、牵牛、斑蝥，只留故纸、茴香，同研为末，以酒打面糊丸梧子大。每空心酒下五十丸。○《得效方》棟实丸：治一切疝气肿痛，大有神效。用川棟子酒润取肉一斤，分作四分：四两用小麦一合，斑蝥四十九个，同炒熟，去蝥；四两用小麦一合，巴豆四十九枚，同炒熟，去豆；四两用小麦一合，巴戟肉一两，同炒熟，去戟；四两用小茴香一合，食盐一两，同炒熟，去盐。加破故纸（酒炒）一两，广木香（不见火）一两，为末，酒煮面糊丸梧子大。每服五十丸，盐汤空心下，日三服。○《直指方》棟实丸：治外肾胀大，麻木痛破，及奔豚疝气。用川棟子四十九个，分七处切取肉：七个用小茴香五钱同炒，七个用破故纸二钱半同炒，七个用黑牵牛二钱半同炒，七个用食盐二钱同炒，七个用萝卜子二钱半同炒，七个用巴豆十四个同炒，七个用斑蝥十四个（去头、足）同炒。拣去萝卜子、巴豆、斑蝥三味不用。入青木香五钱，南木香、官桂各二钱半，为末，酒煮面糊丸梧子大。每服三十丸，食前用盐汤下，一日三服。

脏毒下血苦棟子炒黄为末，蜜丸梧子大。米饮每吞十丸至二十丸（《经验方》）。

腹中长虫棟实以淳苦酒渍一宿，绵裹，塞入谷道中三寸许，日二易之（《外台秘要》）。

耳卒热肿棟实五合捣烂，绵裹塞之，频换（《圣惠方》）。

肾消膏淋病在下焦。苦楝子、茴香等分,炒为末,每温酒服一钱(《圣惠方》)。

小儿五疳川楝子肉、川芎䓖等分,为末,猪胆汁丸。米饮下(《摘玄方》)。

根及木皮

〔气味〕苦,微寒,微毒。〔大明曰〕雄者根赤有毒,吐泻杀人,不可误服。雌者入服食,每一两可入糯米五十粒同煎,杀毒。若泻者,以冷粥止之。不泻者,以热葱粥发之。

〔主治〕蛔虫,利大肠(《别录》)。苦酒和,涂疥癣甚良(弘景)。治游风热毒,风疹恶疮疥癞,小儿壮热,并煎汤浸洗(大明)。

〔附方〕旧二,新八。

消渴有虫苦楝根白皮一握切焙,入麝香少许,水二碗,煎至一碗,空心饮之,虽困顿不妨。下虫如蛔而红色,其渴自止。消渴有虫,人所不知(洪迈《夷坚志》)。

小儿蛔虫楝木皮削去苍皮,水煮汁,量大小饮之。○《斗门方》:用为末,米饮服二钱。○《集简方》:用根皮同鸡卵煮熟,空心食之。次日虫下。○《经验方》:抵圣散:用苦楝皮二两,白芜荑半两,为末。每以一二钱,水煎服之。○《简便方》:用楝根白皮(去粗)二斤切,水一斗,煮取汁三升,沙锅熬成膏。五更初,温酒服一匙,以虫下为度。

小儿诸疮恶疮、秃疮、蠼螋疮、浸淫疮,并宜楝树皮或枝烧灰傅之。干者猪脂调(《千金方》)。

口中瘰疮东行楝根细剉,水煮浓汁,日日含漱,吐去勿咽(《肘后方》)。

蜈蚣蜂伤楝树枝、叶汁,涂之良(杨起《简便方》)。

疥疮风虫楝根皮、皂角（去皮、子）等分，为末。猪脂调涂（《奇效方》）。

花

〔主治〕热痱，焙末掺之。铺席下，杀蚤、虱（时珍）。

叶

〔主治〕疝入囊痛，临发时煎酒饮（时珍）。

槐《本经·上品》

〔校正〕并入《嘉祐》槐花、槐胶。

【释名】櫰（音怀。《尔雅》）。〔时珍曰〕按《周礼》外朝之法，面三槐，三公位焉。吴澄注云：槐之言怀也，怀来人于此也。王安石释云：槐华黄，中怀其美，故三公位之。《春秋元命包》云：槐之言归也。古者树槐，听讼其下，使情归实也。

槐

【集解】〔《别录》曰〕槐实生河南平泽。可作神烛。〔颂曰〕今处处有之。其木有极高大者。按《尔雅》槐有数种：叶大而黑者名櫰槐，昼合夜开者名守宫槐，叶细而青绿者但谓之槐，其功用不言有别。四月、五月开黄花，六月、七月结实。七月七日采嫩实，捣汁作煎。十月采老实入药。皮、根采无时。医家用之最多。〔时珍曰〕槐之生也，季春五日而兔目，十日而鼠耳，更旬而始规，二旬而叶成。初生嫩芽可炸熟，水淘过食,亦可作饮代茶。或采槐子种畦中,采苗食之亦良。其木材坚重,有青、黄、白、黑色。其花未开时,状如米粒,炒过煎水染黄甚鲜。其实作荚连珠,中有黑子,以子连多者为好。《周礼》:秋取槐、檀之火。《淮南子》:老槐生火。《天玄主物簿》云:老槐生丹。槐之神异如此。〔藏器曰〕子上房,七月收之,堪染皂。

槐实

〔修治〕〔敩曰〕凡采得,去单子并五子者,只取两子、三子者,以铜锤锤破,用乌牛乳浸一宿,蒸过用。

〔气味〕苦,寒,无毒。〔《别录》曰〕酸、咸。〔之才曰〕景天为之使。

〔主治〕五内邪气热,止涎唾,补绝伤,火疮,妇人乳瘕,子藏急痛(《本经》)。久服明目益气,头不白,延年。治五痔疮瘘,以七月七日取之,捣汁铜器盛之,日煎令可丸如鼠屎,纳窍中,日三易乃愈。又堕胎(《别录》)。治大热难产(甄权)。杀虫去风。合房阴干煮饮,明目,除热泪,头脑心胸间热风烦闷,风眩欲倒,心头吐涎如醉,�如舠车上者(藏器)。治丈夫、女人阴疮湿痒。催生,吞七粒(大明)。疏导风热(宗奭)。治口齿风,凉大肠,润肝燥(李杲)。

〔发明〕〔好古曰〕槐实纯阴,肝经气分药也。治证与桃仁同。〔弘景曰〕槐子以十月巳日采相连多者,新盆盛,合泥百日,皮烂为水,核如大豆。服之令脑满,发不白而长生。〔颂曰〕折嫩房角作汤代茗,主头风,明目补脑。水吞黑子,以变白发。扁鹊明目使发不落法:十月上巳日,取槐子去皮,纳新瓶中,封口二七日。初服一枚,再服二枚,日加一枚。至十日,又从一枚起,终而复始。令人可夜读书,延年益气力,大良。〔时珍曰〕按《太清草木方》云：槐者虚星之精。十月上巳日采子服之，去百病，长生通神。《梁书》言庾肩吾常服槐实，年七十余，发鬓皆黑，目看细字，亦其验也。古方以子入冬月牛胆中渍之，阴干百日，每食后吞一枚。云久服明目通神，白发还黑。有痔及下血者，尤宜服之。

〔附方〕旧一，新四。

槐角丸 治五种肠风泻血。粪前有血名外痔，粪后有血名内痔，大肠不收名脱肛，谷道四面弩肉如奶名举痔，头上有孔名瘘疮，内有虫名虫痔，并皆治之。槐角（去梗，炒）一两，地榆、当归（酒焙）、防风、黄芩、枳壳（麸炒）各半两，为末，酒糊丸梧子大。每服五十丸，米饮下（《和剂局方》）。

大肠脱肛 槐角、槐花各等分，炒为末，用羊血蘸药，炙熟食之，以酒送下。猪腰子（去皮）蘸炙亦可（《百一选方》）。

内痔外痔 许仁则方：用槐角子一斗，捣汁晒稠，取地胆为末，同煎，丸梧子大。每饮服十丸。兼作挺子，纳下部。或以苦参末代地胆亦可（《外台秘要》）。

目热昏暗 槐子、黄连（去须）各二两，为末，蜜丸梧子大。每浆水下二十丸，日二服（《圣济总录》）。

大热心闷 槐子烧末，酒服方寸匕（《伤寒类要》）。

槐花

〔修治〕〔宗奭曰〕未开时采收，陈久者良，入药炒用。染家以水煮一沸出之，其稠滓为饼，染色更鲜也。

〔气味〕苦，平，无毒。〔元素曰〕味厚气薄，纯阴也。

〔主治〕五痔，心痛眼赤，杀腹脏虫，及皮肤风热，肠风泻血，赤白痢，并炒研服（大明）。凉大肠（元素）。炒香频嚼，治失音及喉痹，又疗吐血衄血，崩中漏下（时珍）。

〔发明〕〔时珍曰〕槐花味苦,色黄,气凉,阳明、厥阴血分药也。故所主之病,多属二经。

〔附方〕旧一,新二十。

衄血不止槐花、乌贼鱼骨等分,半生半炒为末,吹之(《普济方》)。

舌衄出血槐花末,傅之即止(《朱氏集验》)。

吐血不止槐花烧存性,入麝香少许研匀,糯米饮下三钱(《普济方》)。

咯血唾血槐花炒研。每服三钱,糯米饮下,仰卧一时取效(朱氏)。

小便尿血槐花(炒)、郁金(煨)各一两,为末。每服二钱,淡豉汤下,立效(《箧中秘宝方》)。

大肠下血《经验方》:用槐花、荆芥穗等分,为末。酒服一钱匕。○《集简方》:用柏叶三钱,槐花六钱,煎汤日服。○《袖珍》:用槐花、枳壳等分,炒存性为末。新汲水服二钱。

暴热下血生猪脏一条,洗净控干,以炒槐花末填满扎定,米醋砂锅内煮烂,擂丸弹子大,日干。每服一丸,空心当归煎酒化下(《永类钤方》)。

酒毒下血槐花(半生半炒)一两,山栀子(焙)五钱,为末。新汲水服二服(《经验良方》)。

脏毒下血新槐花炒研,酒服三钱,日三服。或用槐白皮煎汤服(《普济方》)。

妇人漏血不止。槐花烧存性,研。每服二三钱,食前温酒下(《圣惠方》)。

血崩不止槐花三两,黄芩二两,为末。每服半两,酒一碗,铜秤锤一枚,桑柴火烧红,浸入酒内,调服。忌口(《乾坤秘韫》)。

中风失音炒槐花，三更后仰卧嚼咽（危氏《得效方》）。

痈疽发背凡人中热毒，眼花头运，口干舌苦，心惊背热，四肢麻木，觉有红晕在背后者。即取槐花子一大抄，铁杓炒褐色，以好酒一碗汗之。乘热饮酒，一汗即愈。如未退，再炒一服，极效。纵成脓者，亦无不愈。彭幸庵云：此方三十年屡效者（刘松石《保寿堂方》）。

杨梅毒疮乃阳明积热所生。槐花四两略炒，入酒二盏，煎十余沸，热服。胃虚寒者勿用（《集简方》）。

外痔长寸用槐花煎汤，频洗并服之。数日自缩（《集简方》）。

疔疮肿毒一切痈疽发背，不问已成未成，但焮痛者皆治。槐花（微炒）、核桃仁二两，无灰酒一钟，煎十余沸，热服。未成者二三服，已成者一二服见效（《医方摘要》）。

发背散血槐花、绿豆粉各一升，同炒作象牙色，研末。用细茶一两，煎一碗，露一夜，调末三钱傅之，留头。勿犯妇女手（《摄生众妙方》）。

下血血崩槐花一两，棕灰五钱，盐一钱，水三钟，煎减半服（《摘玄方》）。

白带不止槐花（炒）、牡蛎（煅）等分，为末。每酒服三钱，取效（同上）。

叶

〔气味〕苦，平，无毒。

〔主治〕煎汤，治小儿惊痫壮热，疥癣及丁肿。皮、茎同用（大明）。邪气产难绝伤，及瘾疹牙齿诸风，采嫩叶食（孟诜）。

〔附方〕旧二，新一。

霍乱烦闷槐叶、桑叶各一钱，炙甘草三分，水煎服之

（《圣惠方》）。

肠风痔疾用槐叶一斤，蒸熟晒干研末，煎饮代茶。久服明目（《食医心镜》）。

鼻气窒塞以水五升煮槐叶，取三升，下葱、豉调和再煎，饮（《千金方》）。

枝

〔气味〕同叶。

〔主治〕洗疮及阴囊下湿痒。八月断大枝，候生嫩蘖，煮汁酿酒，疗大风痿痹甚效（《别录》）。炮热，熨蝎毒（恭）。青枝烧沥，涂癣。煅黑，揩牙去虫。煎汤，洗痔核（颂）。烧灰，沐头长发（藏器）。治赤目、崩漏（时珍）。

〔发明〕〔颂曰〕刘禹锡《传信方》著硖州王及郎中槐汤灸痔法甚详。以槐枝浓煎汤先洗痔，便以艾灸其上七壮，以知为度。王及素有痔疾，充西川安抚使判官，乘骡入骆谷，其痔大作，状如胡瓜，热气如火，至驿僵仆。邮吏用此法灸至三五壮，忽觉热气一道入肠中，因大转泻，先血后秽，其痛甚楚。泻后遂失胡瓜所在，登骡而驰矣。

〔附方〕旧五，新一。

风热牙痛槐枝烧热烙之（《圣惠方》）。

胎赤风眼槐木枝如马鞭大，长二尺，作二段齐头。麻油一匙，置铜钵中。晨使童子一人，以其木研之，至暝乃止。令仰卧，以涂目，日三度瘥。

九种心痛当太岁上取新生槐枝一握，去两头，用水三大升，煎取一升，顿服（《千金》）。

崩中赤白不问远近。取槐枝烧灰，食前酒下方寸匕，日二服（梅师方）。

胎动欲产日月未足者。取槐树东引枝，令孕妇手把之，即易生（《子母秘录》）。

阴疮湿痒槐树北面不见日枝，煎水洗三五遍。冷再暖之（孟诜《必效方》）。

木皮、根白皮

〔气味〕苦，平，无毒。

〔主治〕烂疮，喉痹寒热（《别录》）。煮汁，淋阴囊坠肿气痛。煮浆水，漱口齿风疳䘌血（甄权）。治中风皮肤不仁，浴男子阴疝卵肿，浸洗五痔，一切恶疮，妇人产门痒痛，及汤火疮。煎膏，止痛长肉，消痈肿（大明）。煮汁服，治下血（苏颂）。

〔附方〕旧四，新二。

中风身直不得屈申反复者。取槐皮黄白者切之，以酒或水六升，煮取二升，稍稍服之（《肘后方》）。

破伤中风避阴槐枝上皮，旋刻一片，安伤处，用艾灸皮上百壮。不痛者灸至痛，痛者灸至不痛，用手摩之（《普济》）。

风虫牙痛槐树白皮一握切，以酪一升煮，去滓，入盐少许，含漱（《广济方》）。

阴下湿痒槐白皮炒，煎水日洗（《生生方》）。

痔疮有虫作痒，或下脓血。多取槐白皮浓煮汁，先熏后洗。良久欲大便，当有虫出，不过三度即愈。仍以皮为末，绵裹纳下部中（梅师方）。

蟨蟍恶疮槐白皮醋浸半日，洗之（孙真人《千金翼》）。

槐胶

〔气味〕苦，寒，无毒。

〔主治〕一切风，化涎，肝脏风，筋脉抽掣，及急风口噤，或四肢不收顽痹，或毒风周身如虫行，或破伤风，口眼偏斜，腰脊强硬。任作汤、散、丸、煎、杂诸药用之。亦可水煮和药为丸（《嘉祐》）。煨热，绵裹塞耳，治风热聋闭（时珍）。

槐耳见《菜部》木耳。

檀《拾遗》

【释名】〔时珍曰〕朱子云：檀，善木也。其字从亶以此。亶者善也。

【集解】〔藏器曰〕按苏恭言：檀似秦皮。其叶堪为饮。树体细，堪作斧柯。至夏有不生者，忽然叶开，当有大水。农人候之以占水旱，号为水檀。又有一种叶如檀，高五六尺，生高原，四月开花正紫，亦名檀树，其根如葛。〔颂曰〕江淮、河朔山中皆有之。亦檀香类，但不香尔。〔时珍曰〕檀有黄、白二种，叶皆如槐，皮青而泽，肌细而腻，体重而坚，状与梓榆、荚蒾相似。故俚语云："斫檀不谛得荚蒾，荚蒾尚可得驳马。"驳马，梓榆也。

檀

又名六驳，皮色青白，多癣驳也。檀木宜杵、楤镟器之用。

皮及根皮

〔气味〕辛，平，有小毒。

【主治】皮和榆皮为粉食，可断谷救荒。根皮：涂疮疥，杀虫（藏器）。

莛蒾《唐本草》

【释名】繫迷（《诗疏》）、羿先（同上）。

【集解】〔恭曰〕莛蒾叶似木槿及榆，作小树，其子如溲疏，两两相并，四四相对，而色赤味甘。陆玑《诗疏》云：檀、榆之类也。所在山谷有之。〔藏器曰〕生北土山林中。皮堪为索。

枝叶

【气味】甘、苦，平，无毒。

【主治】三虫，下气消谷。煮汁和米作粥，饲小儿甚美（《唐本》）。作粥，灌六畜疮中生蛆，立出（藏器）。

秦皮《本经·中品》

〔校正〕并入《拾遗》梣木。

【释名】梣皮（音岑。〔《别录》〕）、梣木（音寻。〔《拾遗》〕）、石檀（《别录》）、樊槻（弘景）、盆桂（《日华》）、苦树（苏恭）、苦枥（〔《纲目》〕）。〔时珍曰〕秦皮，本作梣皮。其木小而岑高，故以为名。人讹为梣，又讹为秦。或云本出秦地，故得秦名也。高诱注《淮南子》云：梣，苦枥木也。〔恭曰〕树叶似檀，故名石檀。俗因味苦，呼为苦树。

【集解】〔《别录》曰〕秦皮生庐江川谷及冤句水边。二月、八月采皮，阴干。〔弘景曰〕俗云是樊槻皮，而水渍以和墨书，色不脱，微青。〔恭曰〕此树似檀，叶细，皮有白点而不粗错，取皮渍水便碧色，书纸看之皆青色者，是真。〔颂曰〕今陕西州郡及河阳亦有之。其木大都似檀，枝干皆青绿色。叶如匙头许大而不

莱莲　　　　　　　　　　秦皮

光。并无花实，根似槐根。俗呼为白梣木。

皮

【气味】苦，微寒，无毒。〔《别录》曰〕大寒。〔普曰〕神农、雷公、黄帝、岐伯：酸，无毒；李当之：小寒。〔权曰〕平。恶苦瓠、防葵。〔之才曰〕恶吴茱萸。大戟为之使。

【主治】风寒湿痹洗洗寒气，除热，目中青翳白膜。久服头不白，轻身（《本经》）。疗男子少精，妇人带下，小儿痫，身热。可作洗目汤。久服皮肤光泽，肥大有子（《别录》）。明目，去目中久热，两目赤肿疼痛，风泪不止。作汤，浴小儿身热。煎水澄清，洗赤目极效（甄权）。主热痢下重，下焦虚（好古）。同叶煮汤洗蛇咬，并研末傅之（藏器）。

【发明】〔弘景曰〕秦皮俗方惟以疗目，道家亦有用处。〔大明曰〕秦皮之功,洗肝益精,明目退热。〔元素曰〕秦皮沉也,阴也。其用有四:治风寒湿邪成痹,青白幻翳遮睛,女子崩中带下,小儿风热惊痫。〔好古曰〕痢则下焦虚,故张仲景白头翁汤,以黄檗、黄连、秦皮同用,皆苦以坚之也。秦皮浸水青蓝色,与紫草同用,治目病以增光晕,尤佳。〔时珍曰〕梣皮,色青气寒,味苦性涩,乃是厥阴肝、少阳胆经药也。故治目病、惊痫,取其平木也。治下痢、崩带,取其收涩也。又能治男子少精,益精有子,皆取其涩而补也。故《老子》云:天道贵涩。此药乃服食及惊痫崩痢所宜,而人止知其治目一节,几于废弃,良为可惋。《淮南子》云:梣皮色青,治目之要药也。又《万毕术》云"梣皮止水",谓其能收泪。高诱解作致水,言能使水沸者,谬也。

【附方】旧三,新三。

赤眼生翳秦皮一两,水一升半,煮七合,澄清。日日温洗。一方加滑石、黄连等分(《外台秘要》)。

眼暴肿痛秦皮、黄连各一两,苦竹叶半升,水二升半,煮取八合,食后温服。此乃谢道人方也(《外台秘要》)。

赤眼睛疮秦皮一两,清水一升,白碗中浸,春夏一食顷以上,看碧色出,即以箸头缠绵,仰卧点令满眼,微痛勿畏,良久沥去热汁。日点十度以上,不过两日瘥也(《外台秘要》)。

眼弦挑针乃肝脾积热。剉秦皮,夹沙糖,水煎,调大黄末一钱,微利佳(《仁斋直指方》)。

血痢连年秦皮、鼠尾草、蔷薇根等分,以水煎取汁,铜器重釜煎成,丸如梧子大。每服五六丸,日二服。稍增,以知为度。亦可煎饮(《千金方》)。

天蛇毒疮似癞非癞。天蛇,乃草间黄花蜘蛛也。人被其螫,为露水所濡,乃成此疾。以秦皮煮汁一斗,饮之即瘥(沈存中)。

合欢《本经·中品》

【释名】合昏（《唐本》）、夜合（《日华》）、青裳（《图经》）、萌葛（《纲目》）、乌赖树（《纲目》）。〔颂曰〕崔豹《古今注》云：欲蠲人之忿，则赠以青裳。青裳，合欢也。植之庭除，使人不忿。故嵇康《养生论》云："合欢蠲忿，萱草忘忧。"〔藏器曰〕其叶至暮即合，故云合昏。〔时珍曰〕按王璆《百一选方》云：夜合俗名萌葛，越人谓之乌赖树。又《金光明经》谓之尸利洒树。

【集解】〔《本经》曰〕合欢生豫州河内山谷。树如狗骨树。〔《别录》曰〕生益州山谷。〔弘景曰〕俗间少识，当以其非疗病之功也。〔恭曰〕此树叶似皂荚及槐，极细。五月花发，红白色，上有丝茸。秋实作荚，子极薄细。所在山谷有之，今东西京第宅山池间亦有种者，名曰合昏。〔颂曰〕今汴洛间皆有之，人家多植于庭除间。木似梧桐，枝甚柔弱。叶似皂角，极细而繁密，互相交结。每一风来，辄自相解了，不相牵缀。采皮及叶用，不拘时月。〔宗奭曰〕合欢花，其色如今之醮晕线，上半白，下半肉红，散垂如丝，为花之异。其绿叶至夜则合也。嫩时炸熟水淘，亦可食。

合欢

木皮 去粗皮炒用。

【气味】甘，平，无毒。

【主治】安五脏，和心志，令人欢乐无忧。久服轻身明目，得所欲（《本经》）。煎膏，消痈肿，续筋骨（大明）。杀虫。捣末，和铅下墨，生油调，涂蜘蛛咬疮。用叶，洗衣垢（藏器）。折伤疼痛，花研末，酒服二钱匕（宗奭）。和血消肿止痛（时珍）。

【发明】〔震亨曰〕合欢属土，补阴之功甚捷。长肌肉，续筋骨，概可见矣。与白蜡同入膏用神效，而外科家未曾录用何也？

【附方】旧二，新三。

肺痈唾浊心胸甲错。取夜合皮一掌大，水三升，煮取一半，分二服（韦宙《独行方》）。

扑损折骨夜合树皮（即合欢皮，去粗皮，炒黑色）四两，芥菜子（炒）一两，为末。每服二钱，温酒卧时服，以滓傅之，接骨甚妙（王璆《百一选方》）。

发落不生合欢木灰二合，墙衣五合，铁精一合，水萍末二合，研匀，生油调涂，一夜一次（《普济方》）。

小儿撮口夜合花枝浓煮汁，拭口中，并洗之（《子母秘录》）。

中风挛缩夜合枝酒：夜合枝、柏枝、槐枝、桑枝、石榴枝各五两，并生剉。糯米五升，黑豆五升，羌活二两，防风五钱，细曲七斤半。先以水五斗煎五枝，取二斗五升，浸米、豆蒸熟，入曲与防风、羌活如常酿酒法，封三七日，压汁。每饮五合，勿过醉致吐，常令有酒气也（《奇效良方》）。

皂荚《本经·下品》

【释名】皂角（《纲目》）、鸡栖子（《纲目》）、乌犀（《纲目》）、悬刀（《纲目》）。〔时珍曰〕荚之树皂，故名。《广志》谓之鸡栖子，《曾氏方》谓之乌犀，《外丹本草》谓之悬刀。

【集解】〔《别录》曰〕皂荚生雍州山谷及鲁邹县,如猪牙者良。九月、十月采荚,阴干。〔弘景曰〕处处有之,长尺二者良。俗人见其有虫孔而未尝见虫形,皆言不可近,令人恶病,殊不尔也。其虫状如草叶上青虫,荚微黑便出,所以难见。〔恭曰〕此物有三种:猪牙皂荚最下,其形曲戾薄恶,全无滋润,洗垢不去;其尺二者,粗大长虚而无润;若长六七寸,圆厚节促直者,皮薄多肉,味浓大好。〔颂曰〕所在有之,以怀、孟州者为胜。木极有高大者。《本经》用如猪牙者,陶用尺二者,苏用六寸圆厚者。今医家作疏风气丸、煎多用长皂荚,治齿及取积药多用牙皂荚,所用虽殊,性味不甚相远。其初生嫩芽,以为蔬茹,更益人。〔时珍曰〕皂树高大。叶如槐叶,瘦长而尖。枝间多刺。夏开细黄花。结实有三种:一种小如猪牙;一种长而肥厚,多脂而粘;一种长而瘦薄,枯燥不粘。以多脂者为佳。其树多刺难上,采时以蔑箍其

皂荚

猪牙皂荚

树，一夜自落，亦一异也。有不结实者，树凿一孔，入生铁三五斤，泥封之，即结荚。人以铁砧捶皂荚，即自损。铁碾碾之，久则成孔。铁锅爨之，多爆片落。岂皂荚与铁有感召之情耶？

皂荚

〔修治〕〔敩曰〕凡使，要赤肥并不蛀者，以新汲水浸一宿，用铜刀削去粗皮，以酥反复炙透，捶去子、弦用。每荚一两，用酥五钱。〔好古曰〕凡用有蜜炙、酥炙、绞汁、烧灰之异，各依方法。

〔气味〕辛、咸，温，有小毒。〔好古曰〕入厥阴经气分。〔时珍曰〕入手太阴、阳明经气分。〔之才曰〕柏实为之使。恶麦门冬，畏空青、人参、苦参。〔机曰〕伏丹砂、粉霜、硫黄、硇砂。

〔主治〕风痹死肌邪气，风头泪出，利九窍，杀精物（《本经》）。疗腹胀满，消谷，除咳嗽囊结，妇人胞不落，明目益精。可为沐药，不入汤（《别录》）。通关节，除头风，消痰杀虫，治骨蒸，开胃，中风口噤（大明）。破坚癥，腹中痛，能堕胎。又将浸酒中，取尽其精，煎成膏涂帛，贴一切肿痛（甄权）。溽暑久雨时，合苍术烧烟，辟瘟疫邪湿气（宗奭）。烧烟，熏久痢脱肛（汪机）。搜肝风，泻肝气（好古）。通肺及大肠气，治咽喉痹塞，痰气喘咳，风疬疥癣（时珍）。

〔发明〕〔好古曰〕皂荚厥阴之药。《活人书》治阴毒正阳散内用皂荚，引入厥阴也。〔时珍曰〕皂荚属金，入手太阴、阳明之经。金胜木，燥胜风，故兼入足厥阴，治风木之病。其味辛而性燥，气浮而散。吹之导之，则通上下诸窍；服之则治风湿痰喘肿满，杀虫；涂之则散肿消毒，搜风治疮。按庞安时《伤寒总病论》云：元祐五年，自春至秋，蕲、黄二郡人患急喉痹，十死八九，速者半日、一日而死。黄州推官潘昌言得黑龙膏方，救活数十人也。其方治九种喉痹：急喉痹、缠喉风、结喉、烂喉、遁虫、虫喋、重舌、木舌、飞丝入口。用大皂荚四十挺切，水三斗，浸一夜，煎至一斗半。入人参末半两，甘草末一两，煎至五升，去滓。入无灰酒一升，釜煤二匕，煎如饧，入瓶封，埋地中一夜。每温酒化下一匙，或扫入喉内，取恶涎尽为度。后含甘草片。又孙用和《家传秘宝方》云：凡人卒中风，昏昏如醉，形体不收，或倒或不倒，或口角流涎出，斯须不治，便成大病。此证风涎潮于上，胸痹气不通，宜用急救稀涎散吐之。用大皂荚（肥实不蛀者）四挺（去黑皮），白矾（光明者）一两，为末。每用半钱，重者三字，温水调灌。不大呕吐，只是微微稀冷涎或出一升、二升。当待惺惺，乃用药调治。不可便大吐之，恐过剂伤人。累效不能尽述。〔宗奭曰〕此法用皂荚末一两，生矾末半两，腻粉半两，水调一二钱，过咽即吐涎。用矾者，分膈下涎也。

〔附方〕旧二十，新三十六。

中风口噤不开，涎潮壅上。皂角一挺去皮，猪脂涂炙黄色，为末。每服一钱，温酒调下。气壮者二钱，以吐出风涎为度（《简要济众方》）。

中风口㖞皂角五两，去皮为末，三年大醋和之，左㖞涂右，右㖞涂左，干更上之（《外台秘要》）。

中暑不省皂荚一两烧存性，甘草一两微炒，为末。温水调一钱，灌之（澹寮方）。

鬼魇不寤皂荚末刀圭吹鼻中，能起死人（《千金方》）。

自缢将绝皂角末吹鼻中（《外台》方）。

水溺卒死一宿者，尚可活。纸裹皂荚末纳下部，须臾出水即活（《外台秘要》）。

急喉痹塞逡巡不救。《灵苑方》：皂荚生研末。每以少许点患处，外以醋调厚封项下。须臾便破，出血即愈。或挼水灌之，亦良。○《直指方》：用皂角肉半截剉细，米醋一大盏，煎七分，破出脓血即愈。

咽喉肿痛　牙皂一挺去皮，米醋浸炙七次，勿令太焦，为末。每吹少许入咽，吐涎即止（《圣济总录》）。

风痫诸痰　五痫膏：治诸风，取痰如神。大皂角半斤去皮、子，以蜜四两涂上，慢火炙透捶碎，以热水浸一时，挼取汁，慢火熬成膏。入麝香少许，摊在夹绵纸上，晒干，剪作纸花。每用三四片，入淡浆水一小盏中洗淋下，以筒吹汁入鼻内。待痰涎流尽，吃脂麻饼一个，涎尽即愈，立效（《普济方》）。

风邪痫疾　皂荚（烧存性）四两，苍耳根、茎、叶（日干）四两，密陀僧一两，为末，成丸梧子大，朱砂为衣。每服三四十丸，枣汤下，日二服。稍退，只服二十丸。名抵住丸（《永类方》）。

一切痰气　皂荚（烧存性）、萝卜子（炒）等分，姜汁入炼蜜丸梧子大。每服五七十丸，白汤下（《简便方》）。

胸中痰结　皂荚三十挺去皮切，水五升浸一夜，挼取汁，慢熬至可丸，丸如梧子大。每食后，盐浆水下十丸。○又钓痰膏：用半夏醋煮过，以皂角膏和匀，入明矾少许，以柿饼捣膏，丸如弹子，噙之（《圣惠方》）。

咳逆上气　唾浊不得卧。皂荚丸：用皂荚炙，去皮、子，研末，蜜丸梧子大。每服一丸，枣膏汤下，日三、夜一服（张仲景方）。

痰喘咳嗽　长皂荚三条（去皮、子）：一荚入巴豆十粒，一荚入半夏十粒，一荚入杏仁十粒。用姜汁制半夏，麻油制巴豆，蜜制杏仁，一处火炙黄色为末。每用一字安手心，临卧以姜汁调之，吃下神效（余居士《选奇方》）。

卒寒咳嗽　皂荚烧研，豉汤服二钱（《千金方》）。

痎病喘息喉中水鸡鸣。用肥皂荚两挺酥炙，取肉为末，蜜丸豆大。每服一丸，取微利为度。不利更服，一日一服（《必效方》）。

肿满入腹胀急。皂荚去皮、子，炙黄为末，酒一斗，石器煮沸。服一升，日三服（《肘后方》）。

二便关格《千金方》：用皂荚烧研，粥饮下三钱，立通。○《宣明方》铁脚丸：用皂荚炙，去皮、子，为末，酒面糊丸。每服五十丸，酒下。○《圣惠方》：用皂荚烧烟于桶内，坐上熏之，即通。

食气黄肿气喘胸满。用不蛀皂角（去皮、子，醋涂炙焦为末）一钱，巴豆七枚（去油、膜），以淡醋研好墨，和丸麻子大。每服三丸，食后陈橘皮汤下，日三服。隔一日增一丸，以愈为度（《经验方》）。

胸腹胀满欲令瘦者。猪牙皂角相续量长一尺，微火煨，去皮、子，捣筛，蜜丸大如梧子。服时先吃羊肉两臠，汁三两口，后以肉汁吞药十丸，以快利为度。觉得力，更服，以利清水即止药。瘥后一月，不得食肉及诸油腻（崔元亮《海上集验方》）。

身面卒肿洪满。用皂荚去皮炙黄，剉三升，酒一斗，渍透煮沸。每服一升，一日三服（《肘后方》）。

卒热劳疾皂荚续成一尺以上，酥一大两微涂缓炙，酥尽捣筛，蜜丸梧子大。每日空腹饮下十五丸，渐增至二十丸。重者不过两剂愈（崔元亮《海上方》）。

急劳烦热体瘦。三皂丸：用皂荚、皂荚树皮、皂荚刺各一斤，同烧灰，以水三斗，淋汁再淋，如此三五度，煎之候少凝，入麝香末一分，以童子小便浸蒸饼，丸小豆大。每空心温水下七丸（《圣惠方》）。

脚气肿痛皂角、赤小豆为末，酒、醋调，贴肿处（《永类方》）。

伤寒初得不问阴阳。以皂角一挺（肥者），烧赤为末，以水五合和，顿服之。阴病极效（《千金方》）。

时气头痛烦热。用皂角烧研，新汲水一中盏，姜汁、蜜各少许，和二钱服之。先以暖水淋浴后服药，取汗即愈（《圣惠》）。

卒病头痛皂角末吹鼻取嚏（《斗门方》）。

脑宣不止不蛀皂角去皮、子，蜜炙捶碎，入水挼取浓汁，熬成膏。嗜鼻，口内咬箸，良久涎出为度（张子和《儒门事亲》）。

齆鼻不通皂角末吹之（《千金方》）。

风热牙痛皂角一挺去子，入盐满壳，仍加白矾少许，黄泥固济，煅研。日擦之（杨诚《经验方》）。

风虫牙痛《外台秘要》方：用皂荚末涂齿上，有涎吐之。○《十全方》：用猪牙皂角、食盐等分，为末。日揩之。

揩牙乌须大皂角二十挺，以姜汁、地黄汁蘸炙十遍，为末。日用揩牙甚妙（《普济方》）。

霍乱转筋皂角末，吹豆许入鼻，取嚏即安（梅师方）。

肠风下血用长尺皂角五挺，去皮、子，酥炙三次，研末，精羊肉十两，细切捣烂，和丸梧子大。每温水下二十丸（《圣惠》）。

大肠脱肛不蛀皂角五挺捶碎，水挼取汁二升。浸之，自收上。收后以汤荡其腰肚上下，令皂角气行，则不再作。仍以皂角去皮，酥炙为末，枣肉和丸，米饮下三十丸（《圣惠方》）。

下部蛋疮皂荚烧研，绵裹导之（《肘后方》）。

外肾偏疼皂角和皮为末，水调傅之良（梅师方）。

便毒肿痛皂角（炒焦）、水粉（炒）等分，研末，以热醋调，摊贴患处，频以水润之，即效。○又方：用猪牙皂角七片煨黄，去皮、弦，出火毒，为末。空心温酒服五钱（《袖珍方》）。

便毒痈疽皂角一条，醋熬膏，傅之。屡效（《直指方》）。

妇人吹乳《袖珍方》：用猪牙皂角去皮，蜜炙为末。酒服一钱。〇又诗云："妇人吹奶法如何？皂角烧灰蛤粉和。热酒一杯调八字，管教时刻笑呵呵。"

丁肿恶疮皂角去皮，酥炙焦为末，入麝香少许，人粪少许，和涂。五日后根出（《普济方》）。

小儿头疮粘肥及白秃。用皂角烧黑为末，去痂傅之，不过三次即愈（邓笔峰《卫生杂兴》）。

小儿恶疮先以皂荚水洗，拭干。以少油麻捣烂，涂之（《肘后方》）。

足上风疮作痒甚者。皂角炙热，烙之（潘氏方）。

大风诸癞长皂角二十条炙，去皮、子，以酒煎稠，滤过候冷，入雪糕，丸梧子大。每酒下五十丸（《直指方》）。

积年疥疮猪肚内放皂角煮熟，去皂角，食之（《袖珍方》）。

射工水毒生疮。皂荚长尺二者，苦酒一升煎汁，熬如饴，涂之（《肘后方》）。

咽喉骨哽猪牙皂角二条切碎，生绢袋盛缝满，线缚项中，立消（《简便方》）。

鱼骨哽咽皂角末吹鼻取嚏（《圣惠方》）。

九里蜂毒皂荚钻孔，贴叮处，艾灸孔上三五壮即安（《救急方》）。

肾风阴痒以稻草烧皂角，烟熏十余次即止（《济急仙方》）。

子

〔修治〕〔敩曰〕拣取圆满坚硬不蛀者，以瓶煮熟，剥去硬皮一重，取向里白肉两片，去黄，以铜刀切，晒用。其黄消人肾气。

〔气味〕辛，温，无毒。

〔主治〕炒，舂去赤皮，以水浸软，煮熟，糖渍食之，疏导五脏风热壅（宗奭）。核中白肉，入治肺药。核中黄心，嚼食，治膈痰吞酸（苏颂）。仁，和血润肠（李杲）。治风热大肠虚秘，疗痱肿毒疮癣（时珍）。

〔发明〕〔机曰〕皂角核烧存性，治大便燥结。其性得湿则滑，滑则燥结自通也。〔时珍曰〕皂荚味辛属金，能通大肠阳明燥金，乃辛以润之之义，非得湿则滑也。

〔附方〕旧三，新十一。

腰脚风痛不能履地。皂角子一千二百个洗净，以少酥熬香为末，蜜丸梧子大。每空心以蒺藜子、酸枣仁汤下三十丸（《千金方》）。

大肠虚秘风人、虚人、脚气人，大肠或秘或利。用上方服至百丸，以通为度。

下痢不止诸药不效。服此三服，宿垢去尽，即变黄色，屡验。皂角子，瓦焙为末，米糊丸梧子大。每服四五十丸，陈茶下（《医方摘要》）。

肠风下血皂荚子、槐实各一两，用占谷糠炒香，去糠为末。陈粟米饮下一钱。名神效散（《普济方》）。

里急后重不蛀皂角子（米糠炒过）、枳壳（炒）等分，为末，饭丸梧子大。每米饮下三十丸（《普济方》）。

小儿流涎脾热有痰。皂荚子仁半两，半夏（姜汤泡七次）一钱二分，为末，姜汁丸麻子大。每温水下五丸（《圣济总录》）。

恶水入口及皂荚水入口，热痛不止。以皂荚子（烧存性）一分，沙糖半两，和膏，含之（《博济方》）。

妇人难产皂角子二枚，吞之（《千金方》）。

风虫牙痛皂角子末，绵裹弹子大两颗，醋煮热，更互熨之，日三五度（《圣惠方》）。

粉滓面黚皂角子、杏仁等分,研匀。夜以津和,涂之（《圣惠方》）。

预免疮疖凡小儿每年六月六日,照年岁吞皂荚子,可免疮疖之患。大人亦可吞七枚,或二十一枚。林静斋所传方也（吴旻《扶寿方》）。

便痈初起皂角子七个研末,水服效。一方照年岁吞之（《儒门事亲》方）。

一切丁肿皂角子仁作末,傅之。五日愈（《千金方》）。

年久瘰疬阮氏《经验方》:用不蛀皂角子一百粒,米醋一升,硇砂二钱,同煮干,炒令酥。看疬子多少,如一个服一粒,十个服十粒,细嚼米汤下。酒浸煮服亦可。○《圣济总录》言:虚人不可用硇砂也。

刺一名天丁。

〔气味〕辛,温,无毒。

〔主治〕米醋熬嫩刺作煎,涂疮癣有奇效（苏颂）。治痈肿妒乳,风疠恶疮,胎衣不下,杀虫（时珍）。

〔发明〕〔杨士瀛曰〕皂荚刺能引诸药性上行,治上焦病。〔震亨曰〕能引至痈疽溃处,甚验。〔时珍曰〕皂荚刺治风杀虫,功与荚同,但其锐利直达病所为异耳。《神仙传》云:左亲骑军崔言,一旦得大风恶疾,双目昏盲,眉发自落,鼻梁崩倒,势不可救。遇异人传方:用皂角刺一、二斤烧灰,蒸一时久,日干为末。食后浓煎大黄汤调一匕,饮之。一旬眉发再生,肌润目明。后入山修道,不知所终。又刘守真《保命集》云:疠风乃营气热,风寒客于脉而不去。宜先用桦皮散服五七日,后灸承浆穴七壮。三灸后,每旦早服桦皮散,午以升麻葛根汤下钱氏泻青丸。晚服二圣散:用大黄末半两煎汤,调皂角刺灰三钱。乃缓疏泄血中之风热也。

仍戒房室三年。桦皮散见桦皮下。又追风再造散，即二圣散，云服之便出黑虫为验。数日再服，直候虫尽为绝根也。新虫嘴赤，老虫嘴黑。

〔附方〕新十二。

小儿重舌皂角刺灰，入朴硝或脑子少许，漱口，掺入舌下，涎出自消（《普济方》）。

小便淋闭皂角刺（烧存性）、破故纸等分，为末。无灰酒服（《圣济总录》）。

肠风下血便前近肾肝，便后近心肺。皂角刺灰二两，胡桃仁、破故纸（炒）、槐花（炒）各一两，为末。每服一钱，米饮下（《普济方》）。

伤风下痢风伤久不已，而下痢脓血，日数十度。用皂角刺、枳实（麸炒）、槐花（生用）各半两，为末，炼蜜丸梧子大。每服三十丸，米汤下，日二服（《袖珍方》）。

胎衣不下皂角棘烧为末。每服一钱，温酒调下（熊氏《补遗》）。

妇人乳痈皂角刺（烧存性）一两，蚌粉一钱，和研。每服一钱，温酒下（《直指方》）。

乳汁结毒产后乳汁不泄，结毒者。皂角刺、蔓荆子各烧存性，等分为末。每温酒服二钱（《袖珍方》）。

腹内生疮在肠脏不可药治者。取皂角刺不拘多少，好酒一碗，煎至七分，温服。其脓血悉从小便中出，极效。不饮酒者，水煎亦可（蔺氏《经验方》）。

疮肿无头皂角刺烧灰，酒服三钱。嚼葵子三五粒。其处如针刺为效（《儒门事亲》）。

癌瘰恶疮皂角刺烧存性研，白及少许，为末，傅之（《直指方》）。

大风疠疮《选奇方》：用黄檗末、皂角刺灰各三钱，研匀，空心酒服。取下虫物，并不损人。食白粥两三日，服补气药数剂。名神效散。如四肢肿，用针刺出水再服。忌一切鱼、肉、发风之物。取下虫大小长短其色不一，约一二升，其病乃愈也（《仁存方》）。

发背不溃皂角刺（麦麸炒黄）一两，绵黄芪（焙）一两，甘草半两，为末。每服一大钱，酒一盏，乳香一块，煎七分，去滓温服（《普济本事方》）。

木皮、根皮

〔气味〕辛，温，无毒。

〔主治〕风热痰气，杀虫（时珍）。

〔附方〕新二。

肺风恶疮瘙痒。用木乳（即皂荚根皮，秋冬采如罗纹者，阴干炙黄）、白蒺藜（炒）、黄芪、人参、枳壳（炒）、甘草（炙）等分为末。沸汤每服一钱（《普济方》）。

产后肠脱不收。用皂角树皮半斤，皂角核一合，川楝树皮半斤，石莲子（炒，去心）一合，为粗末，以水煎汤，乘热以物围定，坐熏洗之。挹干，便吃补气丸药一服，仰睡（《妇人良方》）。

叶

〔主治〕入洗风疮渫用（时珍）。

【附录】鬼皂荚（《拾遗》）〔藏器曰〕生江南泽畔。状如皂荚，高一二尺。作汤浴，去风疮疥癣。挼叶，去衣垢，沐发令长。

肥皂荚《纲目》

【集解】〔时珍曰〕肥皂荚生高山中。其树高大,叶如檀及皂荚叶。五六月开白花,结荚长三四寸,状如云实之荚,而肥厚多肉。内有黑子数颗,大如指头,不正圆,其色如漆而甚坚。中有白仁如栗,煨熟可食。亦可种之。十月采荚煮熟,捣烂和白面及诸香作丸,澡身面,去垢而腻润,胜于皂荚也。《相感志》言:肥皂荚水,死金鱼,辟马蚁,麸见之则不就。亦物性然耳。

荚

〔气味〕辛,温,微毒。

〔主治〕去风湿下痢便血,疮癣肿毒(时珍)。

〔附方〕新九。

肠风下血独子肥皂烧存性,一片为末,糕糊丸成,米饮下(《普济方》)。

下痢噤口肥皂荚一枚,以盐实其内,烧存性,为末。以少许入白米粥内,食之即效(《乾坤生意》)。

风虚牙肿老人肾虚,或因凉药擦牙致痛。用独子肥皂,以青盐实之,烧存性,研末掺之。或入生樟脑十五文(《卫生家宝方》)。

头耳诸疮眉癣、燕窝疮。并用肥皂(煅存性)一钱,枯矾一分。研匀,香油调,涂之(《摘玄方》)。

荚皂肥

肥皂荚

小儿头疮因伤汤水成脓,出水不止。用肥皂烧存性,入腻粉,麻油调搽(《海上方》)。

腊梨头疮不拘大人、小儿。用独核肥皂去核,填入沙糖,入巴豆二枚扎定,盐泥包,煅存性,入槟榔、轻粉五七分,研匀,香油调搽。先以灰汁洗过,温水再洗,拭干乃搽。一宿见效,不须再洗(《普济方》)。

癣疮不愈以川槿皮煎汤,用肥皂(去核及内膜)浸汤时时搽之(杨起《简便方》)。

便毒初起肥皂捣烂傅之,甚效(《简便方》)。

玉茎湿痒肥皂一个,烧存性,香油调搽即愈(《摄生方》)。

核

〔气味〕甘、腥,温,无毒。

〔主治〕除风气(时珍)。

无患子宋《开宝》

【释名】桓(《拾遗》)、木患子(《纲目》)、噤娄(《拾遗》)、肥珠子(《纲目》)、油珠子(《纲目》)、菩提子(《纲目》)、鬼见愁(《纲目》)。〔藏器曰〕桓,患字声讹也。崔豹《古今注》云:昔有神巫曰瑶眆能符劾百鬼,得鬼则以此木为棒,棒杀之。世人相传以此木为器用,以厌鬼魅,故号曰无患。人又讹为木患也。〔时珍曰〕俗名为鬼见愁。道家禳解方中用之,缘此义也。释家取为数珠,故谓之菩提子,与薏苡同名。《纂文》言其木名卢鬼木。山人呼为肥珠子、油珠子,因其实如肥油而子圆如珠也。

【集解】〔藏器曰〕无患子,深山大树也。子黑如漆珠。《博物志》云:桓叶似樗柳,子核坚,正黑如䃂,可作香缨及浣垢。

无患子

〔宗奭曰〕今释子取为念珠,以紫红色、小者佳。入药亦少。西洛亦有之。〔时珍曰〕生高山中。树甚高大,枝叶皆如椿,特其叶对生。五六月开白花。结实大如弹丸,状如银杏及苦楝子,生青熟黄,老则文皱。黄时肥如油炸之形,味辛气腥且硬。其蒂下有二小子,相粘承之。实中一核,坚黑似肥皂荚之核,而正圆如珠。壳中有仁如榛子仁,亦辛腥,可炒食。十月采实,煮熟去核,捣和麦面或豆面作澡药,去垢同于肥皂,用洗真珠甚妙。《山海经》云:袟周之山,其木多桓。郭璞注云:叶似柳,皮黄不错。子似楝,着酒中饮之,辟恶气,浣衣去垢,核坚正黑。即此也。今武当山中所出鬼见愁,亦是树荚之子,其形正如刀豆子而色褐,彼人亦以穿数珠。别又是一物,非无患也。

子皮 即核外肉也。

〔气味〕微苦,平,有小毒。

〔主治〕浣垢,去面䵟。喉痹,研纳喉中,立开。又主飞尸(藏器)。

〔附方〕新二。

洗头去风 明目。用槵子皮、皂角、胡饼、菖蒲同捶碎,浆水调作弹子大。每用泡汤洗头良(《多能鄙事》)。

洗面去䵟 槵子肉皮捣烂,入白面和,丸大丸。每日用洗面,去垢及䵟甚良(《集简方》)。

子中仁

〔气味〕辛,平,无毒。

〔主治〕烧之,辟邪恶气（藏器）。煨食,辟恶,去口臭（时珍）。

〔附方〕新一。

牙齿肿痛 肥珠子一两,大黄、香附各一两,青盐半两,泥固煅研。日用擦牙（《普济方》）。

栾华《本经·下品》

【集解】〔《别录》曰〕栾华生汉中川谷。五月采。〔恭曰〕此树叶似木槿而薄细。花黄似槐而稍长大。子壳似酸浆,其中有实如熟豌豆,圆黑坚硬,堪为数珠者,是也。五月、六月花可收,南人以染黄甚鲜明,又以疗目赤烂。〔颂曰〕今南方及汴中园圃间或有之。〔宗奭曰〕长安山中亦有之。其子谓之木栾子,携至京都为数珠,未见入药。

栾华

华

【气味】苦,寒,无毒。〔之才曰〕决明为之使。

【主治】目痛泪出伤眦,消目肿（《本经》）。合黄连作煎,疗目赤烂（苏恭）。

无食子《唐本草》

【释名】没石子（《开宝》）、墨石子（《炮炙论》）、麻荼泽（《《方舆志》》）。〔珣曰〕波斯人每食以代果，故番胡呼为没食子。梵书无与没同音。今人呼为墨石、没石，转传讹矣。

无食子

【集解】〔恭曰〕无食子生西戎沙碛间。树似柽。〔禹锡曰〕按段成式《酉阳杂俎》云：无食子出波斯国，呼为摩泽树。高六七丈，围八九尺。叶似桃叶而长。三月开花白色，心微红。子圆如弹丸，初青，熟乃黄白。虫蚀成孔者入药用。其树一年生无食子。一年生拔屡子，大如指，长三寸，上有壳，中仁如栗黄可啖。〔时珍曰〕按《方舆志》云：大食国有树，一年生如栗子而长，名曰蒲卢子，可食。次年则生麻荼泽，即没石子也。间岁互生，一根异产如此。

《一统志》云：没石子出大食诸番。树如樟，实如中国茅栗。

子

【修治】〔敩曰〕凡使勿犯铜铁，并被火惊。用颗小、无枕米者妙。用浆水于砂盆中研令尽，焙干再研，如乌犀色入药。

【气味】苦，温，无毒。

【主治】赤白痢，肠滑，生肌肉（《唐本》）。肠虚冷痢，益血生精，和气安神，乌髭发，治阴毒痿，烧灰用（李珣）。温中,治阴疮阴汗,小儿疳䘌,冷滑不禁（马志）。

【发明】〔宗奭曰〕没石子,合他药染须,造墨家亦用之。〔珣曰〕张仲景用治阴汗,烧灰,先以汤浴了,布裹灰扑之,甚良。

【附方】旧三,新五。

血痢不止没石子一两为末,饮丸小豆大。每食前米饮下五十丸（《普济方》）。

小儿久痢没石子二个,熬黄研末,作馄饨食之（《宫气方》）。

产后下痢没石子一个,烧存性,研末。冷即酒服,热即用饮下,日二（《子母秘录》）。

牙齿疼痛绵裹无食子末一钱咬之,涎出吐去（《圣济总录》）。

鼻面酒皻南方没石子有孔者,水磨成膏。夜夜涂之,甚妙（危氏《得效方》）。

口鼻急疳没石子末,吹下部,即瘥（《千金方》）。

大小口疮没石子（炮）三分,甘草一分,研末掺之。月内小儿生者,少许置乳上吮之,入口即啼,不过三次（《圣惠方》）。

足趾肉刺无食子三枚,肥皂荚一挺,烧存性,为末。醋和傅之,立效（《奇效方》）。

诃黎勒《唐本草》

【释名】诃子（《《图经》》）。〔时珍曰〕诃黎勒,梵言天主持来也。

【集解】〔恭曰〕诃黎勒生交州、爱州。〔颂曰〕今岭南皆有而广州最盛。树似木梡,花白。子形似栀子、橄榄,青黄色,皮肉相着。七月、八月实熟时采,六路者佳。《岭南异物志》云:广州法性寺有四五十株,子极小而味不涩,皆是六路。每岁州贡,只以此寺者。寺有古井,木根蘸水,水味不咸。每子熟时,有佳客

诃黎勒

至,则院僧煎汤以延之。其法用新摘诃子五枚,甘草一寸,破之,汲井水同煎,色若新茶。今其寺谓之乾明古寺,尚在,旧木犹有六七株。南海风俗尚贵此汤,然煎之不必尽如昔时之法也。诃子未熟时,风飘堕者,谓之随风子,暴干收之,益小者佳,彼人尤珍贵之。〔萧炳曰〕波斯舶上来者,六路黑色肉厚者良。六路即六棱也。〔敩曰〕凡使勿用毗黎勒,个个毗头也。若诃黎勒文只有六路。或多或少,并是杂路勒,皆圆而露,文或八路至十三路,号曰榔精勒,涩不堪用。

【修治】〔敩曰〕凡用诃黎勒,酒浸后蒸一伏时,刀削去路,取肉剉焙用。用核则去肉。

【气味】苦,温,无毒。〔权曰〕苦、甘。〔炳曰〕苦、酸。〔珣曰〕酸、涩,温。〔好古曰〕苦、酸,平。苦重酸轻,味厚,阴也,降也。

【主治】冷气,心腹胀满,下食(《唐本》)。破胸膈结气,通利津液,止水道,黑髭发(甄权)。下宿物,止肠澼久泄,赤白痢(萧炳)。消痰下气,化食开胃,除烦治水,调中,止呕吐霍乱,心腹虚痛,奔豚肾气,肺气喘急,五膈气,肠风泻血,崩中带下,怀孕漏胎,及胎动欲生,胀闷气喘。并患痢人肛门急痛,产妇阴痛,和蜡烧烟熏之,及煎汤熏洗(大明)。治痰嗽咽

喉不利,含三数枚殊胜（苏颂）。实大肠,敛肺降火
（震亨）。

【发明】〔宗奭曰〕诃黎勒,气虚人亦宜缓缓煨熟少服。此
物虽涩肠而又泄气,其味苦涩故尔。〔杲曰〕肺苦气上逆,急食苦
以泄之,以酸补之。诃子苦重泻气,酸轻不能补肺,故嗽药中不
用。〔震亨曰〕诃子下气,以其味苦而性急。肺苦急,急食苦以泻
之,谓降而下走也,气实者宜之。若气虚者,似难轻服。又治肺
气,因火伤极,遂郁遏胀满。其味酸苦,有收敛降火之功也。〔时
珍曰〕诃子同乌梅、五倍子用则收敛,同橘皮、厚朴用则下气,同
人参用则能补肺治咳嗽。东垣言嗽药不用者,非矣。但咳嗽未
久者,不可骤用尔。嵇含《草木状》言作饮久服,令髭发白者变
黑,亦取其涩也。〔珣曰〕诃黎皮主嗽,肉主眼涩痛。波斯人将诃
黎勒、大腹等在舶上,用防不虞。或遇大鱼放涎滑水中数里,船
不能通,乃煮此洗其涎滑,寻化为水,则其治气消痰功力可知矣。
〔慎微曰〕《金光明经·流水长者子除病品》云:热病下药,服诃
黎勒。又《广异记》云:高仙芝在大食国得诃黎勒,长五寸,置抹
肚中,便觉腹中痛,因大利十余行,疑诃黎勒为祟。后问大食长
老。云:此物人带一切病消,利者乃出恶物尔。仙芝宝之,后被
诛,失所在。〔颂曰〕诃黎主痢,《唐本草》不载。张仲景治气痢
有方。唐刘禹锡《传信方》云:予曾苦赤白下,诸药服遍久不瘥,
转为白脓。令狐将军传此方:用诃黎勒三枚,两炮一生,并取皮
末之,以沸浆水一合服之。若只水痢,加一钱匕甘草末;若微有
脓血,加二匕;血多,加三匕。

【附方】旧九,新六。

下气消食诃黎一枚为末,瓦器中水一大升,煎三两沸,下
药更煎三五沸,如曲尘色,入少盐,饮之（《食医心镜》）。

一切气疾宿食不消。诃黎一枚，入夜含之，至明嚼咽。○又方：诃黎三枚，湿纸包，煨熟去核，细嚼，以牛乳下（《千金方》）。

气嗽日久生诃黎一枚，含之咽汁。瘥后口爽，不知食味，却煎槟榔汤一碗服，立便有味。此知连州成密方也（《经验方》）。

呕逆不食诃黎勒皮二两，炒研，糊丸梧子大。空心汤服二十丸，日三服（《广济方》）。

风痰霍乱食不消，大便涩。诃黎三枚，取皮为末。和酒顿服，三五次妙（《外台秘要》）。

小儿霍乱诃黎一枚，为末。沸汤服一半，未止再服（《子母秘要》）。

小儿风痰壅闭，语音不出，气促喘闷，手足动摇。诃子（半生半炮，去核）、大腹皮等分，水煎服。名二圣散（《全幼心鉴》）。

风热冲顶热闷。诃黎二枚（为末），芒硝一钱，同入醋中，搅令消，摩涂热处（《外台秘要》）。

气痢水泻诃黎勒十枚面裹，煻火煨熟，去核研末，粥饮顿服。亦可饭丸服。一加木香。○又长服方：诃黎勒、陈橘皮、厚朴各三两，捣筛，蜜丸大如梧子。每服二三十丸，白汤下（《图经本草》）。

水泻下痢诃黎勒（炮）二分，肉豆蔻一分，为末。米饮每服三钱（《圣惠方》）。

下痢转白诃子三个，二炮一生，为末，沸汤调服。水痢，加甘草末一钱（《普济方》）。

赤白下痢诃子十二个，六生六煨，去核，焙为末。赤痢，生甘草汤下；白痢，炙甘草汤下。不过再服（赵原阳《济急方》）。

妒精下疳大诃子烧灰，入麝香少许，先以米泔水洗，后搽之。或以荆芥、黄檗、甘草、马鞭草、葱白煎汤洗亦可。昔方士周守真医唐靖烂茎一二寸,用此取效也（洪迈《夷坚志》）。

核

〔主治〕磨白蜜注目,去风赤涩痛,神良（苏颂）。止咳及痢（时珍）。

叶

〔主治〕下气消痰,止渴及泄痢,煎饮服,功同诃黎（时珍）。○唐包佶有《病中谢李吏部惠诃黎勒叶》诗。

婆罗得 宋《开宝》

【释名】婆罗勒（《《外台》》）。〔时珍曰〕婆罗得,梵言重生果也。

【集解】〔珣曰〕婆罗得生西海波斯国。树似中华柳树,子如蓖麻子,方家多用之。〔时珍曰〕按王焘《外台秘要》:婆罗勒似蓖麻子,但以指甲爪之,即有汁出。即此物也。

子

【气味】辛,温,无毒。

【主治】冷气块,温中,补腰肾,破痃癖,可染髭发令黑（藏器）。

【附方】新一。

拔白生黑 婆罗勒十颗去皮取汁,熊脂二两,白马鬐膏（炼过）一两,生姜（炒）一两,母丁香半两,二味为末,和匀。每拔白点之,揩令入肉,即生黑者。此严中丞所用方也（孟诜《近效方》）。

榉 《别录·下品》

【释名】榉柳（《衍义》）、鬼柳（《《纲目》》）。〔时珍曰〕其树高举,其木如柳,故名。山人讹为鬼柳。郭璞注《尔雅》作

榉

柜柳,云似柳,皮可煮饮也。

【集解】〔弘景曰〕榉树山中处处有之。皮似檀、槐,叶如栎、槲。人多识之。〔恭曰〕所在皆有,多生溪涧水侧。叶似樗而狭长。树大者连抱,高数仞,皮极粗厚,殊不似檀。〔宗奭曰〕榉木今人呼为榉柳。其叶谓柳非柳,谓槐非槐。最大者,木高五六丈,合二三人抱。湖南北甚多,然亦不材也,不堪为器,嫩皮取以缘栲栳及箕唇。〔时珍曰〕榉材红紫,作箱、案之类甚佳。郑樵《通志》云:榉乃榆类而枝烈,其实亦如榆钱之状。乡人采其叶为甜茶。

木皮

〔修治〕〔敩曰〕凡使勿用三四年者,无力;用二十年以来者,心空,其树只有半边,向西生者,良。剥下去粗皮,细剉蒸之,从巳至未,出焙干用。

〔气味〕苦,大寒,无毒。

〔主治〕时行头痛,热结在肠胃(《别录》)。夏日煎饮,去热(弘景)。俗用煮汁服,疗水气,断痢(苏恭)。安胎,止妊妇腹痛。山榉皮:性平,治热毒风�肿毒(大明)。

〔附方〕旧一,新四。

通身水肿榉树皮煮汁,日饮(《圣惠方》)。

毒气攻腹手足肿痛。榉树皮和槲皮煮汁,煎如饴糖,以

桦皮煮浓汁化饮（《肘后方》）。

蛊毒下血 桦皮一尺，芦根五寸，水二升，煮一升，顿服。当下蛊出（《千金方》）。

小儿痢血 梁州桦皮二十分（炙），犀角十二分，水三升，煮取一升，分三服取瘥（《古今录验方》）。

飞血赤眼 桦皮（去粗皮，切）二两，古钱七文，水一升半，煎七合，去滓热洗，日二次（《圣济总录》）。

叶

〔气味〕苦，冷，无毒。

〔主治〕揞贴火烂疮，有效（苏恭）。治肿烂恶疮，盐捣罨之（大明）。

柳 《本经·下品》

【释名】 小杨（《说文》）、杨柳（《《拾遗》》）。〔弘景曰〕柳即今水杨柳也。〔恭曰〕柳与水杨全不相似。水杨叶圆阔而尖，枝条短硬。柳叶狭长而青绿，枝条长软。陶以柳为水杨，非也。〔藏器曰〕江东人通名杨柳，北人都不言杨。杨树枝叶短，柳树枝叶长。〔时珍曰〕杨枝硬而扬起，故谓之杨；柳枝弱而垂流，故谓之柳，盖一类二种也。苏恭所说为是。按《说文》云：杨，蒲柳也。从木，易声。柳，小杨也。从木，卯声。易音阳，卯音酉。又《尔雅》云：杨，蒲柳也。旄，泽柳也。柽，河柳也。观此，则杨可称柳，柳亦可称杨，故今南人犹并称杨柳。俞宗本《种树书》言：顺插为柳，倒插为杨。其说牵强，且失扬起之意。〔宗奭曰〕释家谓柳为尼俱律陀木。

【集解】 〔《别录》曰〕柳华生琅邪川泽。〔颂曰〕今处处有之，俗所谓杨柳者也。其类非一：蒲柳即水杨也，枝劲韧可为箭

柳

笥,多生河北。杞柳生水旁,叶粗而白,木理微赤,可为车毂。今人取其细条,火逼令柔,屈作箱箧,《孟子》所谓杞柳为桮棬者,鲁地及河朔尤多。柽柳见本条。〔时珍曰〕杨柳,纵横倒顺插之皆生。春初生柔荑,即开黄蕊花。至春晚叶长成后,花中结细黑子,蕊落而絮出,如白绒,因风而飞。子着衣物能生虫,入池沼即化为浮萍。古者春取榆、柳之火。陶朱公言种柳千树,可足柴炭。其嫩芽可作饮汤。

柳华

〔释名〕柳絮（《本经》）。

〔正误〕见下。

〔气味〕苦,寒,无毒。

〔主治〕风水黄疸,面热黑（《本经》）。痂疥恶疮金疮（《别录》）。柳实:主溃痈,逐脓血（《本经》）。子汁:疗渴（《别录》）。华:主止血,治湿痹,四肢挛急,膝痛（甄权）。

〔发明〕〔弘景曰〕柳华熟时,随风状如飞雪,当用其未舒时者。子亦随花飞止,应水渍汁尔。〔藏器曰〕《本经》以柳絮为花,其误甚矣。花即初发时黄蕊,其子乃飞絮也。〔承曰〕柳絮可以捍毡,代羊毛为茵褥,柔软性凉,宜与小儿卧尤佳。〔宗奭曰〕柳花黄蕊干时絮方出,收之贴灸疮良。絮之下连小黑子,因风而起,得水湿便生,如苦荬、地丁之花落结子成絮。古人以絮为花,谓花如雪者,皆误矣。藏器之说为是。又有实及子汁之文,诸家不解,今人亦不见用。〔时珍曰〕《本经》主治风水黄疸者,柳花也。《别录》主治恶疮金疮、溃痈逐脓血,《药性论》止血疗痹者,柳絮及实也。花乃嫩蕊,可捣汁服。子与絮连,难以分析,惟可贴疮止血裹痹之用。所谓子汁疗渴者,则连絮浸渍,研汁服之尔。又崔寔《四民月令》言:三月三日及上除日,采絮愈疾。则入药多用絮也。

〔附方〕新六。

吐血咯血柳絮焙研,米饮服一钱(《经验方》)。

金疮血出柳絮封之,即止(《外台秘要》)。

面上脓疮柳絮、腻粉等分。以灯盏油调涂(《普济方》)。

走马牙疳杨花烧存性,入麝香少许,搽(《保幼大全》)。

大风疠疮杨花(四两,捣成饼,贴壁上,待干取下,米泔水浸一时取起,瓦焙研末)二两,白花蛇、乌蛇各一条(去头尾,酒浸取肉),全蝎、蜈蚣、蟾酥、雄黄各五钱,苦参、天麻各一两,为末。水煎麻黄取汁熬膏,和丸梧子大,朱砂为衣。每服五十丸,温酒下。一日三服,以愈为度(《孙氏集效良方》)。

脚多汗湿杨花着鞋及袜内穿之(《摘玄方》)。

叶

〔气味〕同华。

〔主治〕恶疥痂疮马疥(《本经》)。煎煮洗之,立愈。又疗心腹内血,止痛(《别录》)。煎水,洗漆疮(弘景)。天行热病,传尸骨蒸劳,下水气。煎膏,续筋骨,长肉止痛。主服金石人发大热闷,汤火疮毒入腹热闷,及丁疮(《日华》)。疗白浊,解丹毒(时珍)。

〔附方〕旧一,新五。

小便白浊清明柳叶煎汤代茶,以愈为度(《集简方》)。

小儿丹烦柳叶一斤,水一斗,煮取汁三升。搨洗赤处,日七八度(《子母秘录》)。

眉毛脱落垂柳叶阴干为末,每姜汁于铁器中调,夜夜摩之(《圣惠方》)。

卒得恶疮不可名识者。柳叶或皮,水煮汁,入少盐,频洗之(《肘后方》)。

面上恶疮方同上。

痘烂生蛆嫩柳叶铺席上卧之,蛆尽出而愈也(李楼《奇方》)。

枝及根白皮

〔气味〕同华。

〔主治〕痰热淋疾。可为浴汤,洗风肿瘙痒。煮酒,漱齿痛(苏恭)。小儿一日、五日寒热,煎枝浴之(藏器)。煎服,治黄疸白浊。酒煮,熨诸痛肿,去风止痛消肿(时珍)。

〔发明〕〔颂曰〕柳枝皮及根亦入药。葛洪《肘后方》:治痈疽、肿毒、妒乳等多用之。韦宙《独行方》,主疔疮及反花疮,并煎柳枝叶作膏涂之。今人作浴汤、膏药、牙齿药,亦用其枝为最要之药。〔时珍曰〕柳枝去风消肿止痛。其嫩枝削为牙杖,涤齿甚妙。

〔附方〕旧十,新八。

黄疸初起柳枝煮浓汁半升,顿服(《外台秘要》)。

脾胃虚弱不思饮食,食下不化,病似翻胃噎膈。清明日取柳枝一大把熬汤,煮小米作饭,洒面滚成珠子,晒干,袋悬风处。每用烧滚水随意下米,米沉住火,少时米浮,取看无硬心则熟,可顿食之。久则面散不粘矣,名曰络索米(杨起《简便方》)。

走注气痛气痛之病，忽有一处如打扑之状，不可忍，走注不定，静时，其处冷如霜雪，此皆暴寒伤之也。以白酒煮杨柳白皮，暖熨之。有赤点处，镵去血妙。凡诸卒肿急痛，熨之皆即止（姚僧垣《集验方》）。

风毒卒肿方同上。

阴卒肿痛柳枝（三尺长）二十枚，细剉，水煮极热，以故帛裹包肿处，仍以热汤洗之（《集验方》）。

项下瘿气水涯露出柳根三十斤，水一斛，煮取五升，以糯米三斗，如常酿酒，日饮（范汪方）。

齿龈肿痛垂柳枝、槐白皮、桑白皮、白杨皮等分，煎水，热含冷吐。○又方：柳枝、槐枝、桑枝煎水熬膏，入姜汁、细辛、芎劳末，每用擦牙（《圣惠方》）。

风虫牙痛杨柳白皮卷如指大，含咀，以汁渍齿根，数过即愈。○又方：柳枝一握剉，入少盐花，浆水煎含，甚验。○又方：柳枝剉一升，大豆一升，合炒，豆熟，瓷器盛之，清酒三升，渍三日。频含漱涎，三日愈（《古今录验》）。

耳痛有脓柳根细切，熟捣封之，燥即易之（《斗门方》）。

漏疮肿痛柳根红须，煎水日洗。○《摘玄方》：用杨柳条罐内烧烟熏之，出水即效。

乳痈妒乳初起坚紫，众疗不瘥。柳根皮熟捣火温，帛裹熨之。冷更易，一宿消（《肘后方》）。

反花恶疮肉出如饭粒，根深脓溃。柳枝叶三斤，水五升，煎汁二升，熬如饧。日三涂之（《圣惠方》）。

天灶丹毒赤从背起。柳木灰，水调涂之（《外台秘要》）。

汤火灼疮柳皮烧灰涂之。亦可以根白皮煎猪脂，频傅之（《肘后方》）。

痔疮如瓜肿痛如火。柳枝煎浓汤洗之,艾灸三五壮。王及郎中病此,驿吏用此方灸之,觉热气入肠,大下血秽至痛,一顷遂消,驰马而去(《本事方》)。

柳胶

〔主治〕恶疮。及结砂子(时珍)。

柳寄生见后寓木类。

柳耳见《菜部》木耳。

柳蠹见《虫部》。

柽柳 音侦。○宋《开宝》

【释名】赤柽(《日华》)、赤杨(《古今注》)、河柳(《尔雅》)、雨师(《诗疏》)、垂丝柳(《纲目》)、人柳(《纲目》)、三眠柳(《衍义》)、观音柳(《《易简方》》)。〔时珍曰〕按罗愿《尔雅翼》云:天之将雨,柽先知之,起气以应,又负霜雪不凋,乃木之圣者也。故字从圣,又名雨师。或曰:得雨则垂垂如丝,当作雨丝。又《三辅故事》云:汉武帝苑中有柳,状如人,号曰人柳,一日三起三眠。则柽柳之圣,又不独知雨、负雪而已。今俗称长寿仙人柳,亦曰观音柳,谓观音用此洒水也。〔宗奭曰〕今人谓之三春柳,以其一年三秀故名。

【集解】〔志曰〕赤柽木生河西沙地。皮赤色,细叶。〔禹锡

柽柳

曰〕《尔雅》：柽，河柳也。郭璞注云：今河旁赤茎小杨也。陆玑
《诗疏》云：生水旁，皮赤如绛，枝叶如松。〔时珍曰〕柽柳小干弱
枝，插之易生。赤皮，细叶如丝，婀娜可爱。一年三次作花，花穗
长三四寸，水红色如蓼花色。南齐时，益州献蜀柳，条长，状若丝
缕者，即此柳也。段成式《酉阳杂俎》言：凉州有赤白柽，大者为
炭，其灰汁可以煮铜为银。故沈炯赋云：柽似柏而香。王祯《农
书》云：山柳赤而脆，河柳白而明。则柽又有白色者也。〔宗奭
曰〕汴京甚多。河西戎人取滑枝为鞭。

木

〔气味〕甘、咸，温，无毒。

〔主治〕剥驴马血入肉毒，取木片火炙熨之，并煮
汁浸之（《开宝》）。枝叶：消痞，解酒毒，利小便（时珍）。

〔附方〕新三。

腹中痞积 观音柳煎汤，露一夜，五更空心饮数次，痞自消
（《卫生易简方》）。

一切诸风 不问远近。柽叶半斤（切，枝亦可），荆芥半
斤，水五升，煮二升，澄清，入白蜜五合，竹沥五合，新瓶盛之，油
纸封，入重汤煮一伏时。每服一小盏，日三服（《普济方》）。

酒多致病 长寿仙人柳，晒干为末。每服一钱，温酒调下
（《卫生易简方》）。

柽乳 即脂汁。

〔主治〕合质汗药，治金疮（《开宝》）。

水杨《唐本草》

【释名】青杨（《纲目》）、蒲柳（《尔雅》）、蒲杨（《古今
注》）、蒲栘（音移。《古今注》）、栘柳（《古今注》）、萑苻

水杨

（音丸蒲。〖《左传》〗）。〔时珍曰〕杨枝硬而扬起，故谓之杨。多宜水涘蒲萑之地，故有水杨、蒲柳、萑苻之名。

【集解】〔恭曰〕水杨叶圆阔而尖，枝条短硬，与柳全别。柳叶狭长，枝条长软。〔颂曰〕《尔雅》：杨，蒲柳也。其枝劲韧，可为箭笴。《左传》所谓董泽之蒲，又谓之萑苻。今河北沙地多生之。杨柳之类亦多。崔豹《古今注》云：白杨叶圆，青杨叶长，柳叶长而细，栘杨叶圆而弱。水杨即蒲柳，亦曰蒲杨，叶似青杨，茎可作矢。赤杨霜降则叶赤，材理亦赤。然今人鲜能分别。〔机曰〕苏恭说水杨叶圆阔，崔豹说蒲杨似青杨，青杨叶长似不相类。〔时珍曰〕按陆玑《诗疏》云：蒲柳有二种：一种皮正青，一种皮正白。可为矢，北土尤多，花与柳同。

枝叶

〔气味〕苦，平，无毒。

〔主治〕久痢赤白，捣汁一升服，日二，大效（《唐本》）。主痈肿痘毒（时珍）。

〔发明〕〔时珍曰〕水杨根治痈肿，故近人用枝叶治痘疮。魏直《博爱心鉴》云：痘疮数日陷顶，浆滞不行，或风寒所阻者。宜用水杨枝叶（无叶用枝）五斤，流水一大釜，煎汤温浴之。如冷添汤，良久照见累起有晕丝者，浆行也。如不满，再浴之。力弱者,只洗头、面、手、足。如屡浴不起者,气血败矣,不可再浴。始出及痒塌者,皆不可浴。痘不行浆,乃气涩血滞,腠理固密,或风寒外阻而然。浴令暖气透达,和畅郁蒸,气血通彻,每随暖气而发,行浆贯满,功非浅也。若内服助气血药,藉此升之,其效更速,风寒亦不得而阻之矣。直见一妪在村中用此有验,叩得其方,行之百发百中,慎勿易之,诚有爕理之妙也。盖黄钟一动而蛰虫启户,东风一吹而坚冰解释,同一春也。群书皆无此法,故详著之。

木白皮及根

〔气味〕同华。

〔主治〕金疮痛楚,乳痈诸肿,痘疮（时珍）。

〔发明〕〔时珍曰〕按李仲南《永类钤方》云:有人治乳痈,持药一根,生擂贴疮,其热如火,再贴遂平。求其方,乃水杨柳根也。葛洪《肘后方》,治乳痈用柳根。则杨与柳性气不远,可通用也。

〔附方〕新一。

金疮苦痛　杨木白皮熬燥碾末,水服方寸匕,仍傅之,日三次（《千金方》）。

白杨《唐本草》

【释名】独摇（《《通志》》）。〔宗奭曰〕木身似杨微白,故曰白杨,非如粉之白也。〔时珍曰〕郑樵《通志》言,白杨一名高飞,与杙杨同名。今俗通呼杙杨为白杨,且白杨亦因风独摇,故得同名也。

【集解】〔恭曰〕白杨取叶圆大,蒂小,无风自动者。〔藏器曰〕白杨北土极多,人种墟墓间,树大皮白。其无风自动者,

白杨

乃栘杨,非白杨也。〔颂曰〕今处处有之,北土尤多。株甚高大,叶圆如梨叶,皮白色,木似杨,采无时。崔豹《古今注》云:"白杨叶圆,青杨叶长。"是也。〔宗奭曰〕陕西甚多,永、耀间居人修盖,多此木也。其根易生,斫木时碎札入土即生根,故易繁植,土地所宜尔。风才至,叶如大雨声。谓无风自动,则无此事。但风微时,其叶孤绝处,则往往独摇,以其蒂细长,叶重大,势使然也。〔时珍曰〕白杨木高大。叶圆似梨而肥大有尖,面青而光,背甚白色,有锯齿。木肌细白,性坚直,用为梁栱,终不挠曲。与栘杨乃一类二种也,治病之功,大抵仿佛。嫩叶亦可救荒,老叶可作酒曲料。

木皮

〔修治〕〔敩曰〕凡使,铜刀刮去粗皮蒸之,从巳至未。以布袋盛,挂屋东角,待干用。

〔气味〕苦,寒,无毒。〔大明曰〕酸,冷。

〔主治〕毒风脚气肿,四肢缓弱不随,毒气游易在皮肤中,痰癖等,酒渍服之(《唐本》)。去风痹宿血,折伤,血沥在骨肉间,痛不可忍,及皮肤风瘙肿,杂五木为汤,浸损处(藏器)。治扑损瘀血,并煎酒服。煎膏,可续筋骨(大明)。煎汤日饮,止孕痢。煎醋含漱,止牙痛。煎浆水入盐含漱,治口疮。煎水酿酒,消瘿气（时珍）。

〔附方〕旧一，新一。

妊娠下痢白杨皮一斤，水一斗，煮取二升，分三服（《千金方》）。

项下瘿气秫米三斗炊熟，取圆叶白杨皮十两，勿令见风，切，水五升，煮取二升，渍曲末五两，如常酿酒。每旦一盏，日再服（崔氏方）。

枝

〔主治〕消腹痛，治吻疮（时珍）。

〔附方〕旧二，新一。

口吻烂疮白杨嫩枝，铁上烧灰，和脂傅之（《外台秘要》）。

腹满癖坚如石，积年不损者。《必效方》：用白杨木东南枝去粗皮，辟风细剉五升，熬黄，以酒五升淋讫，用绢袋盛滓，还纳酒中，密封再宿。每服一合，日三服（《外台秘要》）。

面色不白白杨皮十八两，桃花一两，白瓜子仁三两，为末。每服方寸匕，日三服。五十日，面及手足皆白（《圣济总录》）。

叶

〔主治〕龋齿，煎水含漱。又治骨疽久发，骨从中出，频捣傅之（时珍）。

枎栘音夫移。○《拾遗》

【释名】栘杨（《古今注》）、唐棣（《尔雅》）、高飞（崔豹）、独摇（崔豹）。〔时珍曰〕栘乃白杨同类，故得杨名。按《尔雅》：唐棣，栘也。崔豹曰：栘杨，江东呼为夫栘。圆叶弱蒂，微风则大摇，故名高飞，又曰独摇。陆玑以唐棣为郁李者，误矣。郁李乃常棣，非唐棣也。

【集解】〔藏器曰〕枎栘木生江南山谷。树大十数围，无风

栲栳

叶动,花反而后合,《诗》云:"棠棣之华,偏其反而。"是也。〔时珍曰〕栲杨与白杨是同类二种,今南人通呼为白杨,故俚人有"白杨叶,有风掣,无风掣"之语。其入药之功大抵相近。

木皮

【气味】苦,平,有小毒。

【主治】去风血脚气疼痹,跐损瘀血,痛不可忍,取白皮火炙,酒浸服之。和五木皮煮汤,捋脚气,杀瘕虫风瘙。烧作灰,置酒中,令味正,经时不败(藏器)。

【发明】〔时珍曰〕白杨、栲杨皮,并杂五木皮煮汤,浸捋损痹诸痛肿。所谓五木者,桑、槐、桃、楮、柳也。并去风和血。

【附方】新一。

妇人白崩栲杨皮半斤,牡丹皮四两,升麻、牡蛎(煅)各一两。每用一两,酒二钟,煎一钟,食前服(《集简方》)。

松杨《拾遗》

〔校正〕并入《唐本草》椋子木。

【释名】椋子木(音凉。《唐本》)。〔时珍曰〕其材如松,其身如杨,故名松杨。《尔雅》云:椋,即来也。其阴可荫凉,故曰椋木。〔藏器曰〕江西人呼为凉木。松杨县以此得名。

【集解】〔藏器曰〕松杨生江南林落间。大树,叶如梨。〔志曰〕椋子木,叶似柿,两叶相当。子细圆如牛李,生青熟黑。其木坚重,煮汁色赤。郭璞云:椋材中车辋。八月、九月采木,日干用。

木

〔气味〕甘、咸,平,无毒。

〔主治〕折伤,破恶血,养好血,安胎止痛生肉（《唐本》）。

木皮

〔气味〕苦,平,无毒。

〔主治〕水痢不问冷热,浓煎令黑,服一升（藏器）。

松杨

榆　俞、由二音。○《本经·上品》

【释名】零榆（《本经》）,白者名枌（《诗经》）。〔时珍曰〕按王安石《字说》云:榆沈俞柔,故谓之榆。其枌则有分之之道,故谓之枌。其荚飘零,故曰零榆。

【集解】〔《别录》曰〕榆皮生颍川山谷。二月采皮,取白曝干。八月采实。并勿令中湿,湿则伤人。〔弘景曰〕此即今之榆树,取皮刮去上赤皮,亦可临时用之,性至滑利。初生荚仁,以作糜羹,令人多睡,嵇康所谓“榆令人瞑”也。〔恭曰〕榆三月实熟,寻即落矣。今云八月采实,恐误也。〔藏器曰〕江东无大榆。有刺榆,秋实。故《经》云“八月采”者,误也。刺榆,皮不滑利。〔颂曰〕榆处处有之。三月生荚,古人采仁以为糜羹,今无复食者,惟用陈老实作酱耳。按《尔雅疏》云:榆类有数十种,叶皆相似,但皮及木理有异耳。刺榆有针刺如柘,其叶如榆,瀹为蔬羹,滑于白榆,即《尔雅》所谓"枢、荎",《诗经》所谓"山有枢"是也。白榆先生叶,却着荚,皮白色,二月剥皮,刮去粗皵,中极滑白,即《尔雅》所谓"榆,白枌"是也。荒岁农人取皮为粉,食之当粮,不损人。四月采实。〔宗奭曰〕榆皮,初春先生荚者是也。嫩时收贮为羹茹。嘉祐中,丰沛人缺食多用之。〔时珍曰〕邢昺《尔雅疏》云:榆有数十种,今人不能尽别,惟知荚榆、白榆、刺榆、楸榆数者而已。荚榆、白榆皆大榆也。有赤、白二种。白者名枌,其木甚高大。未生叶时,枝条间先生榆荚,形状似钱而小,色白成串,俗呼榆钱。后方生叶,似山茱萸叶而长,尖觥润泽。嫩叶炸,浸淘过可食。故《内则》云:堇、荁、枌、榆、免、薧,滫瀡以滑之。三月采榆钱可作羹,亦可收至冬酿酒。瀹过晒干可为酱,即榆仁酱也。崔寔《月令》谓之酟鍮(音牟偷)者,是也。山榆之荚名芜荑,与此相近,但味稍苦耳。诸榆性皆扇地,故其下五谷不植。古人春取榆火。今人采其白皮为榆面,水调和香剂,粘滑胜于胶漆。〔承曰〕榆皮湿捣如糊,用粘瓦石极有力。汴洛人以石为碓嘴,用此胶之。

白皮

〔气味〕甘,平,滑利,无毒。

〔主治〕大小便不通,利水道,除邪气。久服断谷轻身不饥。其实尤良(《本经》)。疗肠胃邪热气,消肿,治小儿头疮痂疕(《别录》)。通经脉。捣涎,傅癣疮(大明)。滑胎,利五淋,治妪喘,疗不眠(甄权)。生皮捣,和三年醋滓,封暴患赤肿,女人妒乳肿,日六七易,效(孟诜)。利窍,渗湿热,行津液,消痈肿(时珍)。

〔发明〕〔诜曰〕高昌人多捣白皮为末,和菜菹食甚美,令人能食。仙家长服,服丹石人亦服之,取利关节故也。〔时珍曰〕榆皮、榆叶,性皆滑利下降,手足太阳、手阳明经药也。故大小便不通,五淋肿满,喘嗽不眠,经脉胎产诸证宜之。《本草·十剂》云:滑可去著,冬葵子、榆白皮之属。盖亦取其利窍渗湿热,消留著有形之物尔。气盛而壅者宜之。若胃寒而虚者,久服渗利,恐泄真气。《本经》所谓"久服轻身不饥",苏颂所谓"榆粉多食不损人"者,恐非确论也。

〔附方〕旧九,新九。

断谷不饥 榆皮、檀皮为末,日服数合(《救荒本草》)。

齁喘不止 榆白皮阴干焙为末。每日旦夜用水五合,末二钱,煎如胶,服(《药性论》)。

久嗽欲死 许明《有效方》:用厚榆皮削如指大,去黑,刻令如锯,长尺余,纳喉中频出入,当吐脓血而愈(《古今录验》)。

虚劳白浊 榆白皮二升,水二斗,煮取五升,分五服(《千金方》)。

小便气淋 榆枝、石燕子煎水,日服(《普济方》)。

五淋涩痛 榆白皮阴干焙研。每以二钱,水五合,煎如胶,日二服(《普济方》)。

渴而尿多 非淋也。用榆皮二斤去黑皮,以水一斗,煮取五升,一服三合,日三服(《外台秘要》)。

身体暴肿 榆皮捣末,同米作粥食之,小便利即消(《备急方》)。

临月易产 榆皮焙为末。临月,日三服方寸匕,令产极易(陈承《本草别说》)。

堕胎下血 不止。榆白皮、当归(焙)各半两,入生姜,水煎服之(《普济方》)。

胎死腹中或母病欲下胎。榆白皮煮汁,服二升(《子母秘录》)。

身首生疮榆白皮末,油和涂之,虫当出(杨氏《产乳》)。

火灼烂疮榆白皮嚼涂之(《千金髓》)。

五色丹毒俗名游肿,犯者多死,不可轻视。以榆白皮末,鸡子白和,涂之(《千金方》)。

小儿虫疮榆皮末和猪脂涂绵上,覆之。虫出立瘥(《千金方》)。

痈疽发背榆根白皮切,清水洗,捣极烂,和香油傅之,留头出气。燥则以苦茶频润,不粘更换新者。将愈,以桑叶嚼烂,随大小贴之,口合乃止。神效(《救急方》)。

小儿瘰疬榆白皮生捣如泥,封之。频易(《必效方》)。

小儿秃疮醋和榆白皮末涂之,虫当出(《子母秘录》)。

叶

〔气味〕同上。

〔主治〕嫩叶作羹及炸食,消水肿,利小便,下石淋,压丹石(藏器)。〔时珍曰〕曝干为末,淡盐水拌,或炙或晒干,拌菜食之,亦辛滑下水气。煎汁,洗酒齇鼻。同酸枣仁等分蜜丸,日服,治胆热虚劳不眠(时珍)。

花

〔主治〕小儿痫,小便不利,伤热(《别录》)。

荚仁

〔气味〕微辛,平,无毒。

〔主治〕作糜羹食,令人多睡(弘景)。主妇人带下,和牛肉作羹食(藏器)。子酱:似芜荑,能助肺,杀诸虫,下气,令人能食,消心腹间恶气,卒心痛,涂诸疮癣，以陈者良（孟诜）。

榆耳见木耳。

梗榆《拾遗》

【集解】〔藏器曰〕梗榆生山中。状如榆，其皮有滑汁，秋生荚，如北榆。〔时珍曰〕大榆二月生荚，梗榆八月生荚，可分别。

皮

【气味】甘，寒，无毒。

【主治】下热淋，利水道，令人睡（藏器）。治小儿解颅（时珍）。

芜荑《本经·中品》

【释名】莁荑（《尔雅》）、无姑（《本经》）、蕨瑭（音殿唐。〖《本经》〗）、木名梗（音偏。〖《说文》〗）。〔时珍曰〕按《说文》云：梗，山枌榆也。有刺，实为芜荑。《尔雅》云：无姑，其实荑。又云：莁荑，蔱蘠。则此物乃莁树之荑，故名也。〔恭曰〕蕨瑭乃蔱蘠二字之误。

【集解】〔《别录》曰〕芜荑生晋山川谷。三月采实，阴干。〔弘景曰〕今惟出高丽，状如榆荚，气臭如狐，彼人皆以作酱食之。性杀虫，置物中亦辟蛀，但患其臭。〔恭曰〕今延州、同州者甚好。〔志

榆、梗榆、芜荑

曰〕河东、河西处处有之。〔颂曰〕近道亦有之,以太原者良。大抵榆类而差小,其实亦早成,比榆乃大,气臭。郭璞《尔雅注》云:无姑,姑榆也。生山中,叶圆而厚,剥取皮合渍之,其味辛香,所谓芜荑也。采实阴干用。今人又多取作屑,以笔五味,惟陈者良。人收藏之多以盐渍,则失气味,但宜食品,不堪入药。〔珣曰〕按《广州记》云:生大秦国,是波斯芜荑也。〔藏器曰〕芜荑气膻者良,乃山榆仁也。〔时珍曰〕芜荑有大小两种:小者即榆荚也,揉取仁,酝为酱,味尤辛。人多以外物相和,不可不择去之。入药皆用大芜荑,别有种。

【气味】辛,平,无毒。〔权曰〕苦,平。〔珣曰〕辛,温。〔诜曰〕作酱甚香美,功尤胜于榆仁。可少食之,过多发热,为辛故也。秋月食之,尤宜人。

【主治】五内邪气,散皮肤骨节中淫淫温行毒,去三虫,化食(《本经》)。逐寸白,散肠中喝喝喘息(《别录》)。主积冷气,心腹癥痛,除肌肤节中风淫淫如虫行(甄权)。五脏皮肤肢节邪气。长食,治五痔,杀中恶虫毒,诸病不生(孟诜)。治肠风痔瘘,恶疮疥癣(大明)。杀虫止痛,治妇人子宫风虚,孩子疳泻冷痢。得诃子、豆蔻良(李珣)。和猪脂捣,涂热疮。和蜜,治湿癣。和沙牛酪或马酪,治一切疮(孟诜)。

【附方】旧三,新七。

脾胃有虫食即作痛,面黄无色。以石州芜荑仁二两,和面炒黄色为末。非时米饮服二钱匕(《千金方》)。

制杀诸虫生芜荑、生槟榔各四两,为末,蒸饼丸梧子大。每服二十丸,白汤下(《本事方》)。

疳热有虫瘦悴,久服充肥。用榆仁一两,黄连一两,为末,猪胆汁七枚和,入碗内,饭上蒸之,一日蒸一次,九蒸乃入麝香半钱,汤浸蒸饼和丸绿豆大。每服五七丸至一二十丸,米饮下(钱氏《小儿直诀》)。

小儿虫痫胃寒虫上诸证,危恶与痫相似。用白芜荑、干漆(烧存性)等分,为末。米饮调服一字至一钱(杜壬方)。

结阴下血芜荑一两捣烂,纸压去油,为末,以雄猪胆汁丸梧子大。每服九丸,甘草汤下,日五服。三日断根(《普济方》)。

脾胃气泄久患不止。芜荑五两捣末,饭丸梧子大。每日空心、午饭前,陈米饮下三十丸。久服,去三尸,益神驻颜。此方得之章镣,曾用得力(王绍颜《续传信方》)。

膀胱气急宜下气。用芜荑捣和食盐末等分,以绵裹如枣大,纳下部,或下恶汁,并下气,佳(《外台秘要》)。

婴孩惊暗风后失音不能言。肥儿丸:用芜荑(炒)、神曲(炒)、麦蘖(炒)、黄连(炒)各一钱,为末,猪胆汁打糊丸黍米大。每服十丸,木通汤下。黄连能去心窍恶血(《全幼心鉴》)。

虫牙作痛以芜荑仁安蛀孔中及缝中,甚效(危氏《得效方》)。

腹中鳖瘕平时嗜酒,血入于酒则为酒鳖;平时多气,血凝于气则为气鳖;虚劳痼冷,败血杂痰,则为血鳖。摇头掉尾,如虫之行,上侵人咽,下蚀人肛,或附胁背,或隐胸腹,大则如鳖,小或如钱。治法惟用芜荑(炒)煎服之,兼用暖胃益血理中之类,乃可杀之。若徒事雷丸、锡灰之类,无益也(《仁斋直指方》)。

苏方木《唐本草》

【释名】苏木(《张文仲方》)。〔时珍曰〕海岛有苏方国,其地产此木,故名。今人省呼为苏木尔。

苏方木

【集解】〔恭曰〕苏方木自南海、昆仑来，而交州、爱州亦有之。树似庵罗，叶若榆叶而无涩，抽条长丈许，花黄，子生青熟黑。其木，人用染绛色。〔珣曰〕按徐表《南州记》云：生海畔。叶似绛，木若女贞。〔时珍曰〕按嵇含《南方草木状》云：苏方树类槐，黄花黑子，出九真。煎汁忌铁器，则色黯。其木蠹之粪名曰紫纳，亦可用。暹罗国人贱用如薪。

【修治】〔敩曰〕凡使去上粗皮并节。若得中心文横如紫角者，号曰木中尊，其力倍常百等。须细剉重捣，拌细梅树枝蒸之，从巳至申，阴干用。

【气味】甘、咸，平，无毒。〔杲曰〕甘、咸，凉。可升可降，阳中阴也。〔好古曰〕味甘而微酸、辛，其性平。

【主治】破血。产后血胀闷欲死者，水煮五两，取浓汁服（《唐本》）。妇人血气心腹痛，月候不调及蓐劳，排脓止痛，消痈肿扑损淤血，女人失音血噤，赤白痢，并后分急痛（大明）。虚劳血癖气壅滞，产后恶露不安，心腹搅痛，及经络不通，男女中风，口噤不语。并宜细研乳头香末方寸匕，以酒煎苏方木，调服，立吐恶物瘥（《海药》）。霍乱呕逆，及人常呕吐，用水煎服（藏器）。破疮疡死血，产后败血（李杲）。

【发明】〔元素曰〕苏木性凉，味微辛。发散表里风气，宜与防风同用。又能破死血,产后血肿胀满欲死者宜之。〔时珍曰〕苏方木乃三阴经血分药。少用则和血,多用则破血。

【附方】旧一,新五。

产后血运苏方木三两,水五升,煎取二升,分再服(《肘后方》)。

产后气喘面黑欲死,乃血入肺也。用苏木二两,水两碗,煮一碗,入人参末一两服。随时加减,神效不可言(胡氏方)。

破伤风病苏方木为散三钱,酒服立效。名独圣散(《普济方》)。

脚气肿痛苏方木、鹭鸶藤等分,细剉,入淀粉少许,水二斗,煎一斗五升,先熏后洗(《普济方》)。

偏坠肿痛苏方木二两,好酒一壶煮熟,频饮立好(《集简方》)。

金疮接指凡指断及刀斧伤。用真苏木末敷之,外以蚕茧包缚完固,数日如故(《摄生方》)。

乌木《纲目》

【释名】乌樠木(樠音漫。《太平寰宇记》)、乌文木(《崔豹》)。〔时珍曰〕木名文木,南人呼文如樠,故也。

【集解】〔时珍曰〕乌木出海南、云南、南番。叶似棕榈。其木漆黑,体重坚致,可为箸及器物。有间道者,嫩木也。南人多以繋

乌木

木染色伪之。《南方草物状》云：文木树高七八丈，其色正黑，如水牛角，作马鞭，日南有之。《古今注》云：乌文木出波斯，舶上将来，乌文阗然。温、括、婺等州亦出之，皆此物也。

【气味】甘、咸，平，无毒。

【主治】解毒，又主霍乱吐利，取屑研末，温酒服（时珍）。

桦木 宋《开宝》

【释名】梓（《王珉》）。〔藏器曰〕晋中书令王珉《伤寒身验方》中作梓字。〔时珍曰〕画工以皮烧烟熏纸，作古画字，故名梓。俗省作桦字也。

【集解】〔藏器曰〕桦木似山桃，皮堪为烛。〔宗奭曰〕皮上有紫黑花匀者，裹鞍、弓、鞯。〔时珍曰〕桦木生辽东及临洮、河州、西北诸地。其木色黄，有小斑点红色，能收肥腻。其皮厚而轻虚软柔，皮匠家用衬靴里，及为刀靶之类，谓之暖皮。胡人尤重之。以皮卷蜡，可作烛点。

桦木

木皮

〔气味〕苦，平，无毒。

〔主治〕诸黄疸，浓煮汁饮之良（《开宝》）。煮汁冷饮，主伤寒时行热毒疮，特良。即今豌豆疮也（藏器）。烧灰合他药，治肺风毒（宗奭）。治乳痈（时珍）。

〔附方〕旧一,新四。

乳痈初发肿痛结硬欲破,一服即瘥。以北来真桦皮烧存性研,无灰酒服方寸匕,即卧,觉即瘥也(沈存中《灵苑方》)。

乳痈腐烂靴内年久桦皮,烧灰。酒服一钱,日一服(唐瑶《经验方》)。

肺风毒疮遍身疮疥如疠,及瘾疹瘙痒,面上风刺,妇人粉刺,并用桦皮散主之。桦皮(烧灰)四两,枳壳(去穰,烧)四两,荆芥穗二两,炙甘草半两,各为末,杏仁(水煮过,去皮、尖)二两(研泥),同研匀。每服二钱,食后温酒调下。疮疥甚者,日三服(《和剂方》)。

小便热短桦皮浓煮汁,饮(《集简方》)。

染黑须发桦皮一片,包侧柏一枝,烧烟熏香油碗内成烟,以手抹在须鬓上,即黑也(《多能鄙事》)。

脂

〔主治〕烧之,辟鬼邪(藏器)。

缥木《拾遗》

【释名】(缺)

【集解】〔藏器曰〕生林泽山谷。木文侧戾,故曰缥木。

【气味】甘,温,无毒。

【主治】风血羸瘦,补腰脚,益阳道,宜浸酒饮(藏器)。

榈木《拾遗》

【集解】〔藏器曰〕出安南及南海。用作床几,似紫檀而色赤,性坚好。〔时珍曰〕木性坚,紫红色。亦有花纹者,谓之花桐木,可作器皿、扇骨诸物。俗作花梨,误矣。

【气味】辛,温,无毒。

【主治】产后恶露冲心,癥瘕结气,赤白漏下,并剉煎服（李珣）。破血块,冷嗽,煮汁热服。为枕令人头痛,性热故也（藏器）。

棕（椶）榈宋《嘉祐》

【释名】栟榈（〖《说文》〗）。〔时珍曰〕皮中毛缕如马之鬃鬛,故名。椶俗作棕。鬛音间,鬣也。栟音并。

【集解】〔颂曰〕棕榈出岭南、西川,今江南亦有之。木高一二丈,无枝条。叶大而圆,有如车轮,萃于树杪。其下有皮重叠裹之,每皮一匝,为一节。二旬一采,皮转复生上。六七月生黄白花。八九月结实,作房如鱼子,黑色。九月、十月采其皮用。

桐木

棕榈

《山海经》云：石翠之山，其木多棕是也。〔藏器曰〕其皮作绳，入土千岁不烂。昔有人开冢得之，索已生根。岭南有桃榔、槟榔、椰子、冬叶、虎散、多罗等木，叶皆与栟榈相类。〔时珍曰〕棕榈，川、广甚多，今江南亦种之，最难长。初生叶如白及叶，高二三尺则木端数叶大如扇，上耸，四散歧裂，其茎三棱，四时不凋。其干正直无枝，近叶处有皮裹之，每长一层即为一节。干身赤黑，皆筋络，宜为钟杵，亦可旋为器物。其皮有丝毛，错纵如织，剥取缕解，可织衣、帽、褥、椅之属，大为时利。每岁必两三剥之，否则树死，或不长也。三月于木端茎中出数黄苞，苞中有细子成列，乃花之孕也，状如鱼腹孕子，谓之棕鱼，亦曰棕笋。渐长出苞，则成花穗，黄白色。结实累累，大如豆，生黄熟黑，甚坚实。或云：南方此木有两种：一种有皮丝，可作绳；一种小而无丝，惟叶可作帚。郑樵《通志》以为王彗者，非也。王彗乃落帚之名，即地肤子。别有蒲葵，叶与此相似而柔薄，可为扇、笠，许慎《说文》以为棕榈亦误矣。

笋及子、花

〔气味〕苦、涩，平，无毒。〔藏器曰〕有小毒，戟人喉，未可轻服。〔珣曰〕温，有大毒，不堪食。〔时珍曰〕棕鱼皆言有毒不可食，而广、蜀人蜜煮、醋浸，以供佛、寄远，苏东坡亦有食棕笋诗，乃制去其毒尔。

〔主治〕涩肠，止泻痢肠风，崩中带下，及养血（藏器）。

〔附方〕新一。

大肠下血棕笋煮熟，切片晒干为末，蜜汤或酒服一二钱（《集简方》）。

皮

〔气味〕同子。

〔主治〕止鼻衄吐血,破癥,治肠风赤白痢,崩中带下,烧存性用(大明)。主金疮疥癣,生肌止血(李珣)。

〔发明〕〔宗奭曰〕棕皮烧黑,治妇人血露及吐血,须佐以他药。〔时珍曰〕棕灰性涩,若失血去多,淤滞已尽者,用之切当,所谓涩可去脱也。与乱发同用更良。年久败棕入药尤妙。

〔附方〕新六。

鼻血不止 棕榈灰,随左右吹之(黎居士方)。

血崩不止 棕榈皮烧存性,空心淡酒服三钱。一方加煅白矾等分(《妇人良方》)。

血淋不止 棕榈皮半烧半炒为末,每服二钱,甚效(《卫生家宝方》)。

下血不止 棕榈皮半斤,栝蒌一个,烧灰。每服二钱,米饮调下(《百一选方》)。

水谷痢下 棕榈皮烧研,水服方寸匕(《近效方》)。

小便不通 棕皮毛烧存性,以水、酒服二钱即通利,累试甚验(《摄生方》)。

橉木 橉,良刃切。○《拾遗》

【释名】 檁木(音潭。《纲目》)。

【集解】 〔藏器曰〕橉木生江南深山大树。树有数种,取叶厚大白花者入药,自余灰入染家用。〔时珍曰〕此木最硬,梓人谓之橉筋木是也。木入染绛用,叶亦可酿酒。

木灰

【气味】 甘,温,小毒。

【主治】 卒心腹癥痕,坚满痃癖。淋汁八升,酿米一斗,待酒熟,每温饮半合,渐增至一二盏,即愈(藏器。○出《肘后》）。

柯树《拾遗》

【释名】

【集解】木奴（《《拾遗》》）。〔珣曰〕按《广志》云：生广南山谷。波斯家用木为船舫者也。

白皮

【气味】辛，平，有小毒。

【主治】大腹水病。采皮煮汁去滓，煎令可丸如梧子大。平旦空心饮下三丸，须臾又一丸，气、水并从小便出也（藏器）。

乌桕木《唐本草》

【释名】鸦臼（《《纲目》》）。〔时珍曰〕乌桕，乌喜食其子，因以名之。陆龟蒙诗云"行歇每依鸦舅影，挑频时见鼠姑心"是矣。鼠姑，牡丹也。或云：其木老则根下黑烂成臼，故得此名。郑樵《通志》言"乌桕即柜柳"者，非矣。

【集解】〔恭曰〕生山南平泽。树高数仞，叶似梨、杏。五月开细花，黄白色。子黑色。〔藏器曰〕叶可染皂。子可压油，燃灯极明。〔宗奭曰〕叶如小杏叶，但

乌桕木

微薄而绿色差淡。子八九月熟,初青后黑,分为三瓣。〔时珍曰〕南方平泽甚多。今江西人种植,采子蒸煮,取脂浇烛货之。子上皮脂,胜于仁也。

根白皮

〔气味〕苦,微温,有毒。〔大明曰〕性凉,慢火炙干黄乃用。

〔主治〕暴水,癥结积聚(《唐本》)。疗头风,通大小便(大明)。解蛇毒(震亨)。

〔发明〕〔时珍曰〕乌桕根性沉而降,阴中之阴,利水通肠,功胜大戟。一野人病肿满气壮,令掘此根捣烂,水煎服一碗,连行数行而病平。气虚人不可用之。此方出《太平圣惠方》,言其功神圣,但不可多服尔。诚然。

〔附方〕旧一,新九。

小便不通乌桕根皮煎汤,饮之(《肘后方》)。

大便不通乌桕木根方长一寸,劈破,水煎半盏,服之立通。不用多吃。其功神圣,兼能取水(《斗门方》)。

二便关格二三日则杀人。乌桕东南根白皮,干为末,热水服二钱。先以芒硝二两,煎汤服,取吐甚效(《肘后方》)。

水气虚肿小便涩。乌桕皮二两,槟榔、木通各一两,为末。每服二钱,米饮下(《圣惠方》)。

脚气湿疮极痒有虫。乌桕根为末傅之,少时有涎出,良(《摘玄方》)。

尸注中恶心腹痛刺,沉默错乱。用乌桕根皮煎浓汁一合,调朱砂末一钱,服之。《肘后方》无朱砂(《永类方》)。

暗疔昏狂疮头凸红。桕树根经行路者,取二尺许,去皮捣烂,井华水调一盏服。待泻过,以三角银杏仁浸油,捣盦患处

（《圣济总录》）。

婴儿胎疮满头。用水边乌桕树根晒研，入雄黄末少许，生油调搽（《经验良方》）。

鼠莽砒毒乌桕根半两，擂水服之（《医方大成》）。

盐齁痰喘柏树皮去粗捣汁，和飞面作饼烙熟。早辰与儿吃三四个，待吐下盐涎乃佳。如不行，热茶催之（《摘玄方》）。

叶

〔气味〕同根。

〔主治〕食牛马六畜肉，生疔肿欲死者。捣自然汁一二碗，顿服得大利，去毒即愈。未利再服。冬用根（时珍）。

柏油

〔气味〕甘，凉，无毒。

〔主治〕涂头，变白为黑。服一合，令人下利，去阴下水气。炒子作汤亦可（藏器）。涂一切肿毒疮疥（时珍）。

〔附方〕新二。

脓泡疥疮柏油二两，水银二钱，樟脑五钱，同研，频入唾津，不见星乃止。以温汤洗净疮，以药填入（唐瑶《经验方》）。

小儿虫疮用旧绢作衣，化柏油涂之，与儿穿着。次日虫皆出油上，取下爁之有声是也。别以油衣与穿，以虫尽为度（《濒湖集简方》）。

巴豆《本经·下品》

【释名】巴菽（《本经》）、刚子（《炮炙》）、老阳子（《纲目》）。〔时珍曰〕此物出巴蜀，而形如菽豆，故以名之。《宋本草》一名巴椒,乃菽字传讹也。雷敩《炮炙论》又分紧小色黄者为巴,有三棱色黑者为豆,小而两头尖者为刚子。云巴与豆可用,刚子不可用(杀人)。其说殊乖。盖紧小者是雌,有棱及两头尖者是雄。雄者峻利,雌者稍缓也。用之得宜,皆有功力;用之失宜,参、术亦能为害,况巴豆乎?

巴豆

【集解】〔《别录》曰〕巴豆生巴郡川谷。八月采,阴干用之,去心、皮。〔颂曰〕今嘉州、眉州、戎州皆有之。木高一二丈。叶如樱桃而厚大,初生青色,后渐黄赤,至十二月叶渐凋,二月复渐生,四月旧叶落尽,新叶齐生,即花发成穗,微黄色。五六月结实作房,生青,至八月熟而黄,类白豆蔻,渐渐自落,乃收之。一房有三瓣,一瓣一子,共三子。子仍有壳,用之去壳。戎州出者,壳上有纵文,隐起如线,一道至两三道。彼土人呼为金线巴豆,最为上等,他处亦稀有。〔时珍曰〕巴豆房似大风子壳而脆薄,子及仁皆似海松子。所云似白豆蔻者,殊不类。

【修治】〔弘景曰〕巴豆最能泻人,新者佳,用之去心、皮,熬令黄黑,捣如膏,乃和丸散。〔敩曰〕凡用巴与豆敲碎,以麻油并酒等煮干研膏用。每一两,用油、酒各七合。〔大明曰〕凡入丸散,炒用不如去心、膜,换水煮五度(各一沸)也。〔时珍曰〕巴豆有用仁者,用壳者,用油者,有生用者,麸炒者,醋煮者,烧存性者,有研烂以纸包压去油者(谓之巴豆霜)。

【气味】辛,温,有毒。〔《别录》曰〕生温熟寒,有大毒。〔普曰〕神农、岐伯、桐君:辛,有毒。黄帝:甘,有毒。李当之:热。〔元素曰〕性热味苦,气薄味厚,体重而沉降,阴也。〔杲曰〕性热味辛,有大毒,浮也,阳中阳也。〔时珍曰〕巴豆气热味辛,生猛熟缓,能吐能下,能止能行,是可升可降药也。《别录》言其熟则性寒,张氏言其降,李氏言其浮,皆泥于一偏矣。盖此物不去膜则伤胃,不去心则作呕,以沉香水浸则能升能降,与大黄同用泻人反缓,为其性相畏也。王充《论衡》云:万物含太阳火气而生者,皆有毒。故巴豆辛热有毒。〔之才曰〕芫花为之使。畏大黄、黄连、芦笋、菰笋、藜芦、酱、豉、冷水,得火良,恶蘘草,与牵牛相反。中其毒者,用冷水、黄连汁、大豆汁解之。

【主治】伤寒温疟寒热,破癥瘕结聚坚积,留饮痰癖,大腹水胀,荡练五脏六腑,开通闭塞,利水谷道,去恶肉,除鬼毒蛊疰邪物,杀虫鱼(《本经》)。疗女子月闭烂胎,金疮脓血,不利丈夫阴,杀斑蝥蛇虺毒。可炼饵之,益血脉,令人色好,变化与鬼神通(《别录》)。治十种水肿,痿痹,落胎(《药性》)。通宣一切病,泄壅滞,除风补劳,健脾开胃,消痰破血,排脓消肿毒,杀腹脏虫,治恶疮息肉,及疥癞丁肿(《日华》)。导气消积,去脏腑停寒,治生冷硬物所伤(元素)。治泻痢惊痫,心腹痛疝气,风喝耳聋,喉痹牙痛,通利关窍(时珍)。

【发明】〔元素曰〕巴豆乃斩关夺门之将,不可轻用。〔震亨曰〕巴豆去胃中寒积。无寒积者勿用。〔元素曰〕世以巴豆热药治酒病膈气,以其辛热能开肠胃郁结也。但郁结虽开,而亡血液,损其真阴。〔从正曰〕伤寒风湿,小儿疮痘,妇人产后,用之下膈,不死亦危。奈何庸人畏大黄而不畏巴豆,以其性热而剂小耳。岂知以蜡匮之,犹能下后使人津液枯竭,胸热口燥,耗却天真,留毒不去,他病转生。故下药宜以为禁。〔藏器曰〕巴豆主癥癖痃气,痞满积聚,冷气血块,宿食不消,痰饮吐水。取青黑大者,每日空腹服一枚,去壳勿令白膜破,乃作两片(并四边不得有损缺)吞之,以饮压令下。少顷腹内热如火,利出恶物。虽利而不虚,若久服亦不利。白膜破者不用。〔好古曰〕若急治为水谷道路之剂,去皮、心、膜、油,生用。若缓治为消坚磨积之剂,炒去烟令紫黑用,可以通肠,可以止泻,世所不知也。张仲景治百病客忤备急丸用之。〔时珍曰〕巴豆峻用则有戡乱劫病之功,微用亦有抚缓调中之妙。譬之萧、曹、绛、灌,乃勇猛武夫,而用之为相,亦能辅治太平。王海藏言其可以通肠,可以止泻,此发千古之秘也。一老妇年六十余,病溏泄已五年,肉食、油物、生冷犯之即作。遍服调脾、升提、止涩诸药,入腹则泄反甚。延余诊之,脉沉而滑,此乃脾胃久伤,冷积凝滞所致。王太仆所谓大寒凝内,久利溏泄,愈而复发,绵历岁年者。法当以热下之,则寒去利止。遂用蜡匮巴豆丸药五十丸与服,二日大便不通亦不利,其泄遂愈。自是每用治泄痢积滞诸病,皆不泻而病愈者近百人。妙在配合得宜,药病相对耳。苟用所不当用,则犯轻用损阴之戒矣。

【正误】〔弘景曰〕道家亦有炼饵法,服之云可神仙。人吞一枚便死,而鼠食之三年重三十斤,物性乃有相耐如此。〔时珍曰〕汉时方士言巴豆炼饵,令人色好神仙,《名医别录》采入本草。张华《博物志》言鼠食巴豆重三十斤。一谬一诬,陶氏信为实语,误矣。又言人吞一枚即死,亦近过情,今并正之。

【附方】旧十三,新二十六。

一切积滞巴豆一两，蛤粉二两，黄檗三两，为末，水丸绿豆大。每水下五丸（《医学切问》）。

寒澼宿食久饮不消，大便闭塞。巴豆仁一升，清酒五升，煮三日三夜，研熟，合酒微火煎令可，丸如豌豆大。每服一丸，水下。欲吐者，二丸（《千金方》）。

水蛊大腹动摇水声，皮肤色黑。巴豆九十枚（去心、皮，熬黄），杏仁六十枚（去皮、尖，熬黄），捣丸小豆大。水下一丸，以利为度。勿饮酒（张文仲《备急方》）。

飞尸鬼击中恶，心痛腹胀，大便不通。走马汤：用巴豆二枚（去皮、心，熬黄），杏仁二枚，以绵包椎碎，热汤一合，捻取白汁服之，当下而愈。量老小用之（《外台》）。

食疟积疟巴豆（去皮、心）二钱，皂荚（去皮、子）六钱，捣丸绿豆大。一服一丸，冷汤下（《肘后方》）。

积滞泄痢腹痛里急。杏仁（去皮、尖）、巴豆（去皮、心）各四十九个，同烧存性，研泥，熔蜡和丸绿豆大。每服二三丸，煎大黄汤下，间日一服。一加百草霜三钱（刘守真《宣明方》）。

气痢赤白巴豆一两去皮、心，熬研，以熟猪肝丸绿豆大。空心米饮下三四丸，量人用。此乃郑獬侍御所传方也（《经验方》）。

泻血不止巴豆一个去皮，以鸡子开一孔纳入，纸封煨熟，去豆食之，其病即止。虚人分作二服，决效（《普济方》）。

小儿下痢赤白。用巴豆（煨熟，去油）一钱，百草霜二钱，研末，飞罗面煮糊，丸黍米大，量人用之。赤用甘草汤，白用米汤，赤白用姜汤下（《全幼心鉴》）。

夏月水泻不止。巴豆一粒，针头烧存性，化蜡和作一丸。倒流水下（危氏《得效方》）。

小儿吐泻巴豆一个，针穿灯上烧过，黄蜡一豆大，灯上烧，滴入水中,同杵丸黍米大。每用五七丸,莲子、灯心汤下(同上)。

伏暑霍乱伤冷,吐利烦渴。水浸丹:用巴豆二十五个(去皮、心及油),黄丹(炒,研)一两二钱半,化黄蜡和丸绿豆大。每服五七丸,水浸少顷,别以新汲水吞下(《和剂方》)。

干霍乱病心腹胀痛,不吐不利,欲死。巴豆一枚(去皮、心),热水研服,得吐、利即定也。

二便不通巴豆(连油)、黄连各半两,捣作饼子。先滴葱、盐汁在脐内,安饼于上,灸二七壮,取利为度(《杨氏家藏》)。

寒痰气喘青橘皮一片,展开入刚子一个,麻扎定,火上烧存性,研末。姜汁和酒一钟,呷服。天台李翰林用此治莫秀才,到口便止,神方也(张杲《医说》)。

风湿痰病人坐密室中,左用滚水一盆,右用炭火一盆,前置一桌,书一册。先将无油新巴豆四十九粒研如泥,纸压去油,分作三饼。如病在左,令病人将右手仰置书上,安药于掌心,以碗安药上,倾热水入碗内。水凉即换,良久汗出,立见神效。病在右安左掌心。一云随左右安之(《保寿堂经验方》)。

阴毒伤寒心结,按之极痛,大小便闭,但出气稍暖者。急取巴豆十粒研,入面一钱,捻作饼,安脐内,以小艾炷灸五壮,气达即通。此太师陈北山方也(《仁斋直指方》)。

解中药毒巴豆(去皮,不去油)、马牙消等分,研丸。冷水服一弹丸(初虞世方)。

喉痹垂死止有余气者。巴豆去皮,线穿,内入喉中,牵出即苏(《千金》)。

缠喉风痹巴豆两粒,纸卷作角,切断两头,以针穿作孔子,入鼻中,气透即通(《胜金方》)。

伤寒舌出巴豆一粒,去油取霜,以纸捻卷,内入鼻中。舌即收上（《普济方》）。

舌上出血如簪孔。巴豆一枚，乱发鸡子大，烧研，酒服（《圣惠》）。

中风口㖞巴豆七枚去皮研，左㖞涂右手心，右㖞涂左手心，仍以暖水一盏安药上。须臾即正，洗去（《圣惠方》）。

小儿口疮不能食乳。刚子一枚连油研，入黄丹少许，剃去囟上发，贴之。四边起粟泡，便用温水洗去，乃以菖蒲汤再洗，即不成疮，神效（《瑞竹堂方》）。

风虫牙痛《圣惠》：用巴豆一粒，煨黄去壳，蒜一瓣，切一头，剜去中心，入豆在内盖定，绵裹，随左右塞耳中。〇《经验方》：用巴豆一粒研，绵裹咬之。〇又方：针刺巴豆，灯上烧令烟出。熏痛处。三五次神效。

天丝入咽凡露地饮食，有飞丝入上，食之令人咽喉生疮。急以白矾、巴豆烧灰，吹入即愈（《琐碎录》）。

耳卒聋闭巴豆一粒蜡裹，针刺孔通气，塞之取效（《经验》）。

风瘙隐疹心下迷闷。巴豆五十粒去心、皮，水七升，煮三升，以帛染拭之，随手愈（《千金翼》）。

疥疮搔痒巴豆十粒，炮黄去皮、心，右顺手研，入酥少许，腻粉少许，抓破点上，不得近目并外肾上。如熏目著肾，则以黄丹涂之，甚妙（《十全方》）。

荷钱癣疮巴豆仁三个，连油杵泥，以生绢包擦，日一二次，三日痊好（邵以正《经验方》）。

一切恶疮巴豆三十粒，麻油煎黑，去豆，以油调硫黄、轻粉末，频涂取效（《普济》）。

痈疽恶肉乌金膏：解一切疮毒，及腐化瘀肉，最能推陈致新。巴豆仁炒焦，研膏，点痛处则解毒，涂瘀肉上则自化。加乳香少许亦可。若毒深不能收敛者,宜作撚纴之,不致成疮(《外科理例》)。

疣痣黑子巴豆一钱(石灰炒过),人言一钱,糯米五分(炒),研点之(《怪症方》)。

箭镞入肉不可拔出者。用新巴豆仁(略熬)与蜣螂同研涂之,斯须痛定,微痒忍之,待极痒不可忍,便撼拔动之,取出,速以生肌膏傅之而瘥。亦治疮肿。夏侯郸在润州得此方,后至洪州,旅舍主人妻病背疮,呻吟不已,郸用此方试之,即痛止也(《经验方》)。

小儿痰喘巴豆一粒杵烂,绵裹塞鼻,男左女右,痰即自下(龚氏《医鉴》)。

牛疫动头巴豆二粒研,生麻油三两,浆水半升,和灌之(贾相公《牛经》)。

油

〔主治〕中风痰厥气厥,中恶喉痹,一切急病,咽喉不通,牙关紧闭。以研烂巴豆绵纸包,压取油作撚点灯,吹灭熏鼻中,或用热烟刺入喉内,即时出涎或恶血便苏。又舌上无故出血,以熏舌之上下,自止(时珍)。

壳

〔主治〕消积滞,治泻痢(时珍)。

〔附方〕新二。

一切泻痢脉浮洪者,多日难已;脉微小者,服之立止。名胜金膏。巴豆皮、楮叶同烧存性研,化蜡丸绿豆大。每甘草汤下五丸(刘河间《宣明方》)。

痢频脱肛黑色坚硬。用巴豆壳烧灰,芭蕉自然汁煮,入朴硝少许,洗软,用真麻油点火滴于上,以枯矾、龙骨少许为末,掺肛头上,以芭蕉叶托入(危氏《得效方》)。

树根

〔主治〕痈疽发背,脑疽鬓疽大患。掘取洗捣,敷患处,留头,妙不可言。收根阴干,临时水捣亦可(时珍。○出杨诚《经验方》)。

大风子《补遗》

【释名】〔时珍曰〕能治大风疾,故名。

【集解】〔时珍曰〕大风子,今海南诸番国皆有之。按周达观《真腊记》云:大风乃大树之子,状如椰子而圆。其中有核数十枚,大如雷丸子。中有仁白色,久则黄而油,不堪入药。

仁

【修治】〔时珍曰〕取大风子油法:用子三斤(去壳及黄油者),研极烂,瓷器盛之,封口入滚汤中,盖锅密封,勿令透气,文武火煎至黑色如膏,名大风油,可以和药。

【气味】辛,热,有毒。

【主治】风癣疥癞,杨梅诸疮,攻毒杀虫(时珍)。

【发明】〔震亨曰〕粗工治大风病,佐以大风油。殊不知此物性热,有燥痰之功而伤血,至有病将愈而先失明者。〔时珍曰〕大

大风子

风油治疮,有杀虫劫毒之功,盖不可多服。用之外涂,其功不可没也。

【附方】新五。

大风诸癞 大风子油一两,苦参末三两,入少酒,糊丸梧子大。每服五十丸,空心温酒下。仍以苦参汤洗之(《普济方》)。

大风疮裂 大风子烧存性,和麻油、轻粉研涂。仍以壳煎汤洗之(《岭南卫生方》)。

杨梅恶疮 方同上。

风刺赤鼻 大风子仁、木鳖子仁、轻粉、硫黄为末,夜夜唾调涂之。

手背皴裂 大风子捣泥,涂之(《寿域》)。

海红豆《海药》

【释名】
【集解】〔珣曰〕按徐表《南州记》云:生南海人家园圃中。大树而生,叶圆有荚。近时蜀中种之亦成。〔时珍曰〕树高二三丈,叶似梨叶而圆。按宋祁《益部方物图》云:红豆叶如冬青而圆泽,春开花白色,结荚枝间。其子累累如缀珠,若大红豆而扁,皮红肉白,以似得名,蜀人用为果饤。

豆
【气味】微寒,有小毒。
【主治】人黑皮黚䵳花癣,头面游风。宜入面药及澡豆(李珣)。

相思子《纲目》

【释名】红豆(《王维》)。〔时珍曰〕按《古今诗话》云:相

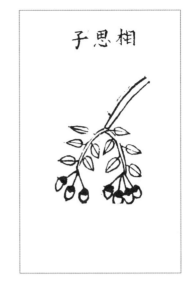

海红豆　　　　　　　　　　　相思子

思子圆而红。故老言：昔有人殁于边，其妻思之，哭于树下而卒，因以名之。此与韩凭冢上相思树不同，彼乃连理梓木也。或云即海红豆之类，未审的否。

【集解】〔时珍曰〕相思子生岭南。树高丈余，白色。其叶似槐，其花似皂荚，其荚似扁豆。其子大如小豆，半截红色，半截黑色，彼人以嵌首饰。段公路《北户录》言有蔓生者，用子收龙脑香相宜，令香不耗也。

【气味】苦，平，有小毒，吐人。

【主治】通九窍，去心腹邪气，止热闷头痛，风痰瘴疟，杀腹脏及皮肤内一切虫，除蛊毒。取二七枚研服，即当吐出（时珍）。

【附方】新三。

瘴疟寒热 相思子十四枚，水研服，取吐立瘥（《千金方》）。

猫鬼野道眼见猫狸,及耳有所闻。用相思子、蓖麻子、巴豆各一枚,朱砂末、蜡各四铢,合捣,丸如麻子大,含之。即以灰围患人,面前着一斗灰火,吐药入火中,沸即画十字于火上,其猫鬼者死也(《千金方》)。

解中蛊毒《必效方》:用未钻相思子十四枚,杵碎为末。温水半盏,和服。欲吐抑之勿吐,少顷当大吐。轻者但服七枚。非常神效(《外台秘要》)。

猪腰子《纲目》

【集解】〔时珍曰〕猪腰子生柳州。蔓生结荚,内子大若猪之内肾,状酷似之,长三四寸,色紫而肉坚。彼人以充土宜,馈送中土。

【气味】甘、微辛,无毒。

猪腰子

石瓜

【主治】一切疮毒及毒箭伤,研细,酒服一二钱,并涂之(时珍)。

石瓜《纲目》

【集解】〔时珍曰〕石瓜出四川峨眉山中及芒部地方。其树修干,树端挺叶,肥滑如冬青,状似桑。其花浅黄色。结实如缀,长而不圆,壳裂则子见,其形似瓜,其坚如石,煮液黄色。

【气味】苦,平,微毒。

【主治】心痛。煎汁,洗风痹(时珍)。

《本草纲目》三十五卷终

第三十六卷　木部

目录

山矾《纲目》

梣木《拾遗》

南烛《开宝》

五加《本经》

枸杞、地骨皮《本经》

溲疏《本经》

杨栌《唐本草》

石南《本经》

牡荆《别录》

蔓荆《本经》

栾荆《唐本草》

石荆《拾遗》

紫荆《开宝》

木槿《日华》

扶桑《纲目》

木芙蓉《纲目》

山茶《纲目》

蜡梅《纲目》

伏牛花《开宝》

密蒙花《开宝》

木绵《纲目》

柞木《嘉祐》

黄杨木《纲目》

不凋木《拾遗》

卖子木《唐本草》

木天蓼《唐本草》

放杖木《拾遗》

接骨木《唐本草》

灵寿木《拾遗》

楤木《拾遗》

木麻《拾遗》

大空《唐本草》

　右附方旧八十七,新二百零七。

第三十六卷　木部

木之三 灌木类五十一种

桑《本经·中品》

【释名】子名椹（《《集韵》》）。〔时珍曰〕徐锴《说文解字》云：叒（音若），东方自然神木之名，其字象形。桑乃蚕所食，异于东方自然之神木，故加木于叒下而别之。《典术》云：桑乃箕星之精。

【集解】〔颂曰〕方书称桑之功最神，在人资用尤多。《尔雅》云：桑辩有葚者栀。又云：女桑，桋桑。檿桑，山桑。郭璞云：辩，半也。葚与椹同。一半有椹，一半无椹，名栀。俗间呼桑之小而条长者，皆为女桑。其山桑似桑，材中弓弩，檿桑丝中琴瑟，皆材之美者也，他木鲜及之。〔时珍曰〕桑有数种：有白桑，叶大如掌而厚；鸡桑，叶花而薄；子桑，先椹而后叶；山桑，叶尖而长。以子种者，不若压条而分者。桑生黄衣，谓之金桑，其木必将槁矣。《种树书》云：桑以构接则桑大。桑根

桑

下埋龟甲，则茂盛不蛀。

桑根白皮

〔修治〕〔《别录》曰〕采无时。出土上者杀人。〔弘景曰〕东行桑根乃易得，而江边多出土，不可轻信。〔时珍曰〕古本草言桑根见地上者名马领，有毒杀人。旁行出土者名伏蛇，亦有毒而治心痛。故吴淑《事类赋》云：伏蛇疗疾，马领杀人。〔敩曰〕凡使，采十年以上向东畔嫩根，铜刀刮去青黄薄皮一重，取里白皮切，焙干用。其皮中涎勿去之，药力俱在其上也。忌铁及铅。或云：木之白皮亦可用。煮汁染褐色，久不落。

〔气味〕甘，寒，无毒。〔权曰〕平。〔大明曰〕温。〔元素曰〕苦、酸。〔杲曰〕甘、辛，寒。可升可降，阳中阴也。〔好古曰〕甘厚而辛薄，入手太阴经。〔之才曰〕续断、桂心、麻子为之使。

〔主治〕伤中，五劳六极，羸瘦，崩中绝脉，补虚益气（《本经》）。去肺中水气。唾血热渴，水肿腹满胪胀，利水道，去寸白，可以缝金疮（《别录》）。治肺气喘满，虚劳客热头痛，内补不足（甄权）。煮汁饮，利五脏。入散用，下一切风气水气（孟诜）。调中下气，消痰止渴，开胃下食，杀腹脏虫，止霍乱吐泻。研汁，治小儿天吊惊痫客忤，及傅鹅口疮，大验（大明）。泻肺，利大小肠，降气散血（时珍）。

〔发明〕〔杲曰〕桑白皮，甘以固元气之不足而补虚，辛以泻肺气之有余而止嗽。又云：桑白皮泻肺，然性不纯良，不宜多用。〔时珍曰〕桑白皮长于利小水，乃实则泻其子也，故肺中有水气及肺火有余者宜之。《十剂》云：燥可去湿，桑白皮、赤小豆之属是矣。宋医钱乙治肺气热盛，咳嗽而后喘，面肿身热，泻白散：用桑白皮（炒）一两，地骨皮（焙）一两，甘草（炒）半两。每服一二钱,入粳米百粒,水煎,食后温服。桑白皮、地骨皮皆能泻火从小便去,甘草泻火而缓中,粳米清肺而养血,此乃泻肺诸方之准绳也。元医罗天益言其泻肺中伏火而补正气,泻邪所以补正也。若肺虚而小便利者,不宜用之。〔颂曰〕桑白皮作线缝金疮肠出,更以热鸡血涂之。唐安金藏剖腹,用此法而愈。

〔附方〕旧八,新六。

咳嗽吐血甚者殷鲜。桑根白皮一斤,米泔浸三宿,刮去黄皮,剉细,入糯米四两,焙干为末。每服一钱,米饮下(《经验方》)。

消渴尿多入地三尺桑根,剥取白皮炙黄黑,剉,以水煮浓汁,随意饮之。亦可入少米,勿用盐(《肘后方》)。

产后下血炙桑白皮,煮水饮之(《肘后方》)。

血露不绝锯截桑根,取屑五指撮,以醇酒服之,日三服(《肘后方》)。

坠马拗损桑根白皮五斤为末,水一升煎膏,傅之便止。已后亦无宿血,终不发动(《经验后方》)。

金刃伤疮新桑白皮烧灰,和马粪涂疮上,数易之。亦可煮汁服之(《广利方》)。

杂物眯眼新桑根白皮洗净,捶烂入眼,拨之自出(《圣惠方》)。

发鬓堕落桑白皮(剉)二升。以水淹浸,煮五六沸,去滓,频频洗沐,自不落也(《千金方》)。

发槁不泽桑根白皮、柏叶各一斤,煎汁沐之即润(《圣惠方》)。

小儿重舌桑根白皮煮汁,涂乳上饮之(《子母秘录》)。

小儿流涎脾热也,胸膈有痰。新桑根白皮捣自然汁涂之,甚效。干者煎水(《圣惠方》)。

小儿天吊惊痫客忤。家桑东行根取研汁服（《圣惠方》）。

小儿火丹桑根白皮煮汁浴之。或为末,羊膏和涂之（《千金方》）。

石痈坚硬不作脓者。蜀桑白皮阴干为末,烊胶和酒调傅,以软为度（《千金方》）。

皮中白汁

〔主治〕小儿口疮白漫漫,拭净涂之便愈。又涂金刃所伤燥痛,须臾血止,仍以白皮裹之,甚良（苏颂）。涂蛇、蜈蚣、蜘蛛伤,有验。取枝烧沥,治大风疮疥,生眉、发（时珍）。

〔附方〕旧一,新三。

小儿鹅口桑白皮汁,和胡粉涂之（《子母秘录》）。

小儿唇肿桑木汁涂之,即愈（《圣惠方》）。

解百毒气桑白汁一合服之,须臾吐利自出（《肘后方》）。

破伤中风桑沥、好酒,对和温服,以醉为度。醒服消风散（《摘玄方》）。

桑椹一名文武实。

〔主治〕单食,止消渴（苏恭）。利五脏关节,通血气。久服不饥,安魂镇神,令人聪明,变白不老。多收暴干为末,蜜丸日服（藏器）。捣汁饮,解中酒毒。酿酒服,利水气消肿（时珍）。

〔发明〕〔宗奭曰〕《本经》言桑甚详,然独遗乌椹,桑之精英尽在于此。采摘微研,以布滤汁,石器熬成稀膏,量多少入蜜熬稠,贮瓷器中。每抄一二钱,食后、夜卧,以沸汤点服。治服金石发热口渴（生精神）及小肠热,其性微凉故也。仙方日干为末,蜜和为丸,酒服亦良。〔时珍曰〕椹有乌、白二种。杨氏《产乳》云：孩子不得与桑椹，令儿心寒，而陆玑《诗疏》云：鸠食桑椹多则醉伤其性，何耶？《四民月令》云：四月宜饮桑椹酒，能理百种风热。其法用椹汁三斗，重汤煮至一斗半，入白蜜二合，酥油一两，生姜一合，煮令得所，瓶收。每服一合，和酒饮之。亦可以汁熬烧酒，藏之经年，味力愈佳。史言魏武帝军乏食，得干椹以济饥。金末大荒，民皆食椹，获活者不可胜计。则椹之干湿皆可救荒，平时不可不收采也。

〔附方〕旧一，新六。

水肿胀满水不下则满溢，水下则虚竭还胀，十无一活，宜用桑椹酒治之。桑心皮切，以水二斗，煮汁一斗，入桑椹再煮，取五升，以糯饭五升，酿酒饮（《普济方》）。

瘰疬结核文武膏：用文武实（即桑葚子）二斗（黑熟者），以布取汁，银、石器熬成薄膏。每白汤调服一匙，日三服（《保命集》）。

诸骨哽咽红椹子细嚼，先咽汁，后咽滓，新水送下。干者亦可（《圣惠方》）。

小儿赤秃桑椹取汁，频服（《千金方》）。

小儿白秃黑葚入罂中曝三七日，化为水，洗之，三七日神效（《圣济录》）。

拔白变黑黑葚一斤，蝌蚪一斤，瓶盛封闭，悬屋东头一百日，尽化为黑泥，以染白发如漆（陈藏器《本草》）。

发白不生黑熟桑椹，水浸日晒，搽涂，令黑而复生也（《千金方》）。

阴证腹痛桑椹绢包风干，过伏天，为末。每服三钱，热酒下，取汗（《集简方》）。

叶

〔气味〕苦、甘，寒，有小毒。〔大明曰〕家桑叶：暖，无毒。

〔主治〕除寒热，出汗（《本经》）。汁，解蜈蚣毒（《别录》）。煎浓汁服，能除脚气水肿，利大小肠（苏恭）。炙熟煎饮，代茶止渴（孟诜）。煎饮，利五脏，通关节，下气。嫩叶煎酒服，治一切风。蒸熟（捣），罨风痛出汗，并扑损瘀血。挼烂，涂蛇、虫伤（大明）。研汁，治金疮及小儿吻疮。煎汁服，止霍乱腹痛吐下，亦可以干叶煮之。鸡桑叶，煮汁熬膏服，去老风及宿血（藏器）。治劳热咳嗽，明目长发（时珍）。

〔发明〕〔颂曰〕桑叶可常服。神仙服食方：以四月桑茂盛时采叶。又十月霜后三分，二分已落时，一分在者，名神仙叶，即采取，与前叶同阴干捣末，丸散任服，或煎水代茶饮之。又霜后叶煮汤，淋渫手足，去风痹殊胜。又微炙和桑衣煎服，治痢及金疮诸损伤，止血。〔震亨曰〕经霜桑叶研末，米饮服，止盗汗。〔时珍曰〕桑叶乃手、足阳明之药，汁煎代茗，能止消渴。

〔附方〕旧二，新十一。

青盲洗法昔武胜军宋仲孚患此二十年，用此法，二年目明如故。新采青桑叶阴干，逐月按日就地上烧存性。每以一合，于瓷器内煎减二分，倾出澄清，温热洗目，至百度，屡试有验。正月初八，二月初八，三月初六，四月初四，五月初五，六月初二，七月初七，八月二十，九月十二，十月十七，十一月初二，十二月三十（《普济方》）。

风眼下泪腊月不落桑叶煎汤，日日温洗。或入芒硝（《集简方》）。

赤眼涩痛桑叶为末，纸卷烧烟熏鼻取效，《海上方》也（《普济方》）。

头发不长桑叶、麻叶煮泔水沐之，七次可长数尺（《千金方》）。

吐血不止晚桑叶焙研,凉茶服三钱。只一服止,后用补肝肺药(《圣济总录》)。

小儿渴疾桑叶不拘多少,逐片染生蜜,线系蒂上,绷,阴干细切,煎汁日饮代茶(《胜金方》)。

霍乱转筋入腹烦闷。桑叶一握,煎饮,一二服立定(《圣惠方》)。

大肠脱肛黄皮桑树叶三升,水煎过,带温罨纳之(《仁斋直指方》)。

肺毒风疮状如大风。绿云散:用好桑叶净洗,蒸熟一宿后日干为末。水调二钱匕服(《经验后方》)。

痈口不敛经霜黄桑叶为末,傅之(《直指方》)。

穿掌肿毒新桑叶研烂,盦之即愈(《通玄论》)。

汤火伤疮经霜桑叶烧存性,为末,油和傅之。三日愈(《医学正传》)。

手足麻木不知痛痒。霜降后桑叶煎汤,频洗(《救急方》)。

枝

〔气味〕苦,平。

〔主治〕遍体风痒干燥,水气脚气风气,四肢拘挛,上气眼运,肺气咳嗽,消食利小便。久服轻身,聪明耳目,令人光泽。疗口干及痈疽后渴,用嫩条细切一升,熬香煎饮,亦无禁忌。久服,终身不患偏风(苏颂)。○出《近效方》,名桑枝煎。一法:用花桑枝寸剉,炒香,瓦器煮减一半,再入银器,重汤熬减一半。或入少蜜亦可。

〔发明〕〔颂曰〕桑枝不冷不热,可以常服。《抱朴子》言:《仙经》云:一切仙药,不得桑煎不服。〔时珍曰〕煎药用桑者,取其能利关节,除风寒湿痹诸痛也。观《灵枢经》治寒痹内热,用桂酒法,以桑炭炙布巾,熨痹处;治口僻用马膏法,以桑钩钩其口,及坐桑灰上,皆取此意也。又痈疽发背不起发,或瘀肉不腐溃,及阴疮、瘰疬、流注、臁疮、顽疮、恶疮久不愈者,用桑木炙法,未溃则拔毒止痛,已溃则补接阳气,亦取桑通关节,去风寒,火性畅达,出郁毒之意。其法以干桑木劈成细片,扎作小把,然火吹息,炙患处。每吹炙片时,以瘀肉腐动为度,内服补托药,诚良也。又按赵濆《养疴漫笔》云:越州一学录少年苦嗽,百药不效。或令用南向柔桑条一束,每条寸折纳锅中,以水五碗,煎至一碗,盛瓦器中,渴即饮之,服一月而愈。此亦桑枝煎变法尔。

〔附方〕旧一,新五。

服食变白久服通血气,利五脏。鸡桑嫩枝,阴干为末,蜜和作丸。每日酒服六十丸(《圣惠方》)。

水气脚气桑条二两炒香,以水一升,煎二合。每日空心服之,亦无禁忌(《圣济总录》)。

风热臂痛桑枝一小升切炒,水三升,煎二升,一日服尽。许叔微云:尝病臂痛,诸药不效,服此数剂寻愈。观《本草切用》及《图经》言其不冷不热,可以常服;《抱朴子》言一切仙药,不得桑枝煎不服,可知矣(《本事方》)。

解中蛊毒令人腹内坚痛,面黄青色,淋露骨立,病变不常。桑木心剉一斛,着釜中,以水淹令上有三寸,煮取二斗澄清,微火煎得五升。空心服五合,则吐蛊毒出也(《肘后方》)。

刺伤手足犯露水肿痛,多杀人。以桑枝三条,煻火炮热断之,以头柱疮上令热,冷即易之,尽三条则疮自烂。仍取韭白或薤白傅上,急以帛裹之。有肿更作(《千金方》)。

紫白癜风桑枝十斤,益母草三斤,水五斗,慢火煮至五斤,去滓再煎成膏。每卧时温酒调服半合,以愈为度(《圣惠方》）。

桑柴灰

〔气味〕辛，寒，有小毒。〔诜曰〕淋汁入炼五金家用，可结汞，伏硫、砒。

〔主治〕蒸淋取汁为煎，与冬灰等分，同灭痣疵黑子，蚀恶肉。煮小豆食，大下水胀。傅金疮，止血生肌（苏恭）。桑霜：治噎食积块（时珍）。

〔附方〕旧六，新六。

目赤肿痛桑灰一两。黄连半两，为末。每以一钱泡汤，澄清洗之（《圣济总录》）。

洗青盲眼正月八，二月八，三月六，四月四，五月五，六月二，七月七，八月二十，九月十二，十月十七，十一月二十六，十二月三十。每遇上件神日，用桑柴灰一合，煎汤沃之，于瓷器中，澄取极清，稍热洗之。如冷即重汤顿温，不住手洗。久久视物如鹰鹘也。一法以桑灰、童子小便和作丸。每用一丸，泡汤澄洗（《经验方》）。

尸注鬼注其病变动，乃有三十六种至九十九种，使人寒热淋沥，恍惚默默，不的知所苦，累年积月，以至于死，复传亲人，宜急治之。用桑树白皮曝干，烧灰二斗，着甑中蒸透，以釜中汤三四斗，淋之又淋，凡三度极浓，澄清止取二斗，以渍赤小豆二斗一宿，曝干复渍，灰汁尽乃止，以豆蒸熟。以羊肉或鹿肉作羹，进此豆饭，初食一升至二升，取饱。微者三四斗愈，极者七八斗愈。病去时，体中自觉疼痒淫淫。若根本不尽，再为之。神效方也（《肘后方》）。

腹中癥瘕方见《介部》鳖下。

身面水肿坐卧不得。取东引花桑枝，烧灰淋汁，煮赤小豆。每饥即饱食之,不得吃汤饮(梅师方)。

面上痣疣寒食前后,取桑条烧灰淋汁,入石灰熬膏,以自己唾调点之,自落也(《皆效方》)。

白癜驳风桑柴灰二斗,甑内蒸之,取釜内热汤洗。不过五六度瘥(《圣惠方》)。

大风恶疾眉发脱落。以桑柴灰热汤淋取汁,洗头面(以大豆水研浆,解释灰味,弥佳)。次用熟水,入绿豆面濯之。三日一洗头,一日一洗面,不过十度良(《圣惠方》)。

狐尿刺人肿痛欲死。热桑灰汁渍之,冷即易(《肘后方》)。

金疮作痛桑柴灰筛细,傅之(梅师方)。

疮伤风水肿痛入腹则杀人。以桑灰淋汁渍之,冷复易(梅师方)。

头风白屑桑灰淋汁沐之,神良(《圣惠方》)。

桑耳、桑黄见《菜部》木耳。

桑花见《草部》苔类。

桑寄生见后寓木类。

桑柴火见《火部》。

桑螵蛸见《虫部》。

桑蠹见《虫部》。

柘宋《嘉祐》

【释名】〔时珍曰〕按陆佃《埤雅》云:柘宜山石,柞宜山阜。柘之从石,其取此义欤?

【集解】〔宗奭曰〕柘木里有纹,亦可旋为器。其叶可饲蚕,曰柘蚕,然叶硬,不及桑叶。入药以无刺者良。〔时珍曰〕处处山中有之。喜丛生。干疏而直。叶丰而厚,团而有尖。其叶饲蚕,取丝作琴瑟,清响胜常。《尔雅》所谓棘茧,即此蚕也。《考工记》云:弓人取材以柘为上。其实状如桑子,而圆粒如椒,名佳子(佳音锥)。其木染黄赤色,谓之柘黄,天子所服。《相感志》云:柘木以酒醋调矿灰涂之,一宿则作间道乌木文。物性相伏也。

木白皮、东行根白皮

【气味】甘,温,无毒。

【主治】妇人崩中血结,疟疾(大明)。煮汁酿酒服,主风虚耳聋,补劳损虚羸,腰肾冷,梦与人交接泄精者(藏器)。

【发明】〔时珍曰〕柘能通肾气,故《圣惠方》治耳鸣耳聋一二十年者,有柘根酒。用柘根二十斤,菖蒲五斗,各以水一石,煮取汁五斗。故铁二十斤煅赤,以水五斗浸取清。合水一石五斗,用米二石,曲二斗,如常酿酒成。用真磁石三斤为末,浸酒中三宿。日夜饮之,取小醉而眠。闻人声乃止。

【附方】新三。

飞丝入目柘浆点之,以绵蘸水拭去(《医学纲目》)。

洗目令明柘木煎汤,按日温洗,自寅至亥乃止,无不效者。正月初二,二月初二,三月不洗,四月初五,五月十五,六月十一,七月初七,八月初二,九月初二,十月十九,十一月不洗,十二月十四日。徐神翁方也(《海上方》)。

小儿鹅口重舌。柘根五

柘

斤（剉），水五升，煮二升，去滓，煎取五合，频涂之。无根，弓材亦可（《千金方》）。

柘黄见《菜部》木耳。

奴柘《拾遗》

【集解】〔藏器曰〕生江南山野。似柘，节有刺，冬不凋。〔时珍曰〕此树似柘而小，有刺。叶亦如柞叶而小，可饲蚕。

刺

【气味】苦，小温，无毒。

【主治】老妇血瘕，男子痃癖闷痞。取刺和三棱草、马鞭草作煎，如稠糖。病在心，食后；在脐，空心服。当下恶物（藏器）。

楮《别录·上品》

【释名】榖（音媾。〔《诗经》〕。亦作构。〔《杂俎》〕）、榖桑（〔《诗疏》〕）。〔颂曰〕陆玑《诗疏》云：构，幽州谓之榖桑，或曰楮桑。荆、扬、交、广谓之榖。〔时珍曰〕楮本作柠，其皮可绩为纻故也。楚人呼乳为榖，其木中白汁如乳，故以名之。陆佃《埤雅》作谷米之谷，训为善者，误矣。或以楮、构为二物者，亦误矣。详下文。

【集解】〔《别录》曰〕楮实生少室山，所在有之。八月、九月采实日干，四十日成。〔弘景曰〕此即今构树也。南人呼榖纸亦为楮纸。武陵人作榖皮衣，甚坚好。〔颂曰〕此有二种：一种皮有斑花文，谓之斑榖，今人用皮为冠者；一种皮白无花，枝叶大相类。但取其叶似葡萄叶作瓣而有子者为佳。其实初夏生，大如弹丸，青绿色，至六七月渐深红色，乃成熟。八九月采，水浸去皮、穰,取中子。段成式《酉阳杂俎》云:谷田久废必生构。叶有瓣曰楮,无曰构。陆氏《诗疏》云:江南人绩其皮以为布。又捣以为纸,长数丈,光泽甚好。又食其嫩芽,以当菜茹。今楮纸用之最博,楮布不见有之。医方但贵楮实,余亦稀用。〔大明曰〕皮斑者是楮,皮白者是榖。〔时珍曰〕按许慎《说文》言楮榖乃一种也,不必分别,惟辨雌雄耳。雄者皮斑而叶无桠叉,三月开花成长穗,如柳花状,不结实,歉年人采花食之。

楮

雌者皮白而叶有桠叉,亦开碎花,结实如杨梅,半熟时水澡去子,蜜煎作果食。二种树并易生,叶多涩毛。南人剥皮捣煮造纸,亦缉练为布,不坚易朽。裴渊《广州记》言:蛮夷取榖皮熟捶为揭里𣡸布,以拟毡,甚暖也。其木腐后生菌耳,味甚佳好。

楮实亦名榖实《别录》、楮桃《纲目》

〔修治〕〔敩曰〕采得后,水浸三日,搅旋投水,浮者去之。晒干,以酒浸一伏时了,蒸之,从巳至亥,焙干用。○《经验后方》煎法:六月六日,采取榖子五升,以水一斗,煮取五升,去滓,微火煎如饧用。

〔气味〕甘,寒,无毒。

〔主治〕阴痿水肿,益气充肌明目。久服不饥不老,轻身(《别录》)。壮筋骨,助阳气,补虚劳,健腰膝,益颜色(大明)。

〔发明〕〔弘景曰〕仙方采捣取汁和丹用,亦干服,使人通神见鬼。〔颂曰〕仙方单服,其实正赤时,收子阴干,筛末,水服二钱匕,益久乃佳。《抱朴子》云:柠木实赤者服之,老者成少,令人彻视见鬼神。道士梁须年七十,服之更少壮,到百四十岁,能行及走马。〔时珍曰〕《别录》载楮实功用大补益,而《修真秘旨书》言久服令人成骨软之痿。《济生秘览》治骨哽,用楮实煎汤服之,岂非软骨之征乎? 按《南唐书》云:烈祖食饴喉中噎,国医莫能愈。吴廷绍独请进楮实汤,一服疾失去。群医他日取用皆不验,扣廷绍。答云:噎因甘起,故以此治之。愚谓此乃治骨鲠软坚之义尔,群医用治他噎,故不验也。

〔附方〕新六。

水气蛊胀楮实子丸,以洁净府。用楮实子一斗,水二斗,熬成膏。茯苓三两,白丁香一两半,为末,以膏和丸梧子大。从少至多,服至小便清利,胀减为度。后服治中汤养之。忌甘苦峻补及发动之物(洁古《活法机要》)。

肝热生翳楮实子研细,食后蜜汤服一钱,日再服(《直指方》)。

喉痹喉风五月五日(或六月六日、七月七日)采楮桃阴干。每用一个为末,井华水服之。重者以两个(《集简方》)。

身面石疽状如痤疖而皮厚。榖子捣,傅之(《外台秘要》)。

金疮出血榖子捣,傅之(《外台秘要》)。

目昏难视楮桃、荆芥穗各五百枚,为末,炼蜜丸弹子大。食后嚼一丸,薄荷汤送下,一日三服(《卫生易简方》)。

叶

〔气味〕甘,凉,无毒。

〔主治〕小儿身热,食不生肌。可作浴汤。又主恶疮生肉（《别录》）。治刺风身痒（大明）。治鼻衄数升不断者，捣汁三升，再三服之，良久即止。嫩芽茹之，去四肢风痹，赤白下痢（苏颂）。炒研搜面作馎饦食之，主水痢（甄权）。利小便，去风湿肿胀，白浊疝气癣疮（时珍）。

〔附方〕旧五，新十二。

水谷下痢见《果部》橡实下。

老少瘴痢日夜百余度者。取干楮叶三两（熬），捣为末。每服方寸匕，乌梅汤下，日再服。取羊肉裹末，纳肛中，利出即止（杨炎《南行方》）。

小儿下痢赤白，作渴，得水又呕逆者。构叶炙香，以饮浆半升浸至水绿，去叶。以木瓜一个切，纳汁中，煮二三沸，去木瓜，细细饮之（《子母秘录》）。

脱肛不收五花构叶阴干为末。每服二钱，米饮调下。兼涂肠头（《圣惠方》）。

小便白浊构叶为末，蒸饼丸梧子大。每服三十丸，白汤下（《经验良方》）。

通身水肿楮枝叶煎汁如饧。空腹服一匕，日三服（《圣惠方》）。

虚肥面肿积年气上如水病，但脚不肿。用榖楮叶八两，以水一斗，煮取六升，去滓，纳米煮粥，常食勿绝（《外台秘要》）。

卒风不语榖枝叶剉细，酒煮沫出，随多少，日匕饮之（《肘后方》）。

人耽睡卧花榖叶晒，研末。汤服一二钱，取瘥止（《杨尧辅方》）。

吐血鼻血楮叶捣汁一二升，旋旋温饮之（《圣惠方》）。

一切眼翳三月收榖木软叶,晒干为末,入麝香少许。每以黍米大注眦内,其翳自落(《圣惠方》)。

木肾疝气楮叶、雄黄等分,为末,酒糊丸梧子大。每盐酒下五十丸(《医学集成》)。

疝气入囊五月五日采榖树叶,阴干为末。每服一二匙,空心温酒下(《简便方》)。

癣疮湿痒楮叶捣傅(《圣惠方》)。

痔瘘肿痛楮叶半斤,捣烂封之(《集简方》)。

蝮蛇螫伤楮叶、麻叶合捣,取汁渍之(《千金方》)。

鱼骨哽咽楮叶捣汁啜之(《十便良方》)。

枝茎

〔主治〕瘾疹痒,煮汤洗浴(《别录》)。捣浓汁饮半升,治小便不通(时珍)。

〔附方〕旧一,新一。

头风白屑楮木作枕,六十日一易新者(《外台秘要》)。

暴赤眼痛碜涩者。嫩楮枝(去叶)放地,火烧,以碗覆之一日,取灰泡汤,澄清温洗(《圣惠方》)。

树白皮

〔气味〕甘,平,无毒。

〔主治〕逐水,利小便(《别录》)。治水肿气满(甄权)。喉痹(吴普)。煮汁酿酒饮,治水肿入腹,短气咳嗽。为散服,治下血血崩(时珍)。

〔附方〕旧一,新六。

肠风下血秋采楮皮阴干为末。酒服三钱(或入麝香少许),日二(《普济方》)。

血痢血崩楮树皮、荆芥等分,为末。冷醋调服一钱,血崩以煎匕服,神效不可具述（危氏《得效方》）。

男妇肿疾不拘久近,暴风入腹,妇人新产上圊,风入脏内,腹中如马鞭,短气。楮皮枝叶一大束（切）煮汁酿酒,不断饮之。不过三四日即退,可常服之（《千金方》）。

风水肿浮一身尽浮。楮皮散:用楮白皮、猪苓、木通各二钱,桑白皮三钱,陈橘皮一钱,生姜三片,水二钟煎服。日一剂（《圣济总录》）。

膀胱石水四肢瘦削,小腹胀满。构根白皮、桑根白皮各二升,白术四两,黑大豆五升,流水一斗,煮四升,入清酒二升,再煮至三升,日二、夜一服之（《集验方》）。

目中翳膜楮白皮暴干,作一绳子如钗股大,烧灰细研。每点少许,日三五次,瘥乃止（崔氏方）。

鱼骨哽咽楮树嫩皮捣烂为丸。水下二三十丸（《卫生易简方》）。

皮间白汁

〔释名〕构胶（《纲目》）、五金胶漆（《日华》）。〔大明曰〕能合朱砂为团,故名五金胶膝。〔时珍曰〕构汁最粘。今人用粘金薄。古法粘经书,以楮树汁和白及、飞面调糊,接纸永不脱解,过于胶漆。

〔气味〕甘,平,无毒。

〔主治〕疗癣（《别录》）。傅蛇、虫、蜂、蝎、犬咬（大明）。

〔附方〕旧一。

天行病后胀满两胁刺胀,脐下如水肿。以构树枝汁,随意服之。小便利即消（《外台秘要》）。

楮皮纸见《服器部》纸。

楮耳见《菜部》木耳。

枳《本经·中品》

〔**校正**〕并入《开宝》枳壳。

【释名】子名枳实（《本经》）、枳壳（宋《开宝》）。〔宗奭曰〕枳实、枳壳一物也。小则其性酷而速，大则其性详而缓。故张仲景治伤寒仓卒之病，承气汤中用枳实，皆取其疏通、决泄、破结实之义。他方但导败风壅之气，可常服者，故用枳壳，其义如此。〔恭曰〕既称枳实，须合核穰，今殊不然。〔时珍曰〕枳乃木名，从只，谐声也。实乃其子，故曰枳实。后人因小者性速，又呼老者为枳壳。生则皮厚而实，熟则壳薄而虚，正如青橘皮、陈橘皮之义。宋人复出枳壳一条，非矣。寇氏以为破结实而名，亦未必然。

【集解】〔《别录》曰〕枳实生河内川泽。九月、十月采，阴干。〔志曰〕枳壳生商州川谷。九月、十月采，阴干。〔藏器曰〕《本经》采实用九月、十月，不如七月、八月，既厚且辛。旧云江南为橘，江北为枳。《周礼》亦云：橘逾淮而北，为枳。今江南枳、橘俱有，江北有枳无橘。此自别种，非关变易也。〔颂曰〕今洛西、江湖州郡皆有之，以商州者为佳。木如橘而小，高五七尺。叶如橙，多刺。春生白花，至秋成实。七月、八月采者为实，九月、十月采者为壳。今医家以皮厚而小者为枳

枳

实,完大者为枳壳,皆以翻肚如盆口状、陈久者为胜。近道所出者,俗呼臭橘,不堪用。

【修治】〔弘景曰〕枳实采,破令干,除核,微炙令香用。以陈者为良。俗方多用,道家不须。〔敩曰〕枳实、枳壳性效不同。若使枳壳,取辛苦腥并有隙油者,要尘久年深者为佳。并去穰核,以小麦麸炒至麸焦,去麸用。

枳实

〔气味〕苦,寒,无毒。〔《别录》曰〕酸,微寒。〔普曰〕神农:苦。雷公:酸,无毒。李当之:大寒。〔权曰〕辛、苦。〔元素曰〕性寒味苦,气厚味薄,浮而升(微降),阴中阳也。〔杲曰〕沉也,阴也。

〔主治〕大风在皮肤中,如麻豆苦痒,除寒热结,止痢,长肌肉,利五脏,益气轻身(《本经》)。除胸胁痰癖,逐停水,破结实,消胀满,心下急痞痛逆气,胁风痛,安胃气,止溏泄,明目(《别录》)。解伤寒结胸,主上气喘咳,肾内伤冷,阴痿而有气,加而用之(甄权)。消食,散败血,破积坚,去胃中湿热(元素)。

〔发明〕〔震亨曰〕枳实泻痰,能冲墙倒壁,滑窍破气之药也。〔元素曰〕心下痞及宿食不消,并宜枳实、黄连。〔杲曰〕以蜜炙用,则破水积以泄气,除内热。洁古用去脾经积血。脾无积血,则心下不痞也。〔好古曰〕益气则佐之以人参、白术、干姜,破气则佐之以大黄、牵牛、芒硝,此《本经》所以言益气而复言消痞也。非白术不能去湿,非枳实不能除痞。故洁古制枳术丸方,以调胃脾;张仲景治心下坚大如盘,水饮所作,枳实白术汤,用枳实七枚,术三两,水一斗,煎三升,分三服,腹中软,即消也。余见枳壳下。

〔附方〕旧九,新四。

卒胸痹痛 枳实捣末。汤服方寸匕，日三夜一（《肘后方》）。

胸痹结胸 胸痹，心中痞坚，留气结胸，胸满，胁下逆气抢心，枳实薤白汤主之。陈枳实四枚，厚朴四两，薤白半斤，栝蒌一枚，桂一两，以水五升，先煎枳、朴，取二升去滓，纳余药，煎三两沸，分温三服，当愈（张仲景《金匮要略》）。

伤寒胸痛 伤寒后，卒胸膈闭痛。枳实麸炒为末。米饮服二钱，日二服（《济众方》）。

产后腹痛 枳实（麸炒）、芍药（酒炒）各二钱，水一盏煎服。亦可为末服（《圣惠方》）。

奔豚气痛 枳实炙为末。饮下方寸匕，日三、夜一（《外台秘要》）。

妇人阴肿 坚痛。枳实半斤碎炒，帛裹熨之，冷即易（《子母秘录》）。

大便不通 枳实、皂荚等分，为末，饭丸，米饮下（危氏《得效方》）。

积痢脱肛 枳实石上磨平，蜜炙暖，更互熨之，缩乃止（《千金方》）。

小儿久痢 水谷不调。枳实捣末，饮服一二钱（《广利方》）。

肠风下血 枳实半斤（麸炒），黄芪半斤，为末。米饮，非时服二钱匕。糊丸亦可（《经验方》）。

小儿五痔 不以年月。枳实为末，炼蜜丸梧子大。空心饮下三十丸（《集验方》）。

小儿头疮 枳实烧灰，猪脂调涂（《圣惠方》）。

皮肤风疹 枳实醋浸，火炙熨之即消（《外台秘要》）。

枳壳

〔气味〕苦、酸，微寒，无毒。〔权曰〕苦、辛。〔元素曰〕

气味升降,与枳实同。〔杲曰〕沉也,阴也。

〔主治〕风痒麻痹,通利关节,劳气咳嗽,背膊闷倦,散留结胸膈痰滞,逐水,消胀满大肠风,安胃,止风痛(《开宝》)。遍身风疹,肌中如麻豆恶痒,肠风痔疾,心腹结气,两胁胀虚,关膈壅塞(甄权)。健脾开胃,调五脏,下气,止呕逆,消痰,治反胃霍乱泻痢,消食,破癥结痃癖五膈气,及肺气水肿,利大小肠,除风明目。炙热,熨痔肿(大明)。泄肺气,除胸痞(元素)。治里急后重(时珍)。

〔发明〕〔元素曰〕枳壳破气,胜湿化痰,泄肺走大肠,多用损胸中至高之气,止可二三服而已。禀受素壮而气刺痛者,看在何部经分,以别经药导之。〔杲曰〕气血弱者不可服,以其损气也。〔好古曰〕枳壳主高,枳实主下;高者主气,下者主血。故壳主胸膈皮毛之病,实主心腹脾胃之病,大同小异。朱肱《活人书》言,治痞宜先用桔梗枳壳汤,非用此治心下痞也。果知误下,气将陷而成痞,故先用此,使不致于痞也。若已成痞而用此,则失之晚矣,不惟不能消痞,反损胸中之气,先之一字有谓也。〔时珍曰〕枳实、枳壳气味功用俱同,上世亦无分别。魏、晋以来,始分实、壳之用。洁古张氏、东垣李氏又分治高治下之说。大抵其功皆能利气。气下则痰喘止,气行则痞胀消,气通则痛刺止,气利则后重除。故以枳壳利胸膈,枳实利肠胃。然张仲景治胸痹痞满,以枳实为要药;诸方治下血痔痢、大肠秘塞、里急后重,又以枳壳为通用。则枳实不独治下,而壳不独治高也。盖自飞门至魄门,皆肺主之,三焦相通,一气而已。则二物分之可也,不分亦无伤。《杜壬方》载湖阳公主苦难产,有方士进瘦胎散方。用枳壳四两,甘草二两,为末。每服一钱,白汤点服。自五月后一日一服,至临月,不惟易产,仍无胎中恶病也。张洁古《活法机要》改以枳术丸日服,令胎瘦易生,谓之束胎丸。而寇宗奭《衍义》言:胎壮则子有力易生,令服枳壳药反致无力,兼子亦气弱难养,所谓缩胎易产者,大不然也。以理思之,寇氏之说似觉为优。或胎前气盛壅滞者宜用之,所谓八九月胎必用枳壳、苏梗以顺气,胎前无滞,则产后无虚也。若气禀弱者,即大非所宜矣。〔震亨曰〕难产多见于郁闷安逸之人,富贵奉养之家。古方瘦胎饮,为湖阳公主作也。予妹苦于难产,其形肥而好坐,予思此与公主正相反也。彼奉养之人,其气必实,故耗其气使平则易产。今形肥则气虚,久坐则气不运,当补其母之气。以紫苏饮加补气药,与十数贴服之,遂快产。

〔附方〕旧三,新十五。

伤寒呃噫枳壳半两,木香一钱,为末。每白汤服一钱,未知再服(《本事方》)。

老幼腹胀血气凝滞,用此宽肠顺气,名四炒丸。商州枳壳(厚而绿背者,去穰)四两,分作四分:一两用苍术一两同炒,一两用萝卜子一两同炒,一两用干漆一两同炒,一两用茴香一两同炒黄。去四味,只取枳壳为末。以四味煎汁煮面糊,和丸梧子大。每食后,米饮下五十丸(王氏《易简方》)。

消积顺气治五积六聚,不拘男妇老小,但是气积,并皆治之,乃仙传方也。枳壳三斤去穰,每个入巴豆仁一个,合定扎煮,慢火水煮一日。汤减再加热汤,勿用冷水。待时足汁尽,去巴豆,切片晒干(勿炒)为末,醋煮面糊丸梧子大。每服三四十丸,随病汤使(邵真人《经验方》)。

顺气止痢枳壳(炒)二两四钱,甘草六钱,为末。每沸汤服二钱(《婴童百问》)。

疏导脚气即上方,用木瓜汤服(《直指方》)。

小儿秘涩枳壳(煨,去穰)、甘草各一钱,以水煎服(《全幼心鉴》)。

肠风下血不拘远年近日。《博济方》:用枳壳(烧黑存性)五钱,羊胫炭(为末)三钱,和令匀,五更空心米饮服。如人行五里,再一服,当日见效。○《简便方》:用枳壳一两,黄连五钱,水一钟,煎半钟,空心服。

痔疮肿痛《必效方》:用枳壳煨熟熨之,七枚立定。○《本事方》:用枳壳末入瓶中,水煎百沸,先熏后洗。

怀胎腹痛枳壳三两(麸炒),黄芩一两,为粗末。每服五钱,水一盏半,煎一盏服。若胀满身重,加白术一两(《活法机要》)。

产后肠出不收。枳壳煎汤浸之,良久即入也(《袖珍方》)。

小儿惊风不惊丸:治小儿因惊气吐逆作搐,痰涎壅塞,手足掣疭,眼睛斜视。枳壳(去穰,麸炒)、淡豆豉等分,为末。每服一字,甚者半钱,急惊薄荷自然汁下,慢惊荆芥汤入酒三五点下,日三服(陈文中《小儿方》)。

牙齿疼痛枳壳浸酒含漱(《圣惠方》)。

风疹作痒枳壳三两,麸炒为末。每服二钱,水一盏,煎六分,去滓温服。仍以汁涂(《经验后方》)。

小儿软疖大枳壳一个去白,磨口平,以面糊抹边合疖上。自出脓血尽,更无痕也(危氏《得效方》)。

利气明目枳壳麸炒一两为末,点汤代茶(《普济方》)。

下早成痞伤寒阴证,下早成痞,心下满而不痛,按之虚软。枳壳、槟榔等分,为末。每服三钱,黄连汤调下(《宣明方》)。

胁骨疼痛因惊伤肝者。枳壳一两(麸炒),桂枝(生)半两,为细末。每服二钱,姜枣汤下(《本事方》)。

枳茹树皮也（《图经》）。或云：枳壳上刮下皮也。

〔主治〕中风身直，不得屈申反复，及口僻眼斜。刮皮一升，酒三升，渍一宿，每温服五合，酒尽再作（苏颂）。树茎及皮：主水胀暴风，骨节疼急（弘景）。

根皮

〔主治〕浸酒，漱齿痛（甄权）。煮汁服，治大便下血。末服，治野鸡病有血（藏器）。

嫩叶

〔主治〕煎汤代茶，去风（时珍。○出《茶谱》）。

枸橘《纲目》

【释名】臭橘（《图经》）。

【集解】〔时珍曰〕枸橘处处有之。树、叶并与橘同，但干多刺。三月开白花，青蕊不香。结实大如弹丸，形如枳实而壳薄，不香。人家多收种为藩篱，亦或收小实，伪充枳实及青橘皮售之，不可不辨。

枸橘

叶

〔气味〕辛，温，无毒。

〔主治〕下痢脓血后重，同萆薢等分炒存性研，每茶调二钱服。又治喉瘘，消肿导毒（时珍）。

〔附方〕新一。

咽喉怪证咽喉生疮，层层

如叠,不痛,日久有窍出臭气,废饮食。用臭橘叶煎汤连服,必愈(夏子益《奇病方》)。

刺

〔主治〕风虫牙痛,每以一合煎汁含之(时珍)。

橘核

〔主治〕肠风下血不止。同樗根白皮等分炒研,每服一钱,皂荚子煎汤调服(时珍)。

〔附方〕新一。

白疹瘙痒遍身者。小枸橘细切,麦麸炒黄为末。每服二钱,酒浸少时,饮酒。初以枸橘煎汤洗患处(《救急方》)。

树皮

〔主治〕中风强直,不得屈申。细切一升,酒二升,浸一宿。每日温服半升。酒尽再作(时珍)。

栀(卮)子《本经·中品》

【释名】木丹(《本经》)、越桃(《别录》)、鲜支(《纲目》),花名薝葡(《酉阳杂俎》)。〔时珍曰〕卮,酒器也。栀子象之,故名。俗作栀。司马相如《赋》云:鲜支黄砾。注云:鲜支即支子也。佛书称其花为薝葡,谢灵运谓之林兰,曾端伯呼为禅友。或曰:薝葡金色,非栀子也。

【集解】〔《别录》曰〕栀子生南阳川谷。九月采实,暴干。〔弘景曰〕处处有之。亦两三种小异,以七棱者为良。经霜乃取,入染家用,于药甚稀。〔颂曰〕今南方及西蜀州郡皆有之。木高七八尺。叶似李而厚硬,又似樗蒲子。二三月生白花,花皆六出,甚芬香,俗说即西域薝葡也。夏秋结实如诃子状,生青熟黄,中仁深红。南人竞种以售利。《史记·货殖传》云:栀、茜千石,

栀子

与千户侯等。言获利博也。入药用山栀子，方书所谓越桃也，皮薄而圆小，刻房七棱至九棱者为佳。其大而长者，雷敩《炮炙论》谓之伏尸栀子，入药无力。〔时珍曰〕栀子叶如兔耳，厚而深绿，春荣秋瘁。入夏开花，大如酒杯，白瓣黄蕊。随即结实，薄皮细子有须，霜后收之。蜀中有红栀子，花烂红色，其实染物则赭红色。

【修治】〔敩曰〕凡使须要如雀脑，并须长有九路赤色者为上。先去皮、须取仁，以甘草水浸一宿，漉出焙干，捣筛为末用。〔震亨曰〕治上焦、中焦连壳用，下焦去壳，洗去黄浆，炒用。治血病，炒黑用。〔好古曰〕去心胸中热，用仁；去肌表热，用皮。

【气味】苦，寒，无毒。〔《别录》曰〕大寒。〔元素曰〕气薄味厚，轻清上行，气浮而味降，阳中阴也。〔杲曰〕沉也，阴也。入手太阴肺经血分。《丹书》：栀子柔金。

【主治】五内邪气，胃中热气，面赤酒疱齇鼻，白癞赤癞疮疡（《本经》）。疗目赤热痛，胸心大小肠大热，心中烦闷（《别录》）。去热毒风，除时疾热，解五种黄病，利五淋，通小便，解消渴，明目，主中恶，杀䗪虫毒（甄权）。解玉支毒（弘景）。○羊踯躅也。主暗哑，紫癜风（孟诜）。治心烦懊憹不得眠，脐下血滞而小便不利（元素）。泻三焦火，清胃脘血，治热厥心痛,解热郁,行结气（震亨）。治吐血衄血,血痢下血血淋,损伤瘀血,及伤寒劳复,热厥头痛,疝气,烫火伤（时珍）。

【发明】〔元素曰〕栀子轻飘而象肺,色赤而象火,故能泻肺中之火。其用有四:心经客热一也,除烦躁二也,去上焦虚热三也,治风四也。〔震亨曰〕栀子泻三焦之火,及痞块中火邪,最清胃脘之血。其性屈曲下行,能降火从小便中泄去。凡心痛稍久,不宜温散,反助火邪。故古方多用栀子以导热药,则邪易伏而病易退。〔好古曰〕本草不言栀子能吐,仲景用为吐药。栀子本非吐药,为邪气在上,拒而不纳,食令上吐,则邪因以出,所谓"其高者因而越之"也。或用为利小便药,实非利小便,乃清肺也。肺清则化行,而膀胱津液之府,得此气化而出也。本草言治大小肠热,乃辛与庚合,又与丙合,又能泄戊,先入中州故也。仲景治烦躁用栀子豉汤,烦者气也,躁者血也。气主肺,血主肾。故用栀子以治肺烦,香豉以治肾躁。〔杲曰〕仲景以栀子色赤味苦,入心而治烦;香豉色黑味咸,入肾而治躁。〔宗奭曰〕仲景治伤寒发汗吐下后,虚烦不得眠;若剧者,必反覆颠倒,心中懊侬,栀子豉汤治之。因其虚,故不用大黄,有寒毒故也。栀子虽寒而无毒,治胃中热气,既亡血亡津液,腑脏无润养,内生虚热,非此物不可去也。又治心经留热,小便赤涩,用去皮栀子（火煨）、大黄、连翘、炙甘草等分末之,水煎三钱服,无不利也。〔颂曰〕张仲景及古今名医治发黄,皆用栀子、茵陈、甘草、香豉四物作汤饮。又治大病后劳复,皆用栀子、鼠矢等汤,利小便而愈。其方极多,不可悉载。

【附方】旧十,新十七。

鼻中衄血山栀子烧灰吹之。屡用有效（黎居士《简易方》）。

小便不通栀子仁十四个,独头蒜一个,沧盐少许,捣贴脐及囊,良久即通(《普济方》)。

血淋涩痛生山栀子末、滑石等分,葱汤下(《经验良方》)。

下利鲜血栀子仁烧灰,水服一钱匕(《食疗本草》)。

酒毒下血老山栀子仁焙研。每新汲水服一钱匕(《圣惠方》)。

热毒血痢栀子十四枚,去皮捣末,蜜丸梧子大。每服三丸,日三服,大效。亦可水煎服(《肘后方》)。

临产下痢栀子烧研,空心热酒服一匙。甚者不过五服(《胜金方》)。

妇人胎肿属湿热。山栀子一合炒研。每服二三钱,米饮下。丸服亦可(丹溪方)。

热水肿疾山栀子仁炒研,米饮服三钱。若上焦热者,连壳用(《丹溪纂要》)。

霍乱转筋心腹胀满,未得吐下。栀子二七枚烧研,熟酒服之立愈(《肘后方》)。

冷热腹痛疞刺,不思饮食。山栀子、川乌头等分,生研为末,酒糊丸如梧子大。每服十五丸,生姜汤下。小腹痛,茴香汤下(《博济方》)。

胃脘火痛大山栀子七枚或九枚炒焦,水一盏,煎七分,入生姜汁饮之,立止。复发者,必不效。用玄明粉一钱服,立止(《丹溪纂要》)。

五脏诸气益少阴血。用栀子炒黑研末,生姜同煎,饮之甚捷(《丹溪纂要》)。

五尸注病冲发心胁刺痛,缠绵无时。栀子三七枚烧末,水服(《肘后方》)。

热病食复及交接后发动欲死,不能语。栀子三十枚,水三升,煎一升服,令微汗(梅师方)。

小儿狂躁蓄热在下,身热狂躁,昏迷不食。栀子仁七枚,豆豉五钱,水一盏,煎七分,服之。或吐或不吐,立效(阎孝忠《集效方》)。

盘肠钓气越桃仁半两,草乌头少许,同炒过,去草乌,入白芷一钱,为末。每服半钱,茴香葱白酒下(《普济方》)。

赤眼肠秘山栀子七个,钻孔煨熟,水一升,煎半升,去滓,入大黄末三钱,温服(《普济方》)。

吃饭直出栀子二十个,微炒去皮,水煎服(《怪证奇方》)。

风痰头痛不可忍。栀子末和蜜,浓傅舌上,吐即止(《兵部手集》)。

鼻上酒齄栀子炒研,黄蜡和丸弹子大。每服一丸,嚼细茶下,日二服。忌酒、麸、煎、炙(许学士《本事方》)。

火焰丹毒栀子捣,和水涂之(梅师方)。

火疮未起栀子仁烧研,麻油和,封之。已成疮,烧白糖灰粉之(《千金方》)。

眉中练癣栀子烧研,和油傅之(《保幼大全》)。

折伤肿痛栀子、白面同捣,涂之甚效(《集简方》)。

猘犬咬伤栀子皮(烧研)、石硫黄等分,为末。傅之,日三(梅师方)。

汤荡火烧栀子末和鸡子清,浓扫之(《救急方》)。

花

〔主治〕悦颜色,《千金翼》面膏用之(时珍)。

【附录】木戟〔藏器曰〕生山中。叶如栀子。味辛,温,无毒。主疟癖气在脏腑。

酸枣《本经·上品》

【释名】樲（《尔雅》）、山枣（〖弘景〗）。

【集解】〔《别录》曰〕酸枣生河东川泽。八月采实，阴干，四十日成。〔弘景曰〕今出东山间，云即山枣树。子似武昌枣而味极酸，东人啖之以醒睡，与经文疗不得眠正相反。〔恭曰〕此即樲枣也。树大如大枣，实无常形，但大枣中味酸者是。今医以棘实为酸枣，大误矣。〔藏器曰〕酸枣既是大枣中之酸，此即是真枣，何复名酸？既名酸，又云小。今枣中，酸者未必即小，小者未必即酸。惟嵩阳子云：余家于滑台。今酸枣县，即滑之属邑也。其树高数丈，径围一二尺，木理极细，坚而且重，可为车轴及匙、箸等。其树皮亦细而硬，文似蛇鳞。其枣圆小而味酸，其核微圆而仁稍长，色赤如丹。此医之所重，居人不易得。今市人卖者，皆棘子也。又云：山枣树如棘，其子如生枣，其核如骨，其肉酸滑好食，山人以当果。〔颂曰〕今近汴洛及西北州郡皆有之，野生多在坡坂及城垒间。似枣木而皮细，其木心赤色，茎叶俱青，花似枣花。八月结实，紫红色，似枣而圆小味酸。当月采实，取核中仁，《孟子》曰"养其樲棘"是也。嵩阳子言酸枣县所出为真，今之货者皆是棘实，用者尤宜详辨。〔志曰〕酸枣即棘实，更非他物。若云是大枣味酸者，全非也。酸枣

酸枣

小而圆,其核中仁微扁。其大枣仁大而长,不相类也。〔宗奭曰〕天下皆有之,但以土产宜与不宜尔。嵩阳子言酸枣木高大,今货者皆棘子,此说未尽。盖不知小则为棘,大则为酸枣。平地则易长,居崖堑则难生。故棘多生崖堑上,久不樵则成干,人方呼为酸枣,更不言棘,其实一本也。此物才及三尺,便开花结子。但科小者气味薄,木大者气味厚。今陕西临潼山野所出亦好,乃土地所宜也。后有白棘条,乃酸枣未长大时枝上刺也。及至长成,其实大,其刺亦少。故枣取大木,刺取小科,不必强分别焉。

酸枣

【气味】 酸,平,无毒。〔宗奭曰〕微热。〔时珍曰〕仁:味甘,气平。〔敩曰〕用仁,以叶拌蒸半日,去皮、尖。〔之才曰〕恶防己。

【主治】 心腹寒热,邪结气聚,四肢酸痛湿痹。久服安五脏,轻身延年(《本经》)。烦心不得眠,脐上下痛,血转久泄,虚汗烦渴,补中,益肝气,坚筋骨,助阴气,能令人肥健(《别录》)。筋骨风,炒仁研汤服(甄权)。

【发明】 〔恭曰〕《本经》用实疗不得眠,不言用仁。今方皆用仁。补中益肝,坚筋骨,助阴气,皆酸枣仁之功也。〔宗奭曰〕酸枣经不言用仁,而今天下皆用之。〔志曰〕按《五代史·后唐》刊石药验云:酸枣仁,睡多生使,不得睡炒熟。陶云食之醒睡,而经云疗不得眠。盖其子肉味酸,食之使不思睡;核中仁服之,疗不得眠。正如麻黄发汗,根节止汗也。〔时珍曰〕酸枣实味酸性收,故主肝病,寒热结气,酸痹久泄,脐下满痛之证。其仁甘而润,故熟用疗胆虚不得眠、烦渴虚汗之证,生用疗胆热好眠,皆足厥阴、少阳药也。今人专以为心家药,殊昧此理。

【附方】 旧五,新二。

胆风沉睡胆风毒气，虚实不调，昏沉多睡。用酸枣仁一两（生用），金挺蜡茶二两（以生姜汁涂，炙微焦），为散。每服二钱，水七分，煎六分，温服（《简要济众方》）。

胆虚不眠心多惊悸。《圣惠方》：用酸枣仁一两炒香，捣为散。每服二钱，竹叶汤调下。○《和剂局方》：加人参一两，辰砂半两，乳香二钱半，炼蜜丸服。

振悸不眠《胡洽方》酸枣仁汤：用酸枣仁二升，茯苓、白术、人参、甘草各二两，生姜六两，水八升，煮三升，分服（《图经》）。

虚烦不眠《深师方》酸枣仁汤：用酸枣仁二升、蜈母、干姜、茯苓、芎䓖各二两，甘草（炙）一两，以水一斗，先煮枣仁，减三升，乃同煮取三升，分服（《图经本草》）。

骨蒸不眠心烦。用酸枣仁二两，水二盏研绞取汁，下粳米二合煮粥，候熟，下地黄汁一合再煮，匀食（《太平圣惠方》）。

睡中汗出酸枣仁、人参、茯苓等分，为末。每服一钱，米饮下（《简便方》）。

刺入肉中酸枣核烧末，水服，立出（《外台秘要》）。

白棘《本经·中品》。

〔校正〕并入《别录》棘刺花。

【释名】棘刺（《别录》）、棘针（《别录》）、赤龙爪（《纲目》）、花名刺原（《别录》）、菥蓂（《别录》）、马朐（音劬。〖《别录》〗）。〔时珍曰〕独生而高者为枣，列生而低者为棘。故重束为枣，平束为棘，二物观名即可辨矣。束即刺字。菥蓂与大荠同名，非一物也。

【集解】〔《别录》曰〕白棘生雍州川谷，棘刺花生道旁，冬至后一百二十日采之,四月采实。〔当之曰〕白棘是酸枣树针。
今人用天门冬苗代之,非真也。〔恭曰〕棘有赤、白二种。白棘茎
白如粉,子、叶与赤棘同,棘中时复有之,亦为难得。其刺当用白
者为佳。然刺有钩、直二种:直者宜入补益,钩者宜疗疮肿。花
即其花,更无别物。天门冬一名颠棘,南人以代棘针,非矣。〔保
昇曰〕棘有赤、白二种。《切韵》云:棘,小枣也。田野间皆有之,
丛高三二尺,花、叶、茎、实俱似枣也。〔宗奭曰〕本文白棘一名棘
针、棘刺,如此分明,诸家强生疑惑,今不取之。白棘乃是肥盛紫
色,枝上自有皱薄白膜先剥起者,故白棘取白之义,不过如此尔。

白棘

〔气味〕辛,寒,无毒。

〔主治〕心腹痛,痈肿溃脓,止痛(《本经》)。决刺
结,疗丈夫虚损,阴痿精自出,补肾气,益精髓。枣
针:疗腰痛,喉痹不通(《别录》)。

〔附方〕旧五,新七。

小便尿血棘刺三升,水五升,煮二升,分三服(《外台秘要》)。

脐腹疼痛因肾脏虚冷,拘撮甚者。棘针钩子一合(焙),
槟榔二钱半,水一盏,煎五分,入好酒半盏,更煎三五沸,分二服
(《圣惠方》)。

头风疼痛倒钩棘针四十九个(烧存性),丁香一个,麝香
一皂子,为末。随左右嗁鼻(《圣惠方》)。

眼睫拳毛赤龙爪(倒钩棘也)一百二十个,地龙二条,木
贼一百二十节,木鳖子仁二个(炒),为末。摘去睫毛,每日以此
嗁鼻三五次(《普济方》)。

龋齿虫食腐烂棘针二百枚(即枣树刺朽落地者),水三
升,煮一升,含漱。〇或烧沥,日涂之,后傅雄黄末,即愈(《外台

秘要》)。

小儿喉痹棘针烧灰,水服半钱(《圣惠方》)。

小儿口噤惊风不乳。白棘烧末,水服一钱(《圣惠方》)。

小儿丹毒水煮棘根汁,洗之(《千金方》)。

痈疽痔漏方同上。

丁疮恶肿棘针(倒钩烂者)三枚,丁香七枚,同入瓶烧存性,以月内孩子粪和涂,日三上之。○又方:曲头棘刺三百枚,陈橘皮二两,水五升,煎一升半,分服(《圣惠方》)。

诸肿有脓棘针烧灰,水服一钱,一夜头出(《千金方》)。

小儿诸疳棘针、瓜蒂等分,为末。吹入鼻中,日三次(《圣惠方》)。

枝

〔主治〕烧油涂发,解垢腻(宗奭)。

棘刺花《别录》

〔气味〕苦,平,无毒。

〔主治〕金疮内漏(《别录》)。

实

〔主治〕心腹痿痹,除热,利小便(《别录》)。

叶

〔主治〕胫臁疮,捣傅之。亦可晒研,麻油调傅(时珍)。

蕤核蕤,儒谁切。○《本经·上品》

【释名】白桵(音蕤。〖《尔雅》〗)。〔时珍曰〕《尔雅》"棫,白桵"即此也。其花实蕤蕤下垂,故谓之桵,后人作蕤。柞木亦名棫而物异。

【集解】〔《别录》曰〕蕤核生函谷川谷及巴西。〔弘景曰〕今出彭城。大如乌豆，形圆而扁，有文理，状似胡桃核。今人皆合壳用，此应破取仁秤之。〔保昇曰〕今出雍州。树生，叶细似枸杞而狭长，花白。子附茎生，紫赤色，大如五味子。茎多细刺。五月、六月熟，采实日干。〔颂曰〕今河东并州亦有之。木高五七尺，茎间有刺。〔时珍曰〕郭璞云：白桵，小木也。丛生有刺，实如耳珰，紫赤可食。即此也。

蕤核

仁

【修治】〔敩曰〕凡使蕤核仁以汤浸去皮、尖，擘作两片。每四两用芒硝一两，木通草七两，同水煮一伏时，取仁研膏入药。

【气味】甘，温，无毒。〔《别录》曰〕微寒。〔普曰〕神农、雷公：甘，无毒。生平地，八月采之。

【主治】心腹邪结气，明目，目赤痛伤泪出，目肿眦烂。久服轻身益气不饥（《本经》）。强志，明耳目（吴普）。破心下结痰痞气，齆鼻（《别录》）。治鼻衄（甄权）。生治足睡，熟治不眠（藏器）。

【发明】〔弘景曰〕医方惟以疗眼，《仙经》以合守中丸也。〔颂曰〕按刘禹锡《传信方》所著治眼法最奇。云：眼风泪痒，或生翳，或赤眦，一切皆主之。宣州黄连（末）、蕤核仁（去皮，研膏）等分和匀，取无蚛干枣二枚，割下头，去核，以二物填满，却以割下头合定,用少薄绵裹之,以大茶碗量水半碗,于银器中,文武火煎取一鸡子大,以绵滤罐收,点眼万万不失。前后试验数十人皆应,今医家亦多用得效也。

【附方】新七。

春雪膏治肝虚,风热上攻,眼目昏暗,痒痛隐涩,赤肿羞明,不能远视,迎风有泪,多见黑花。用蕤仁(去皮,压去油)二两,脑子二钱半,研匀,生蜜六钱和收,点眼(《和剂局方》)。

百点膏治一切眼疾。蕤仁(去油)三钱,甘草、防风各六钱,黄连五钱,以三味熬取浓汁,次下蕤仁膏,日点(《孙氏集效方》)。

拨云膏取下翳膜。蕤仁(去油)五分,青盐一分,猪胰子五钱,共捣二千下如泥,罐收。点之。○又方:蕤仁一两去油,入白蓬砂一钱,麝香二分,研匀收之。去翳妙不可言。

飞血眼蕤仁一两(去皮),细辛半两,苦竹叶三握(洗),水二升,煎一升,滤汁,频微温洗之(《圣济总录》)。

赤烂眼《近效方》:用蕤仁四十九个去皮,胡粉煅如金色一鸡子大,研匀,入酥一杏仁许,龙脑三豆许,研匀,油纸裹收。每以麻子许,涂大小眦上,频用取效。○《经验良方》:用蕤仁、杏仁各一两,去皮研匀,入腻粉少许,为丸。每用热汤化洗。

山茱萸《本经·中品》

【释名】蜀酸枣(《本经》)、肉枣(《纲目》)、鬾实(《别录》)、鸡足(《吴普》)、鼠矢(《吴普》)。〔宗奭曰〕山茱萸与吴茱萸甚不相类,治疗大不同,未审何缘命此名也。〔时珍曰〕《本经》一名蜀酸枣,今人呼为肉枣,皆象形也。

【集解】〔《别录》曰〕山茱萸生汉中山谷及琅琊、冤句、东海承县。九月、十月采实,阴干。
〔颂曰〕叶如梅,有刺毛。二月开
花如杏。四月实如酸枣,赤色。
五月采实。〔弘景曰〕出近道诸山
中。大树。子初熟未干,赤色,如
胡颓子,亦可啖;既干,皮甚薄,
当合核用也。〔颂曰〕今海州、兖
州亦有之。木高丈余,叶似榆,花
白色。雷敩《炮炙论》言一种雀
儿苏,真相似,只是核八棱,不入
药用。〔时珍曰〕雀儿苏,即胡颓
子也。

山茱萸

实

【修治】〔敩曰〕凡使以酒润,去核取皮,一斤只取四两已
来,缓火熬干方用。能壮元气,秘精。其核能滑精,不可服。

【气味】酸,平,无毒。〔《别录》曰〕微温。〔普曰〕神农、
黄帝、雷公、扁鹊:酸,无毒。岐伯:辛。〔权曰〕咸、辛,大热。〔好
古曰〕阳中之阴。入足厥阴、少阴经气分。〔之才曰〕蓼实为之
使。恶桔梗、防风、防己。

【主治】心下邪气寒热,温中,逐寒湿痹,去三虫。
久服轻身(《本经》)。肠胃风邪,寒热疝瘕,头风风气
去来,鼻塞目黄,耳聋面疱,下气出汗,强阴益精,安
五脏,通九窍,止小便利。久服明目强力长年(《别
录》)。治脑骨痛,疗耳鸣,补肾气,兴阳道,坚阴茎,
添精髓,止老人尿不节,治面上疮,能发汗,止月水
不定(甄权)。暖腰膝,助水脏,除一切风,逐一切气,

破癥结，治酒齄（大明）。温肝（元素）。

【发明】〔好古曰〕滑则气脱，涩剂所以收之。山茱萸止小便利，秘精气，取其味酸涩以收滑也。仲景八味丸用之为君，其性味可知矣。

【附方】新一。

草还丹 益元阳，补元气，固元精，壮元神，乃延年续嗣之至药也。山茱萸酒浸取肉一斤，破故纸酒浸焙干半斤，当归四两，麝香一钱，为末，炼蜜丸梧子大。每服八十一丸，临卧盐酒下（吴旻《扶寿方》）。

胡颓子《拾遗》

〔校正〕原附山茱萸下，今分出。

【释名】蒲颓子（《纲目》）、卢都子（《纲目》）、雀儿酥（《炮炙》）、半含春（《纲目》）、黄婆奶（《《苏沈良方》》）。〔时珍曰〕陶弘景注山茱萸及樱桃，皆言似胡颓子（凌冬不凋，亦应益人），陈藏器又于山茱萸下详著之，别无识者。今考访之，即雷敩《炮炙论》所谓雀儿酥也，雀儿喜食之。越人呼为蒲颓子。南人呼为卢都子。吴人呼为半含春，言早熟也。襄汉人呼为黄婆奶，象乳头也。刘绩《霏雪录》言安南有小果，红色，名卢都子，则卢都乃蛮语也。

【集解】〔藏器曰〕胡颓子生平林间，树高丈余，冬不凋，叶阴白，冬花，春熟最早，小儿食之当果。又有一种大相似，冬凋春实夏熟，人呼为木半夏，无别功效。〔时珍曰〕胡颓即卢都子也。其树高六七尺，其枝柔软如蔓。其叶微似棠梨，长狭而尖，面青背白，俱有细点如星，老则星起如麸，经冬不凋。春前生花朵如丁香，蒂极细，倒垂，正月乃敷白花。结实小长，俨如山茱萸，上亦有细星斑点，生青熟红，立夏前采食，酸涩。核亦如山茱萸，但有八棱，软而不坚。核内白绵如丝，中有小仁。其木半夏，树、叶、花、实及星斑气味，并与卢都同。但枝强硬，叶微团而有尖，其实圆如樱桃而不长为异耳。立夏后始熟，故吴楚人呼为四月子，亦曰野樱桃。其核亦八棱，大抵是一类二种也。

胡颓子

木半夏

子

〔气味〕酸，平，无毒。〔弘景曰〕寒热病不可用。

〔主治〕止水痢（藏器）。

根

〔气味〕同子。

〔主治〕煎汤，洗恶疮疥并犬马瘑疮（藏器）。吐血不止，煎水饮之；喉痹痛塞，煎酒灌之，皆效（时珍）。

叶

〔气味〕同子。

〔主治〕肺虚短气喘咳剧者,取叶焙研,米饮服二钱（时珍）。

〔发明〕〔时珍曰〕蒲颓叶治喘咳方,出《中藏经》,云甚者亦效如神。云有人患喘三十年,服之顿愈。甚者服药后,胸上生小瘾疹作痒,则瘥也。虚甚,加人参等分,名清肺散。大抵皆取其酸涩,收敛肺气耗散之功耳。

金樱子《蜀本草》

【释名】刺梨子（《开宝》）、山石榴（《纲目》）、山鸡头子（《《纲目》》）。〔时珍曰〕金樱当作金罂,谓其子形如黄罂也。石榴、鸡头皆象形。又杜鹃花、小檗并名山石榴,非一物也。〔敩曰〕林檎、向里子亦曰金樱子,与此同名而异物。

【集解】〔韩保昇曰〕金樱子在处有之。花白。子形似楉梏而小,色黄有刺。方术多用之。〔颂曰〕今南中州郡多有,而以江西、剑南、岭外者为胜。丛生郊野中,大类蔷薇,有刺。四月开白花。夏秋结实,亦有刺,黄赤色,形似小石榴,十一月、十二月采。江南、蜀中人熬作煎,酒服,云补治有殊效。宜州所供,云本草谓之营实。今校之,与营实殊别也。

金樱子

〔时珍曰〕山林间甚多。花最白腻。其实大如指头,状如石榴而长。其核细碎而有白毛,如营实之核而味甚涩。

子

〔气味〕酸、涩,平,无毒。

〔主治〕脾泄下痢,止小便利,涩精气。久服令人耐寒轻身(《蜀本》)。

〔发明〕〔颂曰〕洪州、昌州皆煮其子作煎,寄馈人。服食家用煎和鸡头实粉为丸服,名水陆丹,益气补真最佳。〔慎微曰〕沈存中《笔谈》云:金樱子止遗泄,取其温且涩也。世人待红熟时取汁熬膏,味甘,全断涩味,都全失本性,大误也。惟当取半黄者,干捣末用之。〔宗奭曰〕九月、十月霜熟时采用。不尔,反令人利。〔震亨曰〕经络隧道,以通畅为平和。而昧者取涩性为快,熬金樱为煎食之。自不作靖,咎将谁执?〔时珍曰〕无故而服之,以取快欲则不可。若精气不固者服之,何咎之有?

〔附方〕旧一,新二。

金樱子煎霜后用竹夹子摘取,入木臼中杵去刺,擘去核。以水淘洗过,捣烂。入大锅,水煎,不得绝火。煎减半,滤过,仍煎似稀饧。每服一匙,用暖酒一盏调服。活血驻颜,其功不可备述(孙真人《食忌》)。

补血益精金樱子(即山石榴,去刺及子,焙)四两,缩砂二两,为末,炼蜜和丸梧子大。每服五十丸,空心温酒服(《奇效良方》)。

久痢不止严紧绝妙。方:罂粟壳(醋炒)、金樱(花、叶及子)等分,为末,蜜丸芡子大。每服五七丸,陈皮煎汤化下(《普济方》)。

花

〔气味〕同子。

〔主治〕止冷热痢,杀寸白、蛔虫等。和铁粉研匀,拔白发涂之,即生黑者。亦可染须（大明）。

叶

〔主治〕痈肿,嫩叶研烂,入少盐涂之,留头泄气。又金疮出血,五月五日采,同桑叶、苎叶等分,阴干研末傅之,血止口合,名军中一捻金（时珍）。

东行根

〔气味〕同子。

〔主治〕寸白虫,剉二两,入糯米三十粒,水二升,煎五合,空心服,须臾泻下,神验。其皮炒用,止泻血及崩中带下（大明）。止滑痢,煎醋服,化骨鲠（时珍）。

郁李《本经·下品》

【释名】薁李（《诗疏》）、鬱李（《《纲目》》）、车下李（《别录》）、爵李（《本经》）、雀梅（《诗疏》）、常棣（《《尔雅》》）。〔时珍曰〕郁,《山海经》作栯,馥郁也。花、实俱香,故以名之。陆玑《诗疏》作薁字,非也。《尔雅》常棣即此。或以为唐棣,误矣。唐棣乃栘杨,白杨之类也。

【集解】〔《别录》曰〕郁李生高山川谷及丘陵上。五月、六月采根。〔弘景曰〕山野处处有之。子熟赤色,亦可啖。〔保昇曰〕树高五六尺,叶、花及树并似大李;惟子小若樱桃,甘酸而香,有少涩味也。〔禹锡曰〕按郭璞云,棣树生山中,子如樱桃,可食。《诗·小雅》云:"常棣之华,鄂不韡韡。"陆玑注云:白棣树也,如李而小,正白,今官园种之,一名薁李。又有赤棣树,亦似白棣,叶如刺榆叶而微圆,子正赤如郁李而小,五月始熟,关西、天水、陇西多有之。〔宗奭曰〕郁李子如御李子,红熟堪啖,微涩,亦可蜜煎，陕西甚多。〔时珍曰〕其花粉红色，实如小李。〔颂曰〕今汴洛人家园圃植一种，枝茎作长条，花极繁密而多叶者，亦谓之郁李，不堪入药。

郁李

核仁

〔修治〕〔敩曰〕先以汤浸，去皮、尖，用生蜜浸一宿，漉出阴干，研如膏用之。

〔气味〕酸，平，无毒。〔权曰〕苦、辛。〔元素曰〕辛、苦，阴中之阳，脾经气分药也。

〔主治〕大腹水肿，面目四肢浮肿，利小便水道（《本经》）。肠中结气，关格不通（甄权）。通泄五脏膀胱急痛，宣腰胯冷脓，消宿食下气（大明）。破癖气，下四肢水。酒服四十九粒，能泻结气（孟诜）。破血润燥（元素）。专治大肠气滞，燥涩不通（李杲）。研和龙脑，点赤眼（宗奭）。

〔发明〕〔时珍曰〕郁李仁甘苦而润，其性降，故能下气利水。按《宋史·钱乙传》云：一乳妇因悸而病，既愈，目张不得瞑。乙曰：煮郁李酒饮之使醉，即愈。所以然者，目系内连肝胆，恐则气结，胆横不下。郁李能去结，随酒入胆，结去胆下，则目能瞑矣。此盖得肯綮之妙者也。〔颂曰〕《必效方》：疗癖。取车下李仁，汤润去皮及并仁者，与干面相拌，捣如饼。若干，入水少许，作面饼，大小一如病人掌。为二饼，微炙使黄，勿令至熟。空腹食一饼，当快利。如不利，更食一饼，或饮热米汤，以利为度。

利不止,以醋饭止之。利后当虚。若病未尽,一二日量力更进一服,以病尽为限。不得食酪及牛、马肉等。累试神验,但须量病轻重,以意加减,小儿亦可用。

〔附方〕旧四,新二。

小儿多热熟汤研郁李仁如杏酪,一日服二合(姚和众《至宝方》)。

小儿闭结襁褓小儿,大小便不通,并惊热痰实,欲得溏动者。大黄(酒浸,炒)、郁李仁(去皮,研)各一钱,滑石末一两,捣和丸黍米大。二岁小儿三丸,量人加减,白汤下(钱乙《直诀》)。

肿满气急不得卧。用郁李仁一大合捣末,和面作饼。吃入口即大便通,泄气便愈(杨氏《产乳》)。

脚气浮肿心腹满,大小便不通,气急喘息者。郁李仁十二分捣烂,水研绞汁,薏苡(捣如粟大)三合,同煮粥食之(韦宙《独行方》)。

卒心痛刺郁李仁三七枚嚼烂,以新汲水或温汤下。须臾痛止,却热呷薄盐汤(姚和众《至宝方》)。

皮肤血汗郁李仁(去皮,研)一钱,鹅梨捣汁调下(《圣济总录》)。

根

〔气味〕酸,凉,无毒。

〔主治〕齿龂肿,龋齿,坚齿(《本经》)。去白虫(《别录》)。治风虫牙痛,浓煎含漱。治小儿身热,作汤浴之(大明)。宣结气,破积聚(甄权)。

鼠李《本经·下品》

【释名】楮李(钱氏)、鼠梓(《别录》)、山李子(《图

经》)、牛李（《别录》）、皂李
（苏恭）、赵李（苏恭）、牛皂子
（《纲目》）、乌槎子（《纲目》）、
乌巢子（《图经》）、椑（音卑。
〖《别录》〗）。〔时珍曰〕鼠李方音
亦作楮李，未详名义。可以染绿，
故俗称皂李及乌巢。巢、槎、赵，
皆皂子之音讹也。一种苦楸，亦
名鼠梓，与此不同。见梓下。

鼠李

【集解】〔《别录》曰〕鼠李
生田野，采无时。〔颂曰〕即乌巢子
也。今蜀川多有之。枝叶如李。
其实若五味子，色墨黑（其汁紫
色），熟时采，日干用。皮采无时。〔宗奭曰〕即牛李也。木高七
八尺。叶如李，但狭而不泽。子于条上四边生，生时青，熟则紫
黑色。至秋叶落，子尚在枝。是处皆有，今关陕及湖南、江南北
甚多。〔时珍曰〕生道路边。其实附枝如穗。人采其嫩者，取汁
刷染绿色。

子

〔气味〕苦，凉，微毒。

〔主治〕寒热瘰疬疮（《本经》）。水肿腹胀满（大明）。
下血及碎肉，除疝瘕积冷，九蒸酒渍，服三合，日再
服。又捣傅牛马六畜疮中生虫（苏恭）。痘疮黑陷及
疥癣有虫（时珍）。

〔发明〕〔时珍曰〕牛李治痘疮黑陷及出不快，或触秽气黑
陷。古昔无知之者，惟钱乙《小儿直诀》必胜膏用之。云牛李子

即鼠李子，九月后采黑熟者，入砂盆擂烂，生绢挼汁，用银、石器熬成膏，瓷瓶收贮，常令透风。每服一皂子大，煎桃胶汤化下。如人行二十里，再进一服，其疮自然红活。入麝香少许尤妙。如无生者，以干者为末，水熬成膏。又《九籥卫生方》亦云：痘疮黑陷者，用牛李子一两（炒研），桃胶半两。每服一钱，水七分，煎四分，温服。

〔附方〕新二。

诸疮寒热毒痹，及六畜虫疮。鼠李生捣傅之（《圣惠方》）。

齿匶肿痛牛李煮汁，空腹饮一盏，仍频含漱（《圣济录》）。

皮

〔气味〕苦，微寒，无毒。〔恭曰〕皮、子俱有小毒。○忌铁。

〔主治〕身皮热毒（《别录》）。风痹（大明）。诸疮寒热毒痹（苏恭）。口疮龋齿，及疳虫蚀人脊骨者，煮浓汁灌之，神良（孟诜）。

〔发明〕〔颂曰〕刘禹锡《传信方》：治大人口中疳疮、发背，万不失一。用山李子根（一名牛李子）、蔷薇根（野外者）各（细切）五升，水五大斗，煎半日，汁浓，即于银、铜器中盛之，重汤煎至一二升，待稠，瓷瓶收贮。每少少含咽，必瘥。忌酱、醋、油腻、热面及肉。如发背，以帛涂贴之，神效。襄州军事柳岸妻窦氏，患口疳十五年，齿尽落，龈亦断坏不可近，用此而愈。

女贞《本经·上品》

【释名】贞木（《山海经》）、冬青（《纲目》）、蜡树（《纲目》）。〔时珍曰〕此木凌冬青翠，有贞守之操，故以贞女状之。《琴操》载鲁有处女见女贞木而作歌者，即此也。晋苏彦《女贞颂序》云：“女贞之木，一名冬青。负霜葱翠，振柯凌风。故清士钦其质，而贞女慕其名。”是矣。别有冬青与此同名。今方书所用冬青，皆此女贞也。近时以放蜡虫，故俗呼为蜡树。

【集解】〔《别录》曰〕女贞实生武陵川谷。立冬采。〔弘景曰〕诸处时有。叶茂盛，凌冬不凋，皮青肉白，与秦皮为表里。其树以冬生可爱，仙方亦服食之。俗方不复用，人无识者。〔恭曰〕女贞叶似冬青树及枸骨。其实九月熟，黑似牛李子。陶言与秦皮为表里，误矣。秦皮叶细冬枯，女贞叶大冬茂，殊非类也。〔颂曰〕女贞处处有之。《山海经》云“泰山多贞木”是也。其叶似枸骨及冬青木，凌冬不凋。五月开细花，青白色。九月实成，似牛李子。或云即今冬青树也。而冬青木理肌白，文如象齿，实亦治病。岭南一种女贞，花极繁茂而深红色，与此殊异，不闻入药。〔时珍曰〕女贞、冬青、枸骨，三树也。女贞即今俗呼蜡树者，冬青即今俗呼冻青树者，枸骨即今俗呼猫儿刺者。东人因女贞茂盛，亦呼为冬青，与冬青同名异物，盖一类二种尔。二种皆因子自生，最易长。其叶厚而柔长，绿色，面青背淡。女贞叶长者四五寸，子黑色；冻青叶微团，子红色，为异。其花皆繁，子并累累满树，冬月鹳鸰喜食之，木肌皆白腻。今人不知女贞，但呼为蜡树。立夏前后取蜡虫之种子，裹置枝上。半月其虫化出，延缘枝上，造成白蜡，民间大获其利。详见《虫部》白

女贞

蜡下。枸骨详本条。

实

〔气味〕苦,平,无毒。〔时珍曰〕温。

〔主治〕补中,安五脏,养精神,除百病。久服肥健轻身不老(《本经》)。强阴,健腰膝,变白发,明目(时珍)。

〔发明〕〔时珍曰〕女贞实乃上品无毒妙药,而古方罕知用者,何哉?《典术》云:女贞木乃少阴之精,故冬不落叶。观此,则其益肾之功,尤可推矣。世传女贞丹方云:女贞实(即冬青树子)去梗叶,酒浸一日夜,布袋擦去皮,晒干为末。待旱莲草出多,取数石捣汁熬浓,和丸梧子大。每夜酒送百丸。不旬日间,膂力加倍,老者即不夜起。又能变白发为黑色,强腰膝,起阴气。

〔附方〕新二。

虚损百病久服发白再黑,返老还童。用女贞实(十月上巳日收,阴干,用时以酒浸一日,蒸透晒干)一斤四两,旱莲草(五月收,阴干)十两,为末;桑椹子(三月收,阴干)十两,为末,炼蜜丸如梧子大。每服七八十丸,淡盐汤下。若四月收桑椹捣汁和药,七月收旱莲捣汁和药,即不用蜜矣(《简便方》)。

风热赤眼冬青子不以多少,捣汁熬膏,净瓶收固,埋地中七日。每用点眼(《济急仙方》)。

叶

〔气味〕微苦,平,无毒。

〔主治〕除风散血,消肿定痛,治头目昏痛。诸恶疮肿,胻疮溃烂久者,以水煮乘热贴之,频频换易,米醋煮亦可。口舌生疮,舌肿胀出,捣汁含浸吐涎(时珍)。

〔附方〕新三。

风热赤眼《普济方》：用冬青叶五斗捣汁，浸新砖数片，五日掘坑，架砖于内盖之，日久生霜，刮下，入脑子少许，点之。○《简便方》：用雅州黄连二两，冬青叶四两，水浸三日夜，熬成膏收，点眼。

一切眼疾冬青叶研烂，入朴硝贴之。《海上方》也（《普济方》）。

冬青《纲目》

〔校正〕原附女贞下，今分出。

【释名】冻青（《拾遗》）。〔藏器曰〕冬月青翠，故名冬青。江东人呼为冻青。

【集解】〔藏器曰〕冬青木肌白，有文作象齿笏。其叶堪染绯。李邕云：冬青出五台山，叶似椿，子赤如郁李，微酸性热。与此小异，当是两种冬青。〔时珍曰〕冻青亦女贞别种也，山中时有之。但以叶微团而子赤者为冻青，叶长而子黑者为女贞。按《救荒本草》云：冻青树高丈许，树似枸骨子树而极茂盛。又叶似楂子树叶而小，亦似椿叶微窄而头颇圆，不尖。五月开细白花，结子如豆大，红色。其嫩芽炸熟，水浸去苦味，淘洗，五味调之可食。

冬青

子及木皮

〔气味〕甘、苦，凉，无毒。

〔主治〕浸酒，去风虚，

补益肌肤。皮之功同（藏器）。

〔附方〕新一。

痔疮 冬至日取冻青树子,盐酒浸一夜,九蒸九晒,瓶收。每日空心酒吞七十粒,卧时再服（《集简方》）。

叶

〔主治〕烧灰,入面膏,治皲瘃,灭瘢痕,殊效（苏颂）。

枸骨《纲目》

〔校正〕原附女贞下,今分出。

【释名】猫儿刺（《纲目》）。〔藏器曰〕此木肌白,如狗之骨。〔时珍曰〕叶有五刺,如猫之形,故名。又卫矛亦名枸骨,与此同名。

【集解】〔藏器曰〕枸骨树如杜仲。《诗》云"南山有枸"是也。陆玑《诗疏》云:山木也。其状如栌,木理白滑,可为函板。有木虿在叶中,卷之如子,羽化为虿。〔颂曰〕多生江浙间。南人取以旋盒器甚佳。〔时珍曰〕狗骨树如女贞,肌理甚白。叶长二三寸,青翠而厚硬,有五刺角,四时不凋。五月开细白花。结实如女贞及菝葜子,九月熟时,绯红色,皮薄味甘,核有四瓣。人采其木皮煎膏,以粘鸟雀,谓之粘黐。

枸骨

木皮

〔气味〕微苦,凉,无毒。

〔主治〕浸酒,补腰脚令健（藏器）。

枝叶

〔气味〕同皮。

〔主治〕烧灰淋汁或煎膏,涂白癜风（藏器）。

卫矛《本经·中品》

【释名】鬼箭（《别录》）、神箭（《《广雅》》）。〔时珍曰〕刘熙《释名》言齐人谓箭羽为卫。此物干有直羽,如箭羽、矛刃自卫之状,故名。张揖《广雅》谓之神箭,寇宗奭《衍义》言人家多燔之遣祟,则三名又或取此义也。

【集解】〔《别录》曰〕卫矛生霍山山谷。八月采,阴干。〔普曰〕叶如桃,箭如羽,正月、二月、七月采,阴干。或生田野。〔弘景曰〕山野处处有之。削取皮、羽入药,为用甚稀。〔颂曰〕今江淮州郡亦或有之。三月以后生茎,茎长四五尺许。其干有三羽,状如箭翎羽。叶似山茶,青色。八月、十一月、十二月采条茎,阴干。其木亦名狗骨。〔宗奭曰〕所在山谷皆有,平陆未尝见也。叶绝少。其茎黄褐色,若檗皮,三面如锋刃。人家多燔之遣祟,方药少用。〔时珍曰〕鬼箭生山石间,小株成丛。春长嫩条,条上四面有羽如箭羽,视之若三羽尔。青叶状似野茶,对生,味酸涩。三四月开碎花,黄绿色。结实大如

卫矛

冬青子。山人不识,惟樵采之。〔敩曰〕凡使勿用石茆,根头真相似,只是上叶不同,味各别耳。

【修治】〔敩曰〕采得只使箭头用,拭去赤毛,以酥拌缓炒。每一两,用酥二钱半。

【气味】苦,寒,无毒。〔普曰〕神农、黄帝、桐君:苦,无毒。〔大明曰〕甘、涩。〔权曰〕有小毒。

【主治】女子崩中下血,腹满汗出,除邪,杀鬼毒蛊疰(《本经》)。中恶腹痛,去白虫,消皮肤风毒肿,令阴中解(《别录》)。疗妇人血气,大效(马志)。破陈血,能落胎,主百邪鬼魅(甄权)。通月经,破癥结,止血崩带下,杀腹脏虫及产后血咬腹痛(大明)。

【发明】〔颂曰〕古方崔氏疗恶疰在心,痛不可忍,有鬼箭羽汤;姚僧垣《集验方》,疗卒暴心痛,或中恶气毒痛,大黄汤亦用之,并大方也。见《外台秘要》《千金》诸书中。〔时珍曰〕凡妇人产后血运血结,血聚于胸中,或偏于少腹,或连于胁肋者。四物汤四两,倍当归,加鬼箭、红花、玄胡索各一两,为末,煎服。

【附方】新二。

产后败血儿枕块硬,疼痛发歇,及新产乘虚,风寒内搏,恶露不快,脐腹坚胀。当归散:用当归(炒)、鬼箭(去中心木)、红蓝花各一两。每服三钱,酒一大盏,煎七分,食前温服(《和剂局方》)。

鬼疟日发鬼箭羽、鲮鲤甲(烧灰)各二钱半,为末。每以一字,发时嗜鼻。○又法:鬼箭羽末一分,砒霜一钱,五灵脂一两,为末。发时冷水服一钱(并《圣济总录》)。

山矾《纲目》

【释名】芸香(音云。《纲目》)、椗花(音定。《事类合璧》〗）、柘花（柘音郑。〖《文忠集》〗）、瑒花（音畅。〖《文忠集》〗）、春桂（俗）、七里香（〖《事类合璧》〗）。〔时珍曰〕芸，盛多也。老子曰"夫物芸芸"是也。此物山野丛生甚多，而花繁香馥，故名。按周必大云：柘音阵，出《南史》。荆俗讹柘为郑，呼为郑矾，而江南又讹郑为瑒也。黄庭坚云：江南野中棖花极多。野人采叶烧灰，以染紫为黝，不借矾而成。予因以易其名为山矾。

【集解】〔时珍曰〕山矾生江、淮、湖、蜀野中。树之大者，株高丈许。其叶似栀子，叶生不对节，光泽坚强，略有齿，凌冬不凋。三月开花繁白，如雪六出，黄蕊甚芬香。结子大如椒，青黑色，熟则黄色，可食。其叶味涩，人取以染黄及收豆腐，或杂入茗中。按沈括《笔谈》云：古人藏书辟蠹用芸香，谓之芸草，即今之七里香也。叶类豌豆，作小丛生，嗅嗅之极芬香。秋间叶上微白如粉污，辟蠹殊验。又按《苍颉解诂》云：芸香

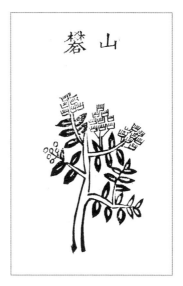

山矾

似邪蒿，可食，辟纸蠹。许慎《说文》云：芸，似苜蓿。成公绥《芸香赋》云：茎类秋竹，枝象青松。郭义恭《广志》有芸香胶。《杜阳编》云：芸香，草也，出于阗国。其香洁白如玉，入土不朽。元载造芸晖堂，以此为屑涂壁也。据此数说，则芸香非一种。沈氏指为七里香者，不知何据。所云叶类豌豆，嗅嗅芬香，秋间有粉者，亦与今之七里香不相类，状颇似乌药叶，恐沈氏亦自臆度尔。

曾端伯以七里香为玉蕊花,未知的否。

叶

【气味】酸、涩、微甘,无毒。

【主治】久痢,止渴,杀蚤、蠹。用三十片,同老姜三片,浸水蒸热,洗烂弦风眼(时珍)。

椋木《拾遗》

【集解】〔藏器曰〕椋木生江东林箐间。树如石榴,叶细,高丈余。四月开花,白如雪。〔时珍曰〕此木今无识者,其状颇近山矾,恐古今称谓不同尔,姑附其后。

【气味】苦,平,无毒。

【主治】破产后血,煮汁服之。其叶煎汁洗疮癣,捣研封蛇伤(藏器)。

南烛宋《开宝》

【释名】南天烛(《图经》)、南烛草木(《隐诀》)、男续(同上)、染菽(同上)、猴菽草(同上)、草木之王(同上)、惟那木(同上)、牛筋(《拾遗》)、乌饭草(《日华》)、墨饭草(《纲目》)、杨桐(《纲目》),赤者名文烛(《通志》)。〔时珍曰〕南烛诸名,多不可解。〔藏器曰〕取汁渍米作乌饭,食之健如牛筋,故曰牛筋。

【集解】〔藏器曰〕南烛生高山,经冬不凋。〔颂曰〕今惟江东州郡有之。株高三五尺,叶类苦楝而小,凌冬不凋。冬生红子作穗。人家多植庭除间,俗谓之南天烛。不拘时采枝叶用。陶隐居《登真隐诀》载太极真人青精干石馈饭法云:其种是木而似草,故号南烛草木。一名男续,一名猴药,一名后卓,一名惟那木,一名草木之王,凡有八名,各从其邦域所称,而正号是南烛也。生嵩高少室、抱犊、鸡头山,江左吴越至多。土人名曰猴菽,或曰染菽,粗与真名相仿佛也。此木至难长,初生三四年,状若菘菜之属,亦颇似栀子,二三十年乃成大株,故曰木而似草也。其子如荣萸,九月熟,酸美可食。叶不相对,似茗而圆厚,味小酢,冬夏常青。枝茎微紫,大者亦高四五丈,而甚肥脆,易摧折也。作饭之法,见《谷部》青精干石饮饭下。〔时

南烛

珍曰〕南烛,吴楚山中甚多。叶似山矾,光滑而味酸涩。□月开小白花,结实如朴树子成簇,生青,九月熟则紫色,内有细子,其味甘酸,小儿食之。按《古今诗话》云:即杨桐也。叶似冬青而小,临水生者尤茂。寒食采其叶,渍水染饭,色青而光,能资阳气。又沈括《笔谈》云:南烛草木,本草及传记所说多端,人少识者。北人多误以乌桕为之,全非矣。今人所谓南天烛是矣。茎如蒴藋有节,高三四尺,庐山有盈丈者。南方至多。叶微似楝而小,秋则实赤如丹。

枝叶

〔气味〕苦,平,无毒。〔时珍曰〕酸、涩。

〔主治〕止泄除睡,强筋益气力。久服轻身长年,令人不饥,变白却老（藏器）。

〔发明〕〔颂曰〕孙思邈《千金月令方》:南烛煎:益髭发及

容颜,兼补暖。三月三日采叶并蕊子,入大净瓶中,干盛,以童子小便浸满瓶,固济其口,置闲处,经一周年取开。每用一匙温酒调服,一日二次,极有效验。《上元宝经》曰:"子服草木之王,气与神通;子食青烛之精,命不复殒。"

〔附方〕旧二。

一切风疾久服轻身明目,黑发驻颜。用南烛树(春夏取枝叶,秋冬取根皮,细剉)五斤,水五斗,慢火煎取二斗,去滓,净锅慢火煎如稀饧,瓷瓶盛之。每温酒服一匙,日三服。一方入童子小便同煎(《圣惠方》)。

误吞铜铁不下。用南烛根烧研,熟水调服一钱,即下(《圣惠方》)。

子

〔气味〕酸、甘,平,无毒。

〔主治〕强筋骨,益气力,固精驻颜(时珍)。

青精饭见《谷部》。

五加《本经·上品》

【释名】五佳(《纲目》)、五花(《炮炙论》)、文章草(《纲目》)、白刺(《纲目》)、追风使(《图经》)、木骨(《图经》)、金盐(《仙经》)、豺漆(《本经》)、豺节(《别录》)。〔时珍曰〕此药以五叶交加者良,故名五加,又名五花。杨慎《丹铅录》作五佳,云一枝五叶者佳故也。蜀人呼为白刺。谯周《巴蜀异物志》名文章草。有赞云:"文章作酒,能成其味。以金买草,不言其贵。"是矣。本草豺漆、豺节之名,不知取何义也?〔颂曰〕蕲州人呼为木骨,吴中俗名追风使。

【集解】〔《别录》曰〕五加皮五叶者良,生汉中及冤句。五月、七月采茎,十月采根,阴干。
〔弘景曰〕近道处处有之,东间弥
多。四叶者亦好。〔颂曰〕今江
淮、湖南州郡皆有之。春生苗,
茎、叶俱青,作丛。赤茎又似藤
蔓,高三五尺,上有黑刺。叶生五
杈作簇者良。四叶、三叶者最多,
为次。每一叶下生一刺。三四月
开白花,结细青子,至六月渐黑
色。根若荆根,皮黄黑,肉白色,
骨坚硬。一说今有数种:汴京、
北地者,大片类秦皮、黄檗辈,平
直如板而色白,绝无气味,疗风

五加

痛颇效,余无所用。吴中乃剥野椿根皮为五加,柔韧而无味,殊
为乖失。今江淮所生者,根类地骨皮,轻脆芬香。其苗茎有刺类
蔷薇,长者至丈余。叶五出,香气如橄榄。春时结实,如豆粒而
扁,青色,得霜乃紫黑。俗但名为追风使,以渍酒疗风,乃不知其
为真五加皮也。今江淮、吴中往往以为藩篱,正似蔷薇、金樱辈,
而北间多不知用此种。〔敩曰〕五加皮树本是白楸树。其上有叶
如蒲叶,三花者是雄,五花者是雌。阳人使阴,阴人使阳,剥皮阴
干。〔机曰〕生南地者类草,故小;生北地者类木,故大。〔时珍曰〕
春月于旧枝上抽条蕨,山人采为蔬茹。正如枸杞生北方沙地者
皆木类,南方坚地者如草类也。唐时惟取峡州者充贡。雷氏言
叶如蒲者,非也。

根皮同茎。

【气味】辛,温,无毒。〔之才曰〕远志为之使。恶玄参、

蛇皮。

【主治】心腹疝气腹痛,益气疗躄,小儿三岁不能行,疽疮阴蚀(《本经》)。男子阴痿,囊下湿,小便余沥,女人阴痒及腰脊痛,两脚疼痹风弱,五缓虚羸,补中益精,坚筋骨,强志意。久服轻身耐老(《别录》)。破逐恶风血,四肢不遂,贼风伤人,软脚臀腰,主多年瘀血在皮肌,治痹湿内不足(甄权)。明目下气,治中风骨节挛急,补五劳七伤(大明)。酿酒饮,治风痹四肢挛急(苏颂)。作末浸酒饮,治目僻眼瞤(雷敩)。○叶:作蔬食,去皮肤风湿(大明)。

【发明】〔弘景曰〕煮根茎酿酒饮,益人。道家用此作灰煮石,与地榆并有秘法。〔慎微曰〕《东华真人煮石经》云:昔有西域真人王屋山人王常云:何以得长久?何不食石蓄金盐,母何以得长寿?何不食石用玉豉。玉豉,地榆也。金盐,五加也。皆是煮石而饵得长生之药也。昔孟绰子、董士固相与言云:宁得一把五加,不用金玉满车。宁得一斤地榆,不用明月宝珠。又昔鲁定公母服五加酒,以致不死,尸解而去。张子声、杨建始、王叔才、于世彦等,皆服此酒而房室不绝,得寿三百年。亦可为散以代汤茶。王君云:五加者,五车星之精也。水应五湖,人应五德,位应五方,物应五车。故青精入茎,则有东方之液;白气入节,则有西方之津;赤气入华,则有南方之光;玄精入根,则有北方之饴;黄烟入皮,则有戊己之灵。五神镇生,相转育成。饵之者真仙,服之者反婴。〔时珍曰〕五加治风湿痿痹,壮筋骨,其功良深。仙家所述,虽若过情,盖奖辞多溢,亦常理尔。造酒之方:用五加根皮洗净,去骨、茎、叶,亦可以水煎汁,和曲酿米酒成,时时饮之。亦可煮酒饮。加远志为使更良。一方:加木瓜煮酒服。谈野翁《试验方》云：神仙煮酒法：用五加皮、地榆（刮去粗皮）各一斤，袋盛，入无灰好酒二斗中，大坛封固，安大锅内，文武火煮之。坛上安米一合，米熟为度。取出火毒，以渣晒干为丸。每旦服五十丸，药酒送下，临卧再服。能去风湿，壮筋骨，顺气化痰，添精补髓。久服延年益老，功难尽述。王纶《医论》云：风病饮酒能生痰火，惟五加一味浸酒，日饮数杯，最有益。诸浸酒药，惟五加与酒相合，且味美也。

【附方】旧二，新六。

虚劳不足五加皮、枸杞根白皮各一斗，水一石五斗，煮汁七斗，分取四斗，浸曲一斗，以三斗拌饭，如常酿酒法，待熟任饮（《千金方》）。

男妇脚气骨节皮肤肿湿疼痛，服此进饮食，健气力，不忘事，名五加皮丸。五加皮四两（酒浸），远志（去心）四两（酒浸，并春秋三日，夏二日，冬四日），日干为末，以浸酒为糊，丸梧子大。每服四五十丸，空心温酒下。药酒坏，别用酒为糊（萨谦斋《瑞竹堂方》）。

小儿行迟三岁不能行者，用此便走。五加皮五钱，牛膝、木瓜二钱半，为末。每服五分，米饮入酒二三点调服（《全幼心鉴》）。

妇人血劳憔悴困倦，喘满虚烦，噏噏少气，发热多汗，口干舌涩，不思饮食，名血风劳。油煎散：用五加皮、牡丹皮、赤芍药、当归各一两，为末。每用一钱，水一盏，用青钱一文，蘸油入药，煎七分，温服。常服能肥妇人（《太平惠民和剂局方》）。

五劳七伤五月五日采五加茎，七月七日采叶，九月九日取根，治下筛。每酒服方寸匕，日三服。久服去风劳（《千金》）。

目中息肉五加皮（不闻水声者，捣末）一升，和酒二升，浸七日，一日服二次，禁醋。二七日遍身生疮，是毒出。不出，以生熟汤浴之,取疮愈(《千金方》)。

服石毒发或热不禁,多向冷地卧。五加皮二两,水四升,煮二升半,发时便服(《外台秘要》)。

火灶丹毒从两脚起,赤如火烧。五加根、叶烧灰五两,取煅铁家槽中水和,涂之(杨氏《产乳》)。

枸杞、地骨皮《本经·上品》

【释名】枸檵(《尔雅》。音计。《本经》作枸忌)、枸棘(《衍义》)、苦杞(《诗疏》)、甜菜(《图经》)、天精(《抱朴》)、地骨(《本经》)、地节(《本经》)、地仙(《日华》)、却老(《别录》)、羊乳(《别录》)、仙人仗(《别录》)、西王母杖(《别录》)。〔时珍曰〕枸、杞二树名。此物棘如枸之刺,茎如杞之条,故兼名之。道书言千载枸杞,其形如犬,故得枸名,未审然否。〔颂曰〕仙人杖有三种:一是枸杞;一是菜类,叶似苦苣;一是枯死竹竿之色黑者也。

【集解】〔《别录》曰〕枸杞生常山平泽,及诸丘陵阪岸。〔颂曰〕今处处有之。春生苗,叶如石榴叶而软薄堪食,俗呼为甜菜。其茎干高三五尺,作丛。六月、七月生小红紫花。随便结红实,形微长如枣核。其根名地骨。《诗·小雅》云:"集于苞杞。"陆玑《诗疏》云:一名苦杞。春生,作羹茹微苦。其茎似莓,其子秋熟,正赤。茎、叶及子服之,轻身益气。今人相传谓枸杞与枸棘二种相类。其实形长而枝无刺者,真枸杞也。圆而有刺者,枸棘也,不堪入药。马志注溲疏条云:溲疏有刺,枸杞无刺,以此为别。溲疏亦有巨骨之名,如枸杞之名地骨,当亦相类,用之宜辨。或云:溲疏以高大者为别,是不然也。今枸杞极有高大者,入药尤神良。〔宗奭曰〕枸杞、枸棘,徒劳分别。凡杞未有无刺者。虽大至于成架,尚亦有棘。但此物小则刺多,大则刺少,正如酸枣与棘,其实一物也。〔时珍曰〕古者枸杞、地骨取常山者为上,其他丘陵阪岸者皆可用。后世惟取陕西者良,而又以甘州者为绝品。今陕之兰州、灵州、九原以西枸杞,并是大树,其叶厚根粗。河西及甘州者,其子圆如樱桃,暴干紧小少核,干亦红润甘美,味如葡萄,可作果食,异于他处者。沈存中《笔谈》亦言:陕西极边生者高丈余,大可作柱。叶长数寸,无刺。

枸杞、地骨皮

根皮如厚朴。则入药大抵以河西者为上也。《种树书》言:收子及掘根种于肥壤中,待苗生,剪为蔬食,甚佳。

【气味】枸杞:苦,寒,无毒。〔《别录》曰〕根:大寒。子:微寒,无毒。冬采根,春、夏采叶,秋采茎、实。〔权曰〕枸杞:甘,平。子、叶同。〔宗奭曰〕枸杞当用梗皮,地骨当用根皮,子当用红实。其皮寒,根大寒,子微寒。今人多用其子为补肾药,是未曾考竟经意,当量其虚实冷热用之。〔时珍曰〕今考《本经》止云枸杞,不指是根、茎、叶、子。《别录》乃增根大寒、子微寒字,似以枸杞为苗;而甄氏《药性论》乃云枸杞甘、平,子、叶皆同,似以枸杞为根;寇氏《衍义》又以枸杞为梗皮,皆是臆说。按陶弘景言枸杞根、实为服食家用。西河女子服枸杞法,根、茎、叶、花、实俱采用。则《本经》所列气味主治,盖通根、苗、花、实而言,初无分别也。后世以枸杞子为滋补药,地骨皮为退热药,始歧而二之。

窃谓枸杞苗叶味苦甘而气凉,根味甘淡气寒,子味甘气平。气味既殊,则功用当别。此后人发前人未到之处者也。

【主治】枸杞:主五内邪气,热中消渴,周痹风湿。久服坚筋骨,轻身不老,耐寒暑(《本经》)。下胸胁气,客热头痛,补内伤大劳嘘吸,强阴,利大小肠(《别录》)。补精气诸不足,易颜色,变白,明目安神,令人长寿(甄权)。

【发明】〔时珍曰〕此乃通指枸杞根、苗、花、实并用之功也。其单用之功,今列于左:

苗

〔气味〕苦,寒。〔权曰〕甘,平。〔时珍曰〕甘,凉。伏砒、砂。

〔主治〕除烦益志,补五劳七伤,壮心气,去皮肤骨节间风,消热毒,散疮肿(大明)。和羊肉作羹,益人,除风明目。作饮代茶,止渴,消热烦,益阳事,解面毒,与乳酪相恶。汁注目中,去风障赤膜昏痛(甄权)。去上焦心肺客热(时珍)。

地骨皮

〔修治〕〔敩曰〕凡使根,掘得以东流水浸,刷去土,捶去心,以熟甘草汤浸一宿,焙干用。

〔气味〕苦,寒。〔《别录》曰〕大寒。〔权曰〕甘,平。〔时珍曰〕甘、淡,寒。〔杲曰〕苦,平、寒。升也,阴也。〔好古曰〕入足少阴、手少阳经。制硫黄、丹砂。

〔主治〕细剉,拌面煮熟,吞之,去肾家风,益精气(甄权)。去骨热消渴(孟诜)。解骨蒸肌热消渴,风湿痹,坚筋骨,凉血(元素)。治在表无定之风邪,传尸有汗之骨蒸(李杲)。泻肾火,降肺中伏火,去胞中火,退热,补正气（好古）。治上膈吐血。煎汤漱口,止齿血,治骨槽风（吴瑞）。治金疮神验（陈承）。去下焦肝肾虚热（时珍）。

枸杞子

〔修治〕〔时珍曰〕凡用拣净枝梗,取鲜明者洗净,酒润一夜,捣烂入药。

〔气味〕苦,寒。〔权曰〕甘,平。

〔主治〕坚筋骨,耐老,除风,去虚劳,补精气（孟诜）。主心病嗌干心痛,渴而引饮,肾病消中（好古）。滋肾润肺。榨油点灯,明目（时珍）。

【发明】〔弘景曰〕枸杞叶作羹,小苦。俗谚云:"去家千里,勿食萝摩、枸杞。"此言二物补益精气,强盛阴道也。枸杞根、实为服食家用,其说甚美,名为仙人之杖,远有旨乎?〔颂曰〕茎、叶及子,服之轻身益气。《淮南枕中记》载西河女子服枸杞法:正月上寅采根,二月上卯治服之;三月上辰采茎,四月上巳治服之;五月上午采其叶,六月上未治服之;七月上申采花,八月上酉治服之;九月上戌采子,十月上亥治服之;十一月上子采根。十二月上丑治服之。又有花、实、根、茎、叶作煎,或单榨子汁煎膏服之者,其功并同。世传蓬莱县南丘村多枸杞,高者一二丈,其根盘结甚固。其乡人多寿考,亦饮食其水土之气使然。又润州开元寺大井旁生枸杞,岁久。土人目为枸杞井,云饮其水甚益人也。〔敩曰〕其根似物形状者为上。〔时珍曰〕按刘禹锡枸杞井诗云:"僧房药树依寒井,井有清泉药有灵。翠黛叶生笼石甃,殷红子熟照铜瓶。枝繁本是仙人杖,根老能成瑞犬形。上品功能甘露味,还知一勺可延龄。"又《续仙传》云:朱孺子见溪侧二花犬,逐入于枸杞丛下。掘之得根,形如二犬。烹而食之,忽觉身轻。

周密《浩然斋日钞》云：宋徽宗时，顺州筑城，得枸杞于土中，其形如獒状，驰献阙下，乃仙家所谓千岁枸杞，其形如犬者。据前数说，则枸杞之滋益不独子，而根亦不止于退热而已。但根、苗、子之气味稍殊，而主治亦未必无别。盖其苗乃天精，苦甘而凉，上焦心肺客热者宜之；根乃地骨，甘淡而寒，下焦肝肾虚热者宜之。此皆三焦气分之药，所谓热淫于内，泻以甘寒也。至于子则甘平而润，性滋而补，不能退热，止能补肾润肺，生精益气。此乃平补之药，所谓精不足者，补之以味也。分而用之，则各有所主；兼而用之，则一举两得。世人但知用黄芩、黄连，苦寒以治上焦之火；黄檗、知母，苦寒以治下焦阴火。谓之补阴降火，久服致伤元气。而不知枸杞、地骨甘寒平补，使精气充而邪火自退之妙，惜哉！予尝以青蒿佐地骨退热，屡有殊功，人所未喻者。兵部尚书刘松石，讳天和，麻城人。所集《保寿堂方》载地仙丹云：昔有异人赤脚张，传此方于猗氏县一老人，服之寿百余，行走如飞，发白反黑，齿落更生，阳事强健。此药性平，常服能除邪热，明目轻身。春采枸杞叶（名天精草），夏采花（名长生草），秋采子（名枸杞子），冬采根（名地骨皮），并阴干，用无灰酒浸一夜，晒露四十九昼夜，取日精月华气，待干为末，炼蜜丸如弹子大。每早晚各用一丸细嚼，以隔夜百沸汤下。此药采无刺味甜者，其有刺者服之无益。

【附方】旧十，新十九。

枸杞煎　治虚劳，退虚热，轻身益气，令一切痈疽永不发。用枸杞三十斤（春夏用茎、叶，秋冬用根、实），以水一石，煮取五斗，以滓再煮取五斗，澄清去滓。再煎取二斗，入锅煎如饧收之。每早酒服一合（《千金方》）。

金髓煎　枸杞子逐日摘红熟者，不拘多少，以无灰酒浸之，蜡纸封固,勿令泄气。两月足,取入沙盆中擂烂,滤取汁,同浸酒入银锅内,慢火熬之。不住手搅,恐粘住不匀。候成膏如饧,净瓶密收。每早温酒服二大匙,夜卧再服。百日身轻气壮,积年不辍,可以羽化也(《经验》)。

枸杞酒《外台秘要》云:补虚,去劳热,长肌肉,益颜色,肥健人,治肝虚冲感下泪。用生枸杞子五升捣破,绢袋盛,浸好酒二斗中,密封勿泄气,二七日。服之任性,勿醉。〇《经验后方》枸杞酒:变白,耐老轻身。用枸杞子二升(十月壬癸日,面东采之),以好酒二升,瓷瓶内浸三七日。乃添生地黄汁三升,搅匀密封。至立春前三十日,开瓶。每空心暖饮一盏,至立春后髭发却黑。勿食芜荑、葱、蒜。

四神丸治肾经虚损,眼目昏花,或云翳遮睛。甘州枸杞子一斤,好酒润透,分作四分:四两用蜀椒一两炒,四两用小茴香一两炒,四两用脂麻一两炒,四两用川楝肉一两炒。拣出枸杞,加熟地黄、白术、白茯苓各一两,为末,炼蜜丸,日服(《瑞竹堂方》)。

肝虚下泪枸杞子二升,绢袋盛,浸一斗酒中(密封)三七日,饮之(《千金方》)。

目赤生翳枸杞子捣汁,日点三五次,神验(《肘后方》)。

面黯𪒟疱枸杞子十斤,生地黄三斤,为末。每服方寸匕,温酒下,日三服。久则童颜(《圣惠方》)。

注夏虚病枸杞子、五味子研细,滚水泡,封三日,代茶饮效(《摄生方》)。

地骨酒壮筋骨,补精髓,延年耐老。枸杞根、生地黄、甘菊花各一斤,捣碎,以水一石,煮取汁五斗,炊糯米五斗,细曲拌匀,入瓮如常封酿。待熟澄清,日饮三盏(《圣济总录》)。

虚劳客热枸杞根为末，白汤调服。有瘤疾人勿服（《千金方》）。

骨蒸烦热及一切虚劳烦热，大病后烦热，并用地仙散：地骨皮二两，防风一两，甘草（炙）半两。每用五钱，生姜五片，水煎服（《济生方》）。

热劳如燎地骨皮二两，柴胡一两，为末。每服二钱，麦门冬汤下（《圣济总录》）。

虚劳苦渴骨节烦热，或寒。用枸杞根白皮（切）五升，麦门冬三升，小麦二升，水二斗，煮至麦熟，去滓。每服一升，口渴即饮（《千金方》）。

肾虚腰痛枸杞根、杜仲、萆薢各一斤，好酒三斗渍之，罂中密封，锅中煮一日。饮之任意（《千金方》）。

吐血不止枸杞根、子、皮为散，水煎。日日饮之（《圣济总录》）。

小便出血新地骨皮洗净，捣自然汁（无汁则以水煎汁）。每服一盏，入酒少许，食前温服（《简便方》）。

带下脉数枸杞根一斤，生地黄五斤，酒一斗，煮五升。日日服之（《千金方》）。

天行赤目暴肿。地骨皮三斤，水三斗，煮三升，去滓，入盐一两，取二升。频频洗点（陇上谢道人《天竺经》）。

风虫牙痛枸杞根白皮，煎醋漱之，虫即出。亦可煎水饮（《肘后方》）。

口舌糜烂地骨皮汤：治膀胱移热于小肠，上为口糜，生疮溃烂，心胃壅热，水谷不下。用柴胡、地骨皮各三钱，水煎服之（东垣《兰室秘藏》）。

小儿耳疳生于耳后，肾疳也。地骨皮一味，煎汤洗之。

仍以香油调末搽之（高文虎《蓼花洲闲录》）。

气瘘疳疮多年不愈者。应效散（又名托里散）：用地骨皮（冬月者）为末。每用纸撚蘸入疮内。频用自然生肉。更以米饮服二钱，一日三服（《外科精义》）。

男子下疳先以浆水洗之，后搽地骨皮末。生肌止痛（《卫生宝鉴》）。

妇人阴肿或生疮。枸杞根煎水，频洗（《永类方》）。

十三种疔春三月上建日采叶（名天精），夏三月上建日采枝（名枸杞），秋三月上建日采子（名却老），冬三月上建日采根（名地骨），并暴干为末（如不得依法采，但得一种亦可）。用绯缯一片裹药。牛黄一梧子大，反钩棘针三七枚，赤小豆七粒，为末。先于缯上铺乱发一鸡子大，乃铺牛黄等末，卷作团，以发束定，熨斗中炒令沸，沸定，刮捣为末。以一方寸匕，合前枸杞末二匕，空心酒服二钱半，日再服（《千金方》）。

痈疽恶疮脓血不止。地骨皮不拘多少，洗净，刮去粗皮，取细白穰。以粗皮同骨煎汤洗，令脓血尽。以细穰贴之，立效。有一朝士，腹胁间病疽经岁。或以地骨皮煎汤淋洗，出血一二升。家人惧，欲止之。病者曰：疽似少快。更淋之，用五升许，血渐淡乃止。以细穰贴之，次日结痂愈（唐慎微《本草》）。

瘭疽出汗着手、足、肩、背，累累如赤豆。用枸杞根、葵根叶煮汁，煎如饴，随意服之（《千金方》）。

足趾鸡眼作痛作疮。地骨皮同红花研细傅之，次日即愈（《闺阁事宜》）。

火赫毒疮此患急防毒气入心腹。枸杞叶捣汁服，立瘥（《肘后方》）。

目涩有翳枸杞叶二两，车前叶一两，捼汁，以桑叶裹，悬阴地一夜。取汁点之，不过三五度（《十便良方》）。

五劳七伤庶事衰弱。枸杞叶半斤（切），粳米二合，豉汁和，煮作粥，日日食之，良（《经验后方》）。

澡浴除病正月一日，二月二日，三月三日，四月四日，以至十二月十二日，皆用枸杞叶煎汤洗澡。令人光泽，百病不生（《洞天保生录》）。

溲疏《本经·下品》

【释名】巨骨（《别录》）。

【集解】〔《别录》曰〕溲疏生熊耳川谷，及田野故丘墟地。四月采。〔当之曰〕溲疏一名杨栌，一名牡荆，一名空疏。皮白中空，时时有节。子似枸杞子，冬月熟，赤色，味甘苦。末代乃无识者。此非人篱垣之杨栌也。〔恭曰〕溲疏形似空疏，树高丈许，白皮。其子八九月熟，赤色，似枸杞，必两两相对，味苦，与空疏不同。空疏即杨栌，其子为荚，不似溲疏。〔志曰〕溲疏、枸杞虽则相似，然溲疏有刺，枸杞无刺，以此为别。〔颂曰〕溲疏亦有巨骨之名，如枸杞之名地骨，当亦相类。方书鲜用，宜细辨之。〔机曰〕按李当之但言溲疏子似枸杞子，不曾言树相似。马志因其子相似，遂谓树亦相似，以有刺、无刺为别。苏颂又因巨骨、地骨之名，疑其相类。殊不知枸杞未尝无刺，但小则刺多，大则刺少耳。本草中异物同名甚多，况一骨字之同耶？以此为言，尤见穿凿。〔时珍曰〕汪机所断似矣，而自亦不能的指为何物也。

【气味】辛，寒，无毒。〔《别录》曰〕苦，微寒。〔之才曰〕漏芦为之使。

【主治】皮肤中热，除邪气，止遗溺，利水道（《本经》）。除胃中热，下气。可作浴汤（《别录》）。〔时珍曰〕

按孙真人《千金方》,治妇人下焦三十六疾,承泽丸中用之。

杨栌《唐本草》

【集解】〔恭曰〕杨栌一名空疏,所在皆有,生篱垣间。其子为荚。

叶

【气味】苦,寒,有毒。

【主治】疽瘘恶疮,水煮汁洗之,立瘥(《唐本》)。

木耳见《菜部》。

石南《本经·下品》

【释名】风药(《纲目》)。〔时珍曰〕生于石间向阳之处,故名石南。桂阳呼为风药,充茗及浸酒饮能愈头风,故名。

杨栌

石南

按《范石湖集》云:修江出栾茶,治头风。今南人无所谓栾茶者,岂即此物耶?

【集解】〔《别录》曰〕石南生华阴山谷。三月、四月采叶,八月采实,阴干。〔弘景曰〕今东间皆有之。叶如枇杷叶。方用亦稀。〔恭曰〕叶似莴草,凌冬不凋。关中者叶细为好。江山以南者,叶长大如枇杷叶,无气味,殊不任用。〔保昇曰〕终南斜谷有石处甚饶。今市人以石韦为之,误矣。〔颂曰〕今南北皆有之。生于石上,株极有高大者。江湖间出者,叶如枇杷,上有小刺,凌冬不凋。春生白花成簇。秋结细红实。关陇间出者,叶似莽草,青黄色,背有紫点,雨多则并生,长及二三寸。根横,细紫色。无花实,叶至茂密。南北人多移植亭院间,阴翳可爱,不透日气。入药以关中叶细者为良。《魏王花木志》云:南方石南树野生。二月开花,连着实。实如燕覆子,八月熟。民采取核,和鱼羹尤美。今无用者。〔宗奭曰〕石南叶似枇杷叶之小者,而背无毛,光而不皱。正二月间开花。冬有二叶为花苞,苞既开,中有十五余花,大小如椿花,甚细碎。每一苞约弹许大,成一球。一花六叶,一朵有七八球,淡白绿色,叶末微淡赤色。花既开,蕊满花,但见蕊不见花。花才罢,去年绿叶尽脱落,渐生新叶。京洛、河北、河东、山东颇少,人故少用。湖南北、江东西、二浙甚多,故人多用。

　　叶

　　〔气味〕辛、苦,平,有毒。〔之才曰〕五加皮为使。恶小蓟。

　　〔主治〕养肾气,内伤阴衰,利筋骨皮毛(《本经》)。疗脚弱五脏邪气,除热。女子不可久服,令思男(《别录》)。能添肾气,治软脚烦闷疼,杀虫,逐诸风(甄权)。浸酒饮,治头风(时珍)。

　　〔发明〕〔恭曰〕石南叶为疗风邪丸散之要,今医家不复用其实矣。〔权曰〕虽能养肾,亦令人阴痿。〔时珍曰〕古方为治风痹肾弱要药。今人绝不知用,识者亦少,盖由甄氏《药性论》有令阴痿之说也。殊不知服此药者,能令肾强,嗜欲之人藉此放恣,以致痿弱,归咎于药,良可慨也。毛文锡《茶谱》云:湘人四月采杨桐草,捣汁浸米蒸,作乌饭食;必采石南芽为茶饮,乃去风也。暑月尤宜。杨桐即南烛也。

〔附方〕新三。

鼠瘘不合石南、生地黄、茯苓、黄连、雌黄等分,为散。日再傅之(《肘后方》)。

小儿通睛小儿误跌,或打着头脑受惊,肝系受风,致瞳人不正,观东则见西,观西则见东。宜石南散,吹鼻通顶。石南一两,藜芦三分,瓜丁五七个,为末。每吹少许入鼻,一日三度。内服牛黄平肝药(《普济方》)。

乳石发动烦热。石南叶为末。新汲水服一钱(《圣惠方》)。

实一名鬼目。

〔主治〕杀蛊毒,破积聚,逐风痹(《本经》)。

牡荆《别录·上品》。

〔校正〕并入《别录·有名未用》荆茎。

【释名】黄荆(《图经》)、小荆(《本经》)、楚(《诗经》)。〔弘景曰〕既是牡荆,不应有子。小荆应是牡荆。牡荆子大于蔓荆子,而反呼小荆,恐以树形为言。不知蔓荆树亦高大也。〔恭曰〕牡荆作树,不为蔓生,故称为牡,非无实之谓也。蔓荆子大,牡荆子小,故呼小荆。〔时珍曰〕古者刑杖以荆,故字从刑。其生成丛而疏爽,故又谓之楚(从林,从疋,疋即疏字也),济楚之义取此。荆楚之地,因多产此而名也。

【集解】〔《别录》曰〕牡荆实生河间、南阳、冤句山谷,或平寿、都乡高岸上及田野中。八月、九月采实,阴干。〔弘景曰〕论蔓荆即应是今作杖棰之荆。其子殊细,正如小麻子,色青黄。牡荆乃出北方,如乌豆大,正圆黑。仙术多用牡荆,今人都无识者。《李当之药录》言:溲疏一名杨栌,一名牡荆,理白中虚,断植即生。按今溲疏主疗与牡荆都不同,形类乖异。而仙方用牡荆,云能通神见鬼,非惟其实,枝叶并好。又云:荆树必枝叶相对者是牡荆,不对者即非牡荆也。并莫详虚实,更须博访。〔恭曰〕牡荆即作棰杖者,所在皆有之。实细黄色,茎劲作树生。《汉书·郊祀志》以牡荆茎为幡竿,则明知非蔓荆也。有青、赤二种,以青者为佳。今人相承多以牡荆为蔓荆,此极误也。〔颂曰〕牡荆,今眉州、蜀州及近汴京亦有之,俗名黄荆是也。枝茎坚劲,作科不作蔓。叶如蓖麻,更疏瘦。花红作穗。实细而黄,如麻子大。或云即小荆也。按陶隐居《登真隐诀》云:荆木之叶、华,通神见鬼精。注云:荆有三种。荆木即今作棰杖者,叶香,亦有花、子,子不入药。方术则用牡荆,其子入药,北人无识其木者。天监三年,天子将合神仙饭。奉敕论牡荆曰:荆,花白多子,子粗大。历历疏生,不过三两茎,多不能圆,或扁或异,或多似竹节。叶与余荆不殊。蜂多采牡荆,牡荆汁冷而甜。余荆被烧,则烟火气苦。牡荆体慢汁实,烟火不入其中,主治心风

牡荆

第一。于时远近寻觅,遂不值也。〔保昇曰〕陶氏不惟不别蔓荆,亦不识牡荆。蔓荆蔓生,牡荆树生,理自明矣。〔时珍曰〕牡荆处处山野多有,樵采为薪。年久不樵者,其树大如碗也。其木心方,其枝对生,一枝五叶或七叶。叶如榆叶,长而尖,有锯齿。五月杪间开花成穗,红紫色。其子大如胡荽子,而有白膜皮裹之。苏颂云叶似蓖麻者,误矣。有青、赤二种:青者为荆,赤者为楛。嫩条皆可为筥篚。古者贫妇以荆为钗,即此二木也。按裴渊《广州记》云:荆有三种:金荆可作枕,紫荆可作床,白荆可作履。与他处牡荆、蔓荆全异。宁浦有牡荆,指病自愈。节不相当者,月晕时刻之,与病人身齐等,置床下,病虽危亦无害也。杜宝《拾遗录》云:南方林邑诸地,在海中。山中多金荆,大者十围,盘屈瘤蹙,文如美锦,色如真金。工人用之,贵如沉、檀。此皆荆之别类也。《春秋运斗枢》云:玉衡星散而为荆。

实

〔气味〕苦,温,无毒。〔时珍曰〕辛,温。〔之才曰〕防风为之使,恶石膏。

〔主治〕除骨间寒热,通利胃气,止咳逆,下气(《别录》)。得柏实、青葙、术,疗风(之才)。炒焦为末,饮服,治心痛及妇人白带(震亨)。用半升炒熟,入酒一盏,煎一沸,热服,治小肠疝气甚效。浸酒饮,治耳聋(时珍)。

〔附方〕新一。

湿痰白浊牡荆子炒为末。每酒服二钱(《集简方》)。

叶

〔气味〕苦,寒,无毒。

〔主治〕久痢霍乱转筋,血淋,下部疮,湿蜃薄脚,主脚气肿满（《别录》）。

〔发明〕崔元亮《海上集验方》：治腰脚风湿痛蒸法：用荆叶不限多少，蒸令熟热，置大瓮中，其下着火温之。以病人置叶中，须臾当汗出。蒸时旋旋吃饭，稍倦即止。便以被盖避风，仍进葱豉酒及豆酒并得，以瘥为度。〔时珍曰〕蒸法虽妙，止宜施之野人。李仲南《永类方》云：治脚气诸病，用荆茎于坛中烧烟，熏涌泉穴及痛处，使汗出则愈。此法贵贱皆可用者。又谈野翁《试验方》：治毒蛇、望板归螫伤，满身洪肿发泡。用黄荆嫩头捣汁涂泡上，渣盦咬处，即消。此法乃出于葛洪《肘后方》（治诸蛇，以荆叶捣烂袋盛，薄于肿上）者也。《物类相感志》云：荆叶逼蚊。

〔附方〕旧一，新一。

九窍出血荆叶捣汁，酒和，服二合（《千金方》）。

小便尿血荆叶汁，酒服二合（《千金方》）。

根

〔气味〕甘、苦，平，无毒。〔时珍曰〕苦、微辛。

〔主治〕水煮服，治心风头风，肢体诸风，解肌发汗（《别录》）。

〔发明〕〔时珍曰〕牡荆苦能降，辛温能散；降则化痰，散则祛风，故风痰之病宜之。其解肌发汗之功，世无知者。按王氏《奇方》云：一人病风数年。予以七叶黄荆根皮、五加根皮、接骨草等分，煎汤日服，遂愈。盖得此意也。

荆茎〔《别录·有名未用》云〕八月、十月采，阴干。〔藏器曰〕即今荆杖也。煮汁堪染。

〔主治〕灼烂（《别录》）。洗灼疮及热焱疮，有效（藏器）。同荆芥、荜拨煎水，漱风牙痛（时珍）。

〔附方〕新一。

青盲内障春初取黄荆嫩头（九蒸九暴）半斤,用乌鸡一只,以米饲五日,安净板上,饲以大麻子,二三日,收粪曝干,入瓶内熬黄,和荆头为末,炼蜜丸梧子大。每服十五丸至二十丸,陈米饮下,日二（《圣济总录》）。

荆沥

〔修治〕〔时珍曰〕取法:用新采荆茎,截尺五长,架于两砖上,中间烧火炙之,两头以器承取,热服,或入药中。又法:截三四寸长,束入瓶中,仍以一瓶合住固,外以糠火煨烧,其汁沥入下瓶中,亦妙。

〔气味〕甘,平,无毒。

〔主治〕饮之,去心闷烦热,头风旋运目眩,心头漾漾欲吐,卒失音,小儿心热惊痫,止消渴,除痰唾,令人不睡（藏器）。除风热,开经络,导痰涎,行血气,解热痢（时珍）。

〔发明〕〔时珍曰〕荆沥气平味甘,化痰去风为妙药。故孙思邈《千金翼》云:凡患风人多热,常宜以竹沥、荆沥、姜汁各五合,和匀热服,以瘥为度。陶弘景亦云:牡荆汁治心风为第一。《延年秘录》云:热多用竹沥,寒多用荆沥。〔震亨曰〕二汁同功,并以姜汁助送,则不凝滞。但气虚不能食者,用竹沥;气实能食者,用荆沥。

〔附方〕旧六,新一。

中风口噤荆沥,每服一升（范汪方）。

头风头痛荆沥,日日服之（《集验方》）。

喉痹疮肿荆沥细细咽之。或以荆一握,水煎服之（《千金翼》）。

目中卒痛烧荆木,取黄汁点之（《肘后方》）。

心虚惊悸_{羸瘦者}。荆沥二升火，煎至一升六合，分作四服，日三夜一（《小品方》）。

赤白下痢_{五六年者}。荆沥，每日服五合（《外台秘要》）。

湿瘑疮癣<sub>荆木烧取汁，日涂之（《深师方》）。

蔓荆《本经·上品》

【释名】〔恭曰〕蔓荆苗蔓生，故名。

【集解】〔恭曰〕蔓荆生水滨。苗茎蔓延长丈余。春因旧枝而生小叶，五月叶成，似杏叶。六月有花，红白色，黄蕊。九月有实，黑斑，大如梧子而虚轻。冬则叶凋。今人误以小荆为蔓荆，遂将蔓荆为牡荆也。〔大明曰〕海盐亦有之。大如豌豆，蒂有轻软小盖子，六、七、八月采之。〔颂曰〕近汴京及秦、陇、明、越州多有之。苗茎高四五尺，对节生枝。叶类小楝，至夏盛茂。有花作穗淡红色，蕊黄白色，花下有青萼，至秋结子。旧说蔓生，而今所有并非蔓也。〔宗奭曰〕诸家所解，蔓荆、牡荆纷纠不一。经既言蔓荆明是蔓生，即非高木也；既言牡荆，则自木上生，又何疑焉？〔时珍曰〕其枝小弱如蔓，故名蔓生。

实

【修治】〔斅曰〕凡使，去蒂子下白膜一重，用酒浸一伏时，蒸之从巳至未，晒干用。〔时珍曰〕寻常只去膜打碎用之。

蔓荆

【气味】苦,微寒,无毒。〔《别录》曰〕辛、平、温。〔元素曰〕味辛温,气清。阳中之阴。入太阳经。胃虚人不可服,恐生痰疾。〔之才曰〕恶乌头、石膏。

【主治】筋骨间寒热,湿痹拘挛,明目坚齿,利九窍,去白虫。久服轻身耐老。小荆实亦等(《本经》)。风头痛,脑鸣,目泪出,益气。令人光泽脂致(《别录》)。治贼风,长髭发(甄权)。利关节,治痫疾、赤眼(大明)。太阳头痛,头沉昏闷,除目暗,散风邪,凉诸经血,止目睛内痛(元素)。搜肝风(好古)。

【发明】〔恭曰〕小荆实即牡荆子,其功与蔓荆同,故曰亦等也。〔时珍曰〕蔓荆气清味辛,体轻而浮,上行而散。故所主者,皆头面风虚之证。

【附方】新三。

令发长黑蔓荆子、熊脂等分,醋调涂之(《圣惠方》)。

头风作痛蔓荆子一升为末,绢袋盛,浸一斗酒中七日。温饮三合,日三次(《千金方》)。

乳痈初起蔓荆子炒,为末。酒服方寸匕,渣傅之(危氏《得效方》)。

栾荆《唐本草》

【释名】顽荆(《图经》)。

【集解】〔恭曰〕栾荆茎、叶都似石南,干亦反卷,经冬不死,叶上有细黑点者,真也,今雍州所用者是。而洛州乃用石荆当之,非也。俗方大用,而本草不载,亦无别名。但有栾华,功用又别,非此物花也。〔颂曰〕栾荆今生东海及淄州、汾州。所上者皆枝茎白,叶小圆而青色,颇似榆叶而长,冬夏不凋。六月开花,花

栾荆

有紫、白二种。子似大麻。四月采苗叶,八月采子。〔宗奭曰〕栾荆即牡荆也,子青色如茱萸,不合更立此条。苏恭又称石荆当之,转见穿凿。〔时珍曰〕按许慎《说文》云:栾,似木兰。木兰叶似桂,与苏恭所说叶似石南者相近。苏颂所图者即今牡荆,与《唐本草》者不合。栾荆是苏恭收入本草,不应自误。盖后人不识,遂以牡荆充之,寇氏亦指为牡荆耳。

子

【气味】辛、苦,温,有小毒。〔权曰〕甘、辛,微热,无毒。决明为之使。恶石膏。

【主治】大风,头面手足诸风,癫痫狂痉,湿痹寒冷疼痛(《唐本》)。四肢不遂,通血脉,明目,益精光(甄权)。合柏油同熬,涂人畜疮疥(苏颂)。

石荆《拾遗》

【集解】〔藏器曰〕石荆似荆而小,生水旁,《广济方》一名水荆是也。苏颂言洛人以当栾荆者,非也。

【主治】烧灰淋汁浴头,生发令长(藏器)。

紫荆宋《开宝》

〔校正〕并入(《拾遗》)紫珠。

【释名】紫珠(《拾遗》),皮名肉红(《纲目》)、内消(《《纲目》》)。〔时珍曰〕其木似黄荆而色紫,故名。其皮色红而消肿,故疡科呼为肉红,又曰内消,与何首乌同名。

紫荆

【集解】〔颂曰〕紫荆处处有之,人多种于庭院间。木似黄荆,叶小无桠,花深紫可爱。〔藏器曰〕即田氏之荆也。至秋子熟,正紫,圆如小珠,名紫珠。江东林泽间尤多。〔宗奭曰〕春开紫花甚细碎,共作朵生,出无常处,或生于木身之上,或附根上枝下,直出花。花罢叶出,光紧微圆。园圃多植之。〔时珍曰〕高树柔条,其花甚繁,岁二三次。其皮入药,以川中厚而紫色味苦如胆者为胜。

木并皮

【气味】苦,平,无毒。〔藏器曰〕苦,寒。〔大明曰〕皮、梗及花,气味功用并同。

【主治】破宿血,下五淋,浓煮汁服(《开宝》)。通小肠(大明)。解诸毒物,痈疽喉痹,飞尸蛊毒,肿下瘘,蛇、虺、虫、蚕、狂犬毒,并煮汁服。亦以汁洗疮肿,除血长肤(藏器)。活血行气,消肿解毒,治妇人血气疼痛,经水凝涩(时珍)。

【发明】〔时珍曰〕紫荆气寒味苦,色紫性降,入手、足厥阴血分。寒胜热,苦走骨,紫入营,故能活血消肿,利小便而解毒。杨清叟《仙传方》有冲和膏,以紫荆为君,盖亦得此意也。其方治一切痈疽发背流注诸肿毒,冷热不明者。紫荆皮(炒)三两,独活(去节,炒)三两,赤芍药(炒)二两,生白芷一两,木蜡(炒)一两,为末。用葱汤调,热敷。血得热则行,葱能散气也。疮不甚热者,酒调之。痛甚者,加乳香。筋不伸者,亦加乳香。大抵痈疽流注,皆是气血凝滞所成。遇温则散,遇凉则凝。此方温平,紫荆皮乃木之精,破血消肿。独活乃土之精,止风动血,引拔骨中毒,去痹湿气。芍药乃火之精,生血止痛。木蜡乃水之精,消肿散血,同独活能破石肿坚硬。白芷乃金之精,去风生肌止痛。盖血生则不死,血动则流通,肌生则不烂,痛止则不燋,风去则血自散,气破则硬可消,毒自除。五者交治,病安有不愈者乎?

【附方】新九。

妇人血气紫荆皮为末,醋糊丸樱桃大。每酒化服一丸(熊氏《补遗》)。

鹤膝风挛紫荆皮三钱,老酒煎服,日二次(《直指方》)。

伤眼青肿紫荆皮,小便浸七日,晒研,用生地黄汁、姜汁调傅。不肿用葱汁(《永类方》)。

猘犬咬伤紫荆皮末,沙糖调涂,留口退肿。口中仍嚼咽杏仁去毒(《仙传外科》)。

鼻中疳疮紫荆花阴干为末,贴之(《卫生易简方》)。

发背初生一切痈疽皆治。单用紫荆皮为末,酒调箍住,自然撮小不开。内服柞木饮子。乃救贫良剂也(《仙传外科》)。

痈疽未成用白芷、紫荆皮等分为末,酒调服。外用紫荆皮、木蜡、赤芍药等分为末,酒调作箍药(同上)。

痔疮肿痛紫荆皮五钱,新水食前煎服(《直指方》)。

产后诸淋紫荆皮五钱,半酒半水煎,温服(熊氏《补遗》)。

木槿《日华》

【释名】椴（音徒乱切。《尔雅》）、榇（音衬。《尔雅》）、蕣（音舜。《诗经》）、日及（《纲目》）、朝开暮落花（《纲目》）、藩篱草（《纲目》）、花奴（《纲目》）、王蒸（郭璞）。〔时珍曰〕此花朝开暮落，故名日及。曰槿曰蕣，犹仅荣一瞬之义也。《尔雅》云：椴，木槿。榇，木槿。郭璞注云：别二名也。或云：白曰椴，赤曰榇。齐鲁谓之王蒸，言其美而多也。《诗》云"颜如舜华"即此。

【集解】〔宗奭曰〕木槿花如小葵，淡红色，五叶成一花，朝开暮敛。湖南北人家多种植为篱障。花与枝两用。〔时珍曰〕槿，小木也。可种可插，其木如李。其叶末尖而有桠齿。其花小而艳，或白或粉红，有单叶、千叶者。五月始开，故《逸书月令》云"仲夏之月木槿荣"是也。结实轻虚，大如指头，秋深自裂，其中子如榆荚、泡桐、马兜铃之仁。种之易生。嫩叶可茹，作饮代茶。今疡医用皮治疮癣，多取川中来者，厚而色红。

皮并根

〔气味〕甘，平，滑，无毒。〔大明曰〕凉。

〔主治〕止肠风泻血，痢后热渴，作饮服之，令人得睡，并炒用（藏器）。治赤白带下，肿痛疥癣，洗目令

木槿

明,润燥活血（时珍）。

〔发明〕〔时珍曰〕木槿皮及花,并滑如葵花,故能润燥。色如紫荆,故能活血。川中来者,气厚力优,故尤有效。

〔附方〕新六。

赤白带下槿根皮二两（切）,以白酒一碗半,煎一碗,空心服之。白带用红酒甚妙（《纂要奇方》）。

头面钱癣槿树皮为末,醋调,重汤顿如胶,内傅之（王仲勉《经效方》）。

牛皮风癣川槿皮一两,大风子仁十五个,半夏五钱,剉,河水、井水各一碗,浸露七宿,入轻粉一钱,入水中,秃笔扫涂,覆以青衣,数日有臭涎出,妙。忌浴澡。夏月用尤妙（《扶寿方》）。

癣疮有虫川槿皮煎,入肥皂浸水,频频擦之。或以槿皮浸汁磨雄黄,尤妙（《简便方》）。

痔疮肿痛藩篱草根煎汤,先熏后洗（《直指方》）。

大肠脱肛槿皮或叶煎汤熏洗,后以白矾、五倍末傅之（《救急方》）。

花

〔气味〕同皮。

〔主治〕肠风泻血,赤白痢,并焙入药。作汤代茶,治风（大明）。消疮肿,利小便,除湿热（时珍）。

〔附方〕新三。

下痢噤口红木槿花去蒂,阴干为末。先煎面饼二个,蘸末食之（赵宜真《济急方》）。

风痰拥逆木槿花晒干焙研。每服一二匙,空心沸汤下。白花尤良（《简便方》）。

反胃吐食千叶白槿花,阴干为末。陈糯米汤调送三五口。不转再服（《袖珍方》）。

子

〔气味〕同皮。

〔主治〕偏正头风，烧烟熏患处。又治黄水脓疮，烧存性，猪骨髓调涂之（时珍）。

扶桑《纲目》

【释名】佛桑（《霏雪录》）、朱槿（《草木状》）、赤槿（同）、日及（同）。〔时珍曰〕东海日出处有扶桑树。此花光艳照日，其叶似桑，因以比之。后人讹为佛桑，乃木槿别种，故日及诸名亦与之同。

【集解】〔时珍曰〕扶桑产南方，乃木槿别种。其枝柯柔弱，叶深绿，微涩如桑。其花有红、黄、白三色，红者尤贵，呼为朱槿。嵇含《草木状》云：朱槿一名赤槿，一名日及，出高凉郡。花、茎、叶皆如桑。其叶光而厚。木高四五尺，而枝叶婆娑。其花深红色，五出，大如蜀葵，重敷柔泽。有蕊一条，长于花叶，上缀金屑，日光所烁，疑若焰生。一丛之上，日开数百朵，朝开暮落。自二月始，至中冬乃歇。插枝即活。

扶桑

叶及花

【气味】甘，平，无毒。

【主治】痈疽腮肿，取叶（或花），同白芙蓉叶、牛莠叶、白蜜研膏傅之，即散（时珍）。

木芙蓉《纲目》

〔校正〕并入《图经》地芙蓉。

【释名】地芙蓉（《图经》）、木莲（《纲目》）、华木（《纲目》）、柂木（音化。《集韵》）、拒霜（《纲目》）。〔时珍曰〕此花艳如荷花，故有芙蓉、木莲之名。八九月始开，故名拒霜。俗呼为柂皮树。相如赋谓之华木。注云：皮可为索也。苏东坡诗云："唤作拒霜犹未称，看来却是最宜霜。"苏颂《图经本草》有地芙蓉，云出鼎州，九月采叶，治疮肿，盖即此物也。

【集解】〔时珍曰〕木芙蓉处处有之，插条即生，小木也。其干丛生如荆，高者丈许。其叶大如桐，有五尖及七尖者，冬凋夏茂。秋半始着花，花类牡丹、芍药，有红者、白者、黄者、千叶者，最耐寒而不落。不结实。山人取其皮为索。川、广有添色拒霜花，初开白色，次日稍红，又明日则深红，先后相间如数色。霜时采花，霜后采叶，阴干入药。

叶并花

【气味】微辛，平，无毒。

【主治】清肺凉血，散热解毒，治一切大小痈疽肿毒恶疮，消肿排脓止痛（时珍）。

【发明】〔时珍曰〕芙蓉花并叶，气平而不寒不热，味微辛而性滑涎粘，其治痈肿之功，殊有神

木芙蓉

效。近时疡医秘其名为清凉膏、清露散、铁箍散,皆此物也。其方治一切痈疽发背,乳痈恶疮,不拘已成未成,已穿未穿。并用芙蓉叶,或根皮,或花,或生研,或干研末,以蜜调涂于肿处四围,中间留头,干则频换。初起者,即觉清凉,痛止肿消。已成者,即脓聚毒出。已穿者,即脓出易敛。妙不可言。或加生赤小豆末,尤妙。

【**附方**】新十。

久咳羸弱 九尖拒霜叶为末,以鱼鲊蘸食,屡效(危氏《得效方》)。

赤眼肿痛 芙蓉叶末,水和,贴太阳穴。名清凉膏(《鸿飞集》)。

经血不止 拒霜花、莲蓬壳等分,为末。每用米饮下二钱(《妇人良方》)。

偏坠作痛 芙蓉叶、黄檗各三钱,为末。以木鳖子仁一个磨醋,调涂阴囊,其痛自止(《简便方》)。

杖疮肿痛 芙蓉花叶研末,入皂角末少许,鸡子清调,涂之(方广《附余》)。

痈疽肿毒 重阳前取芙蓉叶研末,端午前取苍耳烧存性研末,等分,蜜水调,涂四围,其毒自不走散。名铁井阑(《简便方》)。

疔疮恶肿 九月九日采芙蓉叶阴干为末,每以井水调贴。次日用蚰蜒螺一个,捣涂之(《普济方》)。

头上癞疮 芙蓉根皮为末。香油调傅。先以松毛、柳枝煎汤洗之(傅滋《医学集成》)。

汤火灼疮 油调芙蓉末,傅之(《奇效方》)。

灸疮不愈 芙蓉花研末,傅之(《奇效方》)。

一切疮肿 木芙蓉叶、菊花叶同煎水,频熏洗之(《多能鄙事》)。

山茶《纲目》

【释名】〔时珍曰〕其叶类茗,又可作饮,故得茶名。

【集解】〔时珍曰〕山茶产南方。树生,高者丈许,枝干交加。叶颇似茶叶,而厚硬有棱,中阔头尖,面绿背淡。深冬开花,红瓣黄蕊。《格古论》云:花有数种:宝珠者,花簇如珠,最胜。海榴茶花蒂青,石榴茶中有碎花,踯躅茶花如杜鹃花,宫粉茶、串珠茶皆粉红色。又有一捻红、千叶红、千叶白等名,不可胜数,叶各小异。或云亦有黄色者。《虞衡志》云:广中有南山茶,花大倍中州者,色微淡,叶薄有毛。结实如梨,大如拳,中有数核,如肥皂子大。周定王《救荒本草》云:山茶嫩叶炸熟水淘可食,亦可蒸晒作饮。

花

〔气味〕缺。

〔主治〕吐血衄血,肠风下血,并用红者为末,入童溺、姜汁及酒调服,可代郁金(震亨)。汤火伤灼,研末,麻油调涂(时珍)。

子

〔主治〕妇人发𤶬,研末掺之(时珍。〇《摘玄方》)。

蜡梅《纲目》

【释名】黄梅花(《王安国诗》)。〔时珍曰〕此物本非梅类,因其与梅同时,香又相近,色似蜜蜡,故得此名。

【集解】〔时珍曰〕蜡梅小树,丛枝尖叶。种凡三种:以子种出不经接者,腊月开小花而香淡,名狗蝇梅;经接而花疏,开时含口者,名磬口梅;花密而香浓,色深黄如紫檀者,名檀香梅,

山茶

蜡梅

最佳。结实如垂铃,尖长寸余,子在其中。其树皮浸水磨墨,有光采。

花

【气味】辛,温,无毒。

【主治】解暑生津(时珍)。

伏牛花宋《开宝》

〔校正〕并入《图经》虎刺。

【释名】隔虎刺花(《《开宝》》)未详。

【集解】〔颂曰〕伏牛花生蜀地,所在皆有,今惟益州蜀地有之,多生川泽中。叶青细,似黄檗叶而不光。茎赤有刺。开花淡黄色作穗,似杏花而小,三月采,阴干。又睦州所生虎刺,云凌冬不凋,彼人无时采根、叶,治风肿疾。

花

〔气味〕苦、甘,平,无毒。

〔主治〕久风湿痹,四肢拘挛,骨肉疼痛。作汤,治风眩头痛,五痔下血(《开宝》)。

〔发明〕〔时珍曰〕伏牛花治风湿有名,而用者颇少。杨子建《护命方》有伏牛花散,治男女一切头风,发作有时,甚则大腑热秘。用伏牛花、山茵陈、桑寄生、白牵牛、川芎䓖、白僵蚕、蝎梢各二钱,荆芥穗四钱,为末。每服二钱,水煎一沸,连滓服。

根、叶、枝

〔主治〕一切肿痛风疾,细剉焙研,每服一钱匕,用温酒调下(颂)。

密蒙花 宋《开宝》

〔校正〕慎微曰:自《草部》移入《木部》。

【释名】水锦花(《炮炙论》)。〔时珍曰〕其花繁密蒙茸如簇锦,故名。

【集解】〔颂曰〕密蒙花,蜀中州郡皆有之。树高丈余。叶似冬青叶而厚,背白有细毛,又似橘叶。花微紫色。二月、三月采花,暴干用。〔宗奭曰〕利州甚多。叶冬不凋,亦不似冬青,柔而不光洁,不深绿。其花细碎,数十房成一朵,冬生春开。

花

【修治】〔敩曰〕凡使拣净,酒浸一宿,漉出候干,拌蜜令润,蒸之从卯至酉,日干再拌蒸,如此三度,日干用。每一两用酒八两,蜜半两。

【气味】甘,平、微寒,无毒。

【主治】青盲肤翳,赤涩多眵泪,消目中赤脉,小

伏牛花

密蒙花

儿麸豆及痄气攻眼（《开宝》）。羞明怕日（刘守真）。入肝经气、血分，润肝燥（好古）。

【附方】新一。

目中障翳密蒙花、黄檗根各一两，为末，水丸梧子大。每卧时汤服十丸至十五丸（《圣济录》）。

木绵《纲目》

【释名】古贝（《纲目》）、古终（《《纲目》》）。〔时珍曰〕木绵有二种：似木者名古贝，似草者名古终。或作吉贝者，乃古贝之讹也。梵书谓之睒婆，又曰迦罗婆劫。

【集解】〔时珍曰〕木绵有草、木二种。交广木绵，树大如抱。其枝似桐。其叶大，如胡桃叶。入秋开花，红如山茶花，黄蕊，花片极厚，为房甚繁，逼侧相比。结实大如拳，实中有白

木绵

绵，绵中有子。今人谓之斑枝花，讹为攀枝花。李延寿《南史》所谓林邑诸国出古贝花，中如鹅毳，抽其绪，纺为布；张勃《吴录》所谓交州、永昌木绵树高过屋，有十余年不换者，实大如杯，花中绵软白，可为缊絮及毛布者，皆指似木之木绵也。江南、淮北所种木绵，四月下种，茎弱如蔓，高者四五尺，叶有三尖如枫叶，入秋开花黄色，如葵花而小，亦有红紫者，结实大如桃，中有白绵，绵中有子，大如梧子，亦有紫绵者，八月采栱，谓之绵花；李延寿《南史》所谓高昌国有草，实如茧，中丝为细纩，名曰白叠，取以为帛，甚软白；沈怀远《南越志》所谓桂州出古终藤，结实如鹅毳，核如珠珣，治出其核，纺如丝绵，染为斑布者，皆指似草之木绵也。此种出南番，宋末始入江南，今则遍及江北与中州矣。不蚕而绵，不麻而布，利被天下，其益大哉。又《南越志》言：南诏诸蛮不养蚕，惟收娑罗木子中白絮，纫为丝，织为幅，名娑罗笼段。祝穆《方舆志》言：平缅出娑罗树，大者高三五丈，结子有绵，纫绵织为白毡兜罗绵。此亦斑枝花之类，各方称呼不同耳。

白绵及布

〔气味〕甘，温，无毒。

〔主治〕血崩金疮，烧灰用（时珍）。

子油用两瓶合烧取沥。

〔气味〕辛,热,微毒。

〔主治〕恶疮疥癣。然灯,损目(时珍)。

柞木宋《嘉祐》

【释名】凿子木(《纲目》)。〔时珍曰〕此木坚忍,可为凿柄,故俗名凿子木。方书皆作柞木,盖昧此义也。柞乃橡栎之名,非此木也。

【集解】〔藏器曰〕柞木生南方,细叶,今之作梳者是也。〔时珍曰〕此木处处山中有之,高者丈余。叶小而有细齿,光滑而韧。其木及叶丫皆有针刺,经冬不凋。五月开碎白花,不结子。其木心理皆白色。

柞木

木皮

〔气味〕苦,平,无毒。

〔时珍曰〕酸、涩。

〔主治〕黄疸病,烧末,水服方寸匕,日三(藏器)。治鼠瘘难产,催生利窍(时珍)。

〔附方〕新二。

鼠瘘柞木皮五升,水一斗,煮汁二升服,当有宿肉出而愈。乃张子仁方也(《外台秘要》)。

妇人难产催生柞木饮:不拘横生倒产,胎死腹中,用此屡效,乃上蔡张不愚方也。用大柞木枝一大握(长一尺,洗净),大甘草五寸,并寸折。以新汲水三升半,同入新沙瓶内,以纸三重紧封,文武火煎至一升半。待腰腹重痛,欲坐草时,温饮一小盏,便觉心下开豁。如渴,又饮一盏,至三四盏,觉下重便生,更无诸苦。切不可坐草太早,及坐婆乱为也(《妇人良方》)。

叶

〔主治〕肿毒痈疽(时珍)。

〔附方〕新一。

柞木饮治诸般痈肿发背。用干柞木叶四两,干荷叶中心蒂、干萱草根、甘草节、地榆各一两,细剉。每用半两,水二碗,煎一碗,早晚各一服。已成者其脓血自渐干涸,未成者其毒自消散也。忌一切饮食毒物(许学士《普济本事方》)。

黄杨木《纲目》

【集解】〔时珍曰〕黄杨生诸山野中,人家多栽插之。枝叶攒簇上耸,叶似初生槐芽而青厚,不花不实,四时不凋。其性难长,俗说岁长一寸,遇闰则退。今试之,但闰年不长耳。其木坚腻,作梳剜印最良。按段成式《酉阳杂俎》云:世重黄杨,以其无火也。用水试之,沉则无火。凡取此木,必以阴晦,夜无一星,伐之则不裂。

叶

【气味】苦,平,无毒。

【主治】妇人难产,入达生散中用。又主暑月生疖,捣烂涂之(时珍)。

不凋木《拾遗》

【集解】〔藏器曰〕生太白山岩谷。树高二三尺,叶似槐,茎赤有毛如棠梨,四时不凋。

【气味】苦,温,无毒。

【主治】调中补衰,治腰脚,去风气,却老变白(藏器)。

卖子木《唐本草》

【释名】买子木(《宋史》)。

【集解】〔恭曰〕卖子木出岭南、邛州山谷中。其叶似柿。〔颂曰〕今惟川西、渠州岁贡,作买子木。木高五七尺,径寸许。春生嫩枝条,叶尖,长一二寸,俱青绿色,枝梢淡紫色。四五月开碎花,百十枝围攒作大朵,焦红色。随花便生子如椒目,在花瓣中黑而光洁,每株花裁三五大朵尔。五月采其枝叶用。〔时珍曰〕《宋史》渠州贡买子木并子,则子亦当与枝叶同功,而本草缺载,无从考访。

黄杨木

卖子木

木

【修治】〔敩曰〕凡采得粗捣,每一两用酥五钱,同炒干入药。

【气味】甘、微咸,平,无毒。

【主治】折伤血内溜,续绝补骨髓,止痛安胎(《唐本》)。

木天蓼《唐本草》

〔校正〕并入《拾遗》小天蓼。

【释名】〔时珍曰〕其树高而味辛如蓼,故名。又马蓼亦名天蓼而物异。

【集解】〔恭曰〕木天蓼所在皆有,生山谷中。今安州、申州作藤蔓,叶似柘,花白,子如枣许,无定形,中瓤似茄子,味辛,啖之以当姜、蓼。〔藏器曰〕木蓼,今时所用出山南凤州。树高如冬青,不凋。不当以藤天蓼为注,既云木蓼,岂是藤生?自有藤蓼耳。藤蓼生江南、淮南山中,藤着树生,叶如梨,光而薄,子如枣,即苏恭以为木天蓼者。又有小天蓼,生天目山、四明山,树如栀子,冬月不凋,野兽食之。是有三天蓼,俱能逐风,而小者为胜。〔颂曰〕木天蓼今出信阳。木高二三丈。三月、四月开花似柘花。五月采子,子作球形似豲麻,子可藏作果食。苏恭所说自是藤天蓼也。〔时珍曰〕天蓼虽有三种,而功用仿佛,盖一类也。其子可为烛,其芽可食。故陆玑云:木蓼为

木天蓼

烛,明如胡麻。薛田咏蜀诗有"地丁叶嫩和岚采,天蓼芽新入粉煎"之句。

枝叶

〔气味〕辛,温,有小毒。

〔主治〕癥结积聚,风劳虚冷,细切酿酒饮(《唐本》)。

〔附方〕旧一,新二。

天蓼酒治风,立有奇效。木天蓼一斤,去皮细剉,以生绢盛,入好酒三斗浸之,春夏一七,秋冬二七日。每空心、日午、下晚各温一盏饮。若常服,只饮一次。老幼临时加减(《圣惠方》)。

气痢不止寒食一百五日,采木蓼暴干。用时为末,粥饮服一钱(《圣惠方》)。

大风白癞天蓼(刮去粗皮,剉)四两,水一斗,煎汁一升,煮糯米作粥,空心食之。病在上吐出,在中汗出,在下泄出。避风。○又方:天蓼三斤,天麻一斤半。生剉,以水三斗五升,煎一斗,去滓,石器慢煎如饧。每服半匙,荆芥、薄荷酒下,日二夜一,一月见效(《圣惠方》)。

小天蓼

〔气味〕甘,温,无毒。

〔主治〕一切风虚羸冷,手足疼痹,无论老幼轻重,浸酒及煮汁服之。十许日,觉皮肤间风出如虫行(藏器)。

〔发明〕〔藏器曰〕木天蓼出深山中,人云久服损寿,以其逐风损气故也。藤天蓼、小天蓼三者,俱能逐风。其中优劣,小者为胜。

子

〔气味〕苦、辛,微热,无毒。

〔主治〕贼风口面㖞斜,冷疹癖气块,女子虚劳(甄权)。

根

〔主治〕风虫牙痛,捣丸塞之,连易四五次,除根。勿咽汁(时珍。○出《普济》)。

放杖木《拾遗》

【释名】(缺)

【集解】〔藏器曰〕生温、括、睦、婺诸州山中。树如木天蓼。老人服之,一月放杖,故以为名。

【气味】甘,温,无毒。

【主治】一切风血,理腰脚,轻身变白不老,浸酒服之(藏器)。

接骨木《唐本草》

【释名】续骨木(《纲目》)、木蒴藋(《《唐本》》)。〔颂曰〕接骨以功而名。花、叶都类蒴藋、陆英、水芹辈,故一名木蒴藋。

【集解】〔恭曰〕所在皆有之。叶如陆英,花亦相似。但作树高一二丈许,木体轻虚无心。斫枝插之便生,人家亦种之。

【气味】甘、苦,平,无毒。〔藏器曰〕捣汁亦吐人,有小毒。

【主治】折伤,续筋骨,除风痒龋齿,可作浴汤(《唐本》)。根皮:主痰饮,下水肿及痰疟,煮汁服之,当利下及吐出。不可多服(藏器)。打伤淤血及产妇恶血,一切血不行,或不止,并煮汁服(时珍。○出《千金》)。

放杖木　　　　　　　　接骨木

【附方】旧一，新一。

折伤筋骨接骨木半两，乳香半钱，芍药、当归、芎䓖、自然铜各一两，为末。化黄蜡四两，投药搅匀，众手丸如芡子大。若止伤损，酒化一丸。若碎折筋骨，先用此傅贴，乃服（《卫生易简》）。

产后血运五心烦热，气力欲绝，及寒热不禁。以接骨木破如筭子一握，用水一升，煎取半升，分服。或小便频数，恶血不止，服之即瘥。此木煮之三次，其力一般。乃起死妙方也（《产书》）。

叶

〔主治〕痰疟，大人七叶，小儿三叶，生捣汁服，取吐（藏器）。

灵寿木《拾遗》

【释名】扶老杖（孟康）、椐（〖陆玑〗）。

【集解】〔藏器曰〕生剑南山谷。圆长皮紫。《汉书》:孔光年老,赐灵寿杖。颜师古注云:木似竹有节,长不过八九尺,围三四寸,自然有合杖制,不须削理。作杖,令人延年益寿。〔时珍曰〕陆氏《诗疏》云:椐即樻也。节中肿,似扶老,即今灵寿也。人以作杖及马鞭。弘农郡共北山有之。

根皮

【气味】苦,平。

【主治】止水（藏器）。

㯶木 音匆。○《拾遗》

【集解】〔藏器曰〕生江南山谷。高丈余,直上无枝,茎上有刺。山人折取头茹食,谓之吻头。〔时珍曰〕今山中亦有之。树顶丛生叶,山人采食,谓之鹊不踏,以其多刺而无枝故也。

白皮

【气味】辛,平,有小毒。

【主治】水痫,煮汁服一盏,当下水。如病已困,取根捣碎,坐之取气,水自下。又能烂人牙齿,有虫者取片许内孔中,当自烂落（藏器）。

木麻 《拾遗》

【集解】〔藏器曰〕生江南山谷林泽。叶似胡麻相对,山人取以酿酒饮。

【气味】甘,温,无毒。

【主治】老血,妇人月闭,风气羸瘦癥瘕。久服,令人有子（藏器）。

榔木

大空

大空《唐本草》

【集解】〔恭曰〕大空生襄州,所在山谷中亦有之,秦陇人名独空。作小树,抽条高六七尺。叶似楮,小圆厚。根皮赤色。〔时珍曰〕小树大叶,似桐叶而不尖,深绿而皱文。根皮虚软,山人采杀虱极妙。捣叶筛蔬圃中,杀虫。

根皮

【气味】辛、苦,平,有小毒。

【主治】杀三虫。作末和油涂发,虮虱皆死(苏恭)。

《本草纲目·木部》三十六卷

第三十七卷 木部

目录

右附方旧十七,新二十。

木之六杂木类七种,附录一十九种

淮木《本经》

城东腐木《别录》

东家鸡栖木《拾遗》

古厕木《拾遗》 厕筹附

古梼板《拾遗》

震烧木《拾遗》

河边木《拾遗》

　　右附方新一。

附录《别录》八种 《海药》二种 《拾遗》九种

新雉木	合新木	俳蒲木	遂阳木	学木核	枸核
木核	荻皮	栅木皮	乾陀木	马疡木	角落木
芙树	白马骨	慈母	黄屑	那耆悉	帝休
大木皮					

第三十七卷　木部

木之四寓木类一十二种

茯苓《本经·上品》

【释名】伏灵（《纲目》）、伏菟（《本经》）、松腴（《《记事珠》》）、不死面（《记事珠》），抱根者名茯神（《别录》）。〔宗奭曰〕多年樵斫之松根之气味，抑郁未绝，精英未沦。其精气盛者，发泄于外，结为茯苓，故不抱根，离其本体，有零之义也。津气不盛，止能附结本根，既不离本，故曰茯神。〔时珍曰〕茯苓，《史记·龟策传》作伏灵。盖松之神灵之气，伏结而成，故谓之伏灵、茯神也。《仙经》言：伏灵大如拳者，佩之令百鬼消灭，则神灵之气，亦可征矣。俗作苓者，传写之讹尔。下有伏灵，上有菟丝，故又名伏兔。或云"其形如兔，故名"，亦通。

【集解】〔《别录》曰〕茯苓、茯神生太山山谷大松下。二月、八月采，阴干。〔弘景曰〕今出郁州。大者如三四升器，外皮黑而细皱，内坚白，形如鸟、兽、龟、鳖者良。虚赤者不佳。性无朽蛀，埋地中二十年，犹色理无异也。〔恭曰〕今太山亦有茯苓，白实而块小，不复采用。第一出华山，形极粗大。雍州南山亦有，不如华山。〔保昇曰〕所在大松处皆有，惟华山最多。生枯松树下，形块无定，以似龟、鸟形者为佳。〔禹锡曰〕《范子计然》言：茯苓出嵩山及三辅。《淮南子》言：千年之松，下有茯苓，上有菟丝。《典术》言：松脂入地千岁为茯苓，望松树赤者下有之。《广志》言:茯神乃松汁所作,胜于茯苓。或云即茯苓贯着松根者。生朱提、濮阳县。〔颂曰〕今太、华、嵩山皆有之。出大松下,附根而生,无苗、叶、花、实,作块如拳在土底,大者至数斤,有赤、白二种。或云松脂变成,或云假松气而生。今东人见山中古松久为人斩伐,其枯折槎枿,枝叶不复上生者,谓之茯苓拨。即于四面丈余地内,以铁头锥刺地。如有茯苓,则锥固不可拔,乃掘取之。其拨大者,茯苓亦大。皆自作块,不附着根。

茯苓

其包根而轻虚者为茯神。则假气生者,其说胜矣。《龟策传》云:茯苓在菟丝之下,状如飞鸟之形。新雨已霁,天静无风,以火夜烧菟丝去之,即籫烛此地罩之,火灭即记其处。明乃掘取,入地四尺或七尺得矣。此类今不闻有之。〔宗奭曰〕上有菟丝之说,甚为轻信。〔时珍曰〕下有茯苓,则上有灵气如丝之状,山人亦时见之,非菟丝子之菟丝也。注《淮南子》者,以菟丝子及女萝为说,误矣。茯苓有大如斗者,有坚如石者,绝胜。其轻虚者不佳,盖年浅未坚故尔。刘宋王微《茯苓赞》云:"皓苓下居,彤丝上荟。中状鸡凫,其容龟蔡。神侔少司,保延幼艾。终志不移,柔红可佩。"观此彤丝,即菟丝之证矣。寇氏未解此义。

【修治】〔敩曰〕凡用,去皮、心,捣细,于水盆中搅浊,浮者滤去之。此是茯苓赤筋,若误服饵,令人瞳子并黑睛点小,兼盲目。〔弘景曰〕作丸散者,先煮二三沸乃切,暴干用。

【气味】甘，平，无毒。〔元素曰〕性温，味甘而淡，气味俱薄，浮而升，阳也。〔之才曰〕马间为之使。得甘草、防风、芍药、紫石英、麦门冬，共疗五脏。恶白蔹，畏牡蒙、地榆、雄黄、秦艽、龟甲，忌米醋及酸物。〔弘景曰〕药无马间，或是马茎也。〔恭曰〕李氏《本草》：马刀为茯苓使。间字草书似刀字，传讹尔。〔志曰〕二注恐皆非也。当是马蔺字。

【主治】胸胁逆气，忧恚惊邪恐悸，心下结痛，寒热烦满咳逆，口焦舌干，利小便。久服，安魂养神，不饥延年（《本经》）。止消渴好睡，大腹淋沥，膈中痰水，水肿淋结，开胸腑，调脏气，伐肾邪，长阴，益气力，保神守中（《别录》）。开胃止呕逆，善安心神，主肺痿痰壅，心腹胀满，小儿惊痫，女人热淋（甄权）。补五劳七伤，开心益志，止健忘，暖腰膝，安胎（大明）。止渴，利小便，除湿益燥，和中益气，利腰脐间血（元素）。逐水缓脾，生津导气，平火止泄，除虚热，开腠理（李杲）。泻膀胱，益脾胃，治肾积奔豚（好古）。

赤茯苓

〔主治〕破结气（甄权）。泻心、小肠、膀胱湿热，利窍行水（时珍）。

茯苓皮

〔主治〕水肿肤胀，开水道，开腠理（时珍）。

【发明】〔弘景曰〕茯苓白色者补，赤色者利。俗用甚多，仙方服食亦为至要。云其通神而致灵，和魂而炼魄，利窍而益肌，厚肠而开心，调营而理卫，上品仙药也。善能断谷不饥。〔宗奭曰〕茯苓行水之功多，益心脾不可缺也。〔元素曰〕茯苓赤泻白补，上古无此说。气味俱薄，性浮而升。其用有五：利小便也，开腠理也,生津液也,除虚热也,止泻也。如小便利或数者,多服则损人目。汗多人服之,亦损元气,夭人寿,为其淡而渗也。又云:淡为天之阳,阳当上行,何以利水而泻下?气薄者阳中之阴,所以茯苓利水泻下。不离阳之体,故入手太阳。〔杲曰〕白者入壬癸,赤者入丙丁。味甘而淡,降也,阳中阴也。其用有六:利窍而除湿,益气而和中,治惊悸,生津液,小便多者能止,小便结者能通。又云:湿淫所胜,小便不利。淡以利窍,甘以助阳。甘平能益脾逐水,乃除湿之圣药也。〔好古曰〕白者入手太阴、足太阳、少阳经气分,赤者入足太阴、手少阴、太阳气分。伐肾邪。小便多,能止之;小便涩,能利之。与车前子相似,虽利小便而不走气。酒浸与光明朱砂同用,能秘真元。味甘而平,如何是利小便耶?〔震亨曰〕茯苓得松之余气而成,属金,仲景利小便多用之,此暴新病之要药也。若阴虚者,恐未为宜。此物有行水之功,久服损人。八味丸用之者,亦不过接引他药归就肾经,去胞中久陈积垢,为搬运之功尔。〔时珍曰〕茯苓本草又言利小便,伐肾邪;至李东垣、王海藏乃言小便多者能止,涩者能通,同朱砂能秘真元;而朱丹溪又言阴虚者不宜用,义似相反,何哉?茯苓气味淡而渗,其性上行,生津液,开腠理,滋水之源而下降,利小便。故张洁古谓其属阳,浮而升,言其性也;东垣谓其为阳中之阴,降而下,言其功也。《素问》云:饮食入胃,游溢精气,上输于肺,通调水道,下输膀胱。观此,则知淡渗之药,俱皆上行而后下降,非直下行也。小便多,其源亦异。《素问》云:肺气盛则小便数而欠;虚则欠欬,小便遗数。心虚则少气遗溺。下焦虚则遗溺。胞移热于膀胱则遗溺。膀胱不利为癃,不约为遗溺。厥阴病则遗溺闭癃。所谓肺气盛者,实热也。其人必气壮脉强,宜用茯苓甘淡以渗其热,故曰小便多者能止也。若夫肺虚、心虚、胞热、厥阴病者,皆虚热也。其人必上热下寒,脉虚而弱。法当用升阳之药,以升水降火。膀胱不约、下焦虚者,乃火投于水,水泉不藏,脱阳之证。其人必肢冷脉迟。法当用温热之药,峻补其下,交济坎离。二证皆非茯苓辈淡渗之药所可治,故曰阴虚者不宜用也。仙家虽有服食之法,亦当因人而用焉。

茯神

〔气味〕甘,平,无毒。

〔主治〕辟不祥,疗风眩风虚,五劳口干,止惊悸、多恚怒、善忘,开心益智,安魂魄,养精神(《别录》)。补劳乏,主心下急痛坚满。人虚而小肠不利者,加而用之(甄权)。

神木即茯神心内木也,又名黄松节。

〔主治〕偏风,口面㖞斜,毒风,筋挛不语,心神惊掣,虚而健忘(甄权)。治脚气痹痛,诸筋牵缩(时珍)。

〔发明〕〔弘景曰〕仙方止云茯苓而无茯神,为疗既同,用应无嫌。〔时珍曰〕《神农本草》止言茯苓,《名医别录》始添茯神,而主治皆同。后人治心病必用茯神。故洁古张氏云:风眩心虚,非茯神不能除。然茯苓亦未尝不治心病也。陶弘景始言茯苓赤泻白补。李杲复分赤入丙丁、白入壬癸。此其发前人之秘者。时珍则谓茯苓、茯神,只当云赤入血分,白入气分,各从其类,如牡丹、芍药之义,不当以丙丁、壬癸分也。若以丙丁、壬癸分,则白茯神不能治心病,赤茯苓不能入膀胱矣。张元素不分赤白之说,于理欠通。《圣济录》松节散:用茯神心中木一两,乳香一钱,石器炒,研为末。每服二钱,木瓜酒下。治风寒冷湿搏于筋骨,足筋挛痛,行步艰难,但是诸筋挛缩疼痛并主之。

【附方】旧五,新二十六。

服茯苓法〔颂曰〕《集仙方》多单饵茯苓。其法:取白茯苓五斤,去黑皮,捣筛,以熟绢囊盛,于二斗米下蒸之,米熟即止,暴干又蒸,如此三遍。乃取牛乳二斗和合,着铜器中,微火煮如膏,收之。每食以竹刀割,随性饱食,辟谷不饥也。如欲食谷,先煮葵汁饮之。○又茯苓酥法:白茯苓三十斤(山之阳者甘美,山之阴者味苦),去皮薄切,暴干蒸之。以汤淋去苦味,淋之不止,其汁当甜。乃暴干筛末,用酒三石、蜜三升相和,置大瓮中,搅之百匝,密封勿泄气。冬五十日,夏二十五日,酥自浮出酒上。掠取,其味极甘美。作掌大块,空室中阴干,色赤如枣。饥时食一枚,酒送之,终日不食,名神仙度世之法。○又服食法:以茯苓合白菊花(或合桂心,或合术)为散、丸自任。皆可常服,补益殊胜。○《儒门事亲》方:用茯苓四两,头白面二两,水调作饼,以黄蜡三两煎熟。饱食一顿,便绝食辟谷。至三日觉难受,以后气力渐生也。○《经验后方》服法:用华山挺子茯苓,削如枣大方块,安新瓮内,好酒浸之,纸封三重,百日乃开,其色当如饧糖。可日食一块,至百日肌体润泽,一年可夜视物,久久肠化为筋,延年耐老,面若童颜。○《嵩高记》:用茯苓、松脂各二斤,淳酒浸之,和以白蜜。日三服之,久久通灵。○又法:白茯苓去皮,酒浸十五日,漉出为散。每服三钱,水调下,日三服。○孙真人《枕中记》云:茯苓久服,百日病除,二百日昼夜不眠,二年役使鬼神,四年后玉女来侍。○葛洪《抱朴子》云:任子季服茯苓十八年,玉女从之,能隐能彰,不食谷,灸瘢灭,面体玉泽。又黄初起服茯苓五万日,能坐在立亡,日中无影。

交感丸方见《草部》莎根下。

吴仙丹方见《果部》吴茱萸下。

胸胁气逆胀满。茯苓一两,人参半两。每服三钱,水煎服，日三（《圣济总录》）。

养心安神朱雀丸：治心神不定，恍惚健忘不乐，火不下降，水不上升，时复振跳。常服，消阴养火，全心气。茯神二两（去皮），沉香半两，为末，炼蜜丸小豆大。每服三十丸，食后人参汤下（《百一选方》）。

血虚心汗别处无汗，独心孔有汗，思虑多则汗亦多，宜养心血。以艾汤调茯苓末，日服一钱（《证治要诀》）。

心虚梦泄或白浊。白茯苓末二钱，米汤调下，日二服。苏东坡方也（《直指方》）。

虚滑遗精白茯苓二两，缩砂仁一两，为末，入盐二钱。精羊肉批片，掺药炙食，以酒送下（《普济方》）。

漏精白浊方见《菜部》薯蓣下。

浊遗带下威喜丸：治丈夫元阳虚惫，精气不固，小便白浊，余沥常流，梦寐多惊，频频遗泄，妇人白淫白带并治之。白茯苓（去皮）四两作匮，以猪苓四钱半，入内煮二十余沸，取出日干，择去猪苓，为末，化黄蜡搜和，丸弹子大。每嚼一丸，空心津下，以小便清为度。忌米醋。〔李时珍曰〕《抱朴子》言茯苓千万岁，其上生小木，状似莲花，名曰木威喜芝。夜视有光，烧之不焦，带之辟兵，服之长生。《和剂局方》威喜丸之名，盖取诸此。

小便频多白茯苓（去皮）、干山药（去皮，以白矾水瀹过，焙）等分，为末。每米饮服二钱（《儒门事亲》方）。

小便不禁茯苓丸：治心肾俱虚，神志不守，小便不禁。用白茯苓、赤茯苓等分，为末。以新汲水挼洗去筋，控干，以酒煮地黄汁捣膏搜和，丸弹子大。每嚼一丸，空心盐酒下（《三因方》）。

小便淋浊由心肾气虚，神志不守，小便淋沥或梦遗白浊。赤、白茯苓等分，为末。新汲水飞去沫，控干。以地黄汁同捣，酒熬作膏,和丸弹子大。空心盐汤嚼下一丸(《三因方》)。

下虚消渴上盛下虚,心火炎烁,肾水枯涸,不能交济而成渴证。白茯苓一斤,黄连一斤,为末,熬天花粉作糊,丸梧子大。每温汤下五十丸(《德生堂经验方》)。

下部诸疾龙液膏:用坚实白茯苓去皮焙研,取清溪流水浸去筋膜,复焙,入瓷罐内,以好蜜和匀,入铜釜内,重汤桑柴灰煮一日,取出收之。每空心白汤下二三匙,解烦郁燥渴。一切下部疾,皆可除(《积善堂方》)。

飧泄滑痢不止。白茯苓一两,木香(煨)半两,为末。紫苏木瓜汤下二钱(《百一选方》)。

妊娠水肿小便不利,恶寒。赤茯苓(去皮)、葵子各半两,为末。每服二钱,新汲水下(禹讲师方)。

卒然耳聋黄蜡不拘多少,和茯苓末细嚼,茶汤下(《普济方》)。

面黚雀斑白茯苓末,蜜和,夜夜傅之,二七日愈(姚僧垣《集验方》)。

猪鸡骨哽五月五日,取楮子(晒干)、白茯苓等分,为末,每服二钱,乳香汤下。一方不用楮子,以所哽骨煎汤下(《经验良方》)。

痔漏神方赤、白茯苓(去皮)、没药各二两,破故纸四两,石臼捣成一块。春、秋酒浸三日,夏二日,冬五日;取出木笼蒸熟,晒干为末,酒糊丸梧子大。每酒服二十丸,渐加至五十丸(董炳《集验方》)。

血余怪病手十指节断坏,惟有筋连,无节肉,虫出如灯心,长数尺,遍身绿毛卷,名曰血余。以茯苓、胡黄连煎汤,饮之愈(夏子益《奇疾方》)。

水肿尿涩茯苓皮、椒目等分,煎汤,日饮取效(《普济方》)。

琥珀《别录·上品》

【释名】江珠(《《博物志》》)。〔时珍曰〕虎死则精魄入地化为石,此物状似之,故谓之虎魄。俗文从玉,以其类玉也。梵书谓之阿湿摩揭婆。

【集解】〔《别录》曰〕琥珀生永昌。〔弘景曰〕旧说松脂沦入地千年所化。今烧之亦作松气。亦有中有一蜂,形色如生者。《博物志》乃云烧蜂巢所作,恐非实也。此或蜂为松脂所沾,因坠地沦没尔。亦有煮鳖鸡子及青鱼鳅作者,并非真。惟以手心摩热拾芥为真。今并从外国来,而出茯苓处并无,不知出琥珀处复有茯苓否也?〔恂曰〕琥珀是海松木中津液,初若桃胶,后乃凝结。复有南珀,不及舶上来者。〔保昇曰〕枫脂入地千年变为琥珀,不独松脂变也。大抵木脂入地千年皆化,但不及枫、松有脂而多经年岁尔。蜂巢既烧,安有蜂形尚在其间?〔宗奭曰〕今西戎亦有,其色差淡而明澈。南方者色深而重浊,彼土人多碾为物形。若谓千年茯苓所化,则其沾着蜂、蚁宛然具在,极不然也。《地理志》云:海南林邑多出琥珀,松脂沦入地所化。有琥珀则旁无草木。入土浅者五尺,深者八九尺。大者如斛,削去皮乃成。此说为胜。但土地有所宜、不宜,故有能化、不化。烧蜂之说,不知何据。〔承曰〕诸家所说茯苓、琥珀,虽有小异同,皆云松脂所化。但茯苓、茯神,乃大松摧折或斫伐,而根瘢不朽,津液下流而结成,故治心肾,通津液也。若琥珀乃是松树枝节荣盛时,为炎日所灼,流脂出树身外,日渐厚大,因堕土中,津润岁久,为土所渗泄,而光莹之体独存。今可拾芥,尚有粘性。故其虫蚁之类,乃未入土时所粘者。二物皆自松出,而所禀各异。茯苓生于阴而成于阳,琥珀生于阳而成于阴,故皆治营安心而利水也。〔敩曰〕凡用须分红松脂、石珀、水珀、花珀、物象珀、瑿珀、琥珀。其红松脂如琥珀，只是浊，太脆，文横。水珀多无红，色如浅黄，多皱文。石珀如石重，色黄不堪用。花珀文似新马尾松心文，一路赤，一路黄。物象珀其内自有物命，入用神妙。瑿珀是众珀之长。琥珀如血色，以布拭热，吸得芥子者，真也。〔时珍曰〕琥珀拾芥，乃草芥，即禾草也。雷氏言拾芥子，误矣。《唐书》载西域康干河松木，入水一二年化为石，正与松、枫诸木沈

琥珀、瑿

入土化珀，同一理也。今金齿、丽江亦有之。其茯苓千年化琥珀之说，亦误传也。按曹昭《格古论》云：琥珀出西番、南番，乃枫木津液多年所化。色黄而明莹者名蜡珀，色若松香红而且黄者名明珀，有香者名香珀，出高丽、倭国者色深红。有蜂、蚁、松枝者尤好。

【修治】〔敩曰〕入药，用水调侧柏子末，安瓷锅中，置琥珀于内煮之，从巳至申，当有异光，捣粉筛用。

【气味】甘，平，无毒。

【主治】安五脏，定魂魄，杀精魅邪鬼，消瘀血，通五淋（《别录》）。壮心，明目磨翳，止心痛癫邪，疗蛊毒，破结癥，治产后血枕痛（大明）。止血生肌，合金疮（藏器）。清肺，利小肠（元素）。

【发明】〔震亨曰〕古方用为利小便，以燥脾土有功，脾能

运化,肺气下降,故小便可通。若血少不利者,反致其燥急之苦。〔弘景曰〕俗中多带之辟恶。刮屑服,疗瘀血至验。《仙经》无正用。〔藏器曰〕和大黄、鳖甲作散,酒下方寸匕,下恶血、妇人腹内血,尽即止。宋高祖时,宁州贡琥珀枕,碎以赐军士,傅金疮。

【附方】旧四,新五。

琥珀散止血生肌,镇心明目,破癥瘕气块,产后血运闷绝,儿枕痛,并宜饵此方。琥珀一两,鳖甲一两,京三棱一两,延胡索半两,没药半两,大黄六铢,熬捣为散。空心酒服三钱匕,日再服。神验莫及。产后即减大黄(《海药本草》)。

小儿胎惊琥珀、防风各一钱,朱砂半钱,为末。猪乳调一字,入口中,最妙(《直指方》)。

小儿胎痫琥珀、朱砂各少许,全蝎一枚,为末。麦门冬汤调一字服(《直指方》)。

小便转胞真琥珀一两,为末。用水四升,葱白十茎,煮汁三升,入珀末二钱,温服。沙石诸淋,三服皆效(《圣惠方》)。

小便淋沥琥珀为末二钱,麝香少许。白汤服之,或萱草煎汤服。老人、虚人以人参汤下。亦可蜜丸,以赤茯苓汤下(《普济方》)。

小便尿血琥珀为末。每服二钱,灯心汤下(《直指方》)。

从高坠下有瘀血在内。刮琥珀屑,酒服方寸匕。或入蒲黄三二匕,日服四五次(《外台秘要》)。

金疮闷绝不识人。琥珀研粉,童子小便调一钱。三服瘥(《鬼遗方》)。

鱼骨哽咽六七日不出。用琥珀珠一串,推入哽所,牵引之即出(《外台秘要》)。

瑿音黳。〇宋《嘉祐》

【释名】瑿珀（《炮炙论》）。〔敩曰〕瑿是众珀之长，故号瑿珀。〔时珍曰〕亦作瑿。其色黳黑，故名。

【集解】〔恭曰〕古来相传松脂千年为茯苓，又千年为琥珀，又千年为瑿。二物烧之皆有松气。状似玄玉而轻。出西戎，而有茯苓处无此物。今西州南三百里碛中得者，大则方尺，黑润而轻，烧之腥臭。高昌人名为木瑿，谓玄玉为石瑿。洪州土石间得者，烧作松气，功同琥珀，见风拆破，不堪为器。恐此二种及琥珀，或非松脂所为也。〔慎微曰〕《梁四公记》：杰公云：交河之间平碛中，掘深一丈，下有瑿珀，黑逾纯漆，或大如车轮。末服，攻妇人小肠癥瘕诸疾。〔时珍曰〕瑿即琥珀之黑色者，或因土色熏染，或是一种木沈结成，未必是千年琥珀复化也。《玉策经》言：松脂千年作茯苓，茯苓千年作琥珀，琥珀千年作石胆，石胆千年作威喜。大抵皆是神异之说，未可深凭。雷敩琥珀下所说诸珀可据。

【气味】甘，平，无毒。

【主治】补心安神，破血生肌，治妇人癥瘕（《唐本》）。小儿带之辟恶，磨滴目翳赤障（藏器）。

猪苓《本经·中品》

【释名】豭猪屎（《本经》）、豕橐（《庄子》）、地乌桃（《图经》）。〔弘景曰〕其块黑似猪屎，故以名之。司马彪注《庄子》云："豕橐一名苓，其根似猪矢。"是也。〔时珍曰〕马屎曰通，猪屎曰零（即苓字），其块零落而下故也。

【集解】〔《别录》曰〕猪苓生衡山山谷，及济阴冤句。二月、

猪苓

八月采,阴干。〔弘景曰〕是枫树苓,其皮黑色,肉白而实者佳,削去皮用。〔颂曰〕今蜀州、眉州亦有之。生土底,不必枫根下始有也。〔时珍曰〕猪苓亦是木之余气所结,如松之余气结茯苓之义。他木皆有,枫木为多耳。

【修治】〔敩曰〕采得,铜刀削去粗皮,薄切,以东流水浸一夜。至明漉出,细切,以升麻叶对蒸一日,去叶,晒干用。〔时珍曰〕猪苓取其行湿,生用更佳。

【气味】甘,平,无毒。

〔普曰〕神农:甘。雷公:苦,无毒。〔权曰〕微热。〔元素曰〕气平味甘,气味俱薄,升而微降,与茯苓同。〔杲曰〕淡、甘、平,降也,阳中阴也。〔好古曰〕甘重于苦,阳也。入足太阳、足少阴经。

【主治】痎疟,解毒蛊疰不祥,利水道。久服,轻身耐老(《本经》)。解伤寒温疫大热,发汗,主肿胀满腹急痛(甄权)。治渴除湿,去心中懊憹(元素)。泻膀胱(好古)。开腠理,治淋肿脚气,白浊带下,妊娠子淋胎肿,小便不利(时珍)。

【发明】〔颂曰〕张仲景治消渴脉浮、小便不利、微热者,猪苓散发其汗。病欲饮水而复吐,名为水逆,冬时寒嗽如疟状者,亦与猪苓散,此即五苓散也。猪苓、茯苓、术各三分,泽泻五分,桂二分,细捣筛,水服方寸匕,日三。多饮暖水,汗出即愈。利水道诸汤剂,无若此骤,今人皆用之。〔杲曰〕苦以泄滞,甘以助阳,淡以利窍,故能除湿利小便。〔宗奭曰〕猪苓行水之功多,久服必损肾气,昏人目。久服者宜详审之。〔元素曰〕猪苓淡渗,大燥亡津液,无湿证者勿服之。〔时珍曰〕猪苓淡渗,气升而又能降。故能开腠理,利小便,与茯苓同功。但入补药不如茯苓也。

【附方】旧五,新二。

伤寒口渴邪在脏也,猪苓汤主之。猪苓、茯苓、泽泻、滑石、阿胶各一两。以水四升,煮取二升。每服七合,日三服。呕而思水者,亦主之(张仲景方)。

小儿秘结猪苓一两,以水少许,煮鸡屎白一钱,调服,立通(《外台秘要》)。

通身肿满小便不利。猪苓五两,为末。熟水服方寸匕,日三服(杨氏《产乳》)。

妊娠肿渴从脚至腹,小便不利,微渴引饮。方同上法(《子母秘录》)。

妊娠子淋方同上法,日三夜二,以通为度(《小品方》)。

壮年梦遗方见《草部》半夏下。

消渴白浊方见半夏。

雷丸《本经·下品》

【释名】雷实(《别录》)、雷矢(同上)、竹苓(《《纲目》》)。〔时珍曰〕雷斧、雷楔,皆霹雳击物精气所化。此物生土中,无苗叶而杀虫逐邪,犹雷之丸也。竹之余气所结,故曰竹苓。苓亦屎也,古者屎、矢字通用。

【集解】〔《别录》曰〕雷丸生石城山谷及汉中土中。八月采根,暴干。〔弘景曰〕今出建平、宜都间。累累相连如丸。〔恭曰〕雷丸,竹之苓也。无有苗蔓,皆零,无相连者。今出房州、金

雷丸

州。〔时珍曰〕雷丸大小如栗,状如猪苓而圆,皮黑肉白,甚坚实。

【修治】〔敩曰〕凡使,用甘草水浸一夜,铜刀刮去黑皮,破作四五片。以甘草水再浸一宿,蒸之,从巳至未,日干。酒拌再蒸,日干用。〔大明曰〕入药炮用。

【气味】苦,寒,有小毒。〔《别录》曰〕咸,微寒,有小毒。赤者杀人,白者善。〔普曰〕神农:苦。黄帝、岐伯、桐君:甘,有毒。扁鹊:甘,无毒。李当之:大寒。〔权曰〕苦,有小毒。〔时珍曰〕甘、微苦,平。〔之才曰〕荔实、厚朴、芫花为之使,恶蓄根、葛根。

【主治】杀三虫,逐毒气胃中热。利丈夫,不利女子(《本经》)。作摩膏,除小儿百病,逐邪气恶风汗出,除皮中热结积蛊毒,白虫寸白自出不止。久服,令人阴痿(《别录》)。逐风,主癫痫狂走(甄权)。

【发明】〔弘景曰〕《本经》云利丈夫,《别录》曰久服阴痿,于事相反。〔志曰〕《经》言利丈夫不利女子,乃疏利男子元气,不疏利女子脏气,故曰久服令人阴痿也。〔时珍曰〕按陈正敏《遁斋闲览》云:杨勔中年得异疾,每发语,腹中有小声应之,久渐声大。有道士见之,曰:此应声虫也。但读本草,取不应者治之。读至雷丸,不应。遂顿服数粒而愈。

【附方】旧一,新二。

小儿出汗有热。雷丸四两,粉半斤,为末扑之(《千金方》)。

下寸白虫雷丸，水浸去皮，切焙为末。五更初，食炙肉少许，以稀粥饮服一钱匕。须上半月服，虫乃下（《经验前方》）。

筋肉化虫方见《石部》雄黄下。

桑上寄生《本经·上品》

【释名】寄屑（《本经》）、寓木（《本经》）、宛童（《本经》）、茑（鸟、吊二音。〖《诗经》〗）。〔时珍曰〕此物寄寓他木而生，如鸟立于上，故曰寄生、寓木、茑木。俗呼为寄生草。《东方朔传》云：在树为寄生，在地为蔂薆。

【集解】〔《别录》曰〕桑上寄生，生弘农川谷桑树上。三月三日采茎叶，阴干。〔弘景曰〕寄生松上、杨上、枫上皆有，形类是一般，但根津所因处为异，则各随其树名之。生树枝间，根在枝节之内。叶圆青赤，厚泽易折。旁自生枝节。冬夏生，四月花白。五月实赤，大如小豆。处处皆有，以出彭城者为胜。俗呼为续断用之，而《本经》续断别在上品，主疗不同，市人混杂无识者。〔恭曰〕此多生枫、槲、榉柳、水杨等树上。叶无阴阳，如细柳叶而厚脆。茎粗短。子黄色，大如小枣。惟虢州有桑上者，子汁甚黏，核大似小豆，九月始熟，黄色。陶言五月实赤，大如小豆，盖未见也。江南人相承用其茎为续断，殊不相关。〔保昇曰〕诸树多有寄生，茎、叶并相似，云是乌鸟食一

桑上寄生

物子,粪落树上,感气而生。叶如橘而厚软,茎如槐而肥脆。处处虽有,须桑上者佳。然非自采,即难以别。可断茎视之,色深黄者为验。又《图经》云:叶似龙胆而厚阔。茎短似鸡脚,作树形。三月、四月花,黄白色。六月、七月结子,黄绿色,如小豆,以汁稠粘者良也。〔大明曰〕人多收櫸树上者为桑寄生。桑上极少,纵有,形与櫸上者亦不同。次即枫树上者,力与櫸树上者相同,黄色。七月、八月采。〔宗奭曰〕桑寄生皆言处处有之。从官南北,处处难得。岂岁岁斫践之,苦不能生耶?抑方宜不同耶?若以为鸟食物子落枝节间感气而生,则麦当生麦,谷当生谷,不当生此一物也。自是感造化之气,别是一物。古人惟取桑上者,是假其气尔。第以难得真者,真者下咽,必验如神。向有求此于吴中诸邑者。予遍搜不可得,遂以实告之。邻邑以他木寄生送上,服之逾月而死,可不慎哉?〔震亨曰〕桑寄生药之要品,而人不谙其的,惜哉。近海州邑及海外之境,其地暖而不蚕,桑无采捋之苦,气厚意浓,自然生出也。何尝节间可容他子耶?〔时珍曰〕寄生,高者二三尺。其叶圆而微尖,厚而柔,面青而光泽,背淡紫而有茸。人言川蜀桑多,时有生者。他处鲜得。须自采或连桑采者乃可用。世俗多以杂树上者充之,气性不同,恐反有害也。按郑樵《通志》云:寄生有两种:一种大者,叶如石榴叶;一种小者,叶如麻黄叶。其子皆相似。大者曰茑,小者曰女萝。今观《蜀本》韩氏所说亦是两种,与郑说同。

【修治】〔敩曰〕采得,铜刀和根、枝、茎、叶细剉,阴干用。勿见火。

【气味】苦,平,无毒。〔《别录》曰〕甘,无毒。

【主治】腰痛,小儿背强,痈肿,充肌肤,坚发齿,长须眉,安胎(《本经》)。去女子崩中内伤不足,产后余疾，下乳汁，主金疮，去痹（《别录》）。助筋骨，益血脉（大明）。主怀妊漏血不止，令胎牢固（甄权）。

实

〔气味〕甘，平，无毒。

〔主治〕明目，轻身，通神（《本经》）。

【附方】新四。

膈气生桑寄生捣汁一盏，服之（《集简方》）。

胎动腹痛桑寄生一两半，阿胶（炒）半两，艾叶半两，水一盏半，煎一盏，去滓温服。或去艾叶（《圣惠方》）。

毒痢脓血六脉微小，并无寒热。宜以桑寄生二两，防风、大芎二钱半，炙甘草三铢，为末。每服二钱，水一盏，煎八分，和滓服（杨子建《护命方》）。

下血后虚下血止后，但觉丹田元气虚乏，腰膝沉重少力。桑寄生为末。每服一钱，非时白汤点服（杨子建《护命方》）。

松萝《本经·中品》

【释名】女萝（《别录》）、松上寄生（《纲目》）。〔时珍曰〕名义未详。

【集解】〔《别录》曰〕松萝生熊耳山谷松树上。五月采，阴干。〔弘景曰〕东山甚多。生杂树上，而以松上者为真。《诗》云："茑与女萝，施于松上。"茑是寄生，以桑上者为真，不用松上者，互有异同尔。〔时珍曰〕按毛苌《诗注》云：女萝，菟丝也。《吴普本草》：菟丝一名松萝。陶弘景谓茑是桑上寄生，松萝是松上寄生。陆佃《埤雅》言：茑是松、柏上寄生，女萝是松上浮蔓。又言：在木为女萝，在草为菟丝。郑樵《通志》言：寄生有二种：大曰茑，小曰女萝。陆玑《诗疏》言：菟丝蔓生草上，黄赤如金，非松萝也。松萝蔓延松上生枝正青,与菟丝殊异。罗愿《尔雅翼》云:女萝色青而细长,无杂蔓。故《山鬼》云"被薜荔兮带女萝",谓青长如带也。菟丝黄赤不相类。然二者皆附木而生,有时相结。故《古乐府》云:"南山幂幂菟丝花,北陵青青女萝树。由来花叶同一根,今日枝条分两处。"《唐乐府》云:"菟丝故无情,随风任颠倒。谁使女萝枝,而来强萦抱。两草犹一心,人心不如草。"据此诸说,则女萝之为松上蔓,当以二陆、罗氏之说为的。其曰菟丝者,误矣。

【气味】苦、甘,平,无毒。

【主治】瞋怒邪气,止虚汗头风,女子阴寒肿痛(《本经》)。疗痰热温疟,可为吐汤,利水道(《别录》)。治寒热,吐胸中客痰涎,去头疮、项上瘤瘿,令人得眠(甄权)。

【发明】〔时珍曰〕松萝能平肝邪,去寒热。同瓜蒂诸药则能吐痰,非松萝能吐人也。葛洪《肘后方》:治胸中有痰,头痛不欲食,气壮者。用松萝、杜蘅各三两,瓜蒂三十枚,酒一升二合渍再宿。旦饮一合,取吐。不吐,晚再服一合。孙思邈《千金方》:治胸膈痰澼积热,断膈汤:用松萝、甘草各一两,恒山三两,瓜蒂二十一枚,水、酒各一升半,煮取一升半。分三服,取吐。

枫柳《唐本草》

【集解】〔恭曰〕枫柳出原州。叶似槐,茎赤根黄。子六月熟,绿色而细。剥取茎皮用。〔时珍曰〕苏恭言枫柳有毒,出原州。陈藏器驳之,以为枫柳皮即今枫树皮,性涩能止水痢。按《斗门方》言即今枫树上寄生,其叶亦可制粉霜,此说是也。若是枫树,则处处甚多,何必专出原州耶?陈说误矣。枫皮见前枫香脂下。

皮

【气味】辛,大热,有毒。

【主治】风,龋齿痛(《唐本》)。积年痛风不可忍,久治无效者。细剉焙,不限多少,入脑、麝浸酒常服,以醉为度(《斗门方》)。

桃寄生《纲目》

【气味】苦,辛,无毒。

【主治】小儿中蛊毒,腹内坚痛,面目青黄,淋露骨立。取二两为末,如茶点服,日四五服(时珍。○《圣惠方》)。

柳寄生《纲目》

【集解】〔时珍曰〕此即寄生之生柳上者。

【气味】苦,平,无毒。

【主治】膈气刺痛,捣汁服一杯(时珍)。

占斯《别录·下品》

【释名】炭皮(《别录》)、良无极(《纲目》)。〔时珍曰〕占斯,《范汪方》谓之良无极,《刘涓子鬼遗方》谓之木占斯,盛称其功,而《别录》一名炭皮,殊不可晓。

【集解】〔《别录》曰〕占斯生太山山谷。采无时。〔弘景曰〕李当之云:是樟树上寄生,树大衔枝在肌肉。今人皆以胡桃皮为之,非是真也。按《桐君采药录》云:生上洛。是木皮,状如厚朴,色似桂白,其理一纵一横。今市人皆削,乃似厚朴,而无正纵横理。不知此复是何物,莫测真假也。

【气味】苦,温,无毒。〔权曰〕辛,平,无毒。茱萸为之使。

【主治】邪气湿痹，寒热疝疮，除水坚积血癥，月闭无子，小儿躄不能行，诸恶疮痈肿，止腹痛，令女人有子（《别录》）。主脾热，洗手足水烂伤（甄权）。解狼毒毒（藏器）。

【附方】新一。

木占斯散治发背肠痈疽痔，妇人乳痈，诸产癥瘕，无有不疗。服之肿去痛止脓消，已溃者便早愈也。木占斯、甘草（炙）、厚朴（炙）、细辛、栝蒌、防风、干姜、人参、桔梗、败酱各一两。为散。酒服方寸匕，昼七夜四，以多为善。此药入咽，当觉流入疮中，令化为水也。痈疽灸不发败坏者，尤可服之。内痈在上者，当吐脓血；在下者，当下脓血。其疮未坏及长服者，去败酱。一方加桂心（《刘涓子鬼遗方》）。

石刺木《拾遗》

【集解】〔藏器曰〕石刺木乃木上寄生也。生南方林箐间。其树江西人呼为靳刺，亦种为篱院，树似棘而大，枝上有逆钩。

根皮

【气味】苦，平，无毒。

【主治】破血，产后余血结瘕。煮汁服，神验不可言（藏器）。

木之五 苞木类四种

竹《本经·中品》

【释名】〔时珍曰〕竹字象形。许慎《说文》云："竹，冬生艸也。"故字从倒艸。戴凯之《竹谱》云：植物之中,有名曰竹。不刚不柔,非草非木。小异实虚,大同节目。

【集解】〔弘景曰〕竹类甚多,入药用䉶竹,次用淡、苦竹。又一种薄壳者,名甘竹,叶最胜。又有实中竹、篁竹,并以笋为佳,于药无用。〔颂曰〕竹处处有之。其类甚多,而入药惟用䉶竹、淡竹、苦竹三种,人多不能尽别。按《竹谱》:䉶竹坚而促节,体圆而质劲,皮白如霜,大者宜刺船,细者可为笛。苦竹有白有紫。甘竹似篁而茂,即淡竹也。然今之刺船者多用桂竹。作笛自有一种,亦不名䉶竹。苦竹亦有二种:一出江西、闽中,本极粗大,笋味殊苦,不可啖;一出江浙,肉厚而叶长阔,笋微有苦味,俗呼甜苦笋是也。今南人入药烧沥,惟用淡竹一品,肉薄,节间有粉者。〔时珍曰〕竹惟江河之南甚多,故曰九河鲜有,五岭寔繁。大抵皆土中苞笋,各以时而出,旬日落箨而成竹也。茎有节,节有枝;枝有节,节有叶。叶必三之,枝必两之。根下之枝,一为雄,二为雌,雌者生笋。其根鞭喜行东南,而宜死猫,畏皂刺、油麻。以五月十三日为醉日。六十年一花,花结实,其竹则枯。竹枯曰䈤,竹实曰䔯,小曰篠,大曰簜。其中皆虚,而有实心竹出滇广;其外皆圆,而有方竹出川蜀。其节或暴或无,或促或疏。暴节竹出蜀中,高节碌碉,即筇竹也。无节竹出澿州,空心直上,即通竹也。簹竹一尺数节,出荆南。笛竹一

竹

节尺余,出吴楚。篊笡竹一节近丈,出南广。其干或长或短,或巨或细。交广由吾竹长三四丈,其肉薄,可作屋柱。篃竹大至数围,其肉厚,可为梁栋。永昌汉竹可为桶斛,等竹可为舟船。严州越王竹高止尺余。辰州龙孙竹细仅如针,高不盈尺。其叶或细或大。凤尾竹叶细三分,龙公竹叶若芭蕉,百叶竹一枝百叶。其性或柔或劲,或滑或涩。涩者可以错甲,谓之篾笋。滑者可以为席,谓之桃枝。劲者可以为戈刀箭矢,谓之矛竹、箭竹、筋竹、石麻。柔者可为绳索,谓之蔓竹、弓竹、苦竹、把发。其色有青有黄,有白有赤,有乌有紫。有斑斑者驳文点染,紫者黯色黝然,乌者黑而害母,赤者厚而直,白者薄而曲,黄者如金,青者如玉。其别种有棘竹,一名笆竹,芒棘森然,大者围二尺,可御盗贼。棕竹一名实竹,其叶似棕,可为柱杖。慈竹一名义竹,丛生不散,人栽为玩。广人以筋竹丝为竹布,甚脆。

篃竹叶

〔气味〕苦,平,无毒。〔《别录》曰〕大寒。

〔主治〕咳逆上气,溢筋,急恶疡,杀小虫(《本经》)。除烦热风痉,喉痹呕吐(《别录》)。煎汤,熨霍乱转筋(时珍)。

淡竹叶

〔气味〕辛,平、大寒,无毒。〔权曰〕甘,寒。

〔主治〕胸中痰热,咳逆上气(《别录》)。吐血,热毒风,止消渴,压丹石毒(甄权)。消痰,治热狂烦闷,中风失音不语,壮热头痛头风,止惊悸,温疫迷闷,妊妇头旋倒地,小儿惊痫天吊(大明)。喉痹,鬼疰恶气,烦热,杀小虫(孟诜)。凉心经,益元气,除热缓脾(元素)。煎浓汁,漱齿中出血,洗脱肛不收(时珍)。

苦竹叶

〔气味〕苦,冷,无毒。

〔主治〕口疮目痛,明目利九窍（《别录》）。治不睡,止消渴,解酒毒,除烦热,发汗,疗中风喑哑（大明）。杀虫。烧末,和猪胆,涂小儿头疮耳疮疥癣;和鸡子白,涂一切恶疮,频用取效（时珍）。

〔发明〕〔弘景曰〕甘竹叶最胜。〔诜曰〕竹叶,箽、苦、淡、甘之外,余皆不堪入药,不宜人。淡竹为上,甘竹次之。〔宗奭曰〕诸竹笋性皆微寒,故知其叶一致也。张仲景竹叶汤,惟用淡竹。〔元素曰〕竹叶苦平,阴中微阳。〔杲曰〕竹叶辛苦寒,可升可降,阳中阴也。其用有二:除新久风邪之烦热,止喘促气胜之上冲。

〔附方〕新二。

上气发热因奔趁走马后,饮冷水所致者。竹叶三斤,橘皮三两,水一斗,煮五升,细服。三日一剂（《肘后方》）。

时行发黄竹叶五升（切）,小麦七升,石膏三两,水一斗半,煮取七升,细服,尽剂愈（《肘后方》）。

箽竹根

〔主治〕作汤,益气止渴,补虚下气（《本经》）。消毒（《别录》）。

淡竹根

〔主治〕除烦热,解丹石发热渴,煮汁服（藏器）。消痰去风热,惊悸迷闷,小儿惊痫（大明）。同叶煎汤,洗妇人子宫下脱（时珍）。

甘竹根

〔主治〕煮汁服,安胎,止产后烦热（时珍）。

苦竹根

〔主治〕下心肺五脏热毒气。剉一斤,水五升,煮汁一升,分三服(孟诜)。

〔附方〕新一。

产后烦热逆气。用甘竹根(切)一斗五升,煮取七升,去滓,入小麦二升,大枣二十枚,复煮麦熟三四沸,入甘草一两,麦门冬一升,再煎至二升。每服五合(《妇人良方》)。

淡竹茹

〔气味〕甘,微寒,无毒。

〔主治〕呕啘,温气寒热,吐血崩中,溢筋(《别录》)。止肺痿唾血鼻衄,治五痔(甄权)。噎膈(孟诜)。伤寒劳复,小儿热痫,妇人胎动(时珍)。

苦竹茹

〔主治〕下热壅(孟诜)。水煎服,止尿血(时珍)。

筀竹茹

〔主治〕劳热(大明)。

〔附方〕旧五,新五。

伤寒劳复伤寒后交接劳复,卵肿腹痛。竹皮一升,水三升,煮五沸,服汁(朱肱《南阳活人书》)。

妇人劳复病初愈,有所劳动,致热气冲胸,手足搐搦拘急,如中风状。淡竹青茹半斤,栝蒌二两,水二升,煎一升,分二服(《活人书》)。

产后烦热内虚短气。甘竹茹汤:用甘竹茹一升,人参、茯苓、甘草各二两,黄芩二两。水六升,煎二升,分服,日三服(《妇人良方》)。

妇人损胎孕八九月,或坠伤,牛马惊伤,心痛。用青竹茹五两,酒一升,煎五合服(《子母秘录》)。

月水不断青竹茹微炙,为末。每服三钱,水一盏,煎服(《普济方》)。

小儿热痛口噤体热。竹青茹三两,醋三升,煎一升,服一合(《子母秘录》)。

齿血不止生竹皮,醋浸,令人含之,嘤其背上三过。以茗汁漱之(《千金方》)。

牙齿宣露黄竹叶、当归尾,研末,煎汤,入盐含漱(《永类方》)。

饮酒头痛竹茹二两,水五升,煮三升,纳鸡子三枚,煮三沸,食之(《千金方》)。

伤损内痛兵杖所加,木石所迮,血在胸背,胁下刺痛。用青竹茹、乱发各一团,炭火炙焦为末。酒一升,煮三沸,服之。三服愈(《千金方》)。

淡竹沥

〔修治〕〔机曰〕将竹截作二尺长,劈开。以砖两片对立,架竹于上。以火炙出其沥,以盘承取。〔时珍曰〕一法:以竹截长五六寸,以瓶盛,倒悬,下用一器承之,周围以炭火逼之,其油沥于器下也。

〔气味〕甘,大寒,无毒。〔时珍曰〕姜汁为之使。

〔主治〕暴中风风痹,胸中大热,止烦闷,消渴,劳复(《别录》)。中风失音不语,养血清痰,风痰虚痰在胸膈,使人癫狂,痰在经络四肢及皮里膜外,非此不达不行(震亨)。治子冒风痓,解射罔毒(时珍)。

箽竹沥

〔主治〕风痓(《别录》)。

苦竹沥

〔主治〕口疮目痛，明目，利九窍（《别录》）。功同淡竹（大明）。治齿疼（时珍）。

慈竹沥

〔主治〕疗热风，和粥饮服（孟诜）。

〔发明〕〔弘景曰〕凡取竹沥，惟用淡、苦、篁竹者。〔雷曰〕久渴心烦，宜投竹沥。〔震亨曰〕竹沥滑痰，非助以姜汁不能行。诸方治胎产金疮口噤，与血虚自汗，消渴小便多，皆是阴虚之病，无不用之。产后不碍虚，胎前不损子。本草言其大寒，似与石膏、黄芩同类。而世俗因大寒二字，弃而不用。《经》云：阴虚则发热。竹沥味甘性缓，能除阴虚之有大热者。寒而能补，与薯蓣寒补义同。大寒言其功，非独言其气也。世人食笋，自幼至老，未有因其寒而病者。沥即笋之液也，又假于火而成，何寒如此之甚耶？但能食者用荆沥，不能食者用竹沥。〔时珍曰〕竹沥性寒而滑，大抵因风火燥热而有痰者宜之。若寒湿胃虚肠滑之人服之，则反伤肠胃。笋性滑利，多食泻人，僧家谓之刮肠篦，即此义也。丹溪朱氏谓大寒言其功不言其气，殊悖于理。谓大寒为气，何害于功？《淮南子》云：槁竹有火，不钻不然。今苗僚人以干竹片相戛取火，则竹性虽寒，亦未必大寒也。《神仙传》云：离娄公服竹汁饵桂，得长生。盖竹汁性寒，以桂济之，亦与用姜汁佐竹沥之意相同。淡竹今人呼为水竹，有大小二种，此竹汁多而甘。沈存中言苦竹之外皆为淡竹，误矣。

〔附方〕旧十二，新九。

中风口噤竹沥、姜汁等分，日日饮之（《千金方》）。

小儿口噤体热。用竹沥二合。暖饮，分三四服（《兵部手集》）。

产后中风口噤，身直面青，手足反张。竹沥饮一二升，即苏（梅师方）。

破伤中风凡闪脱折骨诸疮，慎不可当风用扇，中风则发痓，口噤项急，杀人。急饮竹沥二三升。忌冷饮食及酒。竹沥卒难得，可合十许束并烧取之（《外台秘要》）。

金疮中风口噤欲死。竹沥半升，微微暖服（《广利方》）。

大人喉风笙竹油频饮之（《集简方》）。

小儿重舌竹沥渍黄檗，时时点之（《简便方》）。

小儿伤寒淡竹沥、葛根汁各六合。细细与服（《千金方》）。

小儿狂语夜后便发。竹沥夜服二合（姚和众《至宝方》）。

妇人胎动妊娠因夫所动，困绝。以竹沥饮一升，立愈（《产宝》）。

孕妇子烦杨氏《产乳》：竹沥，频频饮之。○《梅师方》：茯苓二两，竹沥一升，水四升，煎二升，分三服。不瘥，更作之。

时气烦躁五六日不解。青竹沥半盏，新水半盏，相和令匀，非时服（《千金方》）。

消渴尿多竹沥恣饮，数日愈（《肘后方》）。

咳嗽肺痿大人小儿咳逆短气，胸中吸吸，咳出涕唾，嗽出臭脓。用淡竹沥一合，服之，日三五次，以愈为度（李绛《兵部手集》）。

产后虚汗淡竹沥三合，暖服，须臾再服（昝殷《产宝》）。

小儿吻疮竹沥和黄连、黄檗、黄丹傅之（《全幼心鉴》）。

小儿赤目淡竹沥点之。或入人乳（《古今录验》）。

赤目眦痛不得开者，肝经实热所致，或生障翳。用苦竹沥五合，黄连二分。绵裹浸一宿，频点之，令热泪出（梅师方）。

卒牙齿痛苦竹烧一头，其一头汁出，热揩之（姚僧垣《集验方》）。

丹石毒发头眩耳鸣,恐惧不安。淡竹沥,频服二三升(《古今录验》)。

竹笋见《菜部》。

慈竹箨

〔主治〕小儿头身恶疮,烧散和油涂之。或入轻粉少许(时珍)。

竹实

〔主治〕通神明,轻身益气(《本经》)。

〔发明〕〔《别录》曰〕竹实出益州。〔弘景曰〕竹实出蓝田。江东乃有花而无实,顷来斑斑有实,状如小麦,可为饭食。〔承曰〕旧有竹实,鸾凤所食。今近道竹间,时见开花小白如枣花,亦结实如小麦子,无气味而涩。江浙人号为竹米,以为荒年之兆,其竹即死,必非鸾凤所食者。近有余干人言:竹实大如鸡子,竹叶层层包裹,味甘胜蜜,食之令人心膈清凉,生深竹林茂盛蒙密处。顷因得之,但日久汁枯干而味尚存尔。乃知鸾凤所食,非常物也。〔时珍曰〕按陈藏器《本草》云:竹肉一名竹实,生苦竹枝上,大如鸡子,似肉脔,有大毒。须以灰汁煮二度,炼讫,乃依常菜茹食。炼不熟,则戕人喉出血,手爪尽脱也。此说与陈承所说竹实相似,恐即一物,但苦竹上者有毒尔。与竹米之竹实不同。

山白竹即山间小白竹也。

〔主治〕烧灰,入腐烂痈疽药(时珍)。

爆竹

〔主治〕辟妖气山魈。〔慎微曰〕李畋《该闻集》云:仲叟者,家为山魈所祟,掷石开户。畋令旦夜于庭中爆竹数十竿,若除夕然,其祟遂止。

竹黄 宋《开宝》

【释名】竹膏（《《开宝》》）。〔志曰〕天竺黄生天竺国。今诸竹内往往得之。人多烧诸骨及葛粉等杂之。〔大明曰〕此是南海边竹内尘沙结成者。〔宗奭曰〕此是竹内所生，如黄土着竹成片者。〔时珍曰〕按吴僧赞宁云：竹黄生南海镛竹中。此竹极大，又名天竹。其内有黄，可以疗疾。《本草》作天竺者，非矣。等竹亦有黄。此说得之。

【气味】甘，寒，无毒。〔大明曰〕平。伏粉霜。

【主治】小儿惊风天吊，去诸风热，镇心明目，疗金疮止血，滋养五脏（《开宝》）。治中风痰壅，卒失音不语，小儿客忤痫疾（大明）。制石药毒发热（保昇）。

竹黄

【发明】〔宗奭曰〕天竹黄凉心经，去风热。作小儿药尤宜，和缓故也。〔时珍曰〕竹黄出于大竹之津气结成，其气味功用与竹沥同，而无寒滑之害。

【附方】新一。

小儿惊热 天竹黄二钱，雄黄、牵牛末各一钱，研匀，面糊丸粟米大。每服三五丸，薄荷汤下（钱乙方）。

仙人杖 宋《嘉祐》

仙人杖

【集解】〔藏器曰〕此是笋欲成竹时立死者,色黑如漆,五六月收之。苦竹、桂竹多生此。别有仙人杖草,见《草部》。又枸杞亦名仙人杖,与此同名。

【气味】咸,平,无毒。〔大明曰〕冷。

【主治】哕气呕逆,小儿吐乳,大人吐食反胃,辟疟,并水煮服之(藏器)。小儿惊痫及夜啼,置身伴睡良。又烧为末,水服方寸匕,主痔病。忌牛肉(大明)。煮汁服,下鱼骨鲠(时珍)。

鬼齿《拾遗》

【释名】鬼针(《《拾遗》》)。〔藏器曰〕此腐竹根先入地者。为其贼恶,故隐其名。《草部》亦有鬼针。

【气味】苦,平,无毒。

【主治】中恶注忤,心腹痛,煮汁服之(藏器)。煮汁服,下骨鲠。烧存性,入轻粉少许,油调,涂小儿头疮(时珍)。

【附方】新二。

鱼骨鲠咽篱脚朽竹,去泥研末,蜜丸芡子大。绵裹含之,其骨自消也（王璆《百一选方》）。

小便尿血篱下竹根，入土多年者，不拘多少，洗净煎汤，并服数碗，立止（《救急良方》）。

木之六 杂木类七种，附录一十九种

淮木 《本经·下品》

〔校正〕并入《别录·有名未用》城里赤柱。

【释名】百岁城中木（《本经》）、城里赤柱（《别录》）。〔《别录》曰〕淮木生晋阳平泽。又云：城里赤柱生晋平阳。〔时珍曰〕按《吴普本草》，淮木生晋平阳、河东平泽，与《别录》城里赤柱出处及主治相同，乃一物也。即古城中之木，晋人用之，故云生晋平阳及河东。今并为一，但淮木字恐有差讹耳。

【气味】苦，平，无毒。〔《别录》曰〕辛。〔普曰〕神农、雷公：无毒。

【主治】久咳上气，伤中虚羸（《本经》）。女子阴蚀漏下，赤白沃。○城里赤柱：疗妇人漏血，白沃阴蚀，湿痹邪气，补中益气（并《别录》）。煮汤服，主难产（杜正伦）。

城东腐木 《别录·有名未用》

〔校正〕并入《拾遗》腐木、地主二条。

【释名】地主（《拾遗》）。〔藏器曰〕城东腐木，即城东古木在土中腐烂者，一名地主。城东者，犹东墙土之义也。杜正伦方：用古城柱木煮汤服，治难产。即其类也。

【气味】咸,温,无毒。〔藏器曰〕平。

【主治】心腹痛,止泄、便脓血(《别录》)。主鬼气心痛,酒煮一合服。蜈蚣咬者,取腐木渍汁涂之,亦可研末和醋傅之(藏器)。凡手足掣痛,不仁不随者,朽木煮汤,热渍痛处,甚良(时珍)。

东家鸡栖木《拾遗》

【释名】〔时珍曰〕《酉阳杂俎》作东门鸡栖木。

【主治】无毒。主失音不语,烧灰,水服,尽一升效(藏器)。

古厕木《拾遗》。○厕筹附

【主治】鬼魅传尸温疫,魍魉神祟,以太岁所在日时,当户烧熏。又熏杖疮,令冷风不入(藏器)。

【附录】厕筹。主难产,及霍乱身冷转筋,中恶鬼气。并于床下烧取热气彻上。此物虽微,其功可录(藏器)。

古榇板《拾遗》

【集解】〔藏器曰〕此古冢中棺木也。弥古者佳,杉材最良。千岁者通神,宜作琴底。《尔雅注》云:杉木作棺,埋之不腐。

【主治】无毒。主鬼气注忤中恶,心腹痛,背急气喘,恶梦悸,常为鬼神所祟挠者。水及酒和东引桃枝煎服,当得吐下(藏器)。

【附方】新一。

小儿夜啼死人朽棺木,烧明照之,即止(《圣济方》)。

震烧木《拾遗》

【释名】霹雳木（《拾遗》）。〔时珍曰〕此雷所击之木也。方士取刻符印，以召鬼神。周日用注《博物志》云：用击鸟影，其鸟必自堕也。

【主治】火惊失心，煮汁服之。又挂门户，大厌火灾（藏器）。

河边木《拾遗》

【主治】令人饮酒不醉。五月五日，取七寸投酒中二遍，饮之，必能饮也（藏器）。

附录诸木一十九种

新雉木〔《别录》曰〕味苦，香，温，无毒。主风眩痛，可作沐药。七月采，阴干。实如桃。

合新木〔《别录》曰〕味辛，平，无毒。解心烦，止疮痛。生辽东。

俳蒲木〔《别录》曰〕味甘，平，无毒。主少气，止烦。生陵谷。叶如奈。实赤，三核。

遂阳木〔《别录》曰〕味甘，无毒。主益气。生山中。如白杨叶。三月实，十月熟赤可食。

学木核〔《别录》曰〕味甘，寒，无毒。主胁下留饮，胃气不平，除热。如蕤核。五月采，阴干。

枸（音荀）核〔《别录》曰〕味苦。疗水，身面痈肿。五月采。

木核〔《别录》曰〕疗肠澼。花：疗不足。子：疗伤中。根：

疗心腹逆气，止渴。十月采。

获皮〔《别录》曰〕味苦。止消渴白虫，益气。生江南。如松叶，有别刺。实赤黄。十月采。

栅木皮〔珣曰〕味苦，温，无毒。主霍乱吐泻，小儿吐乳，暖胃正气，并宜水煎服。按《广志》云：生广南山野。其树如桑。

乾陀木皮〔珣曰〕按《西域记》云：生西国。彼人用染僧褐，故名。乾陀，褐色也。树大皮厚，叶如樱桃。安南亦有。温，平，无毒。主癥瘕气块，温腹暖胃，止呕逆，并良。破宿血，妇人血闭，腹内血块，酒煎服之。

马疡木根皮〔藏器曰〕有小毒。主恶疮，疥癣有虫，为末，和油涂之。出江南山谷。树如枥也。

角落木皮〔藏器曰〕味苦，温，无毒。主赤白痢，煮汁服之。生江西山谷。似茱萸独茎也。

芺树〔藏器曰〕有大毒。主风痹偏枯，筋骨挛缩瘫缓，皮肤不仁疼冷等。取枝叶捣碎，大甑蒸热，铺床上卧之，冷更易。骨节间风尽出，当得大汗。用补药及羹粥食之。慎风冷劳复。生江南深山。叶长厚，冬月不凋。山人识之。

白马骨〔藏器曰〕无毒。主恶疮。和黄连、细辛、白调、牛膝、鸡桑皮、黄荆等，烧末淋汁。取治瘰疬恶疮，蚀瘜肉，白癜风，揩破涂之。又单取茎叶煮汁服，止水痢。生江东。似石榴而短小，对节。

慈母枝叶〔藏器曰〕炙香作饭，下气止渴，令人不睡。主小儿痰痞。生山林间。叶如樱桃而小，树高丈余。山人并识之。

黄屑〔藏器曰〕味苦，寒，无毒。主心腹痛，霍乱破血，酒煎服之。酒疸目黄，及野鸡病，热痢下血，并水煮服之。从西南来者，并作屑，染黄用之。树如檀。

那耆悉〔藏器曰〕味苦,寒,无毒。主结热热黄,大小便涩赤,丹毒诸热,明目。取汁洗目,主赤烂热障。生西南诸国。一名龙花。

帝休〔藏器曰〕主不愁,带之愁自销。生少室山、嵩高山。《山海经》云:少室山有木名帝休,其枝五衢,黄花黑实,服之不愁。今嵩山应有此木,人未识,固宜求之,亦如萱草之忘忧也。

大木皮〔颂曰〕生施州。四时有叶无花,树之高下大小不定。其皮味苦、涩,性温,无毒。采无时。土人与苦桃皮、樱桃皮,三皮刮洗净,焙干,等分捣罗,酒服一钱,治一切热毒气。服食无忌。

第三十八卷　服器部

目录

李时珍曰：敝帷敝盖，圣人不遗，木屑竹头，贤者注意，无弃物也。中流之壶拯溺，雪窖之毡救危，无微贱也。服帛器物，虽属尾琐，而仓猝值用，亦奏奇功，岂可藐视而漫不经神耶？旧本散见草、木、玉石、虫鱼、人部。今集其可备医用者，凡七十九种，为《服器部》。分为二部：曰服帛，曰器物。《草部》十六种，《木部》十九种，《玉石部》二种，《虫鱼部》五种，《人部》一种，共四十三种。

服器之一 服帛类二十五种

锦《拾遗》

绢《纲目》

帛《拾遗》

布《拾遗》

绵《拾遗》

裈裆《拾遗》　月经衣附

汗衫《纲目》

孝子衫《拾遗》

病人衣《纲目》

衣带《拾遗》

头巾《纲目》

幞头《纲目》

皮巾子《纲目》

皮腰带《纲目》

缴脚布《拾遗》

败天公《别录》（即笠）

故蓑衣《拾遗》

毡屉《纲目》

皮靴《纲目》

麻鞋《唐本草》

草鞋《拾遗》

屐屉鼻绳《唐本草》

自经死绳《拾遗》

灵床下鞋《拾遗》

死人枕席《拾遗》

右附方旧七,新六十三。

服器之二器物类五十四种

纸《纲目》

青纸《纲目》

印纸《拾遗》

桐油伞纸《纲目》

历日《纲目》

锺馗《纲目》

桃符《药性》

桃橛《拾遗》

救月杖《拾遗》

拨火杖《拾遗》

吹火筒《纲目》

凿柄木《拾遗》

铁椎柄《拾遗》

铳楔《纲目》

刀鞘《拾遗》

马鞭《纲目》

箭笴及镞《拾遗》

弓弩弦《别录》

纺车弦《纲目》

梭头《拾遗》

连枷关《纲目》

楤担尖《纲目》

梳篦《拾遗》

针线袋《拾遗》

蒲扇《拾遗》

蒲席《别录》

簟《纲目》

帘箔《嘉祐》

漆器《纲目》

研朱石锤《拾遗》

灯盏《纲目》

灯盏油《纲目》

车脂《开宝》

败船茹《别录》

故木砧《拾遗》

杓《拾遗》

箸《拾遗》

甑《唐本草》

锅盖《纲目》

饭箩《拾遗》

蒸笼《纲目》

炊单布《纲目》

故炊帚《拾遗》

弊帚《纲目》

簸箕舌《纲目》

竹篮《拾遗》

鱼笱《纲目》

鱼网《拾遗》

草麻绳索《纲目》

马绊绳《纲目》

缚猪绳《纲目》

牛鼻拳《纲目》

厕筹《拾遗》

尿桶《纲目》

　右附方旧十六，新六十六。

第三十八卷　服器部

服器之一服帛类二十五种

锦《拾遗》

【释名】〔时珍曰〕锦以五色丝织成文章,故字从帛,从金,谐声,且贵之也。《禹贡·兖州》"厥篚织文"是也。

【主治】故锦:煮汁服,疗蛊毒。烧灰,傅小儿口中热疮(藏器)。烧灰,主失血、下血、血崩、金疮出血,小儿脐疮湿肿(时珍)。

【附方】新二。

吐血不止红锦三寸烧灰,水服(《圣惠方》)。

上气喘急故锦一寸烧灰,茶服神效(《普济方》)。

绢《纲目》

【释名】〔时珍曰〕绢,疏帛也。生曰绢,熟曰练。入药用黄丝绢,乃蚕吐黄丝所织,非染色也。

【主治】黄丝绢:煮汁服,止消渴,产妇脬损,洗痘疮溃烂。烧灰,止血痢、下血、吐血、血崩(时珍)。

绯绢:烧灰,入疟药(时珍)。

【附方】新二。

妇人血崩黄绢灰五分,棕榈灰一钱,贯众灰、京墨灰、荷叶灰各五分,水、酒调服,即止(《集简方》)。

产妇脬损小便淋沥不断。黄丝绢三尺，以炭灰淋汁，煮至极烂，清水洗净。入黄蜡半两，蜜一两，茅根二钱，马勃末二钱。水一升，煎一盏，空心顿服。服时勿作声，作声即不效，名固脬散。○又方：产时伤脬，终日不小便，只淋湿不断。用生丝黄绢一尺，白牡丹根皮末、白及末各一钱，水二碗，煮至绢烂如饧，服之。不宜作声（《妇人良方》）。

帛《拾遗》

【释名】〔时珍曰〕素丝所织，长狭如巾，故字从白巾。厚者曰缯，双丝者曰缣。后人以染丝造之，有五色帛。

【主治】绯帛：烧研，傅初生儿脐未落时肿痛，又疗恶疮疔肿，诸疮有根者，入膏用为上。仍以掌大一片，同露蜂房、棘刺钩、烂草节、乱发等分烧研，空腹服，饮下方寸匕（藏器）。主坠马及一切筋骨损（好古）。烧研，疗血崩，金疮出血，白驳风（时珍）。

五色帛：主盗汗，拭干讫，弃道头（藏器）。

【附方】新一。

肥脉瘾疹曹姓帛拭之愈（《千金方》）。

布《拾遗》

【释名】〔时珍曰〕布有麻布、丝布、木绵布。字从手，从巾，会意也。

【主治】新麻布：能逐瘀血，妇人血闭腹痛、产后血痛。以数重包白盐一合，煅研，温酒服之。○旧麻布：同旱莲草等分，瓶内泥固煅研。日用揩齿，能固牙乌须（时珍）。

白布：治口唇紧小，不能开合饮食。不治杀人。作大炷安刀斧上，烧令汗出，拭涂之，日三五度。仍以青布烧灰，酒服（时珍）。

青布：解诸物毒，天行烦毒，小儿寒热丹毒，并水渍取汁饮之。浸汁和生姜汁服，止霍乱。烧灰，傅恶疮经年不瘥者，及灸疮止血，令不伤风、水。烧烟，熏嗽，杀虫，熏虎狼咬疮，能出水毒。入诸膏药，疗丁肿、狐尿等恶疮（藏器）。烧灰酒服，主唇裂生疮口臭。仍和脂涂之，与蓝靛同功（时珍）。

【附方】旧二，新六。

恶疮防水青布和蜡烧烟筒中熏之，入水不烂（陈藏器《本草》）。

疮伤风水青布烧烟于器中，以器口熏疮，得恶汁出，知痛痒，瘥（陈藏器《本草》）。

臁疮溃烂陈艾五钱，雄黄二钱，青布卷作大炷，点火熏之。热水流数次愈（邓笔峰《杂兴》方）。

交接违礼女人血出不止。青布同发烧灰，纳之（僧垣《集验方》）。

霍乱转筋入腹，无可奈何者。以酢煮青布，揭之。冷则易（《千金方》）。

伤寒阳毒狂乱甚者。青布一尺，浸冷水，贴其胸前（《活人书》）。

目痛碜涩不得瞑。用青布炙热，以时熨之，仍蒸大豆作枕（《千金方》）。

病后目赤有方同上。○《千金方》：用冷水渍青布掩之，数易。

绵《拾遗》

【集解】〔时珍曰〕古之绵絮，乃茧丝缠延，不可纺织者。今之绵絮，则多木绵也。入药仍用丝绵。

【主治】新绵：烧灰，治五野鸡病，每服酒二钱。○衣中故绵絮：主下血，及金疮出血不止，以一握煮汁服（藏器）。绵灰：主吐血衄血，下血崩中，赤白带下，疳疮脐疮，聤耳（时珍）。

【附方】新十。

霍乱转筋腹痛。以苦酒煮絮裹之（《圣惠方》）。

吐血咯血新绵一两（烧灰），白胶（切片，炙黄）一两。每服一钱，米饮下（《普济方》）。

吐血衄血好绵烧灰，打面糊，入清酒调服之（《普济方》）。

肠风泻血破絮（烧灰）、枳壳（麸炒）等分，麝香少许，为末。每服一钱，米饮下（《圣惠方》）。

血崩不止好绵及妇人头发共烧存性，百草霜等分，为末。每服三钱，温酒下。或加棕灰。○东垣方：用白绵子、莲花心、当归、茅花、红花各一两，以白纸裹定，黄泥固济，烧存性，为末。每服一钱，入麝香少许，食前好酒服。○《乾坤秘韫》：用旧绵絮（去灰土）一斤，新蚕丝一斤，陈莲房十个，旧炊箅一枚，各烧存性。各取一钱，空心热酒下，日三服。不过五日愈。

气结淋病不通。用好绵四两（烧灰），麝香半分。每服二钱，温葱酒连进三服（《圣惠方》）。

脐疮不干绵子烧灰，傅之（傅氏《活婴方》）。

聤耳出汁故绵烧灰，绵裹塞之（《圣惠方》）。

裈裆《拾遗》

【**释名**】裆（《纲目》）、犊鼻（《纲目》）、触衣（《纲目》）、小衣（《《释名》》）。〔时珍曰〕裈亦作裈，亵衣也。以浑复为之，故曰裈。其当隐处者为裆，缝合者为裈，短者为犊鼻。犊鼻，穴名也，在膝下。

【**主治**】洗裈汁：解毒箭并女劳复（《别录》）。阴阳易病，烧灰服之。并取所交女人衣裳覆之（藏器）。主女劳疸，及中恶鬼忤（时珍）。

【**发明**】〔时珍曰〕按张仲景云：阴阳易病，身体重，少气，少腹里急，或引阴中拘急，热上冲胸，头重不欲举，眼中生花，膝胫拘急者，烧裈散主之。取中裈近隐处烧灰，水服方寸匕，日三服。小便即利，阴头微肿则愈。男用女，女用男。成无己解云：此以导阴气也。童女者尤良。

【**附方**】新四。

金疮伤重被惊者。以女人中衣旧者，炙裆熨之（李筌《太白阴经》）。

胞衣不下以本妇裈覆井上。或以所着衣笼灶上（《千金方》）。

房劳黄病体重不眠，眼赤如朱，心下块起若痕，十死一生。宜先烙上脘及心俞，次烙舌下，灸关元，下廉百壮。以妇人内衣烧灰，酒服二钱（《三十六黄方》）。

中鬼昏厥四肢拳冷，口鼻出血。用久污溺衣烧灰。每服二钱，沸汤下。男用女，女用男（赵原阳《真人济急方》）。

【**附录**】月经衣见《人部》天癸下。

汗衫《纲目》

【释名】中单（《纲目》）、衶裆、羞袒（并《释名》）。〔时珍曰〕古者短襦为衫，今谓长衣亦曰衫矣。王睿《炙毂子》云：汉王与项羽战，汗透中单，改名汗衫。刘熙《释名》云：汗衣《诗》谓之泽，受汗泽也。或曰鄙袒，或曰羞袒。用六尺裁，足覆胸背。言羞鄙于袒，故衣此尔。又前当胸，后当背，故曰衶裆。

【主治】卒中忤恶鬼气，卒倒不知人，逆冷，口鼻出清血，或胸胁腹内绞急切痛，如鬼击之状，不可按摩，或吐血衄血。用久垢汗衫烧灰，百沸汤或酒服二钱。男用女，女用男。中衬衣亦可（时珍）。

【附方】新一。

小儿夜啼用本儿初穿毛衫儿，放瓶内，自不哭也（《生生编》）。

孝子衫《拾遗》

【释名】〔时珍曰〕枲麻布所为者。

【主治】面䵟，烧灰傅之（藏器）。

帽：主鼻上生疮，私窃拭之，勿令人知（时珍）。

病人衣《纲目》

【主治】天行疫瘟。取初病人衣服，于甑上蒸过，则一家不染（时珍）。

衣带《拾遗》

【主治】妇人难产及日月未至而产。临时取夫衣带五寸，烧为末，酒服之。裈带最佳（藏器）。疗小儿下痢客忤，妊娠下痢难产（时珍）。

【附方】新五。

小儿客忤卒中者。烧母衣带三寸，并发灰少许，乳汁灌之（《外台秘要》）。

小儿下痢腹大且坚。用多垢故衣带切一升，水五升，煮一升，分三服（《千金方》）。

妊娠下痢中衣带三寸烧研，水服（《千金方》）。

金疮犯内血出不止。取所交妇人中衣带三寸烧末，水服（《千金方》）。

令病不复取女中下裳带一尺烧研，米饮服，即免劳复（《肘后方》）。

头巾《纲目》

【释名】〔时珍曰〕古以尺布裹头为巾。后世以纱、罗、布、葛缝合，方者曰巾，圆者曰帽，加以漆制曰冠。又束发之帛曰帻，覆发之巾曰帻，罩发之络曰网巾，近制也。

【主治】故头巾：治天行劳复后渴。取多腻者浸汁，暖服一升（时珍。○《千金方》）。

【附方】新四。

霍乱吐利偷本人头缯，以百沸汤泡汁，服一呷，勿令知之（《集玄方》）。

卒忽心痛三年头帻，沸汤淋汁饮之。以碗覆帻于闲地。周时即愈（《圣惠方》）。

恶气心痛破网巾烧灰一钱，猫屎烧灰五分，温酒服（马氏方）。

下蚀痔疮破丝网（烧存性）、孩儿茶各五分，研末。以浓茶洗净，挼之，三五次效。忌生酒、房事、发物（《集简方》）。

幞头《纲目》

【释名】〔时珍曰〕幞头，朝服也。北周武帝始用漆纱制之，至唐又有纱帽之制，逮今用之。

【主治】烧烟，熏产后血运。烧灰水服，治血崩及妇人交肠病（时珍）。

【发明】〔时珍曰〕按陈总领方，治暴崩下血琥珀散用漆纱帽灰，云取阳气冲上之义。又夏子益《奇疾方》云：妇人因生产，阴阳易位，前阴出粪，名曰交肠病。取旧幞头烧灰，酒服。仍间服五苓散分利之。如无幞头，凡旧漆纱帽皆可代之。此皆取漆能行败血之义耳。

皮巾子《纲目》

【主治】下血及大风疠疮。烧灰入药（时珍）。
【附方】新一。

积年肠风泻血，百药不瘥。败皮巾子（烧灰）、白矾（烧）各一两，人指甲（烧焦）、麝香各一分，干姜（炮）三两，为末。每服一钱，米饮下（《圣惠方》）。

皮腰袋《纲目》

【主治】大风疠疮，烧灰入药（时珍）。

缴脚布《拾遗》

【释名】〔时珍曰〕即裹脚布也。李斯书云"天下之士裹足不入秦"，是矣。古名行縢。

【主治】无毒。主天行劳复，马骏风黑汗出者，洗汁服之。多垢者佳（藏器）。妇人欲回乳，用男子裹足布勒住，经宿即止（时珍）。

败天公《别录·下品》

【释名】笠（《说文》）。〔弘景曰〕此乃人所戴竹笠之败者。取竹烧灰用。〔时珍曰〕笠乃贱者御雨之具。以竹为胎，以箬叶夹之。《穹天论》云：天形如笠，而冒地之表。则天公之名，盖取于此。近代又以牛马尾、棕毛、皂罗漆制以蔽日者，亦名笠子，乃古所谓襕襁子者也。

【主治】平。主鬼疰精魅。烧灰酒服（《别录》）。

故蓑衣《拾遗》

【释名】袯襫（音泼适。《管子》）。〔时珍曰〕蓑草结衣，御雨之具。《管子》云：农夫首戴茅蒲，身服袯襫。即此也。

【主治】蠼螋溺疮，取故蓑衣结烧灰，油和傅之（藏器）。

毡屉音替。○《纲目》

【释名】屟（音替。《玉篇》）、屧（音燮。《说文》）。〔时珍曰〕凡履中荐，袜下毡，皆曰屉，可以代替也。

【主治】瘰疬。烧灰五匕，酒一升和，平旦向日服，取吐良（思邈）。

【附方】新三。

痔疮初起痒痛不止。用毡袜烘热熨之。冷又易（《集玄方》）。

一切心痛 毡袜后跟一对,烧灰酒服。男用女,女用男(《寿域方》)。

断酒不饮 以酒渍毡屉一宿,平旦饮,得吐即止也(《千金方》)。

皮靴（鞸）《纲目》

【释名】靴(《广韵》)。〔时珍曰〕鞸,皮履也,所以华足,故字从革、华。刘熙《释名》云:鞸,跨也。便于跨马也。本胡服。赵武灵王好着短靿靴,后世乃作长靿靴。入药当用牛皮者。

【主治】癣疮,取旧靴底烧灰,同皂矾末掺之。先以葱椒汤洗净(时珍)。

【附方】新五。

牛皮癣疮 旧皮鞋底烧灰,入轻粉少许,麻油调抹(《直指方》)。

小儿头疮 《圣惠方》:用皮鞋底洗净煮烂,洗讫傅之。○又方:旧皮鞋面烧灰,入轻粉少许,生油调傅。

瘰疬已溃 牛皮油靴底烧灰,麻油调傅之(《集玄方》)。

身项粉瘤 旧皮鞋底洗净,煮烂成冻子,常食之。瘤自破如豆腐,极臭(《直指方》)。

肠风下血 皮鞋底、蚕茧蜕、核桃壳、红鸡冠花等分,烧灰。每酒服一钱(《圣惠方》)。

麻鞋《唐本草》

【释名】履(《纲目》)、屝(音费。《说文》)、靸(音先立切。《说文》)。〔时珍曰〕鞋,古作鞵,即履也。古者以草为屦,以帛为履。周人以麻为鞋。刘熙《释名》云:鞋者解也,缩其上,易舒解也。履者礼也,饰足为礼也。靸者袭也,履头深袭覆足也。皮底曰屝,屝者皮也。木底曰舄,干腊不畏湿也。入药当用黄麻、苎麻结者。

【主治】旧底洗净煮汁服，止霍乱吐下不止，及食牛马肉毒，腹胀吐利不止，又解紫石英发毒（苏恭）。煮汁服，止消渴（藏器）。

【附方】旧五，新七。

霍乱转筋 故麻鞋底烧赤，投酒中，煮取汁服（陈藏器《本草》）。

疟疾不止 故鞋底去两头烧灰，井华水服之（《千金方》）。

鼻塞不通 麻鞋烧灰吹之，立通（《经验方》）。

鼻中衄血 鞋靸烧灰吹之，立效（《贞元广利方》）。

小便遗床 麻鞋尖头二七枚，烧灰，岁朝井华水服之（《近效方》）。

大肠脱肛 炙麻鞋底，频按入。仍以故麻鞋底、鳖头各一枚，烧鳖头，研傅之，将履底按入，即不出也（《千金方》）。

子死腹中 取本妇鞋底炙热，熨腹上下，二七次即下（《集玄方》）。

胎衣不下 方同上。

夜卧禁魇 凡卧时，以鞋一仰一覆，则无魇及恶梦（《起居杂忌》）。

折伤接骨 市上乞儿破鞋底一只（烧灰）、白面等分，好醋调成糊，敷患处，以绢束之，杉片夹定。须臾痛止，骨节有声，为效（杨诚《经验方》）。

白驳癜风 麻鞋底烧灰，擦之（《圣惠》）。

蜈蚣伤螫 麻履底炙热搨之，即安（《外台秘要》）。

草鞋《拾遗》

【释名】草屦（《纲目》）、屝（音剕。〖《说文》〗）、不借（《纲目》）、千里马（〖《百一选方》〗）。〔时珍曰〕《世本》言黄帝之臣始作屦，即今草鞋也。刘熙《释名》云：屦者拘也，所以拘足也。屝者趿也，着之趿趿轻便也。不借者，贱而易得，不假借人也。

【主治】破草鞋，和人乱发烧灰，醋调，傅小儿热毒游肿（藏器）。催生，治霍乱（时珍）。

【附方】新五。

产妇催生路旁破草鞋一支，洗净烧灰，酒服二钱。如得左足生男，右足生女，覆者儿死，侧者有惊，自然之理也（《胎产方》）。

霍乱吐泻出路在家应急方：用路旁破草鞋，去两头，洗三四次，水煎汤一碗，滚服之，即愈（《事海文山》）。

浑身骨痛破草鞋烧灰，香油和，贴痛处，即止（《救急方》）。

行路足肿被石垫伤者。草鞋浸尿缸内半日，以砖一块烧红，置鞋于上，将足踏之，令热气入皮里即消（《救急方》）。

臁疮溃烂《海上方》诗云："左脚草鞋将棒挑，水中洗净火中烧。细研为末加轻粉，洗以盐汤傅即消。"

屐屉鼻绳《唐本草》

【释名】木屐（〖《风俗通》〗）。〔时珍曰〕屐乃木履之下有齿者，其施铁者曰屩（音局）。刘熙《释名》云：屐者支也，支以踏泥也。〔志曰〕《别本》注云：屐屉，江南以桐木为底，用蒲为鞋，麻穿其鼻，江北不识也。久着断烂者，乃堪入药。

【主治】哽咽，心痛，胸满，烧灰水服（《唐本》）。

【附方】新七。

妇人难产路旁破草鞋鼻子，烧灰，酒服（《集玄方》）。

睡中尿床麻鞋纲带及鼻根等（惟不用底）七两，以水七升，煮二升，分再服（《外台秘要》）。

尸咽痛痒声音不出。履鼻绳烧灰，水服之（葛洪《肘后方》）。

燕口吻疮木履尾，煻火中煨热，取拄两吻，各二七遍（《千金方》）。

小儿头疮草鞋鼻子烧灰，香油调，傅之（《圣济录》）。

手足瘑疮故履系烧灰，傅之（《千金方》）。

狐尿刺疮麻鞋纲绳如枣大，妇人内衣（有血者）手大一片，钩头棘针二七枚，并烧研。以猪脂调傅，当有虫出（陈藏器《本草》）。

自经死绳《拾遗》

【主治】卒发颠狂，烧末，水服三指撮。陈蒲煮汁服亦佳（藏器）。

【发明】〔时珍曰〕按张末《明道杂志》云：蕲水一富家子，游倡宅，惊走仆于刑人尸上，大骇发狂。明医庞安常取绞死囚绳烧灰，和药与服，遂愈。观此则古书所载冷僻之物，无不可用者，在遇圆机之士耳。

灵床下鞋《拾遗》

【主治】脚气（藏器）。

死人枕席《拾遗》

【主治】尸疰、石蛔。又治疣目，以枕及席拭之二七遍令烂，去疣（藏器）。疗自汗盗汗，死人席缘烧灰，煮汁浴身，自愈（时珍。○《圣惠方》）。

【发明】〔藏器曰〕有妪人患冷滞，积年不瘥。宋徐嗣伯诊之，曰：此尸疰也。当以死人枕煮服之，乃愈。于是往古冢中取枕，枕已一边腐缺。妪服之，即瘥。张景声十五岁，患腹胀面黄，众药不能治，以问嗣伯。嗣伯曰：此石蛔尔，极难疗，当取死人枕煮服之。得大蛔虫，头坚如石者五六升，病即瘥。沈僧翼患眼痛，又多见鬼物。嗣伯曰：邪气入肝，可觅死人枕煮服之，竟可埋枕于故处。如其言，又愈。王晏问曰：三病不同，皆用死人枕而俱瘥，何也？答曰：尸疰者，鬼气也，伏而未起，故令人沉滞。得死人枕治之，魂气飞越，不复附体，故尸疰自瘥。石蛔者，医疗既僻，蛔虫转坚，世间药不能遣，须以鬼物驱之，然后乃散，故用死人枕煮服之。邪气入肝，则使人眼痛而见魑魅，须邪物以钩之，故用死人枕之气。因不去之，故令埋于故处也。〔时珍曰〕按谢士泰《删繁方》：治尸疰，或见尸，或闻哭声者。取死人席（斩棺内余，弃路上者）一虎口（长三寸），水三升，煮一升服，立效。此即用死人枕之意也，故附之。

服器之二器物类五十四种

纸《纲目》

【释名】〔时珍曰〕古者编竹炙青书字，谓之汗青，故简策字皆从竹。至秦汉间以缯帛书事，谓之幡纸，故纸字从纟，或从巾也。从氏，谐声也。刘熙《释名》云：纸者砥也，其平如砥也。东汉和帝时，耒阳蔡伦始采树皮、故帛、鱼网、麻缯，煮烂造纸，天下乃通用之。苏易简《纸谱》云：蜀人以麻，闽人以嫩竹，北人以桑皮，剡溪以藤，海人以苔，浙人以麦茎、稻秆，吴人以茧，楚人以楮，为纸。又云：凡烧药，以墨涂纸裹药，最能拒火。药品中有闪刀纸，乃折纸之际，一角叠在纸中，匠人不知漏裁者，医人取入药用。今方中未见用此，何欤？

【气味】诸纸：甘，平，无毒。

【主治】楮纸：烧灰，止吐血、衄血、血崩，金疮出血（时珍）。

竹纸：包犬毛烧末，酒服，止疟（《圣惠》）。

藤纸：烧灰，傅破伤出血，及大人小儿内热，衄血不止。用故藤纸（瓶中烧存性）二钱，入麝香少许，酒服。仍以纸撚包麝香，烧烟熏鼻（时珍）。

草纸：作撚，纴痈疽，最拔脓。蘸油燃灯，照诸恶疮浸淫湿烂者，出黄水，数次取效（时珍）。

麻纸：止诸失血，烧灰用（时珍）。

纸钱：主痈疽将溃，以筒烧之，乘热吸患处。其灰止血。其烟久嗅，损人肺气（时珍）。

【附方】旧二，新六。

吐血不止白薄纸五张烧灰，水服。效不可言（《普济方》）。

衄血不止屏风上故纸烧灰，酒服一钱，即止（《普济方》）。

皮肤血溅出者。以煮酒坛上纸，扯碎如杨花，摊在出血处，按之即止（王璆《百一选方》）。

血痢不止白纸三张，裹盐一匙，烧赤研末。分三服，米饮下（《圣惠方》）。

月经不绝来无时者。案纸三十张烧灰，清酒半升和服，顿定。冬月用暖酒服之（刘禹锡《传信方》）。

产后血运上方服之立验。已毙经一日者,去板齿灌之,亦活。

诸虫入耳以纸塞耳鼻,留虫入之耳不塞,闭口勿言,少顷虫当出也(《集玄方》)。

老小尿床白纸一张铺席下,待遗于上,取纸晒烧,酒服(《集简方》)。

青纸《纲目》

【主治】妒精疮,以唾粘贴,数日即愈,且护痛也。弥久者良。上有青黛,杀虫解毒(时珍)。

印纸《拾遗》

【主治】令妇人断产无子,剪有印处烧灰,水服一钱匕效(藏器)。

桐油伞纸《纲目》

【主治】蛀干阴疮。烧灰,出火毒一夜,傅之,便结痂(《袖珍》)。

【附方】新一。

疔疮发汗千年石灰(炒)十分,旧黑伞纸烧灰一分。每用一小匙,先以畜水些少,次倾香油些少,入末搅匀。沸汤一盏,调下。厚被盖之,一时大汗出也(《医方捷径》)。

历日《纲目》

【集解】〔时珍曰〕太昊始作历日,是有书。《礼记》:十二月天子颁朔于诸侯。

【主治】邪疟。用隔年全历,端午午时烧灰,糊丸梧子大。发日早用无根水,下五十丸(《卫生易简方》)。

锺馗《纲目》

【集解】〔时珍曰〕《逸史》云:唐高祖时,锺馗应举不第,触阶而死。后明皇梦有小鬼盗玉笛,一大鬼破帽蓝袍,捉鬼啖之。上问之。对曰:臣终南山进士锺馗也。蒙赐袍带之葬,誓除天下虚耗之鬼。乃命吴道子图象,传之天下。时珍谨按《尔雅》云:中馗,菌名也。《考工记注》云:终葵,椎名也。菌似椎形,椎似菌形,故得同称。俗画神执一椎击鬼,故亦名中馗。好事者因作《锺馗传》,言是未第进士,能啖鬼。遂成故事,不知其讹矣。

【主治】辟邪止疟(时珍)。

【附方】新二。

妇人难产锺馗左脚烧灰,水服(杨起《简便方》)。

鬼疟来去画锺馗纸烧灰二钱,阿魏、砒霜、丹砂各一皂子大,为末。寒食面和丸小豆大。每服一丸,发时冷水下。正月十五日、五月初五日修合(《圣济录》)。

桃符《药性》

【集解】〔时珍曰〕《汉旧仪》云:东海度朔山有大桃,蟠屈千里。其北有鬼门,二神守之,曰神荼、郁垒,主领众鬼。黄帝因立桃板于门,画二神以御凶鬼。《典术》云:桃乃西方之木,五木之精,仙木也。味辛气恶,故能厌伏邪气,制百鬼。今人门上用桃符辟邪,以此也。

【主治】中恶,精魅邪气,煮汁服(甄权)。

【发明】〔时珍曰〕钱乙《小儿方》有桃符圆,疏取积热及结胸。用巴豆霜、黄檗、大黄各一钱一字,轻粉、硇砂各半钱,为末,面糊丸粟米大。量大小,用桃符汤下。无则以桃枝代之。盖桃性快利大肠,兼取厌伏邪恶之义耳。

桃橛《拾遗》

【释名】桃杙(《《纲目》》)。〔时珍曰〕橛音厥,即杙也。人多削桃木钉于地上,以镇家宅。三载者尤良。许慎云:羿死于桃棓。棓,杖也。故鬼畏桃,而今人以桃梗作杙橛,以辟鬼也。《礼记》云:王吊则巫祝以桃茢前引,以辟不祥。茢者,桃枝作帚也。《博物志》云:桃根为印,可以召鬼。《甄异传》云:鬼但畏东南桃枝尔。观诸说,则桃之辟鬼祟痊忤,其来有由矣。

【主治】卒心腹痛,鬼疰,破血,辟邪恶气,胀满,煮汁服之,与桃符同功(藏器)。风虫牙痛,烧取汁,少少纳孔中,以蜡锢之(时珍)。

救月杖《拾遗》

【集解】〔藏器曰〕即月食时,救月,击物木也。

【主治】月蚀疮及月割耳,烧为灰,油和傅之(藏器)。乃治蜃之神药(思邈)。

拨火杖《拾遗》

【释名】火槽头(《拾遗》)、火柴头(《《峋嵝神书》》)。〔时珍曰〕拨火之杖,烧残之柴,同一理。

【主治】蝎螫,以横井上立愈。其上立炭,刮傅金疮,止血生肉。带之,辟邪恶鬼。带火纳水底,取得水银着出(藏器)。止小儿惊忤夜啼(时珍)。

【附方】新一。

客忤夜啼用本家厨下烧残火柴头一个,削平焦处。向上朱砂书云:"拨火杖!拨火杖!天上五雷公,差来作神将。捉住夜啼鬼,打杀不要放。急急如律令。"书毕,勿令人知,安立床前脚下,男左女右(《峋嵝神书》)。

吹火筒《纲目》

【主治】小儿阴被蚯蚓呵肿,令妇人以筒吹其肿处,即消(时珍)。

凿柄木《拾遗》

【释名】千椎草(《纲目》)。

【主治】难产。取入铁孔中木,烧末酒服(藏器)。刺在肉中,烧末,酒服二方寸匕(思邈)。

【发明】〔时珍曰〕女科有千锥草散:用凿柄承斧处打卷者,烧灰,淋汁饮。李魁甫言其有验,此亦取下往之义耳。

【附方】新一。

反胃吐食千椎花一枚烧研,酒服(《卫生易简方》)。

铁椎柄《拾遗》

【主治】鬼打,及强鬼排突人中恶者,和桃奴、鬼箭等,作丸服之(藏器)。〔时珍曰〕务成子治瘟疾鬼病,萤火丸中亦用之。

铳楔《纲目》

【主治】难产,烧灰酒服。又辟忤恶邪气(时珍)。

刀鞘《拾遗》

【主治】鬼打卒得，取二三寸烧末，水服。腰刀者弥佳（藏器）。

马鞭《纲目》

【释名】马策（《《玉篇》》）。〔时珍曰〕竹柄编革为之。故鞭从革便，策从竹束，会意。

【主治】马汗气入疮或马毛入疮，肿痛烦热，入腹杀人，烧鞭皮末，和膏傅之。又治狐尿刺疮肿痛，取鞭稍二寸，鼠屎二七枚，烧研，和膏傅之（时珍）。

箭笴及镞《拾遗》

【释名】〔时珍曰〕扬雄《方言》云：自关而东谓之矢，自关而西谓之箭，江淮之间谓之镞。刘熙《释名》云：矢又谓之镝。本曰足，末曰栝，体曰干，旁曰羽。

【主治】妇人产后腹中瘙，密安所卧席下，勿令妇知（藏器）。刺伤风水，刮箭下漆涂之。又主疔疮恶肿，刮箭笴茹作炷，灸二七壮（时珍）。

【附方】新一。

妇人难产《外台秘要》：用箭干三寸，弓弦三寸，烧末，酒服（方出崔氏）。○《小品方》治难产，飞生丸用故箭羽。方见《禽部》鼺鼠下。

弓弩弦《别录·下品》

【释名】〔时珍曰〕黄帝时始作弓（有臂者曰弩），以木为干，以丝为弦。

【气味】平,无毒。〔权曰〕微寒。

【主治】难产,胞衣不出(《别录》)。鼻衄及口鼻大衄不止,取折弓弦烧灰,同枯矾等分吹之,即止(时珍)。

【发明】〔弘景曰〕产难,取弩弦以缚腰,及烧弩牙纳酒中饮之,皆取发放快速之义。〔时珍曰〕弓弩弦催生,取其速离也。折弓弦止血,取其断绝也。《礼》云:男子生,以桑弧、蓬矢射天地四方。示男子之事也。巢元方《论胎教》云:妊娠三月,欲生男,宜操弓矢,乘牡马。孙思邈《千金方》云:妇人始觉有孕,取弓弩弦一枚,缝袋盛,带左臂上,则转女为男。《房室经》云:凡觉有娠,取弓弩弦缚妇人腰下,满百日解却。此乃紫宫玉女秘传方也。

【附方】新四。

胎动上逼弩弦系带之立下(《医林集要》)。

胎滑易产弓弩弦烧末,酒服二钱(《续十全方》)。

胞衣不出水煮弓弩弦,饮汁五合。或烧灰酒服(《千金方》)。

耳中有物不出。用弓弩弦长三寸,打散一头,涂好胶,挂着耳中,徐徐粘引出(《圣惠方》)。

纺车弦《纲目》

【主治】坐马痈,烧灰傅之(时珍)。凡人逃走,取其发于纬车上逆转之,则迷乱不知所适(藏器)。

梭头《拾遗》

【主治】失音不语,病吃者,刺手心令痛即语。男左女右(藏器)。

连枷关 《纲目》

【主治】转胞,小便不通,烧灰水服(时珍。○《千金方》)。

楤担尖 《纲目》

【主治】肠痈已成,取少许烧灰,酒服,当作孔出脓血愈(思邈)。

梳篦 《拾遗》

【释名】栉(《说文》)。〔时珍曰〕刘熙《释名》云:梳,其齿疏通也。篦,其齿细密相比也。栉,其齿连节也。赫连氏始作之。

【主治】虱病,煮汁服之。虱病是活虱入腹为病如癥瘕者(藏器)。主小便淋沥,乳汁不通,霍乱转筋,噎塞(时珍)。

【附方】新八。

啮虱成癥山野人好啮虱,在腹生长为虱癥。用败梳、败篦各一枚,各破作两分。以一分烧研,以一分用水五升,煮取一升,调服,即下出(《千金方》)。

霍乱转筋入腹痛。用败木梳一枚烧灰,酒服,永瘥(《千金方》)。

噎塞不通寡妇木梳一枚烧灰,煎钥匙汤调下二钱(《生生编》)。

小便淋痛多年木梳烧存性,空心冷水服。男用女,女用男(《救急方》)。

发哽咽中旧木梳烧灰,酒服之(《集玄方》)。

乳汁不行内服通乳药。外用木梳梳乳,周回百余遍,即通(《儒门事亲》方)。

猘犬咬伤故梳一枚剉,韭根一两切,水二升,煮一升,顿服(《外台秘要》)。

蜂虿叮螫油木梳炙热,熨之(《救急方》)。

针线袋《拾遗》

【主治】痔疮,用二十年者,取袋口烧灰,水服。又妇人产后肠中痒不可忍,密安所卧褥下,勿令知之。○凡人在牢狱日,经赦得出,就于囚枷上,取线为囚缝衣,令人犯罪经恩也(藏器)。

蒲扇《拾遗》

【释名】箑(《《方言》》)。〔时珍曰〕上古以羽为扇,故字从羽。后人以竹及纸为箑,故字从竹。扬雄《方言》云:自关而东谓之箑,自关而西谓之扇。东人多以蒲为之,岭南以蒲葵为之。

【主治】败蒲扇灰和粉,粉身止汗,弥败者佳。新造屋柱下四隅埋之,蚊永不入(藏器)。烧灰酒服一钱,止盗汗,及妇人血崩,月水不断(时珍)。

蒲席《别录·下品》

【释名】荐(《说文》》)。〔弘景曰〕蒲席惟船家用之,状如蒲帆。人家所用席,皆是菅草,而荐多是蒲也。方家烧用。〔恭曰〕席、荐皆人所卧,以得人气为佳,不论荐、席也。青齐间人谓蒲荐为蒲席,亦曰蒲篕(音合),谓藁作者为荐。山南、江左机上织者为席,席下重厚者为荐。〔时珍曰〕席、荐皆以蒲及稻藁为之,有精粗之异。吴人以龙须草为席。

【主治】败蒲席:平。主筋溢恶疮(《别录》)。单用破血。从高坠下,损瘀在腹刺痛,取久卧者烧灰,酒服二钱。或以蒲黄、当归、大黄、赤芍药、朴硝,煎汤调服,血当下(甄权)。

编荐索:烧研,酒服二指撮,治霍乱转筋入腹(藏器)。

寡妇荐:治小儿吐利霍乱,取二七茎煮汁服(藏器)。

【附方】旧三,新三。

霍乱转筋垂死者。败蒲席一握切,浆水一盏煮汁,温服(《圣惠方》)。

小便不利蒲席灰七分,滑石三分,为散。饮服方寸匕,日三(《金匮要略》)。

妇人血奔旧败蒲席烧灰,酒服二钱(《胜金方》)。

五色丹游多致杀人。蒲席烧灰,和鸡子白,涂之,良(《千金翼》)。

痈疽不合破蒲席烧灰,腊月猪脂和,纳孔中(《千金方》)。

夜卧尿床本人荐草烧灰,水服,立瘥(《千金方》)。

簟《纲目》

【释名】籧篨(《《方言》》)、符笢(《《纲目》》)、笋席(《《尚书》》)。〔时珍曰〕簟可延展,故字从竹、覃。覃,延长也。

【主治】蜘蛛尿、蠼螋尿疮,取旧者烧灰傅之(时珍)。

【附方】新一。

小儿初生吐不止者。用籧篨少许,同人乳二合,盐二粟许,煎沸,入牛黄粟许,与服。此刘五娘方也(《外台秘要》)。

帘箔 宋《嘉祐》

【释名】〔时珍曰〕其形方廉而薄,故曰帘、曰箔,以竹及苇芒编成,其帛幕曰帝。〔藏器曰〕今东人多以芒草为箔,入药用弥久着烟者佳。

败芒箔

〔主治〕无毒。主产妇血满腹胀痛,血渴,恶露不尽,月闭,下恶血,止好血,去鬼气疰痛癥结,酒煮服之。亦烧末,酒服(藏器)。

箔经绳

〔主治〕痈疽有脓不溃,烧研,和腊猪脂傅下畔,即溃。不须针灸(时珍。○《千金方》)。

厕屋户帘

〔主治〕小儿霍乱,烧灰,饮服一钱(时珍。○《外台秘要》)。

漆器《纲目》

【主治】产后血运,烧烟熏之即苏。又杀诸虫(时珍)。

【附方】新三。

血崩不止 漆器灰、棕灰各一钱,柏叶煎汤下(《集简方》)。

白秃头疮 破朱红漆器,剥取漆朱烧灰,油调傅之(《救急方》)。

蝎虿螫伤 以木碗合螫处,神验不传(《古今录验方》)。

研朱石锤《拾遗》

【主治】妒乳，煮热熨乳上，以二锤更互用之，数十遍，热彻取瘥（藏器）。

灯盏《纲目》

【释名】缸（《梁元帝》）。

【主治】上元盗取富家灯盏，置床下，令人有子（时珍。○《韵府》）。

灯盏油《纲目》

【释名】灯窝油（《纲目》）。

【气味】辛、苦，有毒。

【主治】一切急病，中风、喉痹、痰厥，用鹅翎扫入喉内，取吐即效。又涂一切恶疮疥癣（时珍）。

【附方】新二。

乳上生痈脂麻炒焦捣烂，以灯盏内油脚调傅，即散（《集玄方》）。

走马喉痹诗云："急喉肿痹最堪忧，急取盛灯盏内油。甚者不过三五呷，此方原是至人留。"

车脂宋《开宝》

〔校正〕并入缸中膏。

【释名】车毂脂（《纲目》）、轴脂（《纲目》）、辖脂（《纲目》）、缸膏（音公。《纲目》）。〔时珍曰〕毂即轴也。辖即缸也。乃裹轴头之铁也，频涂以油，则滑而不涩。《史记》"齐人嘲淳于髡为炙毂辌"即此,今云油滑是矣。

【气味】辛,无毒。

【主治】卒心痛,中恶气,以热酒服之。中风发狂,取膏如鸡子大,热醋搅消服。又主妇人妒乳、乳痛,取脂熬热涂之,并和热酒服(《开宝》)。去鬼气,温酒烊热服(藏器)。治霍乱、中蛊、妊娠诸腹痛,催生,定惊,除疟,消肿毒诸疮(时珍)。

【附方】旧七,新十。

中恶蛊毒车缸脂如鸡子大,酒化服(《千金方》)。

虾蟆蛊病及蝌蚪蛊,心腹胀满,口干思水,不能食,闷乱大喘。用车辖脂半斤,渐渐服之,其蛊即出(《圣惠方》)。

霍乱转筋入腹痛。车毂中脂涂足心(《千金方》)。

少小腹胀车毂中脂和轮下土,如弹丸,吞之立愈(《千金方》)。

妊妇腹痛烧车缸脂末,纳酒中,随意饮(《千金方》)。

妊妇热病车辖脂随意酒服,大良(《千金方》)。

妇人难产三日不出。车轴脂吞大豆许二丸(《千金方》)。

妇人逆产车缸膏画儿脚底,即正(《开宝本草》)。

产后阴脱烧车缸头脂,纳酒中服(《子母秘录》)。

小儿惊啼车轴脂小豆许,纳口中及脐中良(《千金方》)。

儿脐不合车辖脂烧灰,傅之(《外台秘要》)。

疟疾不止不拘久近。车轴垢,水洗,下面和丸弹子大,作烧饼。未发时食一枚,发时又食一枚(《圣惠方》)。

瘰疬已溃车缸脂和梁上尘,傅之(《外台秘要》)。

灸疮不瘥车缸脂涂之,良(《千金方》)。

聤耳脓血绵裹车辖脂塞之(《外台秘要》)。

诸虫入耳车缸脂涂孔中,自出(梅师方)。

针刺入肉车脂摊纸上如钱大,贴上。二日一易,三五次即出(《集玄方》)。

败船茹 音如。○《别录·下品》

【集解】〔弘景曰〕此是大艑艖刮竹茹以补漏处者。〔时珍曰〕古人以竹茹。今人只以麻筋和油石灰为之。

【主治】平。疗妇人崩中,吐血、痢血不止(《别录》)。治金疮,刮败船茹灰傅之,功同牛胆石灰(苏颂)。

【附方】旧一,新二。

妇人遗尿船故茹为末,酒服三钱(《千金方》)。

月水不断船茹一斤净洗,河水四升半,煮二升半,分二服(《千金方》)。

妇人尿血方同上。

故木砧《拾遗》

【释名】百味(《拾遗》)、椳几(〖《拾遗》〗)。

几上屑

〔主治〕吻上馋疮,烧末傅之(藏器)。

砧上垢

〔主治〕卒心腹痛。又凡人病后食、劳复,取当时来参病人行止脚下土一钱许(男左女右),和垢及鼠头一(或鼠屎三七)枚煮服,神效(藏器)。干霍乱,不吐不利,烦胀欲死,或转筋入腹,取屠儿几垢一鸡子大,温酒调服,得吐即愈。又主唇疮、耳疮、虫牙(时珍)。

【附方】 新二。

唇紧疮裂 屠几垢烧存性,傅之(《千金方》)。

小儿耳疮 屠几上垢,傅之(《千金方》)。

杓 音妁。○《拾遗》

【释名】 〔时珍曰〕木曰杓,瓠曰瓢。杓者勺也;瓢者漂也。

【主治】 人身上结筋,打之三下,自散(藏器)。

瓠瓢见《菜部》。

箸(筯)《拾遗》

【释名】 箸(《说文》)。〔时珍曰〕古箸以竹,故字从竹。近人兼用诸木及象牙为之矣。

【主治】 吻上燕口疮,取箸头烧灰傅之。又狂狗咬者,乞取百家箸,煎汁饮(藏器)。咽喉痹塞,取漆箸烧烟,含咽烟气入腹,发咳即破(时珍)。

甑《唐本草》

〔校正〕并入《拾遗》瓦甑、故甑蔽。

【集解】 〔时珍曰〕黄帝始作甑、釜。北人用瓦甑,南人用木甑,夷人用竹甑。术家云:凡甑鸣、釜鸣者,不得惊怖。但男作女拜,女作男拜,即止,亦无殃咎。《感应类从志》云:瓦甑之契,投枭自止。注云:取故甑书"契"字,置墙上,有枭鸣时投之,自止也。

瓦甑

〔主治〕魇寐不寤,取覆人面,疾打破之(藏器)。

甑垢 一名阴胶。〖《炮炙论》〗

〔主治〕口舌生疮,刮傅之(时珍)。

〔发明〕〔时珍曰〕《雷氏炮炙论·序》云:知疮所在,口点阴胶。注云:取甑中气垢少许于口中,即知脏腑所起,直彻至患处,知痛所在,可医也。

甑带

〔气味〕辛,温,无毒。

〔主治〕煮汁服,除腹胀痛,脱肛,胃反,小便失禁、不通及淋,中恶尸注。烧灰,封金疮,止血,止痛,出刃(苏恭)。主大小便不通,疟疾,妇人带下,小儿脐疮、重舌、夜啼,癜风白驳(时珍)。

〔发明〕〔志曰〕江南以蒲为甑带,取久用败烂者用之。取其久被蒸气,故能散气也。

〔附方〕旧五,新六。

小便不通 以水四升,洗甑带取汁,煮葵子二升半,分三服(《圣惠方》)。

大小便闭 甑带煮汁,和蒲黄方寸匕服,日三次(《千金方》)。

五色带下 甑带煮汁,温服一盏,日二服(《千金方》)。

小儿下血 甑带灰涂乳上,饮之(《外台秘要》)。

小儿夜啼 甑带悬户上,即止(《子母秘录》)。

小儿重舌 甑带烧灰,傅舌下(《圣惠方》)。

小儿鹅口 方同上。

小儿脐疮 甑带烧灰傅之(《子母秘录》)。

五色丹毒 甑带烧灰,鸡子白和,涂之(《卫生易简方》)。

沙芒眯目 甑带灰,水服一钱(《外台秘要》)。

草石在咽不出。方同上。

故甑蔽《拾遗》。或作闭。

〔主治〕无毒。主石淋,烧研,水服三指撮。又主盗汗(藏器)。烧灰,水服三撮,治喉闭咽痛及食复,下死胎(时珍)。

〔发明〕〔时珍曰〕甑蔽通气,理似优于甑带。《雷氏炮炙论·序》云:弊箅淡卤。注云:常使旧甑中箅,能淡盐味。此物理之相感也。

〔附方〕新二。

胎死腹中及衣不下者。取炊蔽,户前烧末,水服即下(《千金方》)。

骨疽出骨愈而复发,骨从孔中出,宜疮上灸之。以乌雌鸡一只,去肉取骨,烧成炭,以三家甑蔽、三家砧木(刮屑)各一两,皆烧存性,和导疮中,碎骨当出尽而愈(《千金方》)。

锅盖《纲目》

【主治】牙疳、阴疳,取黑垢,同鸡胵胵黄皮灰、蚕茧灰、枯矾等分为末,米泔洗后频傅之(时珍)。

饭箩《拾遗》

【释名】筥(《《说文》》)。〔藏器曰〕以竹为之,南方人谓之筥。

【主治】时行病后食、劳复,烧取方寸匕,水服(藏器)。

蒸笼《纲目》

【主治】取年久竹片,同弊帚扎缚草、旧麻鞋底系及蛇蜕皮,烧灰,擦白癜风(时珍。○《圣惠方》)。

炊单布《纲目》

【主治】坠马,及一切筋骨伤损,张仲景方中用之(时珍)。

【发明】〔时珍曰〕按王璆《百一选方》云:一人因开甑,热气蒸面,即浮肿眼闭。一医以意取久用炊布烧灰存性为末,随傅随消。盖此物受汤上之气多,故用此引出汤毒。亦犹盐水取咸味,以类相感也。

故炊帚《拾遗》

【主治】人面生白驳,以月食夜,和诸药烧灰,苦酒调傅之(藏器)。

弊帚《纲目》

【释名】篲(《《说文》》)。〔时珍曰〕许慎《说文》云:帚从手持巾,以扫除也。竹帚曰彗。凡竹枝、荆苕、黍秫、茭蒲、芒草、落帚之类,皆可为帚也。

【主治】白驳癞风,烧灰入药(时珍)。

【附方】新二。

白驳风弊帚、弊帛、履底、甑带、脯腊、蝉颈、蛇皮等分,以月食时合烧为末。酒服方寸匕,日三服。仍以醇醋和涂之。忌食发风物。此乃徐王方也(《古今录验》)。

身面疣目每月望子时,以秃帚扫疣目上,三七遍(《圣惠方》)。

簸箕舌《纲目》

【释名】〔时珍曰〕簸扬之箕也。南人用竹,北人用杞柳为之。

【主治】重舌出涎,烧研,酒服一钱。又主月水不断(时珍。○《千金》《圣惠》)。

【附方】新一。

催生簸箕淋水一盏,饮数口(《集玄方》)。

竹篮《拾遗》

【释名】〔藏器曰〕竹器也。

【主治】取耳烧灰,傅狗咬疮(藏器)。

鱼笱《纲目》

【释名】〔时珍曰〕徐坚《初学记》云:取鱼之器曰笱(音苟),曰籊(音留),曰罛(音孤),曰篧(音罩),曰罺(音抄)也。

【主治】旧笱须:疗鱼骨哽,烧灰,粥饮服方寸匕(时珍。○《肘后方》)。

鱼网《拾遗》

【释名】罟(《《周易》》)。〔时珍曰〕《易》云:庖牺氏结绳而为网罟,以田以渔,盖取诸离。

【主治】鱼骨哽者,以网覆颈,或煮汁饮之,当自下(藏器)。亦可烧灰,水服,或乳香汤服。甚者并进三服(时珍)。

草麻绳索《纲目》

【释名】〔时珍曰〕小曰索,大曰绳。

【主治】大腹水病,取三十枚去皮,研水三合,旦服,日中当吐下水汁。结囊若不尽,三日后再作。未尽更作。瘥后,禁水饮、咸物(时珍)。

【附方】新二。

断瘟不染以绳度所住户中壁,屈绳结之,即不染也(《肘后方》)。

消渴烦躁取七家井索,近瓶口结处,烧灰。新汲水服二钱,不过三五服效(《圣惠方》)。

马绊绳《纲目》

【主治】煎水,洗小儿痫(苏恭)。烧灰,掺鼻中疮(时珍)。

缚猪绳《纲目》

【主治】小儿惊啼,发歇不定,用腊月者烧灰,水服少许(藏器)。

牛鼻桊音卷。〇《纲目》

【释名】〔时珍曰〕穿牛鼻绳木也。

【主治】木桊:主小儿痫。草桊:烧研,傅小儿鼻下疮(《别录》)。草桊灰:吹喉风有效。木桊:煮汁或烧灰酒服,治消渴(时珍)。

【附方】新二。

消渴饮水牛鼻木二个（男用牝牛，女用牡牛者，洗剉），人参、甘草各半两，大白梅十个，水四碗，煎三碗，热服甚妙（《普济方》）。

冬月皲裂牛鼻绳末，和五倍子末，填入薄纸，贴之（《救急方》）。

厕筹《拾遗》

【主治】难产，及霍乱身冷转筋，于床下烧取热气彻上。亦主中恶鬼气。此物最微，其功可录（藏器）。

【附方】新二。

小儿惊窜两眼看地不上者。皂角烧灰，以童尿浸刮屎柴竹用火烘干为末，贴其囟门，即苏（王氏《小儿方》）。

小儿齿迟正旦，取尿坑中竹木刮涂之，即生（《圣惠方》）。

尿桶《纲目》

旧板

〔主治〕霍乱吐利，煎水服。山村宜之（时珍。○《如宜方》）。

旧箍

〔主治〕脚缝搔痒，或疮有窍，出血不止，烧灰傅之。年久者佳（时珍）。

《本草纲目》三十八卷终

第三十九卷　虫部

目录

　　李时珍曰：虫乃生物之微者，其类甚繁，故字从三虫会意。按《考工记》云：外骨、内骨、却行、仄行、连行、纡行，以脰鸣、注（咮同）鸣、旁鸣、翼鸣、腹鸣、胸鸣者，谓之小虫之属。其物虽微，不可与麟、凤、龟、龙为伍；然有羽、毛、鳞、介、倮之形，胎、卵、风、湿、化生之异，蠢动含灵，各具性气。录其功，明其毒，故圣人辨之。况蜩、蜭、蚁、蚳，可供馈食者，见于《礼记》；蜈、蚕、蟾、蝎，可供匕剂者，载在方书。《周官》有庶氏除毒蛊，剪氏除蠹物，蝈氏去蛙黾，赤发氏除墙壁狸虫（蠮螉之属），壶涿氏除水虫（狐蜮之属）。则圣人之于微琐，罔不致慎。学者可不究夫物理而察其良毒乎？于是集小虫之有功、有害者为《虫部》，凡一百零六种。分为三类：曰卵生，曰化生，曰湿生。旧本《虫鱼》部三品，共二百三十六种。今析出《鳞》《介》二部，并入六种，移八种入《禽》《兽》《服器》部，自《有名未用》移入六种，《木部》移入二种。

《海药本草》一种唐李珣

《开宝本草》二种宋马志

《图经本草》二种宋苏颂

《日华本草》一种宋人大明

《证类本草》二种宋唐慎微

《本草会编》一种明汪机

《本草纲目》二十六种明李时珍

〔附注〕

魏李当之《药录》	《吴普本草》
宋雷敩《炮炙》	齐徐之才《药对》
唐甄权《药性》	唐孙思邈《千金》
唐杨损之《删繁》	孟诜《食疗》
南唐陈士良《食性》	蜀韩保昇《重注》
宋掌禹锡《补注》	寇宗奭《衍义》
张元素《珍珠囊》	元李杲《法象》
王好古《汤液》	朱震亨《补遗》
吴瑞《日用》	明汪颖《食物》

虫之一卵生类上二十三种

蜂蜜《本经》 灵雀附

蜜蜡《本经》

蜜蜂《本经》

土蜂《别录》

大黄蜂《别录》

露蜂房《本经》

竹蜂《拾遗》

赤翅蜂《拾遗》

独脚蜂《拾遗》

蠮螉《本经》（即果蠃）　雄黄虫附

虫白蜡《会编》

紫钟《唐本草》（即紫梗）

五倍子《开宝》百药煎

螳螂、桑螵蛸《本经》

雀瓮《本经》（即天浆子）

蚕《本经》

原蚕《别录》（即晚蚕）

石蚕《本经》　云师、雨虎附

九香虫《纲目》

海蚕《海药》

雪蚕《纲目》

枸杞虫《拾遗》

蘹香虫《纲目》

右附方旧六十四，新二百零五。

第三十九卷　虫部

虫之一 卵生类上二十三种

蜂蜜《本经·上品》

【释名】蜂糖（俗名），生岩石者名石蜜（《本经》）、石饴（同上）、岩蜜（《《拾遗》》）。〔时珍曰〕蜜以密成，故谓之蜜。《本经》原作石蜜，盖以生岩石者为良耳，而诸家反致疑辩。今直题曰蜂蜜，正名也。

【正误】〔恭曰〕上蜜出氐、羌中最胜。今关中白蜜，甘美耐久，全胜江南者。陶以未见，故以南土为胜耳。今以水牛乳煎沙糖作者，亦名石蜜。此蜜既蜂作，宜去石字。〔宗奭曰〕《嘉祐本草》石蜜有二：一见《虫鱼》，一见《果部》。乳糖既曰石蜜，则《虫部》石蜜，不当言石矣，石字乃白字误耳，故今人尚言白沙蜜。盖新蜜稀而黄，陈蜜白而沙也。〔藏器曰〕岩蜜出南方岩岭间，入药最胜，石蜜宜改为岩字。苏恭是荆襄间人，地无崖险，不知石蜜之胜故也。〔时珍曰〕按：《别录》云：石蜜生诸山石中，色白如膏者良。则是蜜取山石者为胜矣。苏恭不考山石字，因乳糖同名而欲去石字；寇氏不知真蜜有白沙而伪蜜稀黄，但以新久立说，并误矣。凡试蜜以烧红火箸插入，提出起气是真，起烟是伪。

【集解】〔《别录》曰〕石蜜生武都山谷、河源山谷及诸山石间。色白如膏者良。〔弘景曰〕石蜜即崖蜜也，在高山岩石间作之，色青，味小酸，食之心烦，其蜂黑色似虻。其木蜜悬树枝作之,色青白。土蜜在土中作之,色亦青白,味酸。人家及树空作者亦白,而浓厚味美。今出晋安檀崖者多土蜜,云最胜。出东阳临海诸处,及江南向西者多木蜜。出於潜、怀安诸县者多崖蜜。亦有树木及人家养者。诸蜜例多添杂及煎煮,不可入药。必须亲自看取,乃无杂耳。凡蜂作蜜,皆须人小便以酿诸花,乃得和熟,状似作饴须蘗也。〔藏器曰〕寻常蜜亦有木中作者、土中作者。北方地燥,多在土中,南方地湿,多在木中。各随土地所宜,其蜜一也。崖蜜别是一蜂,如陶所说出南方崖岭间,房悬崖上,或土窟中。人不可到,但以长竿刺令蜜出,以物承取,多者至三四石,味酸色绿,入药胜于凡蜜。张华《博物志》云:南方诸山,幽僻处出蜜蜡。蜜蜡所着,皆绝岩石壁,非攀缘所及。惟于山顶以篮舆悬下,遂得采取。蜂去余蜡在石,有鸟如雀,群来啄之殆尽,名曰灵雀。至春蜂归如旧,人亦占护其处,谓之蜜塞。此即石蜜也。〔颂曰〕食蜜亦有两种:一在山林木上作房,一在人家作窠槛收养之,蜜皆浓厚味美。近世宣州有黄连蜜,色黄,味小苦,主目热。雍、洛间有梨花蜜,白如凝脂。亳州太清宫有桧花蜜,色小赤。柘城县有何首乌蜜,色更赤。并蜂采其花作之,各随花性之温凉也。〔宗奭曰〕山蜜多在石中木上,有经一二年者,气味醇厚。人家者,一岁二取,气味不足,故不及,且久收易酸也。〔时珍曰〕陈藏器所谓灵雀者,小鸟也。一名蜜母,黑色。正月则至岩石间寻求安处,群蜂随之也。南方有之。

【修治】〔敩曰〕凡炼蜜一斤,只得十二两半是数。若火少、火过,并用不得。〔时珍曰〕凡炼沙蜜,每斤入水四两,银、石器内,以桑柴火慢炼,掠去浮沫,至滴水成珠不散乃用,谓之水火炼法。又法:以器盛,置重汤中煮一日,候滴水不散,取用亦佳,且不伤火也。

【气味】甘，平，无毒。〔《别录》曰〕微温。〔颖曰〕诸蜜气味，当以花为主。冬、夏为上，秋次之，春则易变而酸。闽、广蜜极热，以南方少霜雪，诸花多热也。川蜜温，西蜜则凉矣。〔刘完素曰〕蜜成于蜂，蜂寒而蜜温，同质异性也。〔时珍曰〕蜂蜜生凉熟温，不冷不燥，得中和之气，故十二脏腑之病，罔不宜之。但多食亦生湿热虫䘌，小儿尤当戒之。王充《论衡》云：蜂虿禀太阳火气而生，故毒在尾。蜜为蜂液，食多则令人毒，不可不知。炼过则无毒矣。〔宗奭曰〕蜜虽无毒，多食亦生诸风也。〔朱震亨曰〕蜜喜入脾。西北高燥，故人食之有益。东南卑湿，多食则害生于脾也。〔思邈曰〕七月勿食生蜜，令人暴下霍乱。青赤酸𬊈者，食之心烦。不可与生葱、莴苣同食，令人利下。食蜜饱后，不可食鲊，令人暴亡。

【主治】心腹邪气，诸惊痫痓，安五脏诸不足，益气补中，止痛解毒，除众病，和百药。久服强志轻身，不饥不老，延年神仙（《本经》）。养脾气，除心烦，饮食不下，止肠澼，肌中疼痛，口疮，明耳目（《别录》）。牙齿疳䘌，唇口疮，目肤赤障，杀虫（藏器）。治卒心痛及赤白痢，水作蜜浆，顿服一碗止；或以姜汁同蜜各一合，水和顿服。常服，面如花红（甄权）。治心腹血刺痛，及赤白痢，同生地黄汁各一匙服，即下（孟诜）。同薤白捣，涂汤火伤，即时痛止（宗奭）。○《肘后》：用白蜜涂上，竹膜贴之，日三。和营卫，润脏腑，通三焦，调脾胃（时珍）。

【发明】〔弘景曰〕石蜜道家丸饵，莫不须之。仙方亦单炼服食，云致长生不老也。〔时珍曰〕蜂采无毒之花，酿以小便而成蜜，所谓臭腐生神奇也。其入药之功有五：清热也，补中也，解毒也,润燥也,止痛也。生则性凉,故能清热;熟则性温,故能补中。甘而和平,故能解毒;柔而濡泽,故能润燥;缓可以去急,故能止心腹、肌肉、疮疡之痛;和可以致中,故能调和百药,而与甘草同功。张仲景治阳明结燥,大便不通,蜜煎导法,诚千古神方也。〔诜曰〕但凡觉有热,四肢不和,即服蜜浆一碗,甚良。又点目中热膜,以家养白蜜为上,木蜜次之,崖蜜更次之也。与姜汁熬炼,治癞甚效。

【附方】旧十三,新六。

大便不通张仲景《伤寒论》云:阳明病,自汗,小便反利,大便硬者,津液内竭也,蜜煎导之。用蜜二合,铜器中微火煎之,候凝如饴状,至可丸,乘热捻作挺,令头锐,大如指,长寸半许。候冷即硬,纳便道中,少顷即通也。〇一法,加皂角、细辛(为末)少许,尤速。

噎不下食取崖蜜含,微微咽下(《广利方》)。

产后口渴用炼过蜜,不计多少,熟水调服,即止(《产书》)。

难产横生蜂蜜、真麻油各半碗,煎减半服,立下(《海上方》)。

天行疰疮比岁有病天行斑疮,头面及身,须臾周匝,状如火疮,皆戴白浆,随决随生。不即疗,数日必死。瘥后疮瘢黯色,一岁方灭,此恶毒之气。世人云:建武中,南阳击疰所得,仍呼为疰疮。诸医参详疗之,取好蜜通摩疮上,以蜜煎升麻,数数拭之(《肘后方》)。

痘疹作痒难忍,抓成疮及疱,欲落不落。百花膏:用上等石蜜,不拘多少,汤和,时时以翎刷之。其疮易落,自无瘢痕(《全幼心鉴》)。

瘾疹瘙痒白蜜不以多少,好酒调下,有效(《圣惠方》)。

五色丹毒蜜和干姜末傅之(《肘后》)。

口中生疮蜜浸大青叶含之（《药性论》）。

阴头生疮以蜜煎甘草涂之瘥（《外台》）。

肛门生疮肛门主肺，肺热即肛塞肿缩生疮。白蜜一升，猪胆汁一枚相和。微火煎令可丸，丸三寸长作挺，涂油纳下部，卧令后重，须臾通泄（梅师）。

热油烧痛以白蜜涂之（梅师）。

疔肿恶毒用生蜜与隔年葱研膏，先刺破涂之。如人行五里许，则疔出，后以热醋汤洗去（《济急仙方》）。

大风癞疮取白蜜一斤，生姜二斤捣取汁。先秤铜铛斤两，下姜汁于蜜中消之，又秤之，令知斤两。即下蜜于铛中，微火煎令姜汁尽，秤蜜斤两在，即药已成矣。患三十年癞者，平旦服枣许大一丸，一日三服，温酒下。忌生冷醋滑臭物。功用甚多，不能一一具之（《食疗》方）。

面上䵟点取白蜜和茯苓末涂之，七日便瘥也（孙真人《食忌》）。

目生珠管以生蜜涂目，仰卧半日，乃可洗之。日一次（《肘后方》）。

误吞铜钱炼蜜服二升，可出矣（葛氏方）。

诸鱼骨鲠以好蜜稍稍服之令下（葛氏）。

拔白生黑治年少发白。拔去白发，以白蜜涂毛孔中，即生黑发。不生，取梧桐子捣汁涂上，必生黑者（梅师方）。

蜜蜡《本经·上品》

【释名】〔弘景曰〕生于蜜中，故谓蜜蜡。〔时珍曰〕蜡犹鬣也。蜂造蜜蜡而皆成鬣也。

【集解】《别录》曰〕蜡生武都山谷蜜房木石间。〔弘景曰〕

蜂先以此为蜜跐,煎蜜亦得之。初时极香软。人更煮炼,或少加醋酒,便黄赤,以作烛色为好。今医家皆用白蜡,但取削之,于夏月暴百日许,自然白也。卒用之,烊内水中十余遍,亦白。〔宗奭曰〕新蜡色白,随久则黄。白蜡乃蜡之精英者也。〔时珍曰〕蜡乃蜜脾底也。取蜜后炼过,滤入水中,候凝取之,色黄者俗名黄蜡,煎炼极净色白者为白蜡,非新则白而久则黄也。与今时所用虫造白蜡不同。

【气味】甘,微温,无毒。〔之才曰〕恶芫花、齐蛤。

【主治】蜜蜡:主下痢脓血,补中,续绝伤金疮,益气,不饥,耐老(《本经》)。〔权曰〕和松脂、杏仁、枣肉、茯苓等分合成,食后服五十丸,便不饥。〔颂曰〕古人荒岁多食蜡以度饥,但合大枣咀嚼,即易烂也。白蜡:疗久泄澼后重见白脓,补绝伤,利小儿。久服轻身不饥(《别录》)。孕妇胎动,下血不绝,欲死。以鸡子大,煎三五沸,投美酒半升服,立瘥。又主白发,镊去,消蜡点孔中,即生黑者(甄权)。

【发明】〔时珍曰〕蜜成于蜡,而万物之至味,莫甘于蜜,莫淡于蜡,得非厚于此必薄于彼耶? 蜜之气味俱厚,属乎阴也,故养脾;蜡之气味俱薄,属乎阳也,故养胃。厚者味甘,而性缓质柔,故润脏腑;薄者味淡,而性啬质坚,故止泄痢。张仲景治痢有调气饮,《千金方》治痢有胶蜡汤,其效甚捷,盖有见于此欤? 又华佗治老少下痢,食入即吐。用白蜡方寸匕,鸡子黄一个,石蜜、苦酒、发灰、黄连末,各半鸡子壳。先煎蜜、蜡、苦酒、鸡子四味令匀,乃纳连、发,熬至可丸乃止。二日服尽,神效无比也。此方用之,屡经效验,乃知《本经》主下痢脓血之言,深当膺服也。

【附方】旧六,新十五。

仲景调气饮治赤白痢,小腹疼痛不可忍,下重,或面青手足俱变者。用黄蜡三钱,阿胶三钱,同溶化,入黄连末五钱,搅匀,分三次热服,神妙(《金匮》)。

《千金》胶蜡汤治热痢,及妇人产后下痢。用蜡二棋子大,阿胶二钱,当归二钱半,黄连三钱,黄檗一钱,陈廪米半升,水三升,煮米至一升,去米入药,煎至一钟,温服神效(《千金方》)。

急心疼痛用黄蜡灯上烧化,丸芡子大,百草霜为衣。井水下三丸。

肺虚咳嗽立效丸:治肺虚膈热,咳嗽气急烦满,咽干燥渴,欲饮冷水,体倦肌瘦,发热减食,喉音嘶不出。黄蜡(溶滤令净,浆水煮过)八两,再化作一百二十丸,以蛤粉四两为衣养药。每服一丸,胡桃半个,细嚼温水下,即卧,闭口不语,日二(《普济方》)。

肝虚雀目黄蜡不以多少,溶汁取出,入蛤粉相和得所。每用刀子切下二钱,以猪肝二两批开,掺药在内,麻绳扎定。水一碗,同入铫子内煮熟,取出乘热蒸眼。至温,并肝食之,日二,以平安为度,其效如神(《集验方》)。

头风掣疼湖南押衙颜思退传方:用蜡二斤,盐半斤相和,于锡罗中溶令相入,捏作一兜鍪,势可合脑大小。搭头至额,其痛立止也(《经验方》)。

脚上转筋刘禹锡《传信方》:用蜡半斤销之,涂旧绢帛上,随患大小阔狭,乘热缠脚,须当脚心,便着袜裹之,冷即易。仍贴两手心(《图经》)。

暴风身冷暴风,通身冰冷如瘫缓者。用上方法,随所患大小阔狭摊贴,并裹手足心。

风毒惊悸同上方法。

破伤风湿如疟者。以黄蜡一块，热酒化开服，立效。与玉真散对用，尤妙（《瑞竹堂方》）。

代指疼痛以蜡、松胶相和，火炙笼指，即瘥（《千金翼》）。

脚上冻疮浓煎黄蜡涂之（姚和众）。

狐尿刺人肿痛。用热蜡着疮，并烟熏之，令汁出即愈（《肘后方》）。

犬咬疮发以蜡炙溶，灌入疮中（葛氏方）。

蛇毒螫伤以竹筒合疮上，溶蜡灌之，效（徐王方）。

汤火伤疮焮赤疼痛，毒腐成脓。用此拔热毒，止疼痛，敛疮口。用麻油四两，当归一两，煎焦去滓。入黄蜡一两，搅化放冷，摊帛贴之，神效（《医林集要》）。

臁胫烂疮用桃、柳、槐、椿、楝五枝，同荆芥煎汤，洗拭净。以生黄蜡摊油纸上，随疮大小贴十层，以帛拴定。三日一洗，除去一层不用，一月痊愈（《医林集要》）。

妊娠胎漏黄蜡一两，老酒一碗，溶化热服，顷刻即止（《药性论》）。

呃逆不止黄蜡烧烟熏，二三次即止（《医方摘要》）。

霍乱吐利蜡一弹丸，热酒一升化服，即止（《肘后方》）。

诸般疮毒臁疮、金疮、汤火等疮。用黄蜡一两，香油三两，黄丹半两，同化开，顿冷，瓶收。摊贴（王仲勉《经验方》）。

蜜蜂《本经·上品》

【释名】蜡蜂（《纲目》）、蠭（《玉篇》）。〔时珍曰〕蜂尾垂锋，故谓之蜂。蜂有礼范，故谓之蠭。《礼记》云：范则冠而蝉有緌。《化书》云：蜂有君臣之礼。是矣。

【集解】〔《别录》曰〕蜂子生武都山谷。〔颂曰〕今处处有之,即蜜蜂子也。在蜜脾中,如蚕蛹而白色。岭南人取头足未成者,油炒食之。〔时珍曰〕蜂子,即蜜蜂子未成时白蛹也。《礼记》有雀、鹌、蜩、范,皆以供食,则自古食之矣。其蜂有三种:一种在林木或土穴中作房,为野蜂;一种人家以器收养者,为家蜂,并小而微黄,蜜皆浓美;一种在山岩高峻处作房,即石蜜也,其蜂黑色似牛虻。三者皆群居有王。王大于众蜂,而色青苍。皆一日两衙,应潮上下。凡蜂之雄者尾锐,雌者尾歧,相交则黄退。

蜜蜂

嗅花则以须代鼻,采花则以股抱之。按王元之《蜂记》云:蜂王无毒。窠之始营,必造一台,大如桃李。王居台上,生子于中。王之子尽复为王,岁分其族而去。其分也,或铺如扇,或圆如罂,拥其王而去。王之所在,蜂不敢螫。若失其王,则众溃而死。其酿蜜如脾,谓之蜜脾。凡取其蜜不可多,多则蜂饥而不蕃。又不可少,少则蜂惰而不作。呜呼!王之无毒,似君德也。营巢如台,似建国也。子复为王,似分定也。拥王而行,似卫主也。王所不螫,似遵法也。王失则溃,守义节也。取惟得中,似什一而税也。山人贪其利,恐其分而刺其子,不仁甚矣!

蜂子

【气味】甘,平、微寒,无毒。〔大明曰〕凉,有毒。食之者须以冬瓜、苦荬、生姜、紫苏制其毒。〔之才曰〕畏黄芩、芍药、牡蛎、白前。

【主治】风头，除蛊毒，补虚羸伤中。久服令人光泽，好颜色，不老（《本经》）。〔弘景曰〕酒渍傅面，令人悦白。轻身益气，治心腹痛，面目黄，大人小儿腹中五虫从口吐出者（《别录》）。主丹毒风疹，腹内留热，利大小便涩，去浮血，下乳汁，妇人带下病（藏器）。大风疠疾（时珍）。

【发明】〔时珍曰〕蜂子古人以充馔品，故《本经》《别录》著其功效，而《圣济总录》治大风疾，兼用诸蜂子，盖亦足阳明、太阴之药也。

【附方】新一。

大风疠疾须眉堕落，皮肉已烂成疮者。用蜜蜂子、胡蜂子、黄蜂子（并炒）各一分，白花蛇、乌蛇（并酒浸，去皮、骨，炙干）、全蝎（去土，炒）、白僵蚕（炒）各一两，地龙（去土，炒）半两、蝎虎（全者，炒）、赤足蜈蚣（全者，炒）各十五枚，丹砂一两，雄黄（醋熬）一分，龙脑半钱，右为末。每服一钱匕，温蜜汤调下，日三五服（《总录》）。

土蜂《别录》

〔校正〕旧与蜜蜂子同条，今分出。

【释名】蜚零（《本经》）、蟺蜂（音惮。〖郭璞〗）、马蜂（〖郭璞〗）。〔颂曰〕郭璞注《尔雅》云：今江东呼大蜂在地中作房者为土蜂，即马蜂也。荆、巴间呼为蟺蜂。

【集解】〔《别录》曰〕土蜂生武都山谷。〔藏器曰〕土蜂穴居作房，赤黑色，最大，螫人至死，亦能酿蜜，其子亦大而白。〔颂曰〕土蜂子，江东人亦啖之。又有木蜂似土蜂，人亦食其子。然则蜜蜂、土蜂、木蜂、黄蜂子俱可食。大抵蜂类同科，其性效不相远矣。

蜂

〔主治〕烧末，油和，傅蜘蛛咬疮。〔藏器曰〕此物能食蜘蛛，取其相伏也。

蜂子

〔气味〕甘，平，有毒。〔大明曰〕同蜜蜂。○畏亦同也。

〔主治〕痈肿（《本经》）。嗌痛（《别录》）。利大小便，治妇人带下（《日华》）。功同蜜蜂子（藏器）。酒浸傅面，令人悦白（时珍）。

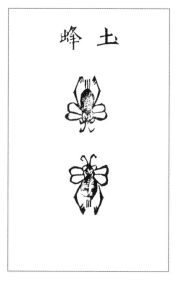

土蜂

〔附方〕新一。

面黑令白土蜂子未成头翅者，炒食，并以酒浸傅面（《圣惠方》）。

房

〔主治〕痈肿不消。为末，醋调涂之，干更易之。不入服食（《药性》）。疗疔肿疮毒（时珍）。

〔附方〕新一。

疔肿疮毒已笃者，二服即愈，轻者一服立效。用土蜂房一个，蛇蜕一条，黄泥固济，煅存性，为末。每服一钱，空心好酒下。少顷腹中大痛，痛止，其疮已化为黄水矣（《普济》）。

大黄蜂《别录》

〔校正〕旧与蜜蜂同条，今分出。

【释名】黑色者名胡蜂（《广雅》）、壶蜂（《方言》）、瓟瓠蜂（音钩娄。〔弘景〕）、玄瓠蜂（《《衍义》》）。〔时珍曰〕凡物黑色者，谓之胡。其壶、瓠、瓠瓠，皆象形命名也。瓠瓠，苦瓠之名。《楚辞》云"玄蜂若壶"，是矣。大黄蜂色黄，瓠瓠蜂色黑，乃一类二种也。陶说为是。苏颂以为一种，非矣。然蜂蛹、蜂房，功用则一。故不必分条。

【集解】〔弘景曰〕大黄蜂子，乃人家屋上者及瓠瓠蜂也。〔颂曰〕大黄蜂子，在人家屋上作房及大木间瓠瓠蜂之子也。岭南人取其子作馔食之。其蜂黄色，比蜜蜂更大。按《岭表录异》云：宣、歙人好食蜂儿。山林间大蜂结房，大者如巨钟，其房数百层。土人采时，着草衣蔽身，以捍其毒螫。复以烟火熏散蜂母，乃敢攀缘崖木断其蒂。一房蜂儿五六斗至一石。拣状如蚕蛹莹白者，以盐炒暴干，寄入京洛，以为方物。然房中蜂儿三分之一翅足已成，则不堪用。据此，则木上作房，盖瓠瓠之类。然今宣城蜂子，乃掘地取之，似土蜂也。郭璞注《尔雅》云：土蜂乃大蜂，在地中作房；木蜂似土蜂而小，江东人并食其子。然则二蜂皆可食久矣。大抵性味亦不相远也。

蜂子

【气味】甘，凉，有小毒。〔大明曰〕见蜜蜂下。

【主治】心腹胀满痛，干呕，轻身益气（《别录》）。治雀卵斑，面疱。余功同蜜蜂子（时珍）。

【附方】新一。

雀斑面疱七月七日取露蜂子，于漆碗中水酒浸过，滤汁，调胡粉傅之（《普济方》）。

露蜂房《本经·中品》

【释名】蜂肠（《本经》）、蜂勒（勒与窠同）、百穿（并《别录》)、紫金沙(〖《圣济总录》〗)。

【集解】〔《别录》曰〕露蜂房生牂牁山谷。七月七日采,阴干。〔弘景曰〕此蜂房多在树腹中及地中。今曰露蜂房,当用人家屋间及树枝间苞裹者。乃远举牂牁,未解所以。〔恭曰〕此房悬在树上得风露者。其蜂黄黑色,长寸许,螫马、牛及人,乃至欲死。非人家屋下小小蜂房也。〔韩保昇曰〕此树上大黄蜂窠也。所在皆有,大者如瓮,小者如桶。十一月、十二月采之。〔宗奭曰〕露蜂房有二种:一种小而色淡黄,窠长

大黄蜂、露蜂房

六七寸至一尺,阔二三寸,如蜜脾下垂一边,多在丛木深林之中,谓之牛舌蜂;一种多在高木之上,或屋之下,外面围如三四斗许,或一二斗,中有窠如瓠状,由此得名玄瓠蜂,其色赤黄,大于诸蜂。今人皆兼用之。〔敩曰〕蜂房有四件:一名革蜂窠,大者一二丈围,在树上、内窠小隔六百二十个,大者至一千二百四十个,其裹粘木蒂是七姑木汁,其盖是牛粪沫,其隔是叶蕊也;二名石蜂窠,只在人家屋上,大小如拳,色苍黑,内有青色蜂二十一个,或只十四个,其盖是石垢,其粘处是七姑木汁,其隔是竹蛀也;三名独蜂窠,大小如鹅卵大,皮厚苍黄色,是小蜂肉并蜂翅,盛向里只有一个蜂,大如小石燕子许,人马被螫着立亡也。四名是草蜂窠也。入药以革蜂窠为胜。〔时珍曰〕革蜂,乃山中大黄蜂也,其房有重重如楼台者。石蜂、草蜂,寻常所见蜂也。独蜂,俗名七里

蜂者是矣，其毒最猛。

【修治】〔敩曰〕凡使革蜂窠，先以鸦豆枕等同拌蒸，从巳至未时，出鸦豆枕了，晒干用。〔大明曰〕入药并炙用。

【气味】苦，平，有毒。〔《别录》曰〕咸。〔之才曰〕恶干姜、丹参、黄芩、芍药、牡蛎。

【主治】惊痫瘛疭，寒热邪气，癫疾，鬼精蛊毒，肠痔。火熬之良（《本经》）。疗蜂毒、毒肿。合乱发、蛇皮烧灰，以酒日服二方寸匕，治恶疽、附骨痈，根在脏腑，历节肿出，丁肿恶脉诸毒皆瘥（《别录》）。疗上气赤白痢，遗尿失禁。烧灰酒服，主阴痿。水煮，洗狐尿刺疮。服汁，下乳石毒（苏恭）。煎水，洗热病后毒气冲目。炙研，和猪脂，涂瘰疬成瘘（苏颂）。煎水漱牙齿，止风虫疼痛。又洗乳痈、蜂疔、恶疮（大明）。

【发明】〔时珍曰〕露蜂房，阳明药也。外科、齿科及他病用之者，亦皆取其以毒攻毒，兼杀虫之功焉耳。

【附方】旧十五，新十八。

小儿卒痫大蜂房一枚，水三升，煮浓汁浴之，日三四次佳（《千金方》）。

脐风湿肿久不瘥者。蜂房烧末，傅之效（《子母秘录》）。

手足风痹黄蜂窠大者一个（小者三四个），烧灰，独头蒜一碗，百草霜一钱半，同捣傅上。一时取下，埋在阴处。忌生冷、荤腥（《乾坤秘韫》）。

风气瘙痒及瘾疹。《集验方》：蜂房（炙）、蝉蜕等分，为末。酒服一钱，日三服。○《梅师方》：用露蜂房煎汁二升，入芒硝傅之，日五次。

风热牙肿连及头面。用露蜂房，烧存性，研末，以酒少许调,噙漱之(《十便良方》)。

风虫牙痛露蜂房煎醋,热漱之。○《袖珍方》:用草蜂房一枚,盐实孔内烧过,研末擦之,盐汤漱去。或取一块咬之。秘方也。○《普济方》:用露蜂房一个,乳香三块,煎水漱之。○又同细辛煎水漱之。○又露蜂房、全蝎同研,擦之。○《圣惠》:用蜂房蒂,绵包咬之,效。

喉痹肿痛《普济方》:露蜂房灰、白僵蚕等分,为末。每乳香汤服半钱。○《食医心镜》:用蜂房烧灰。每以一钱吹入喉内。不拘大人、小儿。

重舌肿痛蜂房炙研,酒和傅之,日三四次(《圣惠方》)。

舌上出血窍如针孔。用紫金沙(即露蜂房顶上实处)一两,贝母四钱,卢会三钱,为末,蜜和丸雷丸大。每用一丸,水一小盏,煎至五分,温服。吐血,温酒调服(《云台方》)。

吐血衄血方同上。

崩中漏下五色,使人无子。蜂房末三指撮,温酒服之,大神效(张文仲方)。

小儿下痢赤白者。蜂房烧末,饮服五分(张杰《子母秘录》)。

小儿咳嗽蜂房二两,洗净烧研。每服一字,米饮下(《胜金方》)。

二便不通蜂房烧末,酒服二三钱,日二服。不拘大人、小儿(《子母秘录》)。

阴痿不兴蜂窠烧研,新汲井水服二钱,可御十女(《峋嵝神书》)。

阴寒痿弱蜂房灰,夜傅阴上,即热起(《千金方》)。

阴毒腹痛露蜂房三钱(烧存性),葱白五寸,同研为丸。男左女右,着手中,握阴卧之,汗出即愈。

寸白蛔虫蜂窠烧存性,酒服一匙。虫即死出(《生生编》)。

乳石热毒壅闷,头痛口干,便溣赤少者。用蜂房煮汁五合服,乳石末从小便中下,大效。○《图经》云:用十二分炙,以水二升,煮八合,分服。

药毒上攻如圣散:用蜂房、甘草等分。麸炒黄色,去麸为末。水二碗,煎八分,临卧顿服。明日取下恶物(《经验方》)。

鼻外瘨瘤脓水血出。蜂房炙研,酒服方寸匕,日三服(《肘后方》)。

头上疮癣蜂房研末,腊猪脂和,涂之效(《圣惠方》)。

软疖频作露蜂房二枚,烧存性。以巴豆二十一粒,煎清油二三沸,去豆。用油调傅,甚效(唐氏《得效方》)。

女人妒乳乳痈汁不出,内结成脓肿,名妒乳。用蜂房烧灰,研。每服二钱,水一小盏,煎六分,去渣温服(《济众方》)。

风瘘不合露蜂房一枚,炙黄研末。每以一钱,腊猪脂和涂(《肘后方》)。

下部漏痔大露蜂房烧存性研,掺之。干则以真菜子油调(唐氏《经验方》)。

蜂螫肿疼蜂房为末,猪膏和傅。或煎水洗(《千金方》)。

竹蜂《拾遗》

【释名】留师(《拾遗》)。郭璞作笛师)。

【集解】〔藏器曰〕《方言》云:竹蜂,留师也。蜂如小指大,正黑色,啮竹为窠,蜜如稠糖,酸甜好食。〔时珍曰〕《六帖》云:竹蜜蜂出蜀中。于野竹上结窠,绀色,大如鸡子,长寸许,有蒂。窠有蜜,甘倍常蜜。即此也。按今人家一种黑蜂,大如指头,能穴竹木而居,腹中有蜜,小儿扑杀取食,亦此类也。又《杜阳编》

言：外国鸾蜂大十余斤，其蜜碧色，服之成仙。此亦不经之言，未足深信。又有刺蜜、木蜜，生草木上，俱见《果部》本条。木蜜即枳椇。

留师蜜

【气味】甘、酸，寒，无毒。

【主治】牙齿𧏾痛及口疮，并含之良（藏器）。

赤翅蜂《拾遗》

【集解】〔藏器曰〕出岭南。状如土蜂，翅赤头黑，大如螃蟹，穿土为窠，食蜘蛛。蜘蛛遥知蜂来，皆狼狈藏隐。蜂以预知其处，食之无遗。〔时珍曰〕此毒蜂穿土作窠者。一种独蜂作窠于木，亦此类也。其窠大如鹅卵，皮厚苍黄色。只有一个蜂，大如小石燕子，人马被螫立亡也。又一种蛒蜂，出巴中，在褰鼻蛇

竹蜂

赤翅蜂

穴内。其毒倍常，中人手足辄断，中心胸即圮裂，非方药可疗，惟禁术可制。故元稹诗云："巴蛇蟠窟穴，穴下有巢蜂。近树禽垂翅，依原兽绝踪。微遭断手足，厚毒破心胸。昔甚招魂句，那知眼自逢。"此蜂之毒如此，附见于此。养生远害者，不可不知。

【主治】有毒。疗蜘蛛咬，及疗肿疽病，烧黑和油涂之。或取蜂窠土，以酢和涂之，蜘蛛咬处，当得丝出（藏器）。

独脚蜂《拾遗》

【集解】〔藏器曰〕出岭南。似小蜂黑色，一足连树根不得去，不能动摇，五月采之。又有独脚蚁，亦连树根下，能动摇，功用与蜂同。〔时珍曰〕岭南有树小儿、树蛱蝶。及此蜂、蚁，皆生于树，是亦气化，乃无情而生有情也。《酉阳杂俎》云：岭南毒菌，夜有光，经雨则腐化为巨蜂，黑色，其喙若锯，长三分余，啮人甚毒。物类之变化不一有如此。

【主治】疗肿痈疽，烧研和油涂之（藏器）。

蠮螉音噎翁。○《本经·下品》

【释名】土蜂（《别录》）、细腰蜂（《庄子》）、蜾蠃（《诗经》）、蒲芦（《尔雅》）。〔弘景曰〕此类甚多。虽名土蜂，不就土中作窟，谓挺土作房尔。〔时珍曰〕蠮螉，象其声也。

【集解】〔《别录》曰〕蠮螉生熊耳川谷及牂牁，或人屋间。〔弘景曰〕今一种蜂，黑色，腰甚细，衔泥于人屋及器物边作房，如并竹管者是也。其生子如粟米大，置中，乃捕取草上青蜘蛛十余枚，满中，仍塞口，以待其子大为粮也。其一种入芦管中者，亦取草上青虫。《诗》云："螟蛉有子，果蠃负之。"言细腰之物无雌，

独脚蜂

蠮螉

皆取青虫教祝,便变成己子,斯为谬矣。造诗者未审,而夫子何为因其僻耶? 圣人有缺,多皆类此。〔韩保昇曰〕按《诗疏》云:螟蛉,桑虫也。果蠃,蒲芦也。言蒲芦负桑虫以成其子也。亦负他虫封之,数日则成蜂飞去。今有人候其封穴,坏而看之,见有卵如粟,在死虫之上,果如陶说。盖诗人知其大而不知其细也。此蜂所在有之,随处作窠,或只或双,不拘土石竹木间也。

【正误】〔李含光曰〕祝变成子,近有数见者,非虚言也。〔颂曰〕《诗》言:"螟蛉有子,果蠃负之。"扬雄《法言》亦云:螟蛉之子殪,而逢果蠃。祝之曰类我类我。久之变为蜂。陶氏、蜀本皆以为生子如粟,捕诸虫为粮。段成式亦云:书斋多蠮螉窠,祝声可听,开而视之,悉是小蜘蛛,以泥隔之,乃知不独负桑虫也。数说不同。然物类变化,固不可度。蚱蝉生于转丸,衣鱼生于瓜子之类非一。桑虫、蜘蛛之变为蜂,不为异也。如陶所说卵如粟者,未必非祝虫而成之也。宋齐丘所谓蠮螉之虫,孕螟蛉之子,传其情,交其精,混其气,和其神,随物大小,俱得其真,蠢动无定情,万物无定形。斯言得之矣。〔宗奭曰〕诸家之说,终不敢舍《诗》之义。尝拆窠视之,果有子如半粟米大,色白而微黄。所负青菜虫,却在子下,不与虫相着。陶说近之。〔时珍曰〕蠮螉之说各异。今通考诸说,并视验其卵,及蜂之双双往来,必是雌雄。当以陶氏、寇氏之说为正,李氏、苏氏之说为误。按《解颐新语》云:果蠃自有卵如粟,寄在虫身。其虫不死不生,久则渐枯,子大食之而出。正如蝇卵寄附于蚕身,久则卵化,穴茧而出也。《列子》言纯雄无雌,其名稚蜂,《庄子》言细腰者化,则自古已失之矣。罗愿《尔雅翼》云:陶说实当物理。但以此疑圣人,则不知《诗》之本旨矣。《诗》云:"螟蛉有子,果蠃负之。教诲尔子,式谷似之。"盖言国君之民,为他人所取尔。说者不知似字,乃似续之似,误以为如似之似,遂附会其说尔。尤云"鸤鸠鸤鸠,既取我子",亦可谓鸠以众鸟为子乎?今屡破其房,见子与他虫同处,或子已去而虫存空壳,或虫成蛹而子尚小。盖虫终不坏,至其成蛹,子乃食之而出也。近时王浚川著《雅述》,亦云:年年验之,皆如陶氏之说焉。

【气味】辛,平,无毒。〔大明曰〕有毒。入药炒用。

【主治】久聋,咳逆毒气,出刺出汗(《本经》)。疗鼻窒(《别录》)。治呕逆。生研,能署竹木刺(大明)。○《岣嵝书》云:五月五日,取蠮螉阴干为末,用兵死人血丸,置衣领中,云令人畏伏。

土蜂窠见《土部》。

【附录】雄黄虫〔《别录·有名未用》曰〕明目,辟兵不祥,益气力。状如蠮螉。

虫白蜡《会编》

【集解】〔机曰〕虫白蜡与蜜蜡之白者不同,乃小虫所作也。其虫食冬青树汁,久而化为白脂,粘敷树枝。人谓虫屎着树而然,非也。至秋刮取,以水煮溶,滤置冷水中,则凝聚成块矣。碎之,文理如白石膏而莹澈。人以和油浇烛,大胜蜜蜡也。〔时珍曰〕唐宋以前,浇烛、入药所用白蜡,皆蜜蜡也。此虫白蜡,则自元以来,人始知之,今则为日用物矣。四川、湖广、滇南、闽岭、吴越东南诸郡皆有之。以川、滇、衡、永产者为胜。蜡树枝叶状类冬青,四时不凋。五月开白花成丛,结实累累,大如蔓荆子,生青熟紫。冬青树子,则红色也。其虫大如虮虱,芒种后则延缘树枝,食汁吐涎,粘于嫩茎,化为白脂,乃结成蜡,状如凝霜。处暑后则剥取,谓之蜡渣。若过白露,即粘住难刮矣。其渣炼化滤净,或甑中蒸化,沥下器中,待凝成块,即为蜡也。其虫嫩时白色作蜡,及老则赤黑色,乃结苞于树枝。初若黍米大,入春渐长,大如鸡头子,紫赤色,累累抱枝,宛若树之结实也。盖虫将遗卵作房,正如雀瓮、螵蛸之类尔。俗呼为蜡种,亦曰蜡子。子内皆白卵,如细虮,一包数百。次年立夏日摘下,以箬叶包之,分系各树。芒种后苞拆卵化,虫乃延出叶底,复上树作蜡也。树下要洁净,防蚁食其虫。又有水蜡树,叶微似榆,亦

虫白蜡

可放虫生蜡。甜楮树亦可产蜡。

【气味】甘，温，无毒。

【主治】生肌止血定痛，补虚续筋接骨（震亨）。入丸散服，杀瘵虫（时珍）。

【发明】〔震亨曰〕白蜡属金，禀受收敛坚强之气，为外科要药。与合欢皮同入长肌肉膏中，用之神效，但未试其可服否也。〔时珍曰〕蜡树叶亦治疮肿，故白蜡为外科要药，正如桑螵蛸与桑木之气相通也。

【附方】新一。

头上秃疮蜡烛频涂，勿令日晒，久则自然生发（《集玄方》）。

紫铆音矿。〇《唐本草》

〔校正〕原与骐驎竭同条，今自《木部》分入此。

【释名】赤胶（苏恭）、紫梗（〔《真腊记》〕）。〔时珍曰〕铆与矿同。此物色紫，状如矿石，破开乃红，故名。今南番连枝折取，谓之紫梗是矣。

【集解】〔恭曰〕紫铆，紫色如胶。作赤麖皮及宝钿，用为假色，亦以胶宝物。云蚁于海畔树藤皮中为之。紫铆树名渴廪，骐驎竭树名渴留，正如蜂造蜜也。研取用之。《吴录》所谓赤胶是也。〔珣曰〕《广州记》云：紫铆生南海山谷。其树紫赤色，是木中津液结成，可作胡胭脂，余滓则玉作家用之。骐驎竭乃紫铆树之脂也。〔志曰〕按《别本》注言：紫铆、骐驎竭二物同条，功效全别。紫铆色赤而黑，其叶大如盘，铆从叶上出。骐驎竭色黄而赤，从木中出，如松脂也。〔颂曰〕按段成式《酉阳杂俎》云：紫铆树出真腊国，彼人呼为勒佉。亦出波斯国。木高丈许，枝叶郁茂，叶似橘柚，经冬不凋。三月开花，白色，不结子。天有雾露及

雨沾濡，其枝条即出紫钑。波斯
使者所说如此。而真腊使者言：
是蚁运土上于树端作窠，蚁壤得
雨露凝结而成紫钑。昆仑出者
善，波斯次之。又《交州地志》亦
云：本州岁贡紫钑，出于蚁壤。乃
知与血竭俱出于木而非一物，明
矣。今医家亦罕用，惟染家须之。
〔宗奭曰〕紫钑状如糖霜，结于细
枝上，累累然，紫黑色，研破则红。
今人用造绵胭脂，迩来亦难得。
〔时珍曰〕紫钑出南番。乃细虫
如蚁、虱，缘树枝造成，正如今之

紫钑

冬青树上小虫造白蜡一般，故人多插枝造之。今吴人用造胭脂。
按张勃《吴录》云：九真移风县，有土赤色如胶。人视土知其有
蚁，因垦发。以木枝插其上，则蚁缘而上，生漆凝结，如螳螂、蟓
蛸子之状。人折漆以染絮物，其色正赤，谓之蚁漆赤絮。此即紫
钑也。血竭乃其树之脂膏，别见《木部》。

【气味】甘、咸，平，有小毒。〔大明曰〕无毒。

【主治】五脏邪气，金疮带下，破积血，生肌止
痛，与骐𬴊竭大同小异（苏恭）。湿痒疮疥，宜入膏用
（李珣）。益阳精，去阴滞气（《太清伏炼法》）。

【附方】新三。

齿缝出血紫矿、乳香、麝香、白矾等分，为末，掺之。水漱
（《卫生易简方》）。

产后血运狂言失志。用紫钑一两，为末。酒服二钱匕

（徐氏《家传方》）。

经水不止日渐黄瘦。紫矿末，每服二钱，空心白汤下（《杨氏家藏方》）。

五倍子 宋《开宝》

〔校正〕自《木部》移入此。

【释名】 文蛤（《开宝》）、百虫仓（《拾遗》），法酿过名百药煎（《蒙筌》）。〔时珍曰〕五倍当作五構，见《山海经》。其形似海中文蛤，故亦同名。百虫仓，会意也。百药煎，隐名也。

【集解】 〔志曰〕五倍子在处有之。其子色青，大者如拳，而内多虫。〔颂曰〕以蜀中者为胜。生于肤木叶上，七月结实，无花。其木青黄色。其实青，至熟而黄。九月采子，曝干，染家用之。〔时珍曰〕五倍子，宋《开宝本草》收入《草部》，《嘉祐本草》移入《木部》。虽知生于肤木之上，而不知其乃虫所造也。肤木，即盐肤子木也（详见《果部》盐麸子下）。此木生丛林处者，五六月有小虫如蚁，食其汁，老则遗种，结小球于叶间，正如蛄螼之作雀瓮，蜡虫之作蜡子也。初起甚小，渐渐长坚，其大如拳。或小如菱，形状圆长不等。初时青绿，久则细黄，缀于枝叶，宛若结成。其壳坚脆，其中空虚，有细虫如蠛蠓。

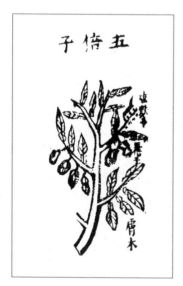

五倍子

山人霜降前采取，蒸杀货之。否则虫必穿坏，而壳薄且腐矣。皮工造为百药煎，以染皂色，大为时用。他树亦有此虫球，不入药用，木性殊也。

【气味】酸，平，无毒。

【主治】齿宣疳䘌，肺脏风毒流溢皮肤，作风湿癣疮，瘙痒脓水，五痔下血不止，小儿面鼻疳疮（《开宝》）。肠虚泄痢，为末，熟汤服之（藏器）。生津液，消酒毒，治中蛊毒、毒药（《日华》）。口疮掺之，便可饮食（宗奭）。敛肺降火，化痰饮，止咳嗽、消渴、盗汗、呕吐、失血、久痢、黄病、心腹痛、小儿夜啼，乌须发，治眼赤湿烂，消肿毒、喉痹，敛溃疮、金疮，收脱肛、子肠坠下（时珍）。

【发明】〔震亨曰〕五倍子属金与水，嚼之善收顽痰，解热毒，佐他药尤良。黄昏咳嗽，乃火气浮入肺中，不宜用凉药，宜五倍、五味敛而降之。〔时珍曰〕盐麸子及木叶，皆酸咸寒凉，能除痰饮咳嗽，生津止渴，解热毒酒毒，治喉痹下血血痢诸病。五倍子乃虫食其津液结成者，故所主治与之同功。其味酸咸，能敛肺止血化痰，止渴收汗，其气寒，能散热毒疮肿；其性收，能除泄痢湿烂。

【附方】旧二，新六十九。

虚劳遗浊 玉锁丹：治肾经虚损，心气不足，思虑太过，真阳不固，漩有余沥，小便白浊如膏，梦中频遗，骨节拘痛，面黧肌瘦，盗汗虚烦，食减乏力。此方性温不热，极有神效。用五倍子一斤，白茯苓四两，龙骨二两，为末，水糊丸梧子大。每服七十丸，食前用盐汤送下，日三服（《和剂方》）。

寐中盗汗 五倍子末、荞麦面等分，水和作饼，煨熟。夜卧待饥时,干吃二三个,勿饮茶水,甚妙(《集灵》)。

自汗盗汗常出为自汗,睡中出为盗汗。用五倍子研末,津调填脐中,缚定,一夜即止也(同上)。

心疼腹痛五倍子生研末。每服一钱,铁杓内炒,起烟黑色者为度。以好酒一钟,倾入杓内,服之立止(邵真人《经验方》)。

消渴饮水五倍子为末,水服方寸匕,日三服(危氏《得效》)。

小儿呕吐不定。用五倍子二个(一生一熟),甘草一握(湿纸裹,煨过),同研为末。每服半钱,米泔调下,立瘥(《经验后方》)。

小儿夜啼五倍子末,津调,填于脐内(杨起《简便方》)。

暑月水泄五倍子末,饭丸黄豆大。每服二十丸,荷叶煎水下,即时见效(余居士《选奇方》)。

热泻下痢五倍子一两,枯矾五钱,为末,糊丸梧子大。每服五十丸,米汤送下(邓笔峰《杂兴》方)。

泻痢不止五倍子一两,半生半烧,为末,糊丸梧子大。每服三十丸,红痢烧酒下;白痢水酒下;水泄米汤下。○《集灵》:用五倍子末,每米饮服一钱。

滑痢不止用五倍子醋炒七次,为末。米汤送下。

脾泄久痢五倍子(炒)半斤,仓米(炒)一升,白丁香、细辛、木香各三钱,花椒五钱,为末。每服一钱,蜜汤下,日二服。忌生冷、鱼肉(《集灵方》)。

赤痢不止文蛤炒研末,水浸乌梅肉,和丸梧子大。每服七十丸,乌梅汤下。

肠风下血五倍子、白矾各半两,为末,顺流水丸梧子大。每服七丸,米饮下。忌酒(《本事方》)。

脏毒下血五倍子不拘多少,为末,大鲫鱼一枚,去肠胃鳞腮,填药令满,入瓶内煅存性,为末。每服一钱,温酒下(王璆

《百一选方》)。

粪后下血不拘大人、小儿。五倍子末,艾汤服一钱(《全幼心鉴》)。

肠风脏毒下血不止。五倍子半生半烧,为末,陈米饭和丸如梧子大。每服二十丸,食前粥饮送下,日三服(《圣惠》)。

酒痢肠风下血。见百药煎。

小儿下血肠风脏毒。五倍子末,炼蜜丸小豆大。每米饮服二十丸(郑氏)。

大肠痔疾五倍子煎汤熏洗,或烧烟熏之,自然收缩(《直指方》)。

脱肛不收《三因方》:用五倍子末三钱,入白矾一块,水一碗煎汤,洗之立效。○《简便》:用五倍子半斤,水煮极烂,盛坐桶上熏之。待温,以手轻托上。内服参、芪、升麻药。○《普济方》:用五倍子、百草霜等分,为末,醋熬成膏。鹅翎扫傅上。即入。

产后肠脱五倍子末,掺之。或以五倍子、白矾煎汤,熏洗(《妇人良方》)。

女人阴血因交接伤动者:五倍子末掺之,良(熊氏)。

孕妇漏胎五倍子末,酒服二钱,神效(《朱氏集验方》)。

风毒攻眼肿痒涩痛不可忍者,或上下睑、眦赤烂,或浮翳、瘀肉侵睛。神效驱风散:用五倍子一两,蔓荆子一两半,为末。每服二钱,水二盏,铜、石器内煎汁去滓,乘热洗。留滓再煎用。大能明目去涩(《博济方》)。

小便尿血五倍子末,盐梅捣和,丸梧子大。每空心酒服五十丸(《集简方》)。

风眼赤烂《集灵方》:用五倍子煅存性,为末。入飞过黄丹少许,傅之。日三上,甚良。○《普济方》:用五倍子研末傅之。名拜堂散。

烂弦风眼五倍子、铜青、白墡土等分,为末。热汤泡开,闭目淋洗。冷即再热洗之。眼弦不可入汤(《济急方》)。

眼中弩肉方同上。

耳疮肿痛五倍子末,冷水调涂。湿则干掺之(《海上名方》)。

聤耳出脓《普济方》:用五倍子末吹之。○《经验》用五倍子(焙干)一两,全蝎(烧存性)三钱,为末。掺耳中。

鼻出衄血五倍子末,吹之。仍以末同新绵灰等分,米饮服二钱。

牙缝出血不止者。五倍子烧存性,研末,傅之即止(《卫生易简方》)。

牙齿动摇及外物伤动欲落者。五倍子、干地龙(炒)等分,为末。先以姜揩过,然后傅之(《御药院方》)。

牙龈肿痛五倍子一两,瓦焙研末。每以半钱傅痛处,片时吐去涎。内服去风热药(杨子建《护命方》)。

风牙肿痛五倍子一钱,黄丹、花椒各五分,为末,掺之即止也。○五倍末,冷水调,涂颊外,甚效。

唇紧作痛五倍子、诃子等分,为末,傅之(《端效方》)。

天行口疮五倍子末掺之,吐涎即愈(庞氏《伤寒论》)。

咽中悬痛舌肿塞痛。五倍子末、白僵蚕末、甘草末等分,白梅肉捣和,丸弹子大。噙咽,其痛自破也(朱氏《经验方》)。

口舌生疮《儒门事亲》:赴筵散:用五倍子、密陀僧等分,为末。浆水漱过,干贴之。《院方》加晚蚕蛾。○澹寮方:用五倍子一两,滑石半两,黄檗(蜜炙)半两,为末,漱净掺之,便可饮食。

白口恶疮状似木耳。不拘大人、小儿，并用五倍子、青黛等分，为末，以筒吹之（《端效方》）。

走马牙疳五倍子、青黛、枯矾、黄檗等分，为末。先以盐汤漱净，掺之，立效（《便览》）。

牙龈疳臭五倍子（炒焦）一两，枯矾、铜青各一钱，为末。先以米泔漱净，掺之。绝效方也（《集简方》）。

疳蚀口鼻五倍子烧存性研末，掺之（《普济方》）。

小儿口疳白矾装入五倍子内，烧过同研，掺之（《简便方》）。

下部疳疮《全幼心鉴》：用五倍子、枯矾等分。研末。先以畜水洗过，搽之。○《杏林摘要》：用五倍子、花椒（去子，炒）各一钱，细辛（焙）三分，为末。先以葱汤洗净，搽之。一二日生肉也。

阴囊湿疮出水不瘥。用五倍子、腊茶各五钱，腻粉少许，研末。先以葱椒汤洗过，香油调搽，以瘥为度（《太平圣惠方》）。

鱼口疮毒初起，未成脓者：用南五倍子，炒黄研末，入百草霜等分，以腊醋调，涂于患处。一日一夜即消（《杏林摘要》）。

一切诸疮五倍子、黄檗等分，为末。傅之（《普济方》）。

一切肿毒五倍子，炒紫黑色，蜜调，涂之。○《简便》：治一切肿毒，初起无头者。五倍子、大黄、黄檗等分，为末。新汲水调涂四围，日三五次。

一切癣疮五倍子（去虫）、白矾（烧过）各等分，为末，搽之。干则油调（《简便方》）。

癞头软疖及诸热疮。用五倍子七个，研末，香油四两，熬至一半，布绞去渣，搽之。三四遍即可。勿以水洗之（《普济方》）。

风癞湿烂五倍子末，津调涂之（同上）。

头疮热疮风湿诸毒。用五倍子、白芷等分，研末。掺之，脓水即干。如干者，以清油调涂（《卫生易简方》）。

疮口不收五倍焙，研末。以腊醋脚调，涂四围，效。

一切金疮五倍子、降真香等分，炒，研末。傅之，皮肉自痊。名啄合山（《拔萃方》）。

金疮出血不止者。五倍子末贴之。若闭气者，以五倍子末二钱，入龙骨末少许，汤服，立效（谈野翁方）。

杖疮肿痛五倍子去穰，米醋浸一日，慢火炒黄，研末，干掺之。不破者，醋调涂之（《卫生易简方》）。

手足皲裂五倍子末，同牛骨髓，填纳缝中，即安也（《医方大成》）。

鸡骨哽咽五倍子末，掺入喉中，即化下（《海上名方》）。

小儿脱肛五倍子为末。先以艾绒卷倍子末成筒，放便桶内，以瓦盛之。令病者坐于桶上，以火点着，使药烟熏入肛门，其肛自上。随后将白矾为末，复搽肛门，其肛自紧，再不复脱。

鱼口便毒五倍子不拘多少，以净瓦器盛之，用陈醋熬成膏，用绵布摊贴之。如干即换，三五次即愈。

偏坠气痛用五倍子一个，放食盐少许在内，以火纸包定，用水浸湿，放文武火灰内，煨存性，为末，酒调服。

染乌须发《圣济总录》：用针砂八两，米醋浸五日，炒略红色，研末。五倍子、百药煎、没石子各二两，诃黎勒皮三两，研末各包。先以皂荚水洗髭须，用米醋打荞麦面糊，和针砂末傅上，荷叶包，过一夜，次日取去。以荞麦糊四味傅之一日，洗去即黑。○《杏林摘要》：用五倍子一斤研末，铜锅炒之，勿令成块。如有烟起，即提下搅之。从容上火慢炒，直等色黑为度。以湿青布包扎，足踏成饼，收贮听用。每用时，以皂角水洗净须发。用五倍子一两，红铜末（酒炒）一钱六分，生白矾六分，诃子肉四分,没石子四分,硇砂一分,为末。乌梅、酸榴皮煎汤。调匀碗盛,重汤煮四五十沸,待如饴状。以眉掠刷于须发上,一时洗去,再上包住。次日洗去,以核桃油润之。半月一染,甚妙。

中河豚毒五倍子、白矾末等分,以水调下(出《事林广记》)。

百药煎

〔修治〕〔时珍曰〕用五倍子为粗末。每一斤,以真茶一两煎浓汁,入酵糟四两,擂烂拌和,器盛置糠缸中罯之,待发起如发面状即成矣。捏作饼丸,晒干用。〔嘉谟曰〕入药者,五倍子(鲜者)十斤舂细,用瓷缸盛,稻草盖,盦七日夜。取出再捣,入桔梗、甘草末各二两,又盦一七。仍捣仍盦,满七次,取出捏饼,晒干用。如无鲜者,用干者水渍为之。又方五倍子一斤,生糯米一两(滚水浸过),细茶一两,上右共研末,入罐内封固,六月要一七,取开配合用。又方五倍子一斤(研末),酒曲半斤,细茶一把(研末)。右用小蓼汁调匀,入钵中按紧,上以长稻草封固。另用箩一个,多着稻草,将药钵坐草中,上以稻草盖,置净处。过一七后,看药上长起长霜,药则已成矣。或捏作丸,或作饼,晒干才可收用。

〔气味〕酸、咸、微甘,无毒。

〔主治〕清肺化痰定嗽,解热生津止渴,收湿消酒,乌须发,止下血,久痢脱肛,牙齿宣蚀,面鼻疳蚀,口舌糜烂,风湿诸疮(时珍)。

〔发明〕〔时珍曰〕百药煎,功与五倍子不异。但经酿造,其体轻虚,其性浮收,且味带余甘,治上焦心肺、咳嗽痰饮、热渴诸病,含噙尤为相宜。

〔附方〕新二十二。

敛肺劫嗽百药煎、诃黎勒、荆芥穗等分为末,姜汁入蜜和丸芡子大。时时噙之（《丹溪心法》）。

定嗽化痰 百药煎、片黄芩、橘红、甘草各等分，共为细末，蒸饼丸绿豆大。时时干咽数丸，佳（《濒湖医案》）。

清气化痰 百药煎、细茶各一两，荆芥穗五钱，海螵蛸一钱，蜜丸芡子大。每服噙一丸，妙（笔峰《杂兴》）。

染乌须发 川百药煎一两，针砂（醋炒）、荞麦面各半两。先洗须发，以荷叶熬醋调刷，荷叶包一夜，洗去即黑，妙（《普济方》）。

沐发除腻 百药煎末，干搽发上，一夜，篦之（同上）。

揩牙乌须 川百药煎半两，玄胡索三钱，雄黄三钱，为末。先以烂研生姜擦牙去涎，用此揩牙，以津洗目。日日用之，甚佳（《普济》）。

牙痛引头 方同上。

风热牙痛 百药煎泡汤噙漱（《圣济总录》）。

牙龈疳蚀 百药煎、五倍子、青盐（煅）各一钱半，铜绿一钱，为末。日掺二三次，神效（《普济方》）。

炼眉疮癣 小儿面湮疮，又名炼银疮，乃母受胎时，食酸辣邪物所致。用百药煎五钱，生白矾二钱，为末，油调搽之（《外科精义》）。

脚肚生疮 初起如粟米大，搔之不已，成片包脚相交，黄水出，痒不可忍，久成痼疾。用百药煎末唾调，逐疮四围涂之，自外入内（先以贯众煎汤洗之），日一次（《医林集要》）。

乳结硬痛 百药煎末。每服三钱，酒一盏，煎数沸，服之取效（《经验方》）。

肠痈内痛 大枣（连核烧存性）、百药煎等分，为末。每服一钱，温酒服，日一，取效（《直指方》）。

大肠便血 百药煎、荆芥穗（烧存性）等分为末，糊丸梧子大。每服五十丸,米饮下(《圣惠方》)。

肠风下血百药煎二两,半生用,半炒存性,为末,饭丸梧子大。每服五十丸,米饮下。名圣金丸(王璆《百一选方》)。

大肠气痔作痛下血。百药煎末,每服三钱,稀粥调服,日二次(《集简》)。

肠风脏毒下血者。用百药煎(烧存性)、乌梅(连核烧过)、白芷(不见火),为末,水糊丸如梧子大。每服七十丸,米饮下(《济生》)。

酒痢下血百药煎、五倍子、陈槐花等分,焙研末,酒糊丸梧子大。每服五十丸,米饮送下(《本事方》)。

下痢脱肛百药煎一块,陈白梅三个,木瓜一握,以水一碗,煎半碗。日二服(《圣济总录》)。

男妇血淋用真百药煎、车前子(炒)、黄连各三钱半,木香二钱,滑石一钱,为末。空心灯草汤服二钱,日二服(《普济方》)。

消暑止渴百药煎、腊茶等分为末,乌梅肉捣和,丸芡子大。每含一丸。名水瓢丸(《事林广记》)。

五倍子内虫

〔主治〕赤眼烂弦,同炉甘石末乳细,点之(时珍)。

螳螂、桑螵蛸《本经·上品》

【释名】蚚螂(音当郎。《尔雅》)、刀螂(《纲目》)、拒斧(《说文》)、不过(《尔雅》)、蚀疣(音尤。《本经》)。其子房名螵蛸(音飘绡。《广雅》)、蜱蛸(音皮。《尔雅》)、蟫蟭(音缚焦。《郭璞》)、致神(《别录》)、野狐鼻涕(《酉阳杂俎》)。〔颂曰〕《尔雅》云:莫貉、蚚蟢、不过,蚚螂也。其子蜱蛸。郭璞云:江东呼为石螂。〔时珍曰〕蚚螂,两臂如

螳螂、桑螵蛸

斧,当辙不避,故得当郎之名。俗呼为刀螂,兖人谓之拒斧,又呼不过也。代人谓之天马,因其首如骧马也。燕赵之间谓之蚀疣。疣即疣子,小肉赘也。今人病疣者,往往捕此食之,其来有自矣。其子房名螵蛸者,其状轻飘如绡也。村人每炙焦饲小儿,云止夜尿,则蟭蟟、致神之名,盖取诸此。《酉阳杂俎》谓之野狐鼻涕,象形也。又扬雄《方言》云:螳螂或谓之髦,或谓之蚰蚰。齐兖以东谓之敷常。螵蛸亦名夷冒。

【集解】〔弘景曰〕螳螂俗呼石螂,逢树便产,以桑上者为好,是兼得桑皮之津气也。惟连枝断取者为真,伪者亦以胶着桑枝之上也。〔保昇曰〕螵蛸在处有之,螳螂卵也。多在小桑树上,丛荆棘间。三四月中,一枝出小螳螂数百枚。〔时珍曰〕螳螂,骧首奋臂,修颈大腹,二手四足,善缘而捷,以须代鼻,喜食人发,能翳叶捕蝉。或云术家取翳作法,可以引形。深秋乳子作房,粘着枝上,即螵蛸也。房长寸许,大如拇指,其内重重有隔房。每房有子如蛆卵,至芒种节后一齐出。故《月令》有云"仲夏螳螂生"也。

【修治】〔《别录》曰〕桑螵蛸生桑枝上,螳螂子也。二月、三月采,蒸过火炙用。不尔令人泄。〔敦曰〕凡使勿用杂树上生者,名螺螺。须觅桑树东畔枝上者。采得去核子,用沸浆水浸淘七次,锅中熬干用。别作修事无效也。〔韩保昇曰〕三四月采得,以热浆水浸一伏时,焙干,于柳木灰中炮黄用。

螳螂

〔主治〕小儿急惊风搐搦,又出箭镞。生者能食疣目(时珍)。

〔发明〕〔时珍曰〕螳螂,古方不见用者,惟《普济方》治惊风,吹鼻定搐法中用之,盖亦蚕、蝎定搐之义。古方风药多用螵蛸,则螳螂治风,同一理也。又《医林集要》出箭镞亦用之。

〔附方〕新二。

惊风定搐中分散:用螳螂一个,蜥蜴一条,赤足蜈蚣一条,各中分之,随左右研末。记定男用左,女用右。每以一字吹鼻内,搐之。吹左即左定,吹右即右定也(《普济》)。

箭镞入肉不可拔者。用螳螂一个,巴豆半个,同研,傅伤处。微痒且忍,极痒乃撼拔之。以黄连、贯众汤洗拭,石灰傅之。

桑螵蛸

〔气味〕咸、甘,平,无毒。〔之才曰〕得龙骨,疗泄精。畏旋覆花(戴椹)。

〔主治〕伤中疝瘕阴痿,益精生子,女子血闭腰痛,通五淋,利小便水道(《本经》)。疗男子虚损,五脏气微,梦寐失精遗溺。久服益气养神(《别录》)。炮熟空心食之,止小便利(甄权)。

〔发明〕〔时珍曰〕桑螵蛸,肝、肾、命门药也,古方盛用之。〔权曰〕男子肾衰精自出,及虚而小便利者,加而用之。〔颂曰〕古今方漏精及风药中,多用之。〔宗奭曰〕男女虚损,肾衰阴痿,梦中失精遗溺,白浊疝瘕,不可阙也。邻家一男子,小便日数十次。如稠米泔,心神恍惚,瘦瘁食减,得之女劳。令服桑螵蛸散药,未终一剂而愈。其药安神魂,定心志,治健忘,补心气,止小便数。

用桑螵蛸、远志、龙骨、菖蒲、人参、茯神、当归、龟甲（醋炙）各一两，为末。卧时，人参汤调下二钱。如无桑上者，即用他树者，以炙桑白皮佐之。桑白皮行水，以接螵蛸就肾经也。

〔附方〕旧三，新七。

遗精白浊盗汗虚劳。桑螵蛸（炙）、白龙骨等分，为细末。每服二钱，空心用盐汤送下（《外台》）。

小便不通桑螵蛸（炙黄）三十枚，黄芩二两，水煎。分二服（《圣惠》）。

妇人胞转小便不通。用桑螵蛸炙为末，饮服方寸匕，日三（《产书》）。

妇人遗尿桑螵蛸酒炒为末，姜汤服二钱（《千金翼》）。

妊娠遗尿不禁。桑螵蛸十二枚，为末。分二服，米饮下（《产乳书》）。

产后遗尿或尿数。桑螵蛸（炙）半两，龙骨一两，为末。每米饮服二钱（徐氏《胎产方》）。

咽喉肿塞桑上螳螂窠一两（烧灰），马屁勃半两，研匀，蜜丸梧子大。煎犀角汤，每服三五丸（《总病论》）。

咽喉骨哽桑螵蛸醋煎，呷之（《经验良方》）。

底耳疼痛桑螵蛸一个（烧存性），麝香一字，研末。每用半字，掺入神效。有脓先缴净（《经验方》）。

小儿软疖桑螵蛸烧存性，研末，油调傅之（危氏方）。

雀瓮《本经·下品》

【释名】雀儿饭瓮（《蜀本》）、蛅蟖房（《别录》音髯斯）、蚝虫窠（音刺。《纲目》）、躁舍（《本经》）、天浆子（《图经》）、棘刚子（《衍义》）、红姑娘（《纲目》）、毛虫（《说文》）。〔藏器曰〕毛虫作茧，形如瓮，故名雀瓮。俗呼雀痈，声相近也。〔保昇曰〕雀好食其瓮中子，故俗呼雀儿饭瓮。〔弘景曰〕蚝蟖背毛螫人，故名蚝（音刺），与蛓同。〔时珍曰〕俗呼毛虫，又名杨瘌子，因有螫毒也。此虫多生石榴树上，故名天浆。天浆乃甜榴之名也。〔宗奭曰〕多在棘枝上，故曰棘刚子。

螳螂、桑螵蛸

【集解】〔《别录》曰〕雀瓮出汉中。生树枝间，蚝蟖房也。八月采，蒸之。〔弘景曰〕蚝蟖，蚝虫也。在石榴树上。其背毛螫人。生卵形如鸡子，大如巴豆。〔藏器曰〕蚝虫好在果树上，大小如蚕，身面背上有五色斑毛，有毒能刺螫人。欲老者，口中吐白汁，凝聚渐硬，正如雀卵。其虫以瓮为茧，在中成蛹，如蚕之在茧也。夏月羽化而出作蛾，放子于叶间如蚕子。陶言其生卵如鸡子，误矣。〔恭曰〕雀瓮在树间，似螵蛸虫。此物紫白裥斑，状似砗磲文可爱也。〔时珍曰〕蚝蟖处处树上有之，牡丹上尤多。入药惟取榴棘上、房内有蛹者，正如螵蛸取桑上者。

【气味】甘，平，无毒。〔《日华》曰〕有毒。

【主治】寒热结气，蛊毒鬼疰，小儿惊痫（《本经》）。〔颂曰〕今医家治小儿慢惊。用天浆子（有虫者）、白僵蚕、干蝎三物各三枚，微炒捣末。煎麻黄汤，调服一字，日三服。随儿大小加减，大有效也。〔藏器曰〕雀瓮打破取汁，与小儿饮，令无疾。

小儿病撮口者,渐渐口撮不得饮乳。但先劙口傍见血,以瓮研汁涂之。或同鼠妇生捣涂之。今人产子时,凡诸物皆令开口不令闭者,盖厌禳之也。

【附方】新五。

撮口噤风用棘科上雀儿饭瓮子未开口者,取内物和乳汁研,灌之。○又方:棘刚子五枚,赤足蜈蚣一条,烧存性,研匀,饭丸麻子大。每服三五丸,乳汁下。亦可末服一字(并《圣惠》)。

小儿脐风白龙散:用天浆子(有虫者)一枚,真僵蚕(炒)一枚,腻粉少许,研匀。以薄荷自然汁调,灌之。取下毒物神效(《普济方》)。

急慢惊风口眼㖞斜,搐搦痰盛。用天浆子房(去皮,生用)三枚,干蝎(生用)七枚,朱砂一钱,研匀,饭丸粟大。每服二丸,荆芥汤送下(《圣惠方》)。

乳蛾喉痹用天浆子(即红姑娘),徐徐嚼咽。

小儿痫疾棘枝上雀瓮,研,其间虫出,取汁灌之(《圣惠方》)。

蚕《本经·中品》

〔校正〕《拾遗》乌烂蚕及茧卤汁,《嘉祐》蚕退,今并为一。

【释名】自死者名白僵蚕(《《本经》》)。〔时珍曰〕蠶从朁,象其头身之形;从蚰,以其繁也。俗作蚕字者,非矣。蚕音腆,蚯蚓之名也。蚕病风死,其色自白,故曰白僵(死而不朽曰僵)。再养者曰原蚕。蚕之屎曰沙,皮曰蜕,瓮曰茧,蛹曰魍(音龟),蛾曰罗,卵曰蚖(音允),蚕初出曰玅(音苗),蚕纸曰连也。

【集解】〔时珍曰〕蚕,孕丝虫也。种类甚多,有大、小、白、乌、斑色之异。其虫属阳,喜燥恶湿。食而不饮,三眠三起,二十七日而老。自卵出而为玅,自玅蜕而为蚕,蚕而茧,茧而蛹,蛹而蛾,蛾而卵,卵而复蚴,亦有胎生者,与母同老,盖神虫也。南粤有三眠、四眠、两生、七出、八出者。其茧有黄、白二色。《尔雅》云:蟓,桑茧也。雠由,樗茧、棘茧、栾茧也。蚢,萧茧也。皆各因所食之叶命名,而蟓即今桑上野蚕也。今之柘蚕与桑蚕并育,即棘茧是也。南海横州有枫茧,丝作钓绪。凡诸草木皆有蚅蠋之类,食叶吐丝,不如蚕丝可以衣被天下,故莫得并称。凡蚕类入药,俱用食桑者。

蚕

白僵蚕

〔修治〕〔《别录》曰〕生颍川平泽。四月取自死者。勿令中湿,有毒不可用。〔弘景曰〕人家养蚕时,有合箔皆僵者,即暴燥都不坏。今见小白似有盐度者为好。〔恭曰〕蚕自僵死,其色自白。陶云似有盐度,误矣。〔颂曰〕所在养蚕处有之。不拘早晚,但用白色而条直、食桑叶者佳。用时去丝绵及子,炒过。〔宗奭曰〕蚕有两三番,惟头番僵蚕最佳,大而无蛆。〔敩曰〕凡使,先以糯米泔浸一日,待蚕桑涎出,如蜗涎浮水上,然后漉出,微火焙干,以布拭净黄肉、毛,并黑口甲了,捣筛如粉,入药。

〔气味〕咸、辛,平,无毒。〔甄权曰〕微温,有小毒。○恶桑螵蛸、桔梗、茯苓、茯神、萆薢。

〔主治〕小儿惊痫夜啼,去三虫,灭黑黯,令人面色好,男子阴痒病(《本经》)。女子崩中赤白,产后余痛,灭诸疮瘢痕,为末,封疔肿,拔根极效(《别录》)。治口噤发汗。同衣中白鱼、鹰屎白等分,治疮灭痕(《药性》)。以七枚为末,酒服,治中风失音,并一切风疾,小儿客忤,男子阴痒痛,女子带下(《日华》)。焙研姜汁调灌,治中风、急喉痹欲绝,下喉立愈(苏颂)。散风痰结核瘰疬,头风,风虫齿痛,皮肤风疹,丹毒作痒,痰疟癥结,妇人乳汁不通,崩中下血,小儿疳蚀鳞体,一切金疮,疔肿风痔(时珍)。

〔发明〕〔元素曰〕僵蚕性微温,味微辛,气味俱薄,轻浮而升,阳中之阳,故能去皮肤诸风如虫行。〔震亨曰〕僵蚕属火,兼土与金、木。老得金气,僵而不化。治喉痹者,取其清化之气,从治相火,散浊逆结滞之痰也。〔王贶曰〕凡咽喉肿痛及喉痹,用此下咽立愈,无不效也。大能救人。吴开内翰云:屡用得效。〔时珍曰〕僵蚕,蚕之病风者也。治风化痰,散结行经,所谓因其气相感,而以意使之者也。又人指甲软薄者,用此烧烟熏之则厚,亦是此义。盖厥阴、阳明之药,故又治诸血病、疟病、疳病也。

〔附方〕旧十五,新十九。

一切风痰白僵蚕七个(直者),细研,姜汁一茶脚,温水调灌之(《胜金方》)。

小儿惊风白僵蚕、蝎梢等分,天雄尖、附子尖共一钱。微炮为末。每服一字,或半钱,以姜汤调灌之,甚效(寇氏《衍义》)。

风痰喘嗽夜不能卧。白僵蚕(炒研)、好茶末各一两,为末。每用五钱,卧时泡沸汤服(《瑞竹堂方》)。

酒后咳嗽白僵蚕焙研末,每茶服一钱(《怪证奇方》)。

喉风喉痹《仁存》开关散:用白僵蚕(炒)、白矾(半生半烧)等分,为末。每以一钱,用自然姜汁调灌,得吐顽痰,立效。

小儿加薄荷、生姜少许，同调。一方用白梅肉和丸，绵裹含之，咽汁也。○《朱氏集验》：用白僵蚕（炒）半两，生甘草一钱，为末。姜汁调服，涎出立愈。○《圣惠》：用白僵蚕三七枚，乳香一分，为末。每以一钱烧烟，熏入喉中，涎出即愈。

急喉风痹王氏《博济》如圣散：用白僵蚕、天南星（刮皮）等分，生研为末。每服一字，姜汁调灌，涎出即愈。后以生姜炙过，含之。○《百一选方》无南星。

撮口噤风面黄赤，气喘，啼声不出。由胎气挟热，流毒心脾，故令舌强唇青，聚口发噤。用直僵蚕二枚去嘴，略炒为末。蜜调傅唇中，甚效（《小儿宫气方》）。

大头风、小儿惊风并用大蒜七个，先烧红地，以蒜逐个于地上磨成膏。却以僵蚕一两（去头、足）安蒜上，碗覆一夜，勿令泄气，只取蚕研末。每用嗜鼻，口内含水，有效（《普济方》）。

偏正头风并夹脑风，连两太阳穴痛。《圣惠方》：用白僵蚕为末，葱茶调服方寸匕。○叶椿治头风：用白僵蚕、高良姜等分，为末。每服一钱，临卧时茶服，日二服。

卒然头痛白僵蚕为末（去丝）。每用熟水下二钱，立瘥（《斗门方》）。

牙齿疼痛白僵蚕（直者）、生姜同炒赤黄色，去姜为末。以皂角水调擦之，即止（《普济》）。

风虫牙痛白直僵蚕（炒）、蚕蜕纸（烧）等分，为末。擦之。良久，以盐汤漱口（《直指方》）。

疟疾不止白僵蚕（直者）一个。切作七段，绵裹为丸，朱砂为衣，作一服。日未出时，面向东，用桃、李枝七寸煎汤，吞下（《院方》）。

腹内龟病《普济方》诗云："人间龟病不堪言，肚里生成硬似砖。自死僵蚕白马尿，不过时刻软如绵。"神效。

面上黑黯白僵蚕末，水和搽之（《圣惠方》）。

粉滓面黯令人面色好。用白僵蚕、黑牵牛、细辛等分为末。如澡豆，日用之（《斗门方》）。

瘾疹风疮疼痛。白僵蚕焙研，酒服一钱，立瘥（《圣惠》）。

野火丹毒从背上两胁起者。僵蚕二七枚，和慎火草捣涂（杨氏《产乳》）。

小儿鳞体皮肤如蛇皮鳞甲之状，由气血否涩，亦曰胎垢，又曰蛇体。白僵蚕去嘴为末，煎汤浴之。一加蛇蜕（《保幼大全》）。

小儿久疳体虚不食。诸病后天柱骨倒，医者不识，谓之五软者。用白僵蚕（直者），炒研。每服半钱，薄荷酒下。名金灵散（郑氏方）。

小儿口疮通白者。白僵蚕炒黄。拭去黄肉、毛，研末，蜜和傅之，立效（《小儿宫气方》）。

风疳蚀疮同上方。

项上瘰疬白僵蚕为末。水服五分，日三服。十日瘥（《外台》）。

风痔肿痛发、歇不定者，是也。白僵蚕二两。洗剉，炒黄为末，乌梅肉和丸梧桐子大。每姜蜜汤空心下五丸，妙（《胜金方》）。

一切金疮及刀斧伤。白僵蚕炒黄研末，傅之立愈（《斗门》）。

乳汁不通白僵蚕末二钱，酒服。少顷，以脂麻茶一盏热投之，梳头数十遍，奶汁如泉也（《经验后方》）。

崩中下血不止。用白僵蚕、衣中白鱼等分，为末。井华水服之，日三（《千金》）。

重舌木舌僵蚕，为末，吹之，吐痰甚妙。○一方：僵蚕一钱，黄连（蜜炒）二钱，为末。掺之，涎出为妙（陆氏《积德方》）。

肠风下血僵蚕（炒，去嘴、足）、乌梅肉（焙）各一两，为末，米糊丸梧子大。每服百丸，食前白汤下，一日三服（笔峰《杂兴》方）。

乌烂死蚕《拾遗》

〔气味〕有小毒。〔藏器曰〕此在簇上乌臭者。

〔主治〕蚀疮有根者，及外野鸡病，并傅之。白死者主白游疹，赤死者主赤游疹（藏器）。

蚕蛹〔瑞曰〕缲丝后蛹子。今人食之，呼小蜂儿。〔思邈曰〕猘犬啮者，终身忌食，发则难免。

〔主治〕炒食，治风及劳瘦。研傅瘑疮恶疮（大明），为末饮服，治小儿疳瘦，长肌退热，除蛔虫。煎汁饮，止消渴（时珍）。

〔附方〕新一。

消渴烦乱蚕蛹二两，以无灰酒一中盏，水一大盏，同煮取一中盏，澄清，去蚕蛹，温服（《圣惠方》）。

茧卤汁〔藏器曰〕此是茧中蛹汁，非碱卤也。于盐茧瓮下收之。

〔主治〕百虫入肉，蜃蚀瘙疥，及牛马虫疮。为汤浴小儿，去疮疥，杀虫。以竹筒盛之，浸山蜍、山蛭入肉，蚊子诸虫咬毒。亦可预带一筒，取一蛭入中，并持干海苔一片，亦辟诸蛭（藏器）。

〔发明〕〔藏器曰〕苏恭注蛭云：山人自有疗法，盖此法也。〔时珍曰〕山蛭见蛭条。山蜍（音余），蜘蛛也。啮人甚毒。

蚕茧已出蛾者。

〔气味〕甘，温，无毒。

〔主治〕烧灰酒服，治痈肿无头，次日即破。又疗诸疳疮，及下血、血淋、血崩。煮汁饮，止消渴反胃，除蛔虫（时珍）。〔弘景曰〕茧瓮入术用。

〔发明〕〔时珍曰〕蚕茧方书多用，而诸家本草并不言及，诚缺文也。近世用治痈疽代针，用一枚即出一头，二枚即出二头，神效无比。煮汤治消渴，古方甚称之。丹溪朱氏言此物属火，有阴之用，能泻膀胱中相火，引清气上朝于口，故能止渴也。缫丝汤及丝绵煮汁，功并相同。又黄丝绢能补脬，锦灰止血，并见《服器部》。

〔附方〕新五。

痘疮疳蚀脓水不绝。用出了蚕蛾茧，以生白矾末填满，煅枯为末，擦之甚效（陈文中《小儿方》）。

口舌生疮蚕茧五个，包蓬砂，瓦上焙焦为末，抹之。

大小便血茧黄散：治肠风，大小便血，淋沥疼痛。用茧黄、蚕蜕纸（并烧存性）、晚蚕沙、白僵蚕（并炒）等分为末，入麝香少许。每服二钱，用米饮送下，日三服，甚效（《圣惠方》）。

妇人血崩方法同上。

反胃吐食蚕茧十个煮汁，烹鸡子三枚食之，以无灰酒下，日二服，神效。或以缫丝汤煮粟米粥食之（《普济方》）。

蚕蜕

〔释名〕马明退（《嘉祐》）、佛退（《百一选方》）。

〔气味〕甘，平，无毒。

〔主治〕血风病，益妇人（《嘉祐》）。妇人血风（宗奭）。治目中翳障及疳疮（时珍）。

蚕连

〔主治〕吐血鼻洪，肠风泻血，崩中带下，赤白痢。傅疗肿疮（日华）。治妇人血露（宗奭）。牙宣牙痛，牙痛牙疳,头疮喉痹,风癫狂祟。蛊毒药毒,沙证腹痛,小便淋闷,妇人难产及吹乳疼痛（时珍）。

〔发明〕〔禹锡曰〕蚕蜕,今医家多用初出蚕子壳在纸上者,东方诸医用老蚕眠起所蜕皮,功用相近,当以蜕皮为正。入药微炒用。〔宗奭曰〕蚕蜕,当用眠起时所蜕皮。蚕连烧灰亦可用。〔时珍曰〕马明退、蚕连纸,功用相同,亦如蝉蜕、蛇蜕之义。但古方多用蚕纸者,因其易得耳。

〔附方〕旧四,新十五。

吐血不止蚕蜕纸烧存性,蜜和,丸如芡实大。含化咽津（《集验》）。

牙宣牙痛及口疮。并用蚕蜕纸烧灰,干傅之（《集验》）。

风虫牙痛蚕纸烧灰擦之。良久,盐汤漱口（《直指方》）。

走马牙疳《集验》:用蚕蜕纸灰,入麝香少许,贴之。○《直指》:加白僵蚕等分。

一切疳疮马明退（烧灰）三钱,轻粉、乳香少许。先以温浆水洗净,傅之（《儒门事亲》）。

小儿头疮蚕蜕纸烧存性,入轻粉少许,麻油调傅（《圣惠》）。

缠喉风疾用蚕蜕纸烧存性,炼蜜和丸如芡实大。含化咽津（《集验》）。

熏耳治聋蚕蜕纸作捻,入麝香二钱,入笔筒烧烟熏之。三次即开。

癫狂邪祟凡狂发欲走,或自高贵称神,或悲泣呻吟,此为邪祟。以蚕纸烧灰,酒、水任下方寸匕。亦治风癫（《肘后方》）。

沙证壮热江南有沙证,状如伤寒,头痛壮热呕恶,手足指末微厥。或腹痛闷乱,须臾杀人。先用蚕蜕纸剪碎,安于瓶中,以碟盖之,滚汤沃之,封固良久。乘热服,暖卧取汗（《活人书》）。

中蛊药毒虽面青脉绝,腹胀吐血者,服之即活。用蚕蜕纸烧存性,为末。新汲水服一钱(《岭南卫生方》)。

中诸药毒用蚕纸数张,烧灰,冷水服(《卫生易简方》)。

小便涩痛不通。用蚕蜕纸烧存性,入麝香少许,米饮每服二钱(王氏《博济方》)。

热淋如血蚕种烧灰,入麝香少许,水服二钱,极效方也(《卫生家宝》)。

崩中不止蚕故纸一张(剪碎炒焦)、槐子(炒黄)各等分,为末。酒服立愈(《卫生易简方》)。

吹奶疼痛马明退烧灰一钱五分,轻粉五分,麝香少许。酒服(《儒门事亲》)。

妇人难产蚕布袋一张,蛇蜕一条,入新瓦中,以盐泥固,煅为末。以榆白皮汤调服(《集成》方)。

妇人断产蚕子故纸一尺,烧为末,酒服。终身不产(《千金》)。

痔漏下血蚕纸半张,碗内烧灰,酒服自除(《奚囊备急》)。

缫丝汤

〔主治〕止消渴,大验(时珍)。

原蚕《别录·中品》

【释名】晚蚕(《日华》)、魏蚕(《方言》)、夏蚕(《广志》)、热蚕(《埤雅》)。〔弘景曰〕原蚕是重养者,俗呼为魏蚕。〔宗奭曰〕原者有原复敏速之义,此是第二番蚕也。〔时珍曰〕按郑玄注《周礼》云:原,再也。谓再养者。郭璞注《方言》云:魏,细也。秦晋人所呼。今转为二蚕是矣。《永嘉记》云:郡蚕自三月至十月有八辈。谓蚕种为蚨,再养为珍,珍子为爱。

【集解】〔颂曰〕原蚕东南州郡多养之。此是重养者,俗呼为晚蚕。北人不甚养之。《周礼》禁原蚕。郑康成注云：蚕生于火而藏于秋，与马同气。物莫能两大，禁原蚕为其害马也。然害马亦一事耳。《淮南子》云：原蚕一岁再收，非不利也。而王法禁之者，为其残桑是也。人既稀养，货者多是早蛾，不可用也。〔弘景曰〕僵蚕为末涂马齿，即不能食草。以桑叶拭去，乃还食。此见蚕即马类也。〔时珍曰〕马与龙同气，故有龙马，而蚕又与马同气，故蚕有龙头、马头者。蜀人谓蚕之先为马头娘者以此。好事者因附会其说，以为马皮卷女，入桑化蚕，谬矣。北人重马，故禁之。南方无马，则有一岁至再、至三、及七出、八出者矣。然先王仁爱及物，盖不忍其一岁再致汤镬，且妨农事，亦不独专为害马、残桑而已。

雄原蚕蛾

〔气味〕咸，温，有小毒。〔时珍曰〕按徐之才《药对》云：热，无毒。入药炒，去翅、足用。

〔主治〕益精气，强阴道，交精不倦，亦止精（《别录》）。壮阳事，止泄精、尿血，暖水脏，治暴风、金疮、冻疮、汤火疮，灭瘢痕（时珍）。

〔发明〕〔宗奭曰〕蚕蛾用第二番，取其敏于生育也。〔时珍曰〕蚕蛾性淫，出茧即媾，至于枯槁乃已，故强阴益精用之。

〔正误〕〔颂曰〕今治小儿撮口及发噤者，用晚蚕蛾二枚，炙黄研末，蜜和涂唇内，便瘥。〔时珍曰〕此方出《圣惠》，乃是白僵蚕。苏氏引作蚕蛾，误矣。蚕蛾原无治惊之文，今正之。

〔附方〕旧二，新八。

丈夫阴痿　未连蚕蛾二升，去头、翅、足，炒为末，蜜丸梧子大。每夜服一丸，可御十室。以菖蒲酒止之（《千金方》）。

遗精白浊　晚蚕蛾焙干，去翅、足，为末，饭丸绿豆大。每服四十丸，淡盐汤下。此丸常以火烘，否则易糜湿也（唐氏方）。

血淋疼痛晚蚕蛾为末,热酒服二钱(《圣惠方》)。

小儿口疮及风疳疮。《宫气方》:用晚蚕蛾为末,贴之,妙。○《普济方》:治小儿口疮,及百日内口疮。入麝香少许,掺之。

止血生肌蚕蛾散:治刀斧伤创,血出如箭。用晚蚕蛾炒为末,傅之即止,其效(《胜金方》)。

刀斧金疮端午午时,取晚蚕蛾、石灰、茅花,捣成团,草盖令发热过,收贮。每用,刮下末掺之。

竹刺入肉五月五日,取晚蚕蛾生投竹筒中,令自干死,为末。取少许,津和涂之(《便民图纂》)。

蛇虺咬伤生蚕蛾研,傅之(《必效方》)。

玉枕生疮生枕骨上如痈,破后如箸头。用原蚕蛾(炒)、石韦等分,为末。干贴取瘥(《圣济总录》)。

原蚕沙〔颂曰〕蚕沙、蚕蛾,皆用晚出者,良。〔时珍曰〕蚕沙用晒干,淘净再晒,可久收不坏。

〔气味〕甘、辛,温,无毒。〔时珍曰〕伏硇砂、焰硝、粉霜。

〔主治〕肠鸣,热中消渴,风痹瘾疹(《别录》)。炒黄,袋盛浸酒,去风缓,诸节不随,皮肤顽痹,腹内宿冷,冷血瘀血,腰脚冷疼。炒热袋盛,熨偏风,筋骨瘫缓,手足不随,腰脚软,皮肤顽痹(藏器)。治消渴癥结,及妇人血崩,头风、风赤眼,去风除湿(时珍)。

〔发明〕〔弘景曰〕蚕沙多入诸方,不但熨风而已。〔宗奭曰〕蚕屎饲牛,可以代谷。用三升醇酒,拌蚕沙五斗,甑蒸,于暖室中,铺油单上。令患风冷气痹及近感瘫风人,就以患处一边卧沙上,厚盖取汗。若虚人须防大热昏闷,令露头面。若未全愈,间日再作。〔时珍曰〕蚕属火,其性燥,燥能胜风去湿,故蚕沙主疗风湿之病。有人病风痹，用此熨法得效。按陈氏《经验方》：一抹膏：治烂弦风眼。以真麻油浸蚕沙二三宿，研细，以篦子涂患处。不问新旧，隔宿即愈。表兄卢少樊患此，用之而愈，亲笔于册也。时珍家一婢，病此十余年，试用之，二三次顿瘳，其功亦在去风收湿也。又同桑柴灰淋汁，煮鳖肉作丸，治腹中癥结，见鳖条。李九华云：蚕沙煮酒，色味清美，又能疗疾。

〔附方〕旧四，新六。

半身不遂 蚕沙二硕，以二袋盛之，蒸熟，更互熨患处。仍以羊肚、粳米煮粥，日食一枚，十日即止（《千金方》）。

风瘙瘾疹 作痒成疮。用蚕沙一升，水二斗，煮取一斗二升，去滓，洗浴。避风（《圣惠方》）。

头风白屑 作痒。蚕沙烧灰淋汁，洗之（《圣惠方》）。

眯目不出 蚕沙拣净，空心以新汲水吞下十枚。勿嚼破（《圣惠》）。

消渴饮水 晚蚕沙焙干为末。每用冷水下二钱，不过数服（《斗门方》）。

妇人血崩 蚕沙为末，酒服三五钱（《儒门事亲》）。

月经久闭 蚕沙四两，砂锅炒半黄色，入无灰酒一壶，煮沸，澄去沙。每温服一盏，即通。

转女为男 妇人始觉有孕，用原蚕屎一枚，井华水服之，日三（《千金》）。

跌扑伤损 扭闪出骨窍等证。蚕沙四两炒黄，绿豆粉四两炒黄，枯矾二两四钱，为末。醋调傅之，绢包缚定。换三四次即愈。忌产妇近之（邵真人《经验良方》）。

男妇心痛 不可忍者。晚蚕沙一两，滚汤泡过，滤净，取清水服，即止（《瑞竹堂方》）。

石蚕《本经·下品》

〔校正〕并入《有名未用》石蠹虫。

【释名】沙虱（《本经》）、石蠹虫（《别录》）、石下新妇（《拾遗》）。〔弘景曰〕沙虱乃东间水中细虫。人入水浴，着身略不可见，痛如针刺，挑亦得之。今此或名同而物异耳。〔时珍曰〕按《吴普本草》沙虱作沙蜂。

【集解】〔《别录》曰〕石蚕生江汉池泽。〔宗奭曰〕石蚕在处山河中多有之。附生水中石上，作丝茧如钗股，长寸许，以蔽其身。其色如泥，蚕在其中，故谓之石蚕，亦水中虫耳。方家用者绝稀。〔《别录》曰〕石蠹虫生石中。〔藏器曰〕石蠹虫一名石下新妇，今伊洛间水底石下有之。状如蚕，解放丝连缀小石如茧。春夏羽化作小蛾，水上飞。〔时珍曰〕《本经》石蚕，《别录》石蠹，今观陈、寇二说及主治功用，盖是一物无疑矣。又石类亦有石蚕，与此不同。

【正误】〔弘景曰〕李当之云：石蚕江左不识，谓为草根。其实类虫，形如老蚕，生附石上。伧人得而食之，味咸微辛。所言有理，但江汉非伧地。大都是生气物，如海中蛤、蛎辈，附石生不动，皆活物也。今俗用草根，黑色，多角节，亦似蚕。恐未是实，方家不用。〔恭曰〕石蚕形似蚕，细小有角节，青黑色，生江汉侧石穴中。岐、陇间亦有，北人多不用，采者遂绝耳。〔韩保昇曰〕李谓是草根，陶谓是生气物。苏恭之说，半似草，半似虫，皆妄矣。此虫所在水石间有之，取为钩饵。马湖石间最多，彼人啖之，云咸、微辛。〔颂曰〕石蚕，陶、苏都无定论，《蜀本》之说为是。今川、广中多有之。其草根之似蚕者，亦名石蚕，出福州，今信州山石上，四时常有之，亦采入药。详见《菜部》草石蚕下。

【附录】云师、雨虎〔时珍曰〕按《遁甲开山图》云：霍山有云师、雨虎。荣氏注云：云师如蚕，长六寸，有毛似兔。雨虎如蚕，长七八寸，似蛭。云雨则出在石上。肉甘，可炙食之。此亦石蚕之类也。

【气味】咸，寒，有毒。〔保昇曰〕咸、微辛。〔吴普曰〕雷公：咸，无毒。

【主治】五癃，破石淋堕胎。其肉：解结气，利水道，除热（《本经》）。石蠹虫：主石癃，小便不利（《别录》）。

【发明】〔宗奭曰〕石蚕谓之草者，谬也。《经》言肉解结气，注中更不辨定，何耶？〔时珍曰〕石蚕连皮壳用也，肉则去皮壳也。

九香虫《纲目》

【释名】黑兜虫（《《纲目》》）。

【集解】〔时珍曰〕九香虫，产于贵州永宁卫赤水河中。大

石蚕

九香虫

如小指头，状如水黾，身青黑色。至冬伏于石下，土人多取之，以充人事。至惊蛰后即飞出，不可用矣。

【气味】咸，温，无毒。

【主治】膈脘滞气，脾肾亏损，壮元阳（时珍）。

【发明】〔时珍曰〕《摄生方》：乌龙丸：治上证，久服益人，四川何卿总兵常服有效。其方：用九香虫一两（半生、焙），车前子（微炒）、陈橘皮各四钱，白术（焙）五钱，杜仲（酥炙）八钱。右为末，炼蜜丸梧桐子大。每服一钱五分，以盐白汤或盐酒服，早晚各一服，此方妙在此虫。

海蚕《海药》

【集解】〔李珣曰〕按《南州记》云：海蚕生南海山石间。状如蚕，大如拇指。其沙甚白，如玉粉状。每有节，难得真者，彼人以水搜葛粉、石灰，以梳齿印成伪充之。纵服无益，反能损人，宜慎之。

沙

【气味】咸，大温，无毒。

【主治】虚劳冷气，诸风不遂。久服补虚羸，令人光泽，轻身延年不老（李珣）。

雪蚕《纲目》

【释名】雪蛆（《《江邻幾杂志》》）。

【集解】〔时珍曰〕按叶子奇《草木子》云：雪蚕生阴山以北，及峨眉山北，人谓之雪蛆。二山积雪，历世不消。其中生此，大如瓠，味极甘美。又王子年《拾遗记》云：员峤之山有冰蚕，长六七寸，黑色有鳞角。以霜雪覆之，则作茧，长一尺。抽五色丝，织为文绵,入水不濡,投火不燎。尧时海人献之,其质轻暖柔滑。按此亦雪蚕之类也。

【气味】甘,寒,无毒。

【主治】解内热渴疾(时珍)。

枸杞虫《拾遗》

【释名】蠋(《尔雅》)。

【集解】〔藏器曰〕此虫生枸杞上,食枸杞叶,状如蚕,作茧。为蛹时取之,曝干收用。〔时珍曰〕此《尔雅》所谓"蚅,乌蠋"也。其状如蚕,亦有五色者。老则作茧,化蛾孚子。诸草木上皆有之,亦各随所食草本之性。故《广志》云:藿蠋香,槐蠋臭。

枸杞虫

【气味】咸,温,无毒。

【主治】益阳道,令人悦泽有子。炙黄和地黄末为丸,服之大起阳益精(藏器)。治肾家风虚(时珍。○《普济方》)。

蘹香虫《纲目》

【集解】〔时珍曰〕生蘹香枝叶中。状如尺蠖,青色。

【主治】小肠疝气(时珍)。

卷终

第四十卷　虫部

目录

狗蝇《纲目》 壁虱附

牛虱《纲目》

人虱《拾遗》

右附方旧二十，新八十一。

第四十卷　虫部

虫之二 卵生类下二十二种

青蚨《拾遗》

【释名】蚨蝉（《《纲目》》）、蚎蜗（音谋瓜。《《拾遗》》）、蟧蝎（音敦隅。《《搜神记》》）、蒲蛋（音萌。《《岣嵝神书》》）、鱼父、鱼伯（《高诱》）。

【集解】〔藏器曰〕青蚨生南海。状如蝉，其子着木。取以涂钱，皆归本处。《搜神记》云：南方有虫名蟧蝎，形大如蝉，辛美可食。子着草叶上如蚕种。取其子，则母飞来。虽潜取之，亦知其处。杀其母涂钱，以子涂贯，用钱去则自还。《淮南子万毕术》云：青蚨还钱。高诱注云：青蚨一名鱼父、鱼伯。以其子母各等置瓮中，埋东行阴垣下。三日开之，即相从。以母血涂八十一钱，子血涂八十一钱。留子用母，留母用子，皆自还也。〔李珣曰〕按《异物志》言：蟧蝎生南海诸山。雄雌常处，不相舍。青金色。人采得以法末之，用涂钱，以货易于人，

青蚨

昼用夜归。又能秘精、缩小便,亦人间难得之物也。〔时珍曰〕按《异物志》云:青蚨形如蝉而长。其子如虾子,着草叶上。得其子则母飞来。煎食甚辛而美。《岣嵝神书》云:青蚨一名蒲虻,似小蝉,又如蚕,青色有光。生于池泽,多集蒲叶上。春生子于蒲上,八八为行,或九九为行。如大蚕子而圆。取其母血及火炙子血涂钱,市物仍自还归,用之无穷,诚仙术也。其说俱仿佛。但藏器云子着木上,稍有不同。而许氏《说文》亦曰:青蚨,水虫也。盖水虫而产子于草木尔。

【附录】庞降〔时珍曰〕按刘恂《岭表录异》云:庞降生于岭南,多在橄榄树上。形如蜩蝉,腹青而薄。其名自呼,但闻其声而鲜能得之。人以善价求为媚药。按此形状似蝉,可为媚药,与李珣《海药》青蚨雌雄不舍,秘精之说相符。恐亦青蚨之类,在木上者也。

【气味】辛,温,无毒。

【主治】补中,益阳道,去冷气,令人悦泽（藏器）。秘精,缩小便（《海药》）。

蛱蝶《纲目》

【释名】蜻蝶（蜻,音叶。《搜神记》）、蝴蝶（《列子》）。〔时珍曰〕蛱蝶轻薄,夹翅而飞,莱莱然也。蝶美于须,蛾美于眉,故又名蝴蝶,俗谓须为胡也。

【集解】〔时珍曰〕蝶,蛾类也。大曰蝶,小曰蛾。其种甚繁,皆四翅有粉,好嗅花香,以须代鼻,其交以鼻,交则粉退。《古今注》谓橘蠹化蝶,《尔雅翼》谓菜虫化蝶,《列子》谓乌足之叶化蝶,《埤雅》谓蔬菜化蝶,《酉阳杂俎》谓百合花化蝶,《北户录》谓树叶化蝶如丹青,野史谓彩裙化蝶,皆各据其所见者而言尔。

蛱蝶

盖不知蠹蠋诸虫,至老俱各蜕而为蝶、为蛾,如蚕之必羽化也。朽衣物亦必生虫而化。草木花叶之化者,乃气化、风化也。其色亦各随其虫所食花叶,及所化之物色而然。杨慎《丹铅录》云:有草蝶、水蝶在水中。《岭南异物志》载:有人浮南海,见蛱蝶大如蒲帆,称肉得八十斤,啖之极肥美。

【气味】阙。

【主治】小儿脱肛。阴干为末,唾调半钱涂手心,以瘥为度(时珍)。

【发明】〔时珍曰〕胡蝶古方无用者,惟《普济方》载此方治脱肛,亦不知用何等蝶也。

蜻蛉《别录·下品》

【释名】蜻虰(音丁。〖《纲目》〗)、蜻蜓(亦作蝏。〖《埤雅》〗)、虰蛵(音馨。〖《尔雅》〗)、负劳(《尔雅》)、䗃(音匆。〖《淮南子》〗)、诸乘(弘景)、纱羊(《纲目》)。赤者名赤卒(〖《古今注》〗)。〔时珍曰〕蜻、䗃,言其色青葱也。蛉、虰,言其状伶仃也,或云其尾如丁也。或云其尾好亭而挺,故曰蜓、曰蝏。俗名纱羊,言其翅如纱也。按崔豹《古今注》云:大而色青者曰蜻蜓;小而黄者,江东名胡黎,淮南名蠊蛳,鄱阳名江鸡;小而赤者,名曰赤卒、曰绛驺、曰赤衣使者、曰赤弁丈人;大而玄绀者,辽海名绀蟠,亦曰天鸡。陶氏谓胡黎为蜻蛉,未考此耳。

【集解】〔弘景曰〕蜻蛉有五六种,惟青色大眼(一名诸乘,俗呼为胡黎)者入药。道家云:眼可化为青珠。其余黄细及黑者,不入药。〔保昇曰〕所在有之。好飞水际,六足四翼。〔宗奭曰〕蜻蜓中一种最大(汴人呼为马大头)者,是也。身绿色。其雌者腰间有碧色一遭。入药用雄者。此物生于水中,故多飞水上。其类眼皆大,陶氏独言蜻蜓眼大何也?〔时珍曰〕蜻蛉大头露目,短颈长腰弹尾,翼薄如纱。食蚊虻,

蜻蛉

饮露水。《造化权舆》云:水虿化螅。罗愿云:水虿化蜻蛉,蜻蛉仍交于水上,附物散卵,复为水虿也。张华《博物志》亦言:五月五日,埋蜻蛉头于户内,可化青珠,未知然否?古方惟用大而青者,近时房中术,亦有用红色者。崔豹云:辽海间有绀蠜虫,如蜻蛉而玄绀色,六七月群飞暗天。夷人食之,云海中青虾所化也。《云南志》云:澜沧蒲蛮诸地,凡土蜂、蜻蛉、蚱蜢之类,无不食之也。

【气味】微寒,无毒。

【主治】强阴,止精(《别录》)。壮阳,暖水脏(《日华》)。

樗鸡《本经·中品》

【释名】红娘子(《纲目》)、灰花蛾(《《纲目》》)。〔时珍曰〕其鸣以时,故得鸡名。《广雅》作樗鸠,《广志》作犨鸡,皆

樗鸡

讹矣。其羽文彩，故俗呼红娘子、灰花蛾云。

【集解】〔《别录》曰〕生河内川谷樗树上。七月采，暴干。〔弘景曰〕今出梁州。形似寒螀而小。樗树似漆而臭，亦犹芫青、亭长在芫、葛上也。〔恭曰〕河内无此，今出岐州。此有二种：以五色具者为雄，入药良。其青黑质、白斑者是雌，不入药。〔宗奭曰〕汴洛诸界尤多。形类蚕蛾，但腹大，头足微黑，翅两重，外一重灰色，内一重深红，五色皆具。〔颂曰〕《尔雅》云：螒，天鸡。郭璞注云：小虫也，黑身赤头。一名莎鸡，又曰樗鸡。然今之莎鸡生樗木上，六月中出飞，而振羽索索作声，人或蓄之樊中。但头方腹大，翅羽外青内红，而身不黑，头不赤，此殊不类郭说。樗上一种头翅皆赤者，乃如旧说，人呼为红娘子。然不名樗鸡，疑即是此，盖古今之称不同尔。〔时珍曰〕樗即臭椿也。此物初生，头方而扁，尖喙向下，六足重翼，黑色。及长则能飞，外翼灰黄有斑点，内翅五色相间。其居树上，布置成行。秋深生子在樗皮上。苏恭、寇宗奭之说得之。苏颂引郭璞以为莎鸡者，误矣。莎鸡居莎草间，蟋蟀之类，似蝗而斑，有翅数重，下翅正赤，六月飞而振羽有声。详见陆玑《毛诗疏义》。而罗愿《尔雅翼》以莎鸡为络纬，即俗名纺丝者。

【修治】〔时珍曰〕凡使去翅、足，以糯米或用面炒黄色，去米、面用。

【气味】苦,平,有小毒,不可近目(《别录》)。

【主治】心腹邪气,阴痿,益精强志,生子好色,补中轻身(《本经》)。腰痛下气,强阴多精(《别录》)。通血闭,行瘀血(宗奭)。主瘰疬,散目中结翳,辟邪气,疗狾犬伤(时珍)。

【发明】〔弘景曰〕方药稀用,为大麝香丸用之。〔时珍曰〕古方辟瘟杀鬼丸中用之,近世方中多用,盖厥阴经药,能行血活血也。《普济方》治目翳拨云膏中,与芫青、斑蝥同用,亦是活血散结之义也。

【附方】新四。

子宫虚寒《杏林摘要》云:妇人无子,由子宫虚寒,下元虚,月水不调,或闭或漏,或崩中带下,或产后败血未尽,内结不散。用红娘子六十枚,大黄、皂荚、葶苈各一两,巴豆一百二十枚,为末,枣肉为丸,如弹子大。以绵裹留系,用竹筒送入阴户。一时许发热渴,用熟汤一二盏解之。后发寒,静睡要安,三日方取出。每日空心以鸡子三枚,胡椒末二分,炒食,酒下以补之,久则子宫暖矣。

瘰疬结核用红娘子十四枚,乳香、砒霜各一钱,硇砂一钱半,黄丹五分,为末,糯米粥和作饼,贴之。不过一月,其核自然脱下矣(《卫生易简方》)。

风狗咬伤不治即死。用红娘子二个,斑蝥五个(并去翅、足,若四十岁各加一个,五十岁各加二个),青娘子三个(去翅、足,四十岁加一个,五六十岁加二个),海马半个,续随子一分,乳香、沉香、桔梗各半分,酥油少许,为末。十岁者作四服,十五岁作三服,二十岁作二服,三十岁作一服(谈野翁方)。

横痃便毒鸡子一个开孔,入红娘子六个,纸包煨熟。去红娘子,食鸡子,以酒下。小便淋沥出浓血即愈(陆氏《积德堂方》)。

枣猫《纲目》

【集解】〔时珍曰〕枣猫,古方无考,近世方广《丹溪心法附余》,治小儿方用之。注云:生枣树上飞虫也。大如枣子,青灰色,两角。采得,阴干用之。

【气味】缺。

【主治】小儿脐风〔时珍曰〕按方广云:小儿初生,以绵裹脐带,离脐五六寸扎定,咬断。以鹅翎筒送药一二分,入脐大孔,轻轻揉散。以艾炷灸脐头三壮。结住勿打动,候其自落,永无脐风之患,万不失一。脐硬者用之,软者无病,不必用也。其法用阴干枣猫儿(研末)三个,珍珠(槌研)四十九粒,炒黄丹、白枯矾、蛤粉、血竭各五分,研匀,如上法用。脐有三孔,一大二小也。

斑蝥《本经·下品》

〔校正〕陈藏器盤蝥虫系重出,今并为一。

【释名】斑猫(《本经》)、龙尾(同上)、盤蝥虫(《拾遗》)、龙蚝(音刺。《吴普》)、斑蚝(《同上》)。〔时珍曰〕斑言其色,蝥刺言其毒,如矛刺也。亦作盤蝥,俗讹为斑猫,又讹斑蚝为斑尾也。《吴普本草》又名斑菌,曰腾发,曰晏青。

【集解】〔《别录》曰〕斑猫生河东川谷。八月取,阴干。〔普吴曰〕生河内川谷,亦生水石。〔保昇曰〕斑猫所在有之,七八月大豆叶上甲虫也。长五六分,黄黑斑文,乌腹尖喙。就叶上采取,阴干用。〔弘景曰〕此一虫五变,主疗皆相似。二三月在芫花上，即呼为芫青；四五月在王不留行草上，即呼为王不留行虫；六七月在葛花上，即呼为葛上亭长；八九月在豆花上，即呼为斑蝥；九月、十月复还地蛰，即呼为地胆，此是伪地胆耳，为疗犹同也。其斑蝥大如巴豆，甲上有黄黑斑点；芫青，青黑色；亭长，身黑头赤。〔敩曰〕芫青、斑蝥、亭长、赤头四件，样各不同，所居、所食、所效亦不同。芫青觜尖，背上有一画黄，在芫花上食汁；斑蝥背上一画黄，一画黑，觜尖处有一小赤点，在豆叶上食汁；亭长形黄黑，在葛叶上食汁；赤头身黑，额上有大红一点也。〔颂曰〕四虫皆是一类，但随时变耳。《深师方》云：四月、五月、六月为葛上亭长，七月为斑猫，九月、十月为地胆。今医家知用芫青、斑蝥，而地胆、亭长少使，故不得详也。〔恭曰〕本草、古今诸方，并无王不留行虫。若陶氏所言，则四虫专在一处。今地胆出豳州，芫青出宁州，亭长出雍州，斑蝥所在皆有。四虫出四处，可一岁周游四州乎？芫青、斑蝥，形段相似，亭长、地胆，状貌大殊。且豳州地胆三月至十月采自草莱上，非地中取，陶盖浪言尔。〔时珍曰〕按《本经》《别录》，四虫采取时月，正与陶说相合。《深师方》用亭长，所注亦同。自是一类，随其所居、所出之时而命名尔。苏恭强辟，陶说亦自欠明。按《太平御览》引《神农本草经》云：春食芫花为芫青，夏食葛花为亭长，秋食豆花为斑蝥，冬入地中为地胆（黑头赤尾）。其说甚明，而唐、宋校正者

斑蝥

反失收取,更致纷纭,何哉?陶氏之王不留行虫,雷氏之赤头,方药未有用者。要皆此类,固可理推。余见地胆。

【修治】〔敦曰〕凡斑蝥、芫青、亭长、地胆修事,并用糯米、小麻子相拌炒,至米黄黑色取出,去头、足、两翅,以血余裹,悬东墙角上一夜,至明用之,则毒去也。〔大明曰〕入药须去翅、足,糯米炒熟,不可生用,即吐泻人。〔时珍曰〕一法用麸炒过,醋煮用之也。

【气味】辛,寒,有毒。〔普曰〕神农:辛。岐伯:咸。扁鹊:甘,有大毒。○马刀为之使,畏巴豆、丹参、空青。恶肤青、甘草、豆花。〔时珍曰〕斑猫、芫青、亭长、地胆之毒,靛汁、黄连、黑豆、葱、茶,皆能解之。

【主治】寒热,鬼疰蛊毒,鼠瘘,恶疮疽,蚀死肌,破石癃(《本经》)。血积,伤人肌。治疥癣,堕胎(《别录》)。治瘰疬,通利水道(甄权)。疗淋疾,傅恶疮瘘烂(《日华》)。治疝瘕,解疔毒、猘犬毒、沙虱毒、蛊毒、轻粉毒(时珍)。

【发明】〔宗奭曰〕妊娠人不可服之,为溃人肉。治淋方多用,极苦人,须斟酌之。〔时珍曰〕斑蝥,人获得之,尾后恶气射出,臭不可闻。故其入药亦专主走下窍,直至精溺之处,蚀下败物,痛不可当。葛氏云:凡用斑蝥,取其利小便,引药行气,以毒攻毒是矣。杨登甫云:瘰疬之毒,莫不有根,大抵以斑蝥、地胆为主。制度如法,能使其根从小便中出,或如粉片,或如血块,或如烂肉,皆其验也。但毒之行,小便必涩痛不可当,以木通、滑石、灯心辈导之。又葛洪《肘后方》云:《席辩刺史传》云:凡中蛊毒,用斑蝥虫四枚,去翅、足炙熟。桃皮五月初五日采取,去黑皮阴干。大戟去骨,各为末。如斑蝥一分,二味各用二分,合和枣核大,以米清饮服之,必吐出蛊。一服不瘥,十日更服。此蛊洪州最多,有老妪解疗之,一人获缣二十匹,秘方不传。后有子孙犯法,黄华公若于则时为都督,因而得之也。

【附方】 旧六,新九。

内消瘰疬 不拘大人小儿。《经验方》:用斑蝥一两(去翅、足),以粟一升同炒,米焦去米不用,入干薄荷四两为末,乌鸡子清丸如绿豆大。空心腊茶下一丸,加至五丸,却每日减一丸,减至一丸后,每日五丸,以消为度。○《广利》:治瘰疬经久不瘥。用斑蝥一枚,去翅、足,微炙,以浆水一盏,空腹吞之。用蜜水亦可。重者不过七枚瘥也。

瘘疮有虫 八月中多取斑蝥,以苦酒浸半日,晒干。每用五个,铜器炒熟为末,巴豆一粒,黄犬背上毛二七根炒研,朱砂五分,同和苦酒顿服,其虫当尽出也。

痈疽拔脓 痈疽不破,或破而肿硬无脓。斑蝥为末,以蒜捣膏,和水一豆许,贴之。少顷脓出,即去药(《直指》)。

疔肿拔根 斑蝥一枚捻破,以针划疮上,作米字形样,封之,即出根也(《外台》)。

血疝便毒 不拘已成、未成,随即消散。斑蝥三个(去翅、足,炒),滑石三钱,同研,分作三服。空心白汤下,日一服,毒从小便出。如痛,以车前、木通、泽泻、猪苓煎饮,名破毒饮,甚效(东垣方)。

积年癣疮 《外台》:用斑蝥半两,微炒为末,蜜调傅之。○《永类》:用斑蝥七个,醋浸,露一夜,搽之。

面上瘟瘤 大风,面上有紫瘟瘤未消。用干斑蝥末,以生油调傅。约半日,瘟瘤胀起。以软帛拭去药,以棘针挑破,近下,令水出干。不得剥其疮皮,及不可以药近口、眼。若是尖瘟瘤子,即勿用此,别用胆矾、熟艾药以治之(《圣济总录》)。

疣痣黑子斑蝥三个,人言少许。以糯米五钱,炒黄,去米,入蒜一个,捣烂点之。

风狗咬伤《卫生易简方》云:此乃九死一生之病。急用斑蝥七枚,以糯米炒黄,去米为末,酒一盏,煎半盏。空心温服,取下小肉狗三四十枚为尽。如数少,数日再服。七次无狗形,永不再发也,累试累验。○《医方大成》:用大斑蝥三七枚,去头、翅、足,用糯米一勺,略炒过,去斑蝥。别以七枚如前炒,色变,复去之。别以七枚如前,至青烟为度,去蝥,只以米为粉。用冷水入清油少许,空心调服。须臾再进一服,以小便利下毒物为度。如不利,再进。利后肚疼,急用冷水调青靛服之,以解其毒,否则有伤。黄连水亦可解之。但不宜服一切热物也。

中沙虱毒斑蝥二枚:一枚末服;一枚烧至烟尽,研末,傅疮中,立瘥(《肘后方》)。

塞耳治聋斑蝥(炒)二枚,生巴豆(去皮、心)二枚,杵丸枣核大,绵裹塞之(《圣惠方》)。

妊娠胎死斑蝥一枚,烧研水服,即下(《广利方》)。

芫青《别录·下品》

【释名】青娘子(《《纲目》》)。〔时珍曰〕居芫花上而色青,故名芫青。世俗讳之,呼为青娘子,以配红娘子也。

【集解】〔《别录》曰〕三月取,暴干。〔弘景曰〕二月、三月在芫花上,花时取之,青黑色。〔恭曰〕出宁州。〔颂曰〕处处有之。形似斑蝥,但色纯青绿,背上一道黄文,尖喙。三四月芫花发时乃生,多就芫花上采之,暴干。〔时珍曰〕但连芫花茎叶采置地上,一夕尽自出也。余见斑蝥。

【修治】见斑蝥。

【气味】辛,微温,有毒。

〔时珍曰〕芫青之功同斑蝥,而毒尤猛,盖芫花有毒故也。畏、恶同斑蝥。

芫青

【主治】蛊毒、风疰、鬼疰,堕胎(《别录》)。治鼠瘘(弘景)。主疝气,利小水,消瘰疬,下痰结,治耳聋目翳,猘犬伤毒。余功同斑蝥(时珍)。

【附方】新三。

偏坠疼痛青娘子、红娘子各十枚,白面拌炒黄色,去前二物,熟汤调服,立效也(谈野翁方)。

目中顽翳发背膏:用青娘子、红娘子、斑蝥各二个(去头、足,面炒黄色),硼砂一钱,蕤仁(去油)五个,为末。每点少许,日五六次,仍同春雪膏点之。膏见黄连下(《普济方》)。

塞耳治聋芫青、巴豆仁、蓖麻人各一枚研,丸枣核大。绵包塞之(《圣惠方》)。

葛上亭长《别录·下品》

【释名】〔弘景曰〕此虫黑身赤头,如亭长之着玄衣赤帻,故名也。

【集解】〔《别录》曰〕七月取,暴干。〔弘景曰〕葛花开时取之。身黑头赤,腹中有卵,白如米粒。〔恭曰〕出雍州。〔保昇曰〕

葛上亭长

处处有之。五六月葛叶上采之。形似芫青而苍黑色。〔敩曰〕亭长形黑黄，在葛上食蔓胶汁。又有赤头，身黑色，额上有大红一点，各有用处。〔时珍曰〕陶言黑身赤头，故名亭长。而雷氏别出赤头，不言出处，似谬。

【修治】 同斑蝥。

【气味】 辛，微温，有毒。恶、畏同斑蝥。

【主治】 蛊毒鬼疰，破淋结积聚，堕胎（《别录》）。通血闭癥块鬼胎。余功同斑蝥（时珍）。

【发明】〔颂曰〕《深师》疗淋用亭长，说之最详。云：取葛上亭长折断腹，腹中有白子，如小米，三二分。安白板上，阴干燥，二三日收之。若有人患十年淋，服三枚；八九年以还，服二枚。服时以水如枣许着小杯中，爪甲研之，当扁扁见于水中。仰面吞之，勿令近牙齿间。药虽微小，下喉自觉，当至下焦淋所。有顷，药大作。烦急不可堪者，饮干麦饭汁，则药势止也。若无干麦饭，但水亦可耳。老、小服三分之一，当下淋疾如脓血连连尔。石去者，或如指头，或青或黄，不拘男女皆愈。若药不快，淋不下，以意节度，更增服之。此虫四月、五月、六月为亭长（头赤身黑），七月为斑蝥，九月、十月为地胆，随时变耳。

【附方】 新二。

经脉不通　妇人经脉不通，癥块胀满，腹有鬼胎。用葛上亭长五枚,以糙米和炒,去翅、足,研末。分三服,空心甘草汤下。须臾觉脐腹急痛,以黑豆煎汤服之,当通(《圣惠方》)。

肺风白癞葛上亭长四七枚(去翅、足,与糯米同炒,米熟为度,不用米),干蝮蛇一枚(头尾全者,炙黄,去鳞及腹中物),共捣罗,生绢袋贮。以酒五升,瓷瓶中慢火煅煮。酒及一升以下,将绵囊蘸药汁,摩涂癞上,日二夜一。如不急痛,日夜可五七次涂之(《圣济总录》)。

地胆《本经·下品》

【释名】蚖青(《本经》)、青蟊(携。〖《广雅》〗)。〔弘景曰〕地胆是芫青所化,故亦名蚖青。用蚖字者,亦承误尔。〔时珍曰〕地胆者,居地中,其色如胆也。按《太平御览》引《广雅》云:地胆、地要,青蟊也。又引《吴普本草》云:地胆一名杜龙,一名青虹。陶弘景以蟊字为蛙字,音乌娲切者,误矣。宋本因之,今俱厘政也。

【集解】〔《别录》曰〕生汶山川谷。八月取之。〔弘景曰〕真地胆出梁州,状如大马蚁,有翼。伪者是斑蝥所化,状如大豆。大抵疗体略同,亦难得真耳。〔恭曰〕形如大马蚁者,今出邠州,三月至十月,草莱上采之,非地中也。状如大豆者,未见之,陶亦浪证尔。〔保升曰〕二月、三月、八月、九月,草莱上取之,形倍黑色,芫青所化也。〔时珍曰〕今处处有

地胆

之,在地中或墙石内,盖芫青、亭长之类,冬月入蛰者,状如斑蝥。苏恭未见,反非陶说,非也。《本经》别名芫青,尤为可证。既曰地胆,不应复在草莱上矣。盖芫青,青绿色;斑蝥,黄斑色;亭长,黑身赤头;地胆,黑头赤尾。色虽不同,功亦相近。

【修治】同斑蝥。

【气味】辛,寒,有毒。

【主治】鬼疰寒热,鼠瘘恶疮死肌,破癥瘕,堕胎(《本经》)。蚀疮中恶肉,鼻中瘜肉,散结气石淋。去子,服一刀圭即下(《别录》)。宣拔瘰疬病根,从小便中出,上亦吐出。又治鼻衄(《药性》)。治疝积疼痛。余功同斑蝥(时珍)。

【发明】〔颂曰〕今医家多用斑蝥、芫青,而稀用亭长、地胆,盖功亦相类耳。〔时珍曰〕按杨氏《直指方》云:有癌疮颗颗累垂,裂如瞽眼,其中带青,由是簇头各露一舌,毒深穿孔,男则多发于腹,女则多发于乳,或项或肩,令人昏迷。急宜用地胆为君,佐以白牵牛、滑石、木通,利小便以宣其毒。更服童尿灌涤余邪,乃可得安也。

【附方】新二。

小肠气痛地胆(去翅、足、头,微炒)、朱砂各半两,滑石一两,为末。每苦杖酒食前调服二钱,即愈(《宣明》)。

鼻中瘜肉地胆生研汁,灌之。干者酒煮取汁。○又方:细辛、白芷等分为末,以生地胆汁和成膏。每用少许点之,取消为度(并《圣惠》)。

蜘蛛《别录·下品》

【释名】次蟗(秋。○《尔雅》)、蜘蝓(属俞。○《方言》)、蚰蛱（〖弘景〗。亦作蝃蝥,音拙谋。〖郭璞〗）。〔时珍曰〕按王安石《字说》云:设一面之网,物触而后诛之。知乎诛义者,故曰蜘蛛。《尔雅》作鼄蝥,从黾,黾者大腹也。扬雄《方言》云:自关而东呼为蝙蝓,侏儒语转也。北燕朝鲜之间,谓之蟏蛸。齐人又呼为社公。蚰蛱见下。

【集解】〔弘景曰〕蜘蛛数十种,今入药惟用悬网如鱼罾者,亦名蚰蛱。赤斑者俗名络新妇,亦入方术家用。其余并不入药。〔颂曰〕蜘蛛处处有之,其类极多。《尔雅》云:次蟗、鼄蝥,蝃蝥也。土鼄蝥。草鼄蝥。蟏蛸,长踦。郭璞注云:今江东呼鼄蝥为蝃蝥。长脚者俗呼为蟢子。则陶云蚰蛱者,即蝃蝥也。〔藏器曰〕蚰蛱在孔穴中及草木上,陶言即蜘蛛,非矣。〔敩曰〕凡五色者,及大身有刺毛生者,并薄小者,并不入药。惟身小尻大,腹内有苍黄脓者为真。取屋西结网者,去头、足,研膏用。〔宗奭曰〕蜘蛛品多,皆有毒。今人多用人家檐角、篱头、陋巷之间,空中作圆网,大腹深灰色者耳。遗尿着人,令人生疮癣。〔恭曰〕剑南、山东,为此虫所啮,疮中出丝,屡有死者。〔时珍曰〕蜘蛛布网,其丝右绕。其类甚多,大小颜色不一,《尔雅》但分蜘蛛、草、土及蟏蛸四种而已。蜘蛛啮人甚毒,往往见于典籍。按刘禹锡《传信方》云:判官张延赏,为斑蜘蛛咬颈上,一宿有二赤脉绕项下至心前,头面肿如数斗,几至不救。一人

蜘蛛

以大蓝汁入麝香、雄黄,取一蛛投入,随化为水。遂以点咬处,两日悉愈。又云:贞元十年,崔从质员外言:有人被蜘蛛咬,腹大如孕妇。有僧教饮羊乳,数日而平。又李绛《兵部手集》云:蜘蛛咬人遍身成疮者,饮好酒至醉,则虫于肉中似小米自出也。刘郁《西使记》云:赤木儿城有虫如蛛,毒中人则烦渴,饮水立死,惟饮葡萄酒至醉吐则解。此与李绛所言蜘蛛毒人,饮酒至醉则愈之意同,盖亦蜘蛛也。郑晓《吾学编》云:西域赛蓝地方,夏秋间草生小黑蜘蛛,甚毒,啮人痛声彻地。土人诵咒以薄荷枝拂之,又以羊肝遍擦其体,经一日夜痛方止,愈后皮脱如蜕。牛马被伤辄死也。元稹《长庆集》云:巴中蜘蛛大而毒,甚者身边数寸,蹄长数倍其身,竹木被网皆死。中人,疮痏痛痒倍常,惟以苦酒调雄黄涂之,仍用鼠负虫食其丝尽则愈。不急救之,毒及心能死人也。段成式《酉阳杂俎》云:深山蜘蛛有大如车轮者,能食人物。若此数说,皆不可不知。《淮南万毕术》言:赤斑蜘蛛食猪肪百日,杀以涂布,雨不能濡;杀以涂足,可履水上。《抱朴子》言:蜘蛛、水马,合冯夷水仙丸服,可居水中。皆方士幻诞之谈,不足信也。

【气味】微寒,有小毒。〔大明曰〕无毒。畏蔓青、雄黄。〔时珍曰〕蛛入饮食不可食。

【主治】大人、小儿癀,及小儿大腹丁奚,三年不能行者(《别录》)。蜈蚣、蜂、虿螫人,取置咬处,吸其毒(弘景)。主蛇毒温疟,止呕逆霍乱(苏恭)。取汁,涂蛇伤。烧啖,治小儿腹疳(苏颂)。主口㖞、脱肛、疮肿、胡臭、齿䘌(时珍)。斑者,治疟疾疗肿(《日华》)。

【发明】〔颂曰〕《别录》言蜘蛛治癀。张仲景治阴狐疝气,偏有大小,时时上下者,蜘蛛散主之。蜘蛛十四枚(炒焦),桂半两,为散。每服八分一匕,日再。或以蜜丸亦通。〔恭曰〕蜘蛛能制蛇,故治蛇毒,而本条无此。〔时珍曰〕《鹤林玉露》载:蜘蛛能制蜈蚣,以溺射之,节节断烂。则陶氏言蜘蛛治蜈蚣伤,亦相伏尔。沈括《笔谈》载:蛛为蜂螫,能啮芋梗,磨创而愈。今蛛又能治蜂、蝎螫,何哉? 又刘义庆《幽明录》云:张甲与司徒蔡谟有亲。谟昼寝梦甲曰:忽暴病,心腹痛,胀满不得吐下。名干霍乱,惟用蜘蛛生断去脚吞之则愈。但人不知,甲某时死矣。谟觉,使人验之,甲果死矣。后用此治干霍乱辄验也。按此说虽怪,正合《唐注》治呕逆霍乱之文,当亦不谬。盖蜘蛛服之,能令人利也。

【附方】旧七,新十四。

中风口㖞向火取蜘蛛摩偏急颊车上,候正即止(《千金方》)。

小儿口噤《直指》立圣散:用干蜘蛛一枚(去足,竹沥浸一宿,炙焦),蝎梢七个,腻粉少许,为末。每用一字,乳汁调,时时灌入口中。○《圣惠》:治小儿十日内,口噤不能吮乳。蜘蛛一枚,去足,炙焦研末。入猪乳一合,和匀。分作三服,徐徐灌之,神效无比。

止截疟疾葛洪方:用蜘蛛一枚,同饭捣丸,吞之。○《杨氏家藏》:用蜘蛛一枚,着芦管中,密塞,绾项上。勿令患人知之。○《海上》:用蜘蛛三五枚,绵包,系寸口上。○《宣明方》:用大蜘蛛三枚,信砒一钱,雄黑豆四十九粒,为末,滴水为丸豌豆大。先夜以一丸献于北斗下,次早纸裹插耳内,立见神圣。一丸可医二人。

泄痢脱肛疼痛已久者,黑圣散主之。大蜘蛛一个,瓠叶两重包扎定,合子内烧存性,入黄丹少许,为末。先以白矾、葱、椒煎汤洗,拭干,以前药末置软帛上,托入收之,甚是有效也(《乘闲方》)。

走马牙疳出血作臭。用蜘蛛一枚，铜绿半钱，麝香少许，杵匀擦之。无蛛用壳（《直指》）。

齿䘌断烂用大蜘蛛一个，以湿纸重裹，荷叶包之，灰火煨焦为末，入麝香少许，研傅（《永类钤方》）。

聤耳出脓蜘蛛一个，胭脂坯子半钱，麝香一字，为末。用鹅翎吹之。

吹奶疼痛蜘蛛一枚，面裹烧存性，为末。酒服即止，神效。

颏下结核大蜘蛛不计多少，好酒浸过，同研烂，澄去滓。临卧时服之，最效（《医林集要》）。

瘰疬结核无问有头、无头。用大蜘蛛五枚，日干，去足细研，酥调涂之，日再上（《圣惠方》）。

鼠瘘肿核已破出脓水者。蜘蛛二七枚，烧研傅之（《千金》）。

便毒初起大黑蜘蛛一枚研烂，热酒一碗搅服，随左右侧卧取利。不退再服，必效（《寿域》）。

疔肿拔根取户边蜘蛛杵烂，醋和。先挑四畔血出，根稍露，傅之，干即易。一日夜根拔出，大有神效（《千金》）。

腋下胡臭大蜘蛛一枚，以黄泥入少赤石脂末，及盐少许，和匀裹蛛，煅之为末，入轻粉一字，醋调成膏。临卧傅腋下，明早登厕，必泄下黑汁也（《三因方》）。

蜂蝎螫伤蜘蛛研汁涂之，并以生者安咬处吸其毒（《广利方》）。

蜈蚣咬伤同上（孙真人）。

蛇虺咬伤蜘蛛捣烂傅之，甚效。

一切恶疮蜘蛛晒，研末，入轻粉，麻油涂之（《直指方》）。

蜕壳

〔主治〕虫牙、牙疳（时珍）。

〔附方〕旧一,新一。

虫牙有孔蜘蛛壳一枚,绵裹塞之(《备急》)。

牙疳出血蜘蛛壳为末,入胭脂、麝香少许,傅之(《直指方》)。

网

〔主治〕喜忘,七月七日取置衣领中,勿令人知(《别录》)。以缠疣赘,七日消落,有验(苏恭)。疗疮毒,止金疮血出。炒黄研末,酒服,治吐血(时珍。○出《圣惠方》)。

〔发明〕〔时珍曰〕按侯延庆《退斋雅闻录》云:凡人卒暴吐血者,用大蜘蛛网搓成小团,米饮吞之,一服立止。此乃孙绍先所传方也。又《酉阳杂俎》云:裴旻山行,见山蜘蛛垂丝如匹布。引弓射杀,断其丝数尺收之。部下有金疮者,剪方寸贴之,血立止也。观此,则蛛网盖止血之物也。

〔附方〕新四。

积年诸疮蜘蛛膜贴之,数易(《千金方》)。

反花疮疾同上。

肛门鼠痔蜘蛛丝缠之,即落。

疣瘤初起柳树上花蜘蛛丝缠之,久则自消(《简便方》)。

草蜘蛛《拾遗》

〔正误〕旧标作蚰蜒,今据《尔雅》改作草蜘蛛。见下。

【集解】〔藏器曰〕蚰蜒在

草蜘蛛

孔穴中,及草木稠密处,作网如蚕丝为幕络者,就中开一门出入,形段微似蜘蛛而斑小。陶言蛂蚍即蜘蛛,误矣。〔时珍曰〕《尔雅》:鼅鼄,蝃蝥也。草鼅鼄,在草上络幕者。据此则陶氏所谓蛂蚍,正与《尔雅》相合;而陈氏所谓蛂蚍,即《尔雅》之草蜘蛛也。今改正之。然草上亦有数种,入药亦取其大者尔。有甚毒者,不可不知。李氏《三元书》云:草上花蜘蛛丝最毒,能缠断牛尾。有人遗尿,丝缠其阴至断烂也。又沈存中《笔谈》言:草上花蜘蛛咬人,为天蛇毒,则误矣。详见《鳞部》天蛇下。

【气味】缺。

【主治】出疔肿根,捣膏涂之(藏器)。

丝

〔主治〕去瘤赘疣子,禳疟疾(时珍)。

〔附方〕新二。

瘤疣用稻上花蜘蛛十余,安桃枝上,待丝垂下,取东边者撚为线系之,七日一换,自消落也(《总微论》)。

截疟五月五日取花蜘蛛晒干,绛囊盛之。临期男左女右系臂上,勿令知之(《普济方》)。

壁钱《拾遗》

【释名】壁镜(《《酉阳杂俎》》)。〔时珍曰〕皆以窠形命名也。

【集解】〔藏器曰〕壁钱虫似蜘蛛,作白幕如钱,贴墙壁间,北人呼为壁茧。〔时珍曰〕大如蜘蛛,而形扁斑色,八足而长。亦时蜕壳,其膜色光白如茧。或云:其虫有毒,咬人至死。惟以桑柴灰煎取汁,调白矾末傅之,妙。

【气味】无毒。

【主治】鼻衄,及金疮出血不止,捺取虫汁,注鼻中及点疮上。亦疗外野鸡病下血（藏器）。治大人、小儿急疳，牙蚀腐臭，以壁虫同人中白等分出烧研贴之。又主喉痹（时珍。○出《圣惠》等方）。

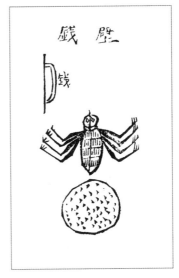

壁钱

【附方】新一。

喉痹乳蛾已死者复活。用墙上壁钱七个，内要活蛛二枚，撚作一处，以白矾七分一块化开，以壁钱惹矾烧存性，出火毒为末。竹管吹入，立时就好。忌热肉、硬物。

窠幕

〔主治〕小儿呕逆，取二七枚煮汁饮之（藏器）。产后咳逆，三五日不止欲死者，取三五个煎汁呷之，良。又止金疮、诸疮出血不止，及治疮口不敛，取茧频贴之。止虫牙痛（时珍）。

〔附方〕新一。

虫牙疼痛《普济》：以壁上白蟢窠四五个（剥去黑者），以铁刀烧出汗，将窠惹汗丸之，纳入牙中甚效。又以乳香入窠内烧存性，纳之亦效。○一方：用墙上白蛛窠，包胡椒末塞耳，左痛塞右，右痛塞左，手掩住，侧卧，待额上有微汗，即愈。

蟏蛸《拾遗》

【释名】蛛蝎（《尔雅》）、颠当虫（《拾遗》）、蛛母（《纲目》）、土蜘蛛（《尔雅》）。〔藏器曰〕蟏蛸（音窒当）《尔雅》作蚨蝪（音迭汤），今转为颠当虫，河北人呼为蚨蜋（音侄唐）。鬼谷子谓之蚨母。

【集解】〔藏器曰〕蝰蜋是处有之。形似蜘蛛，穴土为窠，穴上有盖覆穴口。〔时珍曰〕蚨蝪，即《尔雅》土蜘蛛也，土中布网。按段成式《酉阳杂俎》云：斋前雨后多颠当窠，深如蚓穴，网丝其中，土盖与地平，大如榆荚。常仰捍其盖，伺蝇、蠖过，辄翻盖捕之。才入复闭，与地一色，无隙可寻，而蜂复食之。秦中儿谣云："颠当颠当牢守门，蠨蛸寇汝无处奔。"

【气味】有毒。

【主治】一切疔肿、附骨疽蚀等疮，宿肉赘瘤，烧为末，和腊月猪脂傅之。亦可同诸药傅疔肿，出根为上（藏器）。

蝎 宋《开宝》

【释名】虿䗪（音伊祁。〖《蜀本》〗）、主簿虫（《开宝》）、杜伯（《广雅》）、虿尾虫（〖《东坡诗集》〗）。〔志曰〕段成式《酉阳杂俎》云：江南旧无蝎。开元初有主簿，以竹筒盛过江，至今往往有之，故俗称为主簿虫。〔时珍曰〕按《唐史》云：剑南本无蝎，有主簿将至，遂呼为主簿虫。又张揖《广雅》云：杜伯，蝎也。陆玑《诗疏》云：虿一名杜伯，幽州人谓之蝎。观此，则主簿乃杜伯之讹，而后人遂傅会其说。许慎云：蝎，虿尾虫也，长尾为虿，短尾为蝎。葛洪云：蝎前为螫，后为虿。古语云："蜂、虿垂芒，其毒在尾。"今入药有全用者，谓之全蝎；有用尾者，谓之蝎梢，其力尤紧。

【集解】〔志曰〕蝎出青州。形紧小者良。段成式云：鼠负虫巨者，多化为蝎。蝎子多负于背，子色白，才如稻粒。陈州古

螳螂

蝎

仓有蝎，形如钱，螫人必死。蜗能食之，先以迹规之，不复去也。〔宗奭曰〕今青州山中石下捕得，慢火逼之，或烈日中晒，至蝎渴时，食以青泥；既饱，以火逼杀之，故其色多赤。欲其体重而售之也。用者当去其土。〔颂曰〕今汴洛、河陕州郡皆有之。采无时，以火逼干死收之。陶隐居《集验方》言：蝎有雄雌：雄者螫人痛止在一处，用井泥傅之；雌者痛牵诸处，用瓦屋沟下泥傅之。皆可画地作十字取土，水服方寸匕，或在手足以冷水渍之，微暖即易；在身以水浸布搨之，皆验。又有咒禁法，亦验。〔时珍曰〕蝎形如水黾，八足而长尾，有节色青。今捕者多以盐泥食之，入药去足焙用。《古今录验》云：被蝎螫者，但以木碗合之，神验不传之方也。

【气味】甘、辛，平，有毒。

【主治】诸风瘾疹，及中风半身不遂，口眼㖞斜，语涩，手足抽掣（《开宝》）。小儿惊痫风搐，大人疟疾，耳聋疝气，诸风疮，女人带下阴脱（时珍）。

【发明】〔宗奭曰〕大人、小儿通用，惊风尤不可阙。〔颂曰〕古今治中风抽掣，及小儿惊搐方多用之。《箧中方》，治小儿风痫有方。〔时珍曰〕蝎产于东方，色青属木，足厥阴经药也，故治厥阴诸病。诸风掉眩搐掣，疟疾寒热，耳聋无闻，皆属厥阴风木。故东垣李杲云：凡疝气、带下，皆属于风。蝎乃治风要药，俱宜加而用之。

【附方】旧三，新二十。

小儿脐风宣风散：治初生断脐后伤风湿，唇青口撮，出白沫，不乳。用全蝎二十一个，无灰酒涂炙为末，入麝香少许。每用金、银煎汤，调半字服之（《全幼心鉴》）。

小儿风痫取蝎五枚，以一大石榴割头剜空，纳蝎于中，以头盖之。纸筋和黄泥封裹，微火炙干，渐加火煅赤。候冷去泥，取中焦黑者细研。乳汁调半钱，灌之便定。儿稍大，以防风汤调服（《箧中方》）。

慢脾惊风小儿久病后，或吐泻后生惊，转成慢脾。用蝎梢一两为末，以石榴一枚剜空，用无灰酒调末，填入盖定。坐文武火上，时时搅动，熬膏，取出放冷。每服一字，金、银薄荷汤调下。○《本事方》：治吐利后虚困昏睡，欲生风痫，慢脾风症。全蝎、白术、麻黄（去节）等分为末。二岁以下一字，三岁以上半钱。薄荷汤下。

天钓惊风翻眼向上。用干蝎（全者）一个（瓦炒好），朱砂三绿豆大，为末，饭丸绿豆大。外以朱砂少许，同酒化下一丸，顿愈（《圣惠方》）。

小儿胎惊蝎一枚，薄荷叶包，炙为末，入朱砂、麝香少许。

麦门冬煎汤,调下一字,效(汤氏《宝书》)。

小儿惊风用蝎一个(头尾全者),以薄荷四叶裹定,火上炙焦,同研为末。分四服,白汤下(《经验方》)。

大人风涎即上方,作一服。

风淫湿痹手足不举,筋节挛疼。先与通关,次以全蝎七个瓦炒,入麝香一字研匀,酒三盏,空心调服。如觉已透则止,未透再服。如病未尽除,自后专以婆蒿根洗净,酒煎,日二服(《直指方》)。

破伤中风《普济》:用干蝎、麝香各一分,为末。傅患处,令风速愈。○《圣惠》:用干蝎(酒炒)、天麻各半两为末,以蟾酥二钱,汤化为糊和捣,丸绿豆大。每服一丸至二丸,豆淋酒下(甚者加至三丸),取汗。

肾气冷痛《圣惠》定痛丸:治肾脏虚,冷气攻脐腹,疼痛不可忍,及两胁疼痛。用干蝎七钱半,焙为末。以酒及童便各三升,煎如稠膏,丸梧子大。每温酒下二十丸。○又蚱蜢散:用蚱蜢三十六枚,头足全者。掘一地坑,深、阔各五寸,用炭火五斤,烧赤,去火,淋醋一升入内。待渗干,匀排蚱蜢于坑底,瓷碗盖一夜,取出。木香、萝卜子(炒)各一分,胡椒三十粒,槟榔、肉豆蔻各一个,为末。每服一钱,热酒下。

小肠疝气用紧小全蝎焙为末。每发时服一钱,入麝香半字,温酒调服。少顷再进,神效。

肾虚耳聋十年者,二服可愈。小蝎四十九个,生姜(如蝎大)四十九片,同炒,姜干为度,研末,温酒服之。至一二更时,更进一服,至醉不妨。次日耳中如笙簧声,即效(杜壬方)。

耳暴聋闭全蝎去毒为末,酒服一钱,以耳中闻水声即效(周密《志雅堂杂钞》)。

脓耳疼痛蝎梢七枚，去毒焙，入麝香半钱为末。挑少许入耳中，日夜三四次，以愈为度（《杨氏家藏》）。

偏正头风气上攻不可忍。用全蝎二十一个，地龙六条，土狗三个，五倍子五钱，为末。酒调，摊贴太阳穴上（《德生堂经验方》）。

风牙疼痛全蝎三个，蜂房二钱，炒研，擦之（《直指方》）。

肠风下血干蝎（炒）、白矾（烧）各二两，为末。每服半钱，米饮下（《圣惠方》）。

子肠不收全蝎炒，研末。口噙水，鼻中嗜之，立效（《卫生宝鉴》）。

诸痔发痒用全蝎不以多少，烧烟熏之，即效，秘法也（《袖珍方》）。

诸疮毒肿全蝎七枚，栀子七个，麻油煎黑，去滓，入黄蜡，化成膏，傅之（澹寮方）。

水蛭 《本经·下品》

【释名】蚑（《别录》）。与蛭同，（《图经》）。《尔雅》作蚔）、至掌（《别录》）。大者名马蜞（《唐本》）、马蛭（《唐本》）、马蟥（《衍义》）、马鳖（《衍义》）。〔时珍曰〕方音讹蛭为痴，故俗有水痴、草痴之称。〔宗奭曰〕汴人谓大者为马鳖，腹黄者为马蟥。

【集解】〔《别录》曰〕水蛭生雷泽池泽。五月、六月采，暴干。〔弘景曰〕处处河池有之。蚑有数种，以水中马蜞得啮人、腹中有血者，干之为佳。山蚑及诸小者，皆不堪用。〔恭曰〕有水蛭、草蛭，大者长尺许，并能咂牛、马、人血。今俗多取水中小者，用之大效，不必食人血满腹者。其草蛭在深山草上，人行即着胫股,不觉入于肉中,产育为害,山人自有疗法。〔保昇曰〕惟采水中小者用之。别有石蛭生石上,泥蛭生泥中,二蛭头尖腰粗色赤。误食之,令人眼中如生烟,渐致枯损。〔时珍曰〕李石《续博物志》云:南方水痴似鼻涕,闻人气闪闪而动,就人体成疮,惟以麝香、朱砂涂之即愈。此即草蛭也。

水蛭

【修治】〔保昇曰〕采得,以箪竹筒盛,待干,用米泔浸一夜,暴干,以冬猪脂煎令焦黄,然后用之。〔藏器曰〕收干蛭,当展其身令长,腹中有子者去之。性最难死,虽以火炙,亦如鱼子烟熏经年,得水犹活也。〔大明曰〕此物极难修治,须细剉,以微火炒,色黄乃熟。不尔,入腹生子为害。〔时珍曰〕昔有途行饮水,及食水菜,误吞水蛭入腹,生子为害,啖啮脏血,肠痛黄瘦者,惟以田泥或捣黄土水饮数升,则必尽下出也。盖蛭在人腹,忽得土气而下尔。或以牛、羊热血一二升,同猪脂饮之,亦下也。

【气味】咸、苦,平,有毒。〔《别录》曰〕微寒。○畏石灰、食盐。

【主治】逐恶血瘀血月闭,破血癥积聚,无子,利水道(《本经》)。堕胎(《别录》)。治女子月闭,欲成血劳(《药性》)。啖赤白游疹,及痈肿毒肿(藏器)。治折伤坠扑畜血有功(寇宗奭)。

【发明】〔成无己曰〕咸走血,苦胜血。水蛭之咸苦,以除畜血,乃肝经血分药,故能通肝经聚血。〔弘景曰〕楚王食寒菹,见蛭吞之,果能去结积。虽曰阴佑,亦是物性兼然。〔藏器曰〕此物难死,故为楚王之病也。〔时珍曰〕按贾谊《新书》云:楚惠王食寒菹得蛭,恐监食当死,遂吞之,腹有疾而不能食。令尹曰:天道无亲,惟德是辅。王有仁德,病不为伤。王果病愈。此楚王吞蛭之事也。王充《论衡》亦云:蛭乃食血之虫,楚王殆有积血之病,故食蛭而病愈也。与陶说相符。

【附方】旧四,新六。

漏血不止水蛭炒为末,酒服一钱,日二服,恶血消即愈(《千金》)。

产后血运血结聚于胸中,或偏于少腹,或连于胁肋。用水蛭(炒)、虻虫(去翅、足,炒)、没药、麝香各一钱,为末,以四物汤调下。血下痛止,仍服四物汤(《保命集》)。

折伤疼痛水蛭,新瓦焙为细末,酒服一钱。食顷作痛,可更一服。痛止,便将折骨药封,以物夹定,调理(《经验方》)。

跌扑损伤瘀血凝滞,心腹胀痛,大小便不通,气绝欲死。用红蛭(石灰炒黄)半两,大黄、牵牛头末各二两,为末。每服二钱,热酒调下。当下恶血,以尽为度。名夺命散(《济生》)。

坠跌打击内伤神效方:水蛭、麝香各一两剉碎,烧令烟出,为末。酒服一钱,当下畜血。未止再服,其效如神(《古今录验方》)。

杖疮肿痛水蛭炒研,同朴硝等分,研末,水调傅之(周密《志雅堂抄》)。

赤白丹肿〔藏器曰〕以水蛭十余枚,令咂病处,取皮皱肉白为效。冬月无蛭,地中掘取,暖水养之令动。先净人皮肤,以竹筒盛蛭合之,须臾咬咂,血满自脱,更用饥者。

痈肿初起同上方法。

纫染白须谈野翁方：用水蛭为极细末，以龟尿调，撚须稍，自行入根也。○一用白乌骨鸡一只，杀血入瓶中，纳活水蛭数十于内，待化成水，以猪胆皮包指，蘸撚须稍，自黑入根也。○《普济》：用大水蛭七枚为末，汞一两，以银三两作小盒盛之。用蚯蚓泥固济半指厚，深埋马粪中。四十九日取出，化为黑油。以鱼脬笼指，每蘸少许撚须上，其油自然倒行至根，变为黑色也。○又黑须倒卷帘方：用大马蜞二三十条，竹筒装之，夜置露处受气。饿过七日，以鸡冠血磨京墨与食，过四五次，复阴干。将猪胫骨打断，放蜞入内，仍合定，铁线缠住，盐泥涂之。干时放地上，火煅五寸香；二次，退开三寸火，又五寸香；三次，再退远火，又五寸香，取出为末。将猪胆皮包指，承末搽须稍，即倒上也。

蚁《纲目》

【释名】玄驹（《夏小正》）。亦作蚼。〔《方言》）、**蚍蜉**（《方言》）。〔时珍曰〕蚁有君臣之义，故字从义。亦作蟻。大者为蚍蜉，亦曰马蚁。赤者名蚍，飞者名蟊。扬雄《方言》云：齐鲁之间谓之蚼蠪，梁益之间谓之玄蚼，幽燕谓之蛾蜉。《夏小正》云："十二月，玄蚼奔。"谓蚁入蛰也。大蚁喜醋战，故有马蚼之称；而崔豹《古今注》遂以蚁妖附会其说，谬矣。今不取。

【集解】〔时珍曰〕蚁处处有之。有大、小、黑、白、黄、赤数种，穴居卵生。其居有等，其行有队。能知雨候，春出冬蛰。壅土成封，曰蚁封，以及蚁垤、蚁蝼、蚁冢，状其如封、垤、蝼、冢也。其卵名蚳（音迟），山人掘之，有至斗石者。古人食之，故《内则》《周官》馈食之豆有蚳醢也。今惟南夷食之。刘恂《岭表录异》云：交广溪峒间酋长，多取蚁卵，淘净为酱，云味似肉酱，非尊贵不可得也。又云：岭南多蚁，其窠如薄絮囊。连带枝叶，彼人以布袋贮之，卖与养柑子者，以辟蠹虫。《古今五行记》云：后魏时，兖州有赤蚁与黑蚁斗，长六七步，广四寸，赤蚁断头死。则《楚辞·招魂》所谓西方"赤蚁若象，玄蜂若壶"者，非寓言也。又按陈藏器言：岭南有独脚蚁，一足连树根下，止能动摇，不能脱去。亦一异者也。

【附录】白蚁〔时珍曰〕白蚁，即蚁之白者，一名螱，一名飞蚁。穴地而居，蠹木而食，因湿营土，大为物害。初生为蚁蝝，至夏遗卵，生翼而飞，则变黑色，寻亦陨死。性畏烽炭、桐油、竹鸡云。○蝝音铅。

蚁垤土、白蚁泥并见《土部》。

独脚蚁

〔主治〕丁肿疽毒，捣涂之（藏器）。

青腰虫《拾遗》

【集解】〔藏器曰〕虫大如中蚁，赤色，腰中青黑，似狗猲，一尾而尖，有短翅能飞，春夏有之也。

【主治】有大毒。着人皮肉，肿起。剥人面皮，除印字至骨者亦尽。食恶疮息肉，杀癣虫（藏器）。

蛆《纲目》

【释名】〔时珍曰〕蛆行趦趄，故谓之蛆。或云沮洳则生，亦通。

【集解】〔时珍曰〕蛆，蝇之子也。凡物败臭则生之。古法治酱生蛆，以草乌切片投之。张子和治痈疽疮疡生蛆，以木香槟榔散末傅之。李楼治烂痘生蛆，以嫩柳叶铺卧引出之。高武用猪肉片引出，以藜芦、贯众、白蔹为末，用真香油调傅之也。

【气味】寒，无毒。

【主治】粪中蛆：治小儿诸疳积疳疮，热病谵妄，毒痢作吐。

泥中蛆：治目赤，洗净晒研贴之。

马肉蛆：治针、箭入肉中，及取虫牙。

虾蟆肉蛆：治小儿诸疳（并时珍）。

【附方】新十。

一切疳疾《圣济总录》：六月取粪坑中蛆淘净，入竹筒中封之，待干研末。每服一二钱，入麝香，米饮服之。○又方：用蛆蜕，米泔逐日换浸五日，再以清水换浸三日，晒焙为末，入黄连末等分，每半两入麝香五分，以獖猪胆汁和丸黍米大。每服三四十丸，米饮下，神效。

小儿热疳尿如米泔，大便不调。粪蛆烧灰，杂物与食之。

小儿痹积用粪中蛆洗浸，晒干为末，入甘草末少许，米糊丸梧子大。每服五、七丸，米饮下，甚妙（《总微论》）。

小儿诸疳疳积及无辜疳：一服退热，二服烦渴止，三服泻痢住。用端午午时取虾蟆（金眼大腹，不跳不鸣）者，槌死，置尿桶中，候生蛆食尽，取蛆入新布袋，悬长流水中三日，新瓦焙干，入麝香少许，为末。每空心以砂糖汤调服一钱。或粳米糊为丸，每米饮服二三十丸（《直指》）。

齿鼻疳疮粪蛆（有尾者）烧灰一钱，褐衣灰五分。和匀，频吹，神效无比。

热痢吐食因服热药而致者。用粪中蛆，流水洗净，晒干为末。每服一钱，米饮下。

眼目赤瞎青泥中蛆淘净，日干为末。令患人仰卧合目,每次用一钱散目上,须臾药行,待少时去药,赤瞎亦无(《保命集》)。

利骨取牙《普济》如神散:取牙,用肥赤马肉一斤,入硇砂二两,拌和,候生蛆,取日干为末。每一两入粉霜半钱,研匀。先以针拔动牙根,四畔空虚;次以灯心蘸末少许点之,良久自落。○《秘韫》利骨散:用白马脑上肉一二斤,待生蛆,与乌骨白鸡一只食之,取粪阴干。每一钱,入硇砂一钱研匀,用少许擦疼处,片时取之即落。

蝇《纲目》

【释名】〔时珍曰〕蝇飞营营,其声自呼,故名。

【集解】〔时珍曰〕蝇处处有之。夏出冬蛰,喜暖恶寒。苍者声雄壮,负金者声清括,青者粪能败物,巨者首如火,麻者茅根所化。蝇声在鼻,而足喜交。其蛆胎生。蛆入灰中蜕化为蝇,如蚕、蝎之化蛾也。蝇溺水死,得灰复活。故《淮南子》云:烂灰生蝇。古人憎之,多有辟法。一种小蟢蛛,专捕食之,谓之蝇虎者是也。

【主治】拳毛倒睫,以腊月蛰蝇干研为末,以鼻频嗅之,即愈(时珍)。

【发明】〔时珍曰〕蝇古方未见用者,近时《普济方》载此法,云出《海上名方》也。

狗蝇《纲目》

【集解】〔时珍曰〕狗蝇生狗身上,状如蝇,黄色能飞,坚皮利喙,啖咂狗血,冬月则藏狗耳中。

【气味】缺。

【主治】痰疟不止，活取一枚，去翅、足，面裹为丸，衣以黄丹。发日早，米饮吞之，得吐即止。或以蜡丸酒服亦可。又擂酒服，治痘疮倒黡（时珍）。

【发明】〔时珍曰〕狗蝇古方未见用者，近世《医方大成》载治疟方，《齐东野语》载托痘方，盖亦鼠负、牛虱之类耳。周密云：同僚括苍陈坡，老儒也，言其孙三岁时，发热七日痘出而倒黡，色黑，唇口冰冷，危证也。遍试诸药不效，因求卜。遇一士，告以故。士曰：恰有药可起此疾，甚奇。因为经营少许，持归服之，移时即红润也。常恳求其方，乃用狗蝇七枚擂细，和醅酒少许调服尔。夫痘疮固是危事，然不可扰。大要在固脏气之外，任其自然尔。然或有变证，则不得不资于药也。

【附录】壁虱〔时珍曰〕即臭虫也。状如酸枣仁，咂人血食，与蚤皆为床榻之害。古人多于席下置麝香、雄黄，或菖蒲末，或蘹蕳末，或楝花末，或蓼末，或烧木瓜烟、黄檗烟、牛角烟、马蹄烟，以辟之也。

牛虱《纲目》

【释名】牛蜱（音卑。《纲目》）。〔时珍曰〕蜱亦作蜱。按吕忱《字林》云：蜱，啮牛虱也。

【集解】〔时珍曰〕牛虱生牛身上，状如蓖麻子，有白、黑二色。啮血满腹时，自坠落也。入药用白色者。

【气味】缺。

【主治】预解小儿痘疹毒，焙研服之（时珍）。

【发明】〔时珍曰〕牛虱古方未见用者，近世预解痘毒方时或用之。按高武《痘疹管见》云：世俗用牛虱治痘，考之《本草》不载。窃恐牛虱唼血，例比虻虫。终非痘家所宜，而毒亦未必能解也。

【附方】新二。

预解痘毒谈野翁方：用白水牛虱一岁一枚，和米粉作饼，与儿空腹食之，取下恶粪，终身可免痘疮之患。○一方：用白牛虱四十九枚（焙），绿豆四十九粒，朱砂四分九厘，研末，炼蜜丸小豆大，以绿豆汤下。

人虱《拾遗》

【释名】虱（《《韩非》》）。〔时珍曰〕蝨从䘌，从蚰。䘌音迅，蚰音昆，虱行迅疾而昆繁故也。俗作虱。

【集解】〔慎微曰〕按《酉阳杂俎》云：人将死，虱离身。或云取病人虱于床前，可卜病。如将差虱行向病者，背则必死也。荆州张典兵曾扪得两头虱也。〔时珍曰〕人物皆有虱，但形各不同。始由气化，而后乃遗卵出虮也。《草木子》言其六足，行必向北。《抱朴子》云：头虱黑，着身变白。身虱白，着头变黑，所渐然也。又有虱瘕、虱瘤诸方法，可见虱之为害非小也。《千金方》云：有人啮虱在腹中，生长为瘕，能毙人。用败篦败梳，各以一半烧末，一半煮汤调服，即从下部出也。徐铉《稽神录》云：浮梁李生背起如盂，惟痒不可忍。人皆不识。医士李德立云：此虱瘤也。以药傅之，一夕瘤破，出虱斗余，即日体轻。但小窍不合，时时虱出无数，竟死。予记唐小说载滑台一人病此。贾魏公言：惟千年木梳烧灰，及黄龙浴水，乃能治之也。洪迈《夷坚志》云：临川有人颊生肉瘤，痒不可忍，惟以火炙。一医剖之，出虱无数，最后出二大虱，一白一黑，顿愈，亦无瘢痕。此虱瘤也。又今人阴毛中多生阴虱，痒不可当，肉中挑出，皆八足而扁，或白或红。古方不载。医以银杏擦之，或银朱熏之皆愈也。

【气味】咸,平,微毒。畏水银、银朱、百部、菖蒲、虱建草、水中竹叶、赤龙水、大空。

【主治】人大发头热者,令脑缝裂开,取黑虱三五百捣傅之。又治疗肿,以十枚置疮上,用荻箔绳作炷,灸虱上,即根出也。又治脚指间肉刺疮,以黑虱傅之,根亦出也(藏器)。眼毛倒睫者拔去毛,以虱血点上,数次即愈(时珍)。

【附方】新一。

脚指鸡眼先挑破,取黑、白虱各一枚置于上缚之,数用自愈也(《便民图纂》)。

卷终

第四十一卷　虫部

目录

蝼蛄《本经》

萤火《本经》

衣鱼《本经》

鼠妇《本经》　丹戬附

䗪虫《本经》

蜚蠊《本经》

行夜《别录》

灶马《纲目》　促织附

鼠妇《拾遗》　吉丁虫、金龟子、腆颗虫、叩头虫、媚蝶附

木虻《本经》

蜚虻《本经》（即虻虫）　扁前、蚊子、蚋子附

竹虱《纲目》

　右附方旧二十四，新一百零四。

第四十一卷　虫部

虫之三化生类三十一种

蛴螬《本经·中品》

【释名】蟦蛴（音坟。《本经》）、蟦蛴（音肥。《别录》）、乳齐（弘景）、地蚕（郭璞）、应条（《吴普》）。〔时珍曰〕蛴螬，《方言》作蟦蛴，象其蠹物之声。或谓是齐人曹氏之子所化，盖谬说也。蟦、蟦，言其状肥也。乳齐，言其通乳也。《别录》作敉齐，误矣。

【集解】〔《别录》曰〕蛴螬生河内平泽，及人家积粪草中。取无时。反行者良。〔弘景曰〕大者如足大趾。以背滚行，乃驶于脚。杂猪蹄作羹于乳母，不能别之。〔时珍曰〕其状如蚕而大，身短节促，足长有毛。生树根及粪土中者，外黄内黑。生旧茅屋上者，外白内黰。皆湿热之气熏蒸而化，宋齐丘所谓"燥湿相育，不母而生"是矣。久则羽化而去。

【正误】〔弘景曰〕《诗》云："领如蛴螬。"今以蛴字在上，恐倒尔。〔恭曰〕此虫一名蟦蛴，有在粪聚中，或在腐木中。其在腐柳中者，内外洁白；粪土中者，皮黄内黑黰。形色既异，土木又殊，当以木中者为胜。宜冬月采之。〔宗奭曰〕诸腐木根下多有之。构木津甘，故根下尤多。亦有生于粪土中者，虽肥大而腹中黑；不若木中者，虽瘦而稍白，研汁可用。〔敩曰〕蛴螬须使桑树、柏树中者妙。〔韩保昇曰〕按《尔雅注》云：蟦，蛴螬，在粪土中。

蠰蛴,蝎。蝎,蛣蝠。又云:蝎,桑
蠹。并木中蠹也。正与《本经》
蝤蛴生积粪草中相合。苏恭言当
以木中者为胜,则此外恐非也。
切谓不然。今诸朽树中蠹虫,通
谓之蝎,莫知其主疗;惟桑树中
者,近方用之。而《有名未用》
《曾用未识》类中,有桑蠹一条,
即此也。盖生产既殊,主疗亦别。
虽有毒、无毒易见,而相使、相恶
难知。且蝎不号蛴蟥,蝤不名蛣
蝠,自当审之。〔藏器曰〕蛴蟥居
粪土中,身短足长,背有毛筋。但

蛴蟥

从夏入秋,蜕而为蝉,飞空饮露,能鸣高洁。蠰蛴一名蝎,一名
蠹,在朽木中食木心,穿木如锥刀。身长足短,口黑无毛,节慢。
至春雨后化为天牛,两角如水牛,色黑,背有白点,上下缘木,飞
腾不遥。出处既殊,形质又别,陶、苏乃混注之,盖千虑一失也。
惟郭璞注《尔雅》,谓蛴蟥在粪土中,蠰蛴(桑蠹)在木中,啮桑,
似蜗牛长角,喜啮桑树者,为是也。〔颂曰〕今医家与蓐妇下乳药
用粪土中者,其效殊速,乃知苏恭之说不可据也。

【修治】〔敩曰〕凡收得后阴干,与糯米同炒,至米焦黑取
出,去米及身上、口畔肉毛并黑尘了,作三四截,研粉用之。〔时
珍曰〕诸方有干研及生取汁者,又不拘此例也。

【气味】咸,微温,有毒。〔《别录》曰〕微寒。〔之才曰〕
蜚蠊为之使,恶附子。

【主治】恶血血瘀,痹气破折,血在胁下坚满痛,

月闭,目中淫肤、青翳、白膜(《本经》)。疗吐血在胸腹不去,及破骨踒折血结,金疮内塞,产后中寒,下乳汁(《别录》)。取汁滴目,去翳障。主血止痛(《药性》)。傅恶疮(《日华》)。汁主赤白游疹,疹擦破涂之(藏器)。取汁点喉痹,得下即开(苏颂)。主唇紧口疮、丹疹、破伤风疮、竹木入肉、芒物眯目(时珍)。

【发明】〔弘景曰〕同猪蹄作羹食,甚下乳汁。〔颂曰〕张仲景治杂病,大䗪虫丸方中用之,取其去胁下坚满也。〔时珍曰〕许学士《本事方》,治筋急养血,地黄丸中用之,取其治血瘀痹也。按陈氏《经验方》云:《晋书》吴中书郎盛冲母王氏失明,婢取蛴螬蒸熟与食,王以为美。冲还知之,抱之恸哭,母目即开。与《本草》治目中青翳白膜、《药性论》汁滴目中去翳障之说相合。予尝以此治人得验,因录以传人。又按鲁伯嗣《婴童百问》云:张太尹传,治破伤风神效方:用蛴螬将驼脊背捏住,待口中吐水,就取抹疮上,觉身麻汗出,无有不活者。子弟额上跌破,七日成风,依此治之,时间就愈。此又符疗踒折、傅恶疮、金疮内塞、主血止痛之说也。盖此药能行血分,散结滞,故能治已上诸病。

【附方】旧五,新四。

小儿脐疮蛴螬研末傅之,不过数次(《千金方》)。

小儿唇紧蛴螬研末,猪脂和,傅之(《千金方》)。

赤白口疮蛴螬研汁,频搽取效(《大观》)。

丹毒浸淫走串皮中,名火丹。以蛴螬捣烂,涂之(《删繁方》)。

痈疽痔漏蛴螬研末傅之,日一上(《子母秘录》)。

虎伤人疮蛴螬捣烂,涂之,日上(唐瑶《经验方》)。

竹木入肉蛴螬捣涂之,立出(《肘后》)。

麦芒入眼以新布覆目上,持生蛴螬从布上摩之,芒着布上出也(《千金方》)。

断酒不饮蛴螬研末,酒服,永不饮(《千金方》)。

乳虫《纲目》

【释名】土蛹(《《广雅》》)。

【集解】〔时珍曰〕按《白獭髓》云:广中韶阳属邑乡中,有乳田。其法:掘地成窖,以粳米粉铺入窖中,盖之以草,壅之以粪。候雨过气蒸则发开,而米粉皆化成蛹,如蛴螬状。取蛹作汁,和粳粉蒸成乳食,味甚甘美也。此亦蛴螬之类,出自人为者。《淮南万毕术》所谓"置黍沟中,即生蛴螬",《广雅》所谓"土蛹,蠀虫"者,皆此物也。服食用此代蛴螬,更觉有功无毒。

【气味】甘,温,无毒。

【主治】补虚羸,益胃气,温中明目(时珍)。

木蠹虫《拾遗》

【释名】蝎(音曷)、蝤蛴(音囚齐)、蛣蛪(音乞屈。〖并《尔雅》〗)、蛀虫(《《广韵》》)。〔时珍曰〕蠹,古又作蠧,食木虫也,会意。《尔雅》云:蝤蛴,蝎也。蝎,蛣蛪也。郭璞云:凡木中蠧虫,通名为蝎。但所居各异耳。

【集解】〔藏器曰〕木蠹一如蛴螬,节长足短,生腐木中,穿木如锥刀,至春雨化为天牛。苏恭以为蛴螬,深误矣。详蛴螬下。〔时珍曰〕似蚕而在木中食木者,为蝎;似蚕而在树上食叶者,为蠋;似蠋而小,行则首尾相就,屈而后伸者,为尺蠖;似尺蠖而青小者,为螟蛉。三虫皆不能穴木,至夏俱羽化为蛾。惟穴木之蠹,宜入药用。

【气味】辛,平,有小毒。

【主治】血瘀劳损,月闭不调,腰脊痛,有损血,及心腹间疾（藏器）。

【发明】〔时珍曰〕各木性味,良毒不同。而蠹亦随所居、所食而异,未可一概用也。古方用蠹,多取桑、柳、构木者,亦各有义焉。

桑蠹虫《别录》

〔校正〕自《有名未用》移入此。

【释名】桑蝎（音曷。〖《千金》〗）。

【气味】甘,温,无毒。

【主治】心暴痛,金疮肉生不足（《别录》）。胸下坚满,障翳瘀肿,治风疹（《日华》）。治眼得效（《蜀本》）。去气,补不足,治小儿乳霍（藏器）。小儿惊风,口疮风疳,妇人崩中,漏下赤白,堕胎下血,产后下痢（时珍）。

【附方】新二。

崩中漏下赤白。用桑蝎烧灰,温酒服方寸匕,日二（《千金》）。

堕胎下血不止。桑木中蝎虫,烧末,酒服方寸匕,日二。虫屎亦可（《普济方》）。

　　粪

〔主治〕肠风下血,妇人崩中产痢,小儿惊风胎癣,咽喉骨鲠（时珍）。

〔附方〕新四。

肠风下血枯桑树下虫矢,烧存性,酒服一钱（《圣惠》）。

产后下痢日五十行。用桑木里蠹虫粪,炒黄,急以水沃之,稀稠得所,服之,以瘥为度。此独孤讷祭酒方也(《必效方》)。

小儿胎癣小儿头生疮,手爬处即延生,谓之胎癣。先以葱盐汤洗净,用桑木蛀屑烧存性,入轻粉等分,油和敷之(《圣惠》)。

咽喉骨鲠桑木上虫粪,米醋煎呷(《永类钤方》)。

柳蠹虫《纲目》

【集解】〔时珍曰〕柳蠹生柳木中甚多,内外洁白,至春夏化为天牛。诸家注蛴螬多取之,亦误矣。

【气味】甘、辛,平,有小毒。

【主治】瘀血,腰脊沥血痛,心腹血痛,风疹风毒,目中肤翳,功同桑蠹(时珍)。

粪

〔主治〕肠风下血,产后下痢,口疮耳肿,齿龈风毒(时珍)。

〔附方〕新三。

口疮风疳小儿病此,用柳木蛀虫矢,烧存性为末,入麝香少许搽之。杂木亦可(《幼幼新书》)。

齿龈风肿用柳蠹末半合,赤小豆炒、黑豆炒各一合,柳枝一握,地骨皮一两。每用三钱,煎水热漱(《御药院方》)。

耳肿风毒肿起出血。取柳虫粪化水,取清汁,调白矾末少许,滴之(《肘后》)。

桃蠹虫《本经》

〔校正〕《本经》原附桃核仁下,今分入此。

【集解】〔《别录》曰〕食桃树虫也。〔藏器曰〕桑蠹去气,桃蠹辟鬼,皆随所出而各有功也。

【气味】辛,温,无毒。

【主治】杀鬼,邪恶不祥(《本经》)。食之肥人,悦颜色(《日华》)。

粪

〔主治〕辟温疫,令不相染,为末,水服方寸匕(《伤寒类要》)。

桂蠹虫《纲目》

【集解】〔藏器曰〕此桂树中虫,辛美可啖。〔时珍曰〕按《汉书·南粤王传》:南越尉佗献桂蠹一器。又《大业拾遗录》云:隋时始安献桂蠹四瓶,以蜜渍之,紫色,辛香有味,啖之去痰饮之疾。则此物自汉、隋以来,用充珍味矣。

【气味】辛,温,无毒。

【主治】去冷气(藏器)。除寒痰澼饮冷痛(时珍)。

粪

〔主治〕兽骨哽,煎醋漱咽(时珍)。

柘蠹虫《拾遗》

【集解】〔藏器曰〕陶注詹糖云:伪者以柘虫屎为之。此即柘蠹在木间食木之屎也。詹糖烧之香,而此屎不香。既不相似,亦难为之。

屎

【主治】破血(藏器)。

枣蠹虫《纲目》

【集解】〔时珍曰〕此即蝤蛴之在枣树中者。

屎

【主治】聤耳出脓水。研末,同麝香少许吹之(时珍。○《普济》)。

竹蠹虫《纲目》

【集解】〔时珍曰〕竹蠹生诸竹中,状如小蚕。老则羽化为硬翅之蛾。

【气味】缺。

【主治】小儿蜡梨头疮。取慈竹内者,捣和牛溺涂之(时珍)。

【发明】〔时珍曰〕竹蠹虫,古方未见用者,惟《袖珍方》治小儿蜡梨用之。按《淮南万毕术》云:竹虫饮人,自言其诚。高诱注云:以竹虫三枚,竹黄十枚,和匀。每用一大豆许,烧入酒中,令人饮之,勿至大醉。叩问其事,必得其诚也。此法传自古典,未试其果验否,姑载之。

蛀末

〔主治〕聤耳出脓水,汤火伤疮(时珍)。

〔附方〕新六。

聤耳出水 苦竹蛀屑、狼牙、白蔹等分,为末和匀,频掺之(《圣惠》)。

耳出臭脓 用竹蛀虫末、胭脂坯子等分,麝香少许,为末吹之(《朱氏集验》)。

耳脓作痛 因水入耳内者。如圣散:用箭杆内蛀末一钱,腻粉一钱,麝香半钱,为末。以绵杖缴尽,送药入耳,以绵塞定,有恶物放令流出,甚者三度必愈(《普济》)。

汤火伤疮竹蠹蛀末傅之(《外台秘要》)。

湿毒臁疮枯竹蛀屑、黄檗末等分。先以葱、椒、茶汤洗净,搽之,日一上。

牙齿疼痛蛀竹屑、陈皮各一两,为末,乌梅肉同研如泥,傅之(《救急方》)。

芦蠹虫《拾遗》

【集解】〔藏器曰〕出芦节中,状如小蚕。

【气味】甘,寒,无毒。

【主治】小儿饮乳后,吐逆不入腹,取虫二枚煮汁饮之。呕逆与呝乳不同,乳饱后呝出者,为呝乳也(藏器)。

苍耳蠹虫《纲目》

【释名】麻虫(《《普济方》》)。

【集解】〔时珍曰〕苍耳蠹虫,生苍耳梗中,状如小蚕。取之但看梗有大蛀眼者,以刀截去两头不蛀梗,多收。线缚挂檐下,其虫在内经年不死。用时取出,细者以三条当一用之。

【气味】缺。

【主治】疔肿恶毒,烧存性研末,油调涂之,即效。或以麻油浸死收贮,每用一二枚捣傅,即时毒散,大有神效(时珍)。

【发明】〔时珍曰〕苍耳治疔肿肿毒,故虫亦与之同功。古方不见用,近时方法每用之。

【附方】新三。

一切疔肿及无名肿毒恶疮。刘松石《经验方》：用苍耳草梗中虫一条，白梅肉三四分，同捣如泥，贴之立愈。○《圣济总录》：用麻虫（即苍耳草内虫，炒黄色）、白僵蚕、江茶，各等分为末，蜜调涂之。○又用苍耳节内虫四十九条捶碎，入人言少许，捶成块。刺疮令破，傅之。少顷以手撮出根，即愈。

青蒿蠹虫《纲目》

【集解】〔时珍曰〕此青蒿节间虫也。状如小蚕，久亦成蛾。

【气味】缺。

【主治】急慢惊风。用虫捣，和朱砂、汞粉各五分，丸粟粒大。一岁一丸，乳汁服（时珍）。

【发明】〔时珍曰〕古方不见用者。《保婴集》用治惊风，云十不失一。其诗云：一半砂一半雪，其功只在青蒿节。任教死去也还魂，服时须用生人血。

皂荚蠹虫《纲目》

【集解】〔时珍曰〕（缺）

【气味】辛。

【主治】蝇入人耳害人。研烂，同鳝鱼血点之（危氏）。

茶蛀虫《纲目》

【集解】〔时珍曰〕此装茶笼内蛀虫也。取其屎用。

蛀屑

【主治】聤耳出汁。研末，日日缴净掺之（时珍。○出《圣惠》）。

蚱蝉《本经·中品》

【释名】蜩（音调。〖《诗经》〗）、齐女（〖《古今注》〗）。〔时珍曰〕按王充《论衡》云：蛴螬化腹蜟，腹蜟拆背出而为蝉。则是腹蜟者，育于腹也。蝉者，变化相禅也。蚱音窄，蝉声也。蜩，其音调也。崔豹《古今注》言：齐王后怨王而死，化为蝉，故蝉名齐女。此谬说也。按诗人美庄姜为齐侯之子，蓁首蛾眉。蓁亦蝉名，人隐其名，呼为齐女，义盖取此。其品甚多，详辨见下。

【集解】〔《别录》曰〕蚱蝉生杨柳上。五月采，蒸干之，勿令蠹。〔弘景曰〕蚱蝉，哑蝉，雌蝉也。不能鸣。蝉类甚多，此云柳上，乃《诗》云"鸣蜩嘒嘒"者，形大而黑，五月便鸣。俗云：五月不鸣，婴儿多灾。故其治疗亦专主小儿。昔人啖之，故《礼》有雀、鷃、蜩、蔧，而伛偻丈人掇之也。其四五月鸣而小紫青色者，螅蛄也。《庄子》云"螅蛄不知春秋"是矣。《离骚》误以螅蛄为寒螀尔。寒螀九月、十月中鸣，声甚凄急。七八月鸣而色青者，名蛁蟟。二月中便鸣者，名蛣母，似寒螀而小。〔恭曰〕蚱蝉，鸣蝉也。诸虫皆以雄为良，陶云雌蝉非矣。〔颂曰〕按《玉篇》云：蚱，蝉声也。《别录》云五月采，正与《月令》"仲夏蝉始鸣"相合，恭说得之。《尔雅》云："蝒，马蜩。"乃蝉之最大者，即此也。蝉类虽众，独此一种入药。医方多用蝉壳，

蚱蝉

亦此壳也。本生土中，云是蜣螂所转丸，久而化成此虫，至夏登木而蜕。〔宗奭曰〕蚱蝉，夏月身与声俱大，始终一般声。乘昏夜，出土中，升高处，拆背壳而出。日出则畏人，且畏日炙，干其壳，不能蜕也。至时寒则坠地，小儿畜之，虽数日亦不饮食。古人言其饮风露，观其不粪而溺，亦可见矣。〔时珍曰〕蝉，诸蜩总名也。皆自蛴螬、腹蜟变而为蝉，亦有转丸化成者，皆三十日而死。俱方首广额，两翼六足，以胁而鸣，吸风饮露，溺而不粪。古人食之，夜以火取，谓之耀蝉。《尔雅》《淮南子》、扬雄《方言》、陆玑《草木疏》、陈藏器《本草》诸书所载，往往混乱不一。今考定于左，庶不误用也。夏月始鸣，大而色黑者，蚱蝉也，又曰蝒（音绵），曰马蜩，《豳诗》"五月鸣蜩"者是也。头上有花冠，曰螗蜩，曰蝘，曰胡蝉，《荡》诗"如蜩如螗"者是也。具五色者，曰蜋蜩，见《夏小正》。并可入药用。小而有文者，曰螓，曰麦蚻。小而色青绿者，曰茅蜩，曰茅蠽。秋月鸣而色青紫者，曰蟪蛄，曰蛁蟟，曰蜓蚞，曰螇螰，曰蛥蚗（音舌决）。小而色青赤者，曰寒蝉，曰寒蜩，曰寒螀，曰蜺；未得秋风，则喑不能鸣，谓之哑蝉，亦曰喑蝉；二三月鸣，而小于寒螀者，曰蛁母。并不入药。

蚱蝉

〔气味〕咸、甘，寒，无毒。〔甄权曰〕酸。

〔主治〕小儿惊痫夜啼，癫病寒热（《本经》）。惊悸，妇人乳难，胞衣不出，能堕胎（《别录》）。小儿痫绝不能言（苏恭）。小儿惊哭不止，杀疳虫，去壮热，治肠中幽幽作声（《药性》）。

〔发明〕〔藏器曰〕本功外其脑煮汁服之，主产后胞衣不下，自有正传。〔时珍曰〕蝉主产难、下胞衣，亦取其能退蜕之义也。《圣惠》治小儿发痫，有蚱蝉汤、蚱蝉散、蚱蝉丸等方。今人只知用蜕，而不知用蝉也。

〔附方〕新三。

百日发惊蚱蝉（去翅、足，炙）三分，赤芍药三分，黄芩二分，水二盏，煎一盏，温服（《圣惠方》）。

破伤风病无问表里，角弓反张。秋蝉一个，地肤子（炒）八分，麝香少许，为末。酒服二钱（同上）。

头风疼痛蚱蝉二枚生研，入乳香、朱砂各半分，丸小豆大。每用一丸，随左右纳鼻中，出黄水为效（《圣济总录》）。

蝉蜕

〔释名〕蝉壳、枯蝉、腹蜟（并《别录》）、金牛儿（《《卫生易简方》》）。

〔修治〕〔时珍曰〕凡用蜕壳，沸汤洗去泥土、翅、足，浆水煮过，晒干用。

〔气味〕咸、甘，寒，无毒。

〔主治〕小儿惊痫，妇人生子不下。烧灰水服，治久痢（《别录》）。小儿壮热惊痫，止渴（《药性》）。研末一钱，井华水服，治哑病（藏器）。除目昏障翳。以水煎汁服，治小儿疮疹出不快，甚良（宗奭）。治头风眩运，皮肤风热，痘疹作痒，破伤风及丁肿毒疮，大人失音，小儿噤风天吊，惊哭夜啼，阴肿（时珍）。

〔发明〕〔好古曰〕蝉蜕去翳膜，取其蜕义也。蝉性蜕而退翳，蛇性窜而祛风，因其性而为用也。〔时珍曰〕蝉乃土木余气所化，饮风吸露，其气清虚。故其主疗，皆一切风热之证。古人用身，后人用蜕。大抵治脏腑经络，当用蝉身。治皮肤疮疡风热，当用蝉蜕，各从其类也。又主哑病、夜啼者，取其昼鸣而夜息也。

〔附方〕旧二,新十四。

小儿夜啼《心鉴》:治小儿一百二十日内夜啼。用蝉蜕四十九个,去前截,用后截,为末,分四服。钓藤汤调灌之。○《普济》蝉花散:治小儿夜啼不止,状若鬼祟。用蝉蜕下半截,为末。一字,薄荷汤入酒少许调下。或者不信,将上半截为末,煎汤调下,即复啼也。古人立方,莫知其妙。

小儿惊啼啼而不哭,烦也;哭而不啼,躁也。用蝉蜕二七枚,去翅、足为末,入朱砂末一字,蜜调与吮之(《活幼口议》)。

小儿天吊头目仰视,痰塞内热。用金牛儿(即蝉蜕)以浆水煮一日,晒干为末。每服一字,冷水调下(《卫生易简方》)。

小儿噤风初生口噤不乳。用蝉蜕二七枚,全蝎(去毒)二七枚,为末。入轻粉末少许,乳汁调灌(《全幼心鉴》)。

破伤风病发热。《医学正传》:用蝉蜕炒研,酒服一钱,神效。《普济方》:用蝉蜕为末,葱涎调,涂破处。即时取去恶水,立效。名追风散。

头风旋运蝉壳一两,微炒为末。非时酒下一钱,白汤亦可(《圣惠》)。

皮肤风痒蝉蜕、薄荷叶等分,为末。酒服一钱,日三(《集验》)。

痘疮作痒蝉蜕三七枚,甘草(炙)一钱,水煎服之(《心鉴》)。

痘后目翳蝉蜕为末。每服一钱,羊肝煎汤下,日二(钱氏)。

聤耳出脓蝉蜕半两烧存性,麝香半钱炒,右为末,绵裹塞之。追出恶物,效(《海上》)。

小儿阴肿多因坐地风袭,及虫蚁所吹。用蝉蜕半两,煎水洗。仍服五苓散,即肿消痛止(危氏)。

胃热吐食清膈散：用蝉蜕五十个（去泥）滑石一两，为末。每服二钱，水一盏，入蜜调服（《卫生家宝方》）。

丁疮毒肿不破则毒入腹。《青囊杂纂》：用蝉蜕炒为末。蜜水调服一钱，外以津和，涂之。《医方大成》：用蝉蜕、僵蚕等分，为末。醋调，涂疮四周。候根出，拔去再涂。

蝉花《证类》

【释名】冠蝉（《礼注》）、胡蝉（《毛诗》）、蟪蛄（同上）、蝘（〖同上〗）。〔时珍曰〕花、冠，以象名也。胡，其状如胡也。唐，黑色也。古俗谓之胡蝉，江南谓之蟪，蜀人谓之蝉花。

【集解】〔慎微曰〕蝉花所在有之，生苦竹林者良。花出头上，七月采。〔颂曰〕出蜀中。其蝉头上有一角，如花冠状，谓之蝉花。彼人赍蜕至都下。医工云：入药最奇。〔宗奭曰〕乃是蝉在壳中不出而化为花，自顶中出也。〔时珍曰〕蝉花，即冠蝉也，《礼记》所谓"蛬则冠而蝉有绥"者是矣。绥音蕤，冠缨也。陆云《寒蝉赋》云：蝉有五德：头上有帻，文也；含气饮露，清也；黍稷不享，廉也；处不巢居，俭也；应候守常，信也。陆佃《埤雅》云：蟪首方广有冠，似蝉而小，鸣声清亮。宋祁《方物赞》云：蝉之不蜕者，至秋则花。其头长一二寸，黄碧色。并指此也。

【气味】甘，寒，无毒。

【主治】小儿天吊，惊痫瘛疭，夜啼心悸（慎微）。功同蝉蜕，又止疟（时珍）。

蜣螂《本经·下品》

【释名】蛣蜣（音诘羌。〖《尔雅》〗）、推丸（弘景）、推车客（《纲目》）、黑牛儿（同上）、铁甲将军（同上）、夜游

将军（《《普济方》》）。〔弘景曰〕
《庄子》云：蛣蜣之智，在于转丸。
喜入粪土中取屎丸而推却之，故
俗名推丸。〔时珍曰〕崔豹《古今
注》谓之转丸、弄丸、俗呼推车客，
皆取此义也。其虫深目高鼻，状
如羌胡，背负黑甲，状如武士，故
有蜣螂、将军之称。

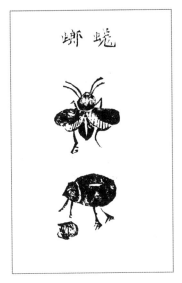

蜣螂

【集解】〔《别录》曰〕蜣螂
生长沙池泽。〔弘景曰〕其类有三
四种，以大而鼻头扁者为真。〔韩
保昇曰〕此类多种，所在有之。以
鼻高目深者入药，名胡蜣螂。〔宗
奭曰〕蜣螂有大、小二种，大者名胡蜣螂，身黑而光，腹翼下有小
黄，子附母而飞，昼伏夜出，见灯光则来，宜入药用。小者身黑而
暗，昼飞夜伏。狐并喜食之。小者不堪用，惟牛马胀结，以三十
枚研水灌之，绝佳。〔时珍曰〕蜣螂以土包粪，转而成丸，雄曳雌
推，置于坎中，覆之而去。数日有小蜣螂出，盖孚乳于中也。

【附录】蜉蝣〔时珍曰〕蜉蝣一名渠略，似蛣蜣而小，大如
指头，身狭而长，有角，黄黑色，甲下有翅，能飞。夏月雨后丛生
粪土中，朝生暮死。猪好啖之。人取炙食，云美于蝉也。盖蜣
螂、蜉蝣、腹蜟、天牛，皆蛴螬、蠹、蝎所化。此亦蜣螂之一种，不
可不知也。或曰：蜉蝣，水虫也。状似蚕蛾，朝生暮死。

蜣螂

【修治】〔《别录》曰〕五月五日采取蒸藏之，临用去足火
炙。勿置水中，令人吐。

【气味】咸,寒,有毒。〔好古曰〕酸。〔之才曰〕畏羊角、羊肉、石膏。

【主治】小儿惊痫瘈疭,腹胀寒热,大人癫疾狂易(《本经》)。手足端寒,肢满贲豚。捣丸塞下部,引痔虫出尽,永瘥(《别录》)。治小儿疳蚀(《药性》)。能堕胎,治疣疣。和干姜傅恶疮,出箭头(《日华》)。烧末,和醋傅蜂漏(藏器)。去大肠风热(《权度》)。治大小便不通,下痢赤白,脱肛,一切痔瘘丁肿,附骨疽疮,疬疡风,灸疮出血不止,鼻中息肉,小儿重舌(时珍)。

【发明】〔时珍曰〕蜻蝢乃手足阳明、足厥阴之药,故所主皆三经之病。《总微论》言:古方治小儿惊痫,蜻蝢为第一。而后医未见用之,盖不知此义耳。〔颂曰〕箭镞入骨不可移者,用巴豆微炒,同蜻蝢捣涂。斯须痛定,必微痒,忍之。待极痒不可忍,乃撼动拔之立出。此方传于夏侯郓。郓初为阆州录事参军,有人额有箭痕,问之。云:从马侍中征田悦中箭,侍中与此药立出,后以生肌膏傅之乃愈。因以方付郓,云:凡诸疮皆可疗也。郓至洪州逆旅,主人妻患疮呻吟,用此立愈。○《翰苑丛纪》云:李定言:石藏用,近世良医也。有人承檐溜浣手,觉物入爪甲内,初若丝发,数日如线,伸缩不能,始悟其为龙伏藏也。乃叩藏用求治。藏用曰:方书无此,以意治之耳。末蜻蝢涂指,庶不深入胸膜,冀它日免震厄。其人如其言,后因雷火绕身,急针挑之,果见一物跃出,亦不为灾。《医说》亦载此事。

【附方】旧七,新十六。

小儿惊风不拘急慢。用蜻蝢一枚杵烂,以水一小盏,于百沸汤中荡热,去滓饮之。

小儿疳疾 土裹蜣螂煨熟，与食之（《韩氏医通》）。

小儿重舌 蜣螂烧末，唾和，傅舌上（《子母秘录》）。

膈气吐食 用地牛儿二个，推屎虫一公一母，同入罐中，待虫食尽牛儿，以泥裹煨存性；用去白陈皮二钱，以巴豆同炒过，去豆，将陈皮及虫为末。每用一二分，吹入咽中。吐痰三四次，即愈（《孙氏集效方》）。

赤白下痢 黑牛散。治赤白痢、噤口痢及泄泻。用黑牛儿（即蜣螂，一名铁甲将军）烧研。每服半钱，或一钱，烧酒调服，小儿以黄酒服，立效（李延寿方）。

大肠脱肛 蜣螂，烧存性，为末，入冰片研匀。掺肛上，托之即入（《医学集成》）。

大小便闭 经月欲死者。《本事》推车散：用推车客七个（男用头，女用身），土狗七个（男用身，女用头），新瓦焙，研末。用虎目树南向皮，煎汁调服。只一服即通。○杨氏《经验方》：治大小便不通。六七月寻牛粪中大蜣螂十余枚，线穿阴干收之。临时取一个全者，放净砖上，四面以灰火烘干，当腰切断，如大便不通用上截，小便不通用下截，各为细末，取井华水服之，二便不通，全用，即解。

大肠秘塞 蜣螂炒，去翅、足，为末，热酒服一钱（《圣惠》）。

小便转胞 不通。用死蜣螂二枚，烧末，井华水一盏调服（《千金》）。

小便血淋 蜣螂研水服（鲍氏）。

痔漏出水 唐氏方：用蜣螂一枚阴干，入冰片少许为细末，纸捻蘸末入孔内。渐渐生肉，药自退出，即愈。○《袖珍方》：用蜣螂焙干研末。先以矾汤洗过，贴之。

一切漏疮 不拘蜂瘘、鼠瘘。蜣螂烧末，醋和傅（《千金》）。

附骨疽漏蜣螂七枚,同大麦捣傅(刘涓子方)。

一切恶疮及沙虱、水弩、恶疽。五月五日取蜣螂蒸过,阴干为末,油和傅之(《圣惠》)。

丁肿恶疮杨柳上大乌壳硬虫或地上新粪内及泥堆中者,生取,以蜜汤浸死,新瓦焙焦,为末。先以烧过针拨开,好醋调,傅之(《普济方》)。

无名恶疮忽得不识者。用死蜣螂杵汁涂之(《子母秘录》)。

灸疮血出不止。用死蜣螂,烧研,猪脂和涂(《千金方》)。

大赫疮疾急防毒气入心,先灸,后用干蜣螂为末,和盐水傅四围,如韭叶阔,日一上之(《肘后》)。

疬疡风病取涂中死蜣螂杵烂,揩疮令热,封之。一宿差(《外台秘要》)。

鼻中息肉蜣螂十枚,纳青竹筒中,油纸密封,置厕坑内,四十九日取出晒干,入麝香少许,为末涂之。当化为水也(《圣惠》)。

沙尘入目取生蜣螂一枚,手持其背,于眼上影之,自出(《图经本草》)。

下部䘌虫痛痒脓血,旁生孔窍。蜣螂七枚(五月五日收者),新牛粪半两,肥羊肉一两(炒黄),同捣成膏,丸莲子大,炙热,绵裹纳肛中。半日即大便中虫出,三四度永瘥(《董炳集验方》)。

心

〔主治〕丁疮。〔颂曰〕按刘禹锡纂《柳州救三死方》云:元和十一年得丁疮,凡十四日益笃,善药傅之莫效。长乐贾方伯教用蜣螂心,一夕百苦皆已。明年正月食羊肉,又大作,再用亦如神验。其法:用蜣螂心,在腹下度取之,其肉稍白是也。贴疮半日许,再易,血尽根出即愈。蜣螂畏羊肉,故食之即发。其法盖出葛洪《肘后方》。

转丸见《土部》。

【附录】天社虫〔《别录·有名未用》曰〕味甘，无毒。主绝孕，益气。虫状如蜂，大腰，食草木叶，三月采。〔时珍曰〕按张揖《广雅》云：天社，蜣螂也。与此不知是一类否？

天牛《纲目》

【释名】天水牛（《纲目》）、**八角儿**（同上），一角者名**独角仙**（《《圣惠》》）。〔时珍曰〕此虫有黑角如八字，似水牛角，故名。亦有一角者。

【集解】藏器注蝤蛴云：蝎一名蠹，在朽木中，食木心，穿如锥刀，口黑，身长足短，节慢无毛。至春雨后化为天牛，两角状如水牛，亦有一角者。色黑，背有白点，上下缘木，飞腾不远。〔时珍曰〕天牛处处有之。大如蝉，黑甲光如漆，甲上有黄白点，甲下有翅能飞。目前有二黑角甚长，前向如水牛角，能动。其喙黑而扁，如钳甚利，亦似蜈蚣喙。六足在腹，乃诸树蠹虫所化也。夏月有之，出则主雨。按《尔雅》：蠰，啮桑也。郭璞注云：状似天牛长角，体有白点，善啮桑树，作孔藏之，江东呼为啮发。此以天牛、啮桑为二物也。而苏东坡《天水牛》诗云：两角徒自长，空飞不服箱。为牛竟何益，利吻穴枯桑。此则谓天牛即啮桑也。大抵在桑树者，即为啮桑尔。一角者，名独

天牛

角仙。入药,并去甲、翅、角、足用。

【气味】有毒。

【主治】疟疾寒热,小儿急惊风,及疗肿箭镞入肉,去痣黡(时珍)。

【发明】〔时珍曰〕天牛、独角仙,本草不载。宋、金以来,方家时用之。《圣惠》治小儿急惊风吹鼻定命丹,《宣明方》点身面痣黡芙蓉膏中。俱用独角仙,盖亦毒物也。药多不录。蝎化天牛有毒,蛴螬化蝉无毒,又可见蛴螬与蝎之性味良恶也。

【附方】新三。

疗肿恶毒透骨膏:用八角儿(杨柳上者,阴干去壳)四个,如冬月无此,用其窠代之,蟾酥半钱,巴豆仁一个,粉霜、雄黄、麝香少许。先以八角儿研如泥,入熔化黄蜡少许,同众药末和作膏子,密收。每以针刺疮头破出血,用榆条送膏子(麦粒大)入疮中,以雀粪二个放疮口。疮回即止,不必再用也。忌冷水。如针破无血,系是着骨疗。即男左女右中指甲末,刺出血糊药。又无血,即刺足大拇血糊药。如都无血,必难医也。

箭镞入肉用天水牛(取一角者),小瓶盛之,入硇砂一钱,同水数滴在内。待自然化水,取滴伤处,即出也。

寒热疟疾猪膏丸:治疟疾发渴,往来不定。腊猪膏二两,独角仙一枚,独头蒜一个,楼葱一握,五月五日三家粽尖。于五月五日五更时,净处露头赤脚,舌拄上腭,回面向北,捣一千杵,丸皂子大。每以新绵裹一丸,系臂上,男左女右(《圣惠》)。

【附录】飞生虫(《拾遗》)〔藏器曰〕状如啮发,头上有角。其角无毒,主难产,烧末,水服少许,亦可执之。〔时珍曰〕此亦天牛别类也。与鼺鼠同功,故亦名飞生。

蝼蛄《本经·下品》

【释名】蟪蛄（《本经》）、天蝼（《本经》）、螜（音斛。○《本经》）、蝼蝈（《月令》）、仙姑（《古今注》）、石鼠（《古今注》）、梧鼠（《荀子》）、土狗（俗名）。〔时珍曰〕《周礼注》云：蝼，臭也。此虫气臭，故得蝼名。曰姑，曰婆，曰娘子，皆称虫之名。蟪蛄同蝉名，蝼蝈同蛙名，石鼠同硕鼠名，梧鼠同飞生名，皆名同物异也。

【集解】〔《别录》曰〕蝼蛄生东城平泽。夜出者良。夏至取，曝干。〔弘景曰〕此物颇协鬼神。昔人狱中得其力，今人夜见多打杀之，言为鬼所使也。〔颂曰〕今处处有之。穴地粪壤中而生，夜则出外求食。《荀子》所谓梧鼠五技而穷，蔡邕所谓硕鼠五能不成一技者，皆指此也。《魏诗》硕鼠乃大鼠，与此同名而技不穷，固不同耳。五技者：能飞不能过屋，能缘不能穷木，能游不能度谷，能穴不能掩身，能走不能免人。〔宗奭曰〕此虫立夏后至夜则鸣，声如蚯蚓，《月令》"蝼蝈鸣"者是矣。〔时珍曰〕蝼蛄穴土而居，有短翅四足。雄者善鸣而飞，雌者腹大羽小，不善飞翔。吸风食土，喜就灯光。入药用雄。或云用火烧地赤，置蝼于上，任其跳死，覆者雄，仰者雌也。《类从》云：磨铁致蛄，汗鞯引兔。物相感也。

蝼蛄

【气味】咸,寒,无毒。〔《日华》曰〕凉,有毒。去翅、足,炒用。

【主治】产难,出肉中刺,溃痈肿,下哽噎,解毒,除恶疮(《本经》)。水肿,头面肿(《日华》)。利大小便,通石淋,治瘰疬骨哽(时珍)。治口疮甚效(震亨)。

【发明】〔弘景曰〕自腰以前甚涩,能止大小便;自腰以后甚利,能下大小便。〔朱震亨曰〕蝼蛄治水甚效,但其性急,虚人戒之。〔颂曰〕今方家治石淋导水,用蝼蛄七枚,盐二两,新瓦上铺盖焙干,研末。每温酒服一钱匕,即愈也。

【附方】旧一,新廿。

十种水病肿满喘促不得卧。《圣惠方》:以蝼蛄五枚,焙干为末。食前白汤服一钱,小便利为效。杨氏:加甘遂末一钱,商陆汁一匙,取下水为效。忌盐一百日。○小便秘者。《圣惠》:用蝼蛄下截焙研,水服半钱,立通。○《保命集》:用蝼蛄一个,葡萄心七个,同研,露一夜,日干研末,酒服。○《乾坤秘韫》:用端午日取蝼蛄阴干,分头、尾焙收。治上身用头末七个,治中用腹末七个,治下用尾末七个,食前酒服。

大腹水病《肘后》:用蝼蛄炙熟,日食十个。○《普济》半边散:治水病。用大戟、芫花、甘遂、大黄各三钱,为末。以土狗七枚(五月能飞者),捣葱铺新瓦上焙之,待干去翅、足。每个剪作两半边,分左右记收。欲退左即以左边七片焙研,入前末二钱,以淡竹叶、天门冬煎汤,五更调服。候左退三日后,服右边如前法。

嗜鼻消水面浮甚者。用土狗一个,轻粉二分半,为末。每嗜少许入鼻内,黄水出尽为妙(《杨氏家藏方》)。

石淋作痛方见发明下。

小便不通葛洪方：用大蝼蛄二枚，取下体，以水一升渍饮，须臾即通。○《寿域方》：用土狗下截焙研，调服半钱。生研亦可。○谈野翁方：加车前草，同捣汁服。○唐氏《经验方》：用土狗后截，和麝捣，纳脐中，缚定，即通。○《医方摘要》：用土狗一个炙研，入冰片、麝香少许，翎管吹入茎内。

大小便闭经月欲死。《普济方》：用土狗、推车客各七枚，并男用头，女用身，瓦焙焦为末。以向南樗皮煎汁饮，一服神效。

胞衣不下困极腹胀则杀人。蝼蛄一枚，水一升，煮三沸，灌入，下喉即出也（《延年方》）。

脐风出汗蝼蛄、甘草等分，并炙为末，傅之（《总录》）。

牙齿疼痛土狗一个，旧糟裹定，湿纸包，煨焦，去糟研末，傅之立止（《本事》）。

紧唇裂痛蝼蛄烧灰，傅之（《千金方》）。

塞耳治聋蝼蛄五钱，穿山甲（炮）五钱，麝香少许，为末，葱汁和丸，塞之。外用嗜鼻药，即通（《普济》）。

颈项瘰疬用带壳蝼蛄七枚生取肉，入丁香七粒于壳内，烧过，与肉同研，用纸花贴之（《救急方》）。

箭镞入肉以蝼蛄杵汁滴上，三五度，自出（《千金方》）。

针刺不出同上。

误吞钩线蝼蛄去身，吞其头数枚。勿令本人知（《圣惠方》）。

萤火《本经·下品》

【释名】夜光（《本经》）、熠耀（音煜跃）、即炤（音照。〔并《别录》〕）、夜照、景天、救火、据火、挟火（并《吴普》）、宵烛（《古今注》）、丹鸟（《夏小正》）。〔宗奭曰〕萤常

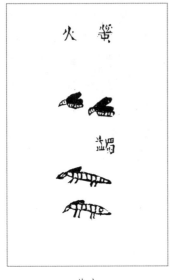

萤火

在大暑前后飞出,是得大火之气而化,故明照如此。〔时珍曰〕萤从荧省。荧,小火也,会意。《豳风》:熠耀宵行。宵行乃虫名,熠耀其光也。《诗》注及《本草》,皆误以熠耀为萤名矣。

【集解】〔《别录》曰〕萤火生阶地池泽。七月七日取,阴干。〔弘景曰〕此是腐草及烂竹根所化,初时如蛹,腹下已有光,数日变而能飞。方术家捕置酒中令死,乃干之。俗用亦稀。〔时珍曰〕萤有三种:一种小而宵飞,腹下光明,乃茅根所化也,吕氏《月令》所谓"腐草化为萤"者是也;一种长如蛆蠋,尾后有光,无翼不飞,乃竹根所化也,一名蠲,俗名萤蛆,《明堂月令》所谓"腐草化为蠲"者是也,其名宵行,茅竹之根,夜视有光,复感湿热之气,遂变化成形尔;一种水萤,居水中,唐李子卿《水萤赋》所谓"彼何为而化草,此何为而居泉"是也。入药用飞萤。

【气味】辛,微温,无毒。

【主治】明目(《本经》)。疗青盲(甄权)。小儿火疮伤,热气蛊毒鬼疰,通神精(《本经》)。

【发明】〔时珍曰〕萤火能辟邪明目,盖取其照幽夜明之义耳。《神仙感应篇》载务成萤火丸事迹甚详;而庞安常《总病论》,亦极言其效验。云:曾试用之,一家五十余口俱染疫病,惟四人带此者不病也。许叔微《伤寒歌》亦称之。予亦恒欲试之,因循未暇耳。庞翁为苏、黄器重友,想不虚言。○《神仙感应篇》云:务成子萤火丸,主辟疾病、恶气百鬼、虎狼蛇虺、蜂虿诸毒、五兵白刃、盗贼凶害。昔汉冠军将军武威太守刘子南,从道士尹公受得此方。永平十二年,于北界与虏战败绩,士卒略尽。子南被围,矢下如雨,未至子南马数尺,矢辄坠地。虏以为神,乃解去。子南以方教子弟,为将皆未尝被伤也。汉末青牛道士得之,以传安定皇甫隆,隆以传魏武帝,乃稍有人得之。故一名冠军丸,又名武威丸。用萤火、鬼箭(削去皮羽)、蒺藜各一两,雄黄、雌黄各二两,羖羊角、锻灶灰各一两半,矾石(火烧)二两,铁锤柄入铁处烧焦一两半,俱为末。以鸡子黄、丹雄鸡冠一具和捣千下,丸如杏仁。作三角绛囊盛五丸,带于左臂上(从军系腰中,居家挂户上),甚辟盗贼也。

【附方】新二。

黑发七月七日夜,取萤火虫二七枚,撚发自黑也(《便民图纂》方)。

明目劳伤肝气目暗方:用萤火二七枚,纳大鲤鱼胆中,阴干百日为末。每点少许,极妙。一方用白犬胆(《圣惠》)。

衣鱼《本经·下品》

【释名】白鱼(《本经》)、蟫鱼(覃、淫、寻三音。《《事类赋》》)、蛃鱼(郭璞)、壁鱼(《图经》)、蠹鱼(《《西阳杂俎》》)。〔宗奭曰〕衣鱼生久藏衣帛中,及书纸中。其形稍似鱼,其尾又分二岐,故得鱼名。〔时珍曰〕白,其色也;壁,其居也;蟫,其状态也;丙,其尾形也。

【集解】〔《别录》曰〕衣鱼生咸阳平泽。〔颂曰〕今处处有之,衣中乃少,而书卷中甚多。身白有厚粉,以手触之则落。段

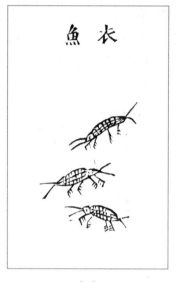

衣鱼

成式云：补阙张周封见壁上瓜子化为壁鱼，因知《列子》"朽瓜化鱼"之言不虚也。俗传壁鱼入道经中，食神仙字，则身有五色。人得吞之，可致神仙。唐张裼之少子，乃多书神仙字，碎剪置瓶中，取壁鱼投之，冀其蠹食而不能得，遂致心疾。书此以解俗说之惑。〔时珍曰〕衣鱼，其蠹衣帛书画，始则黄色，老则有白粉，碎之如银，可打纸笺。按段成式言：何讽于书中得一发长四寸，卷之无端，用力绝之，两端滴水。一方士云：此名脉望，乃衣鱼三食神仙字，则化为此。夜持向天，可以坠星，求丹。又异于吞鱼致仙之说。大抵谬妄，宜辩正之。

【气味】咸，温，无毒。〔甄权曰〕有毒。〔大明曰〕畏芸草、莽草、莴苣。

【主治】妇人疝瘕，小便不利，小儿中风项强，背起摩之（《本经》）。疗淋涂疮，灭瘢堕胎（《别录》）。小儿淋闭，以摩脐及小腹即通（陶弘景）。合鹰屎、僵蚕，同傅疮瘢即灭（苏颂）。主小儿脐风撮口，客忤天吊，风痫，口喎重舌，目翳目眯，尿血转胞，小便不通（时珍）。

【发明】〔时珍曰〕衣鱼乃太阳经药，故所主中风项强，惊痫天吊，目翳口喎，淋闭，皆手、足太阳经病也。范汪方治小便不利，取二七枚捣，分作数丸，顿服即通。《齐书》云：明帝病笃，救台省求白鱼为药。此乃神农药,古方盛用,而今人罕知矣。

【附方】旧五,新七。

小儿胎寒腹痛汗出。用衣中白鱼二七枚,绢包,于儿腹上回转摩之,以愈为度(《圣惠方》)。

小儿撮口壁鱼儿研末。每以少许涂乳,令儿吮之(《圣惠》)。

小儿客忤项强欲死。衣鱼十枚,研傅乳上,吮之入咽,立愈。或以二枚涂母手中,掩儿脐,得吐下愈。外仍以摩儿顶及项强处(《食医心镜》)。

小儿天吊目睛上视,并口手掣动。用壁鱼儿干者十个,湿者五个,用乳汁和研,灌之(《圣惠方》)。

小儿痫疾白鱼酒:用衣中白鱼七枚,竹茹一握,酒一升,煎二合,温服之(《外台》)。

偏风口㖞取白鱼摩耳下,左㖞摩右,右㖞摩左,正乃已(孙真人)。

小儿重舌衣鱼烧灰,敷舌上(《千金翼》)。

目中浮翳书中白鱼末,注少许于翳上,日二(《外台》)。

沙尘入目不出者。杵白鱼,以乳汁和,滴目中,即出。或为末,点之(《千金》)。

小便不通滑石白鱼散:用白鱼、滑石、乱发(烧)等分,为散。饮服半钱匕,日三(《金匮要略》)。

小便转胞不出。纳衣鱼一枚于茎中(《千金方》)。

妇人尿血衣中白鱼三十枚,纳入阴中(《子母秘录》)。

鼠妇《本经·下品》

【释名】鼠负(弘景)、负蟠(烦。○《尔雅》)、鼠姑(弘景)、鼠粘(《蜀本》)、蛜蝛(《别录》)、蚵蠮(伊威。《本经》)、

鼠妇

湿生虫（《图经》）、地鸡（《纲目》）、地虱（《纲目》）。〔弘景曰〕鼠妇，《尔雅》作鼠负，言鼠多在坎中，背粘负之，故曰鼠负。今作妇字，殊似乖理。〔韩保昇曰〕多在瓮器底及土坎中，常惹着鼠背，故名。俗亦谓之鼠粘，犹枲耳名羊负来也。〔时珍曰〕按陆佃《埤雅》云：鼠负，食之令人善淫，故有妇名。又名鼠姑，犹鼠妇也。鼠粘，犹鼠负也。然则妇、负二义俱通矣。因湿化生，故俗名湿生虫。曰地鸡、地虱者，象形也。

【集解】〔《别录》曰〕鼠妇生魏郡平谷，及人家地上。五月五日采。〔颂曰〕今处处有之，多在下湿处、瓮器底及土坎中。《诗》云：蟏蛸在室。郑玄言家无人则生故也。〔宗奭曰〕湿生虫多足，大者长三四分，其色如蚓，背有横纹蹙起，用处绝少。〔时珍曰〕形似衣鱼稍大，灰色。

【气味】酸，温，无毒。〔大明曰〕有毒。

【主治】气癃不得小便，妇人月闭血瘕，痫痓寒热，利水道（《本经》）。堕胎（《日华》）。治久疟寒热，风虫牙齿疼痛，小儿撮口惊风，鹅口疮，痘疮倒靥，解射工毒、蜘蛛毒，蚰蜒入耳（时珍）。

【发明】〔颂曰〕张仲景治久疟，大鳖甲丸中用之，以其主寒热也。〔时珍曰〕古方治惊、疟、血病多用之，盖厥阴经药也。

《太平御览》载葛洪治疟方：用鼠负虫十四枚，各以糟酿之，丸十四丸，临发时水吞下七丸便愈。而葛洪《肘后方》治疟疾寒热，用鼠妇四枚，糖裹为丸，水下便断。又用鼠负、豆豉各十四枚，捣丸芡子大，未发前日汤服二丸，将发时再服二丸便止也。又蜘蛛毒人成疮，取此虫食其丝即愈。详蜘蛛下。

【附方】旧一，新八。

产妇尿秘鼠妇七枚熬，研末，酒服（《千金翼》）。

撮口脐风《圣惠》：用鼠妇虫杵，绞汁少许，灌之。○陈氏：生杵鼠妇及雀瓮汁服之。

鹅口白疮地鸡研水涂之，即愈（《寿域方》）。

风虫牙痛湿生虫一枚，绵裹咬之。勿令人知（《圣惠》）。

风牙疼痛湿生虫、巴豆仁、胡椒各一枚，研匀，饭丸绿豆大。绵裹一丸咬之，良久涎出吐去，效不可言（《经效济世方》）。

痘疮倒黡湿生虫为末，酒服一字，即起（《痘疹论》）。

蚰蜒入耳湿生虫，研烂，涂耳边自出。或摊纸上作捻，安入耳中亦出（《卫生宝鉴》）。

射工溪毒鼠妇、豆豉各七合，巴豆（去心）三枚，脂和，涂之（《肘后》）。

【附录】丹戬〔《别录·有名未用》曰〕味辛，有毒。主心腹积血。生蜀郡。状如鼠负，青股赤头。七月七日采。一名飞龙。

䗪虫音蔗。《本经·中品》

【释名】地鳖（《本经》）、土鳖（《别录》）、地蜱虫（《纲目》）、簸箕虫（《衍义》）、蚵蚾虫（《纲目》）、过街（《埤雅》）。〔弘景曰〕形扁扁如鳖，故名土鳖。〔宗奭曰〕今人呼为簸箕虫，亦象形也。〔时珍曰〕按陆农师云：䗪逢申日则过街，故

䗪虫

名过街。《袖珍方》名蚵蚾虫。鲍氏方名地蜱虫。

【集解】〔《别录》曰〕生河东川泽及沙中，人家墙壁下土中湿处。十月采，曝干。〔弘景曰〕形扁如鳖，有甲不能飞，小有臭气。〔恭曰〕此物好生鼠壤土中，及屋壁下。状似鼠妇，而大者寸余，形小似鳖，无甲而有鳞。小儿多捕以负物为戏。〔时珍曰〕处处有之，与灯蛾相牝牡。

【气味】咸，寒，有毒。〔甄权曰〕咸、苦。〔之才曰〕畏皂荚、菖蒲、屋游。

【主治】心腹寒热洗洗（音洒），血积癥瘕，破坚，下血闭，生子大良（《本经》）。月水不通，破留血积聚（《药性》）。通乳脉，用一枚，擂水半合，滤服。勿令知之（宗奭）。行产后血积，折伤瘀血，治重舌木舌口疮，小儿腹痛夜啼（时珍）。

【发明】〔颂曰〕张仲景治杂病方及久瘕积结，有大黄䗪虫丸，又有大鳖甲丸，及妇人药并用之，以其有破坚下血之功也。

【附方】新七。

下瘀血汤治产妇腹痛有干血。用䗪虫二十枚（熬，去足），桃仁二十枚，大黄二两，为末，炼蜜杵和，分为四丸。每以一丸，酒一升，煮取八合，温服，当下血也（张仲景方）。

木舌肿强塞口,不治杀人。䗪虫(炙)五枚,食盐半两,为末。水二盏,煎十沸,时时热含吐涎。瘥乃止(《圣惠方》)。

重舌塞痛地鳖虫和生薄荷研汁,帛包捻舌下肿处。一名地蜱虫也(鲍氏方)。

腹痛夜啼䗪虫(炙)、芍药、芎藭各二钱,为末。每用一字,乳汁调下(《圣惠方》)。

折伤接骨杨拱《摘要方》:用土鳖焙存性,为末。每服二三钱,接骨神效。一方:生者擂汁酒服。《袖珍方》:用蚵蚾(即土鳖)六钱(隔纸砂锅内焙干),自然铜二两(用火煅,醋淬七次),为末。每服二钱,温酒调下(病在上食后,病在下食前),神效。○《董炳集验方》:用土鳖(阴干)一个,临时旋研入药。乳香、没药、龙骨、自然铜(火煅醋淬)各等分,麝香少许为末。每服三分,入土鳖末,以酒调下。须先整定骨,乃服药,否则接挫也。此乃家传秘方,慎之。又可代杖。

蜚蠊 费廉。《本经·中品》

【释名】石姜(《唐本》)、卢蜰(音肥。《尔雅》)、负盘(《唐本》)、滑虫(《唐本》)、茶婆虫(《纲目》)、香娘子(《尔雅翼》)。〔弘景曰〕此有两三种,以作廉姜气者为真,南人啖之,故名。〔恭曰〕此虫辛臭,汉中人食之,名石姜。亦名卢蜰,一名负盘。南人谓之滑虫。〔时珍曰〕蜚蠊、行夜、蜚蠊三种,西南夷皆食之,混呼为负盘。俗又讹盘为婆,而讳称为香娘子也。

【集解】〔《别录》曰〕生晋阳川泽,及人家屋间。形似蚕蛾,腹下赤。二月、八月及立秋采。〔弘景曰〕形似䗪虫,而轻小能飞。本生草中,八九月知寒,多入人家屋里逃尔。〔保昇曰〕金

蜚蠊

州、房州等处有之。多在林树间,百十为聚。山人啖之,谓之石姜。郭璞注《尔雅》所谓“蜚即负盘、臭虫”也。〔藏器曰〕状如蝗,蜀人食之。《左传》“蜚不为灾”者,即此。〔时珍曰〕今人家壁间、灶下极多,甚者聚至千百。身似蚕蛾,腹背俱赤,两翅能飞,喜灯火光,其气甚臭,其屎尤甚。罗愿云:此物好以清旦食稻花,日出则散也。水中一种酷似之。

【气味】咸,寒,有毒。

〔恭曰〕辛辣而臭。

【主治】瘀血癥坚寒热,破积聚、喉咽闭,内寒无子(《本经》)。通利血脉(《别录》)。食之下气(苏恭)。

【发明】〔时珍曰〕按,徐之才《药对》云:“立夏之日,蜚蠊先生,为人参、茯苓使,主腹中七节,保神守中。”则西南夷食之亦有谓也。又《吴普本草》载神农云“主妇人癥坚寒热”,尤为有理。此物乃血药,故宜于妇人。

行夜《别录》

〔校正〕并入《拾遗》负盘。

【释名】负盘(《别录》)、屁盘虫(弘景)、气蜚(《纲目》)。〔弘景曰〕行夜,今小儿呼屁盘虫,或曰屁蜚,即此也。〔藏器曰〕屁盘有短翅,飞不远,好夜中行,人触之即气出。虽与蜚蠊同名相似,终非一物,戎人食之,味极辛辣。苏恭所谓"巴人重负蝜"是也。〔时珍曰〕负盘有三:行夜、蜚蠊、䖡螽。皆同名而异类。夷人俱食之,故致混称也。行夜与蜚蠊形状相类,但以有廉姜气味者为蜚蠊,触之气出者为屁盘,作分别尔。张杲《医说》载:鲜于叔明好食负盘臭虫。每散,令人采取三五升,浮温水上,泄尽臭气,用酥及五味熬作饼食,云味甚佳。即此物也。

【气味】辛,温,有小毒。

【主治】腹痛寒热,利血(《别录》)。

灶马《纲目》

【释名】灶鸡(俗)。

【集解】〔时珍曰〕灶马处处有之,穴灶而居。按《酉阳杂俎》云:灶马状如促织,稍大脚长,好穴灶旁。俗言灶有马,足食之兆。

【附录】促织 〔时珍曰〕促织,蟋蟀也。一名蜻,一名蜻蛚。陆玑《诗义疏》云:似蝗而小,正黑有光泽如漆,有翅及角,善跳好斗,立秋后则夜鸣。《豳风》云"七月在野,八月在宇,九月在户,十月蟋蟀入我床下"是矣。古方未用,附此以俟。

【气味】缺。

【主治】竹刺入肉,取一枚捣傅(时珍)。

䖡螽 音负终。○《拾遗》

〔校正〕并入《拾遗》蚱蜢。

【释名】负蝜(音烦。〖《尔雅》〗)、蚱蜢(〖《拾遗》〗)。〔时珍曰〕此有数种,䖡螽总名也。江东呼为蚱蜢,谓其瘦长善

灶马、促织

阜螽

跳，窄而猛也。螽亦作蟿。

【集解】〔藏器曰〕阜螽状如蝗虫。有黑斑者，与蚯蚓异类同穴为雌雄，得之可入媚药。〔时珍曰〕阜螽，在草上者曰草螽，在土中者曰土螽，似草螽而大者曰螽斯；似螽斯而细长者曰蟿螽。《尔雅》云阜螽，蠜也。草螽，负蠜也，斯螽，蜙蝑也；蟿螽，蟋蟀也；土螽，蠰蠳也。数种皆类蝗，而大小不一。长角，修股善跳，有青、黑、斑数色，亦能害稼。五月动股作声，至冬入土穴中。芒部夷人食之。蔡邕《月令》云：其类乳于土中，深埋其卵，至夏始出。陆佃云：草虫鸣于上风，蚯蚓鸣于下风，因风而化。性不忌而一母百子。故《诗》云："喓喓草虫，趯趯阜螽。"蝗亦螽类，大而方首，首有王字，沴气所生，蔽天而飞，性畏金声。北人炒食之。一生八十一子。冬有大雪，则入土而死。

【气味】辛，有毒。

【主治】五月五日候交时收取，夫妇佩之，令相爱媚（藏器）。

【附录】吉丁虫（《拾遗》）。〔藏器曰〕甲虫也。背正绿，有翅在甲下。出岭南宾、澄诸州。人取带之，令人喜好相爱，媚药也。金龟子〔时珍曰〕此亦吉丁之类，媚药也。大如刀豆，头面似鬼，其甲黑硬如龟状，四足二角，身首皆如泥金装成，盖亦蠹虫所化者。段公路《北户录》云：金龟子，甲虫也。出岭南。五六月生草蔓上，大如榆荚，背如金贴，行则成双，死则金色随灭，故以养粉，令人有媚也。竺法真《罗浮山疏》云：山有金花虫，大如斑蝥，文采如金，形似龟，可养玩数日。宋祁《益部记》云：利州山中有金虫，其体如蜂，绿色，光若泥金，俚人取作妇女钗镮之饰。郑樵《通志》云：《尔雅》蚨，蟥蛢也。甲虫，大如虎豆，绿色似金。四书所载皆一物也。南土诸山中亦时有之。腆颗虫（《拾遗》）〔藏器曰〕出岭南。状似屁盘，褐色身扁。带之令人相爱也，彼人重之。叩头虫〔时珍曰〕虫大如斑蝥而黑色，按其后则叩头有声。能入人耳，灌以生油则出。按，刘敬叔《异苑》云：叩头虫，形色如大豆，咒令叩头，又令吐血，皆从所教。杀之不祥，佩之令人媚爱。晋傅咸有赋。媚蝶〔时珍曰〕《北户录》云：岭表有鹤子草，蔓花也。当夏开，形如飞鹤，翅、羽、嘴、距皆全。云是媚草，采曝以代面靥。蔓上春生双虫，食叶。收入粉奁，以叶饲之，老则蜕而为蝶，赤黄色。女子收而佩之，如细鸟皮，令人媚悦，号为媚蝶。《洞冥记》云：汉武时勒毕国献细鸟，大如蝇，状如鹦鹉，可候日晷，后皆自死。宫人佩其皮者，辄蒙爱幸也。

木虻 音萌。○《本经·中品》

【释名】魂常（《本经》）。〔时珍曰〕虻以翼鸣，其声虻虻，故名。陆佃云：蠹害民，故曰蠹；虻害虻，故曰虻。亦通。

【集解】〔《别录》曰〕木虻生汉中川泽，五月取之。〔颂曰〕今处处有之，而襄、汉近地尤多。〔弘景曰〕此虻状似虻而小，不唼血。近道草中不见有之，市人亦少卖者，方家惟用蜚虻耳。〔恭曰〕虻有数种，并能唼血，商淅以南江岭间大有。木虻，长大绿色，殆如蜩蝉，啤牛马或至颠仆。蜚虻，状如蜜蜂，黄黑色，今俗多用之。又一种小者名鹿虻，亦名牛虻，大如蝇，啮牛马亦猛。市人采卖之，三种同体，以疗血为本；虽小有异同，用之不为嫌。

木虻倍大，而陶云似虻而小，不唼血，盖未之识耳。〔藏器曰〕木虻从木叶中出，卷叶如子，形圆，着叶上。破之初出如白蛆，渐大羽化，拆破便飞，即能啮物。塞北亦有，岭南极多，如古度化蚁耳。木虻是叶内者，蜚虻是已飞者，正如蚕蛹与蛾，总是一物，不合重出。应功用不同，后人异注耳。〔时珍曰〕金幼孜《北征录》云：北虏长乐镇草间有虻，大者如蜻蜓，拂人面嘬嘈。元稹《长庆集》云：巴蜀山谷间，春秋常雨，五六月至八

木虻

九月则多虻,道路群飞,咂牛马血流,啮人毒剧。而毒不留肌,故无治术。据此,则藏器之说似亦近是。又段成式云:南方溪涧中多水蛆,长寸余,色黑。夏末变为虻,螫人甚毒。观此,则虻之变化,有木有水,非一端也。

【气味】苦,平,有毒。

【主治】目赤痛,眦伤泪出,瘀血血闭,寒热酸惭,无子(《本经》)。

蜚虻《本经·中品》

【释名】虻虫(〖弘景〗。蜚与飞同)。

【集解】〔《别录》曰〕蜚虻生江夏川谷。五月取。腹有血者良。〔弘景曰〕此即方家所用虻虫,唼牛马血者。伺其腹满,掩取干之。〔恭曰〕木虻、蜚虻、鹿虻,俱食牛马血,非独此也。但得即堪用之,何假血充,应如养鹰,饥即为用。若伺其饱,何能除疾?〔宗奭曰〕蜚虻今人多用之。大如蜜蜂,腹凹褊,微黄绿色。雄、霸州、顺安军,沿塘泺界河甚多。以其惟食牛马等血,故治瘀血血闭也。〔时珍曰〕采用须从陶说。苏恭以饥鹰为喻,比拟殊乖。

蜚虻

【修治】〔大明曰〕入丸、散,去翅、足,炒熟用。

【气味】苦,微寒,有毒。〔之才曰〕恶麻黄。

【主治】逐瘀血,破血积坚痞,癥瘕寒热,通利血脉及九窍（《本经》）。女子月水不通,积聚,除贼血在胸腹五脏者,及喉痹结塞（《别录》）。破癥结,消积脓,堕胎（《日华》）。

【发明】〔颂曰〕《淮南子》云:虻散积血,斫木愈龋。此以类推也。〔时珍曰〕按刘河间云:虻食血而治血,因其性而为用也。成无己云:苦走血。血结不行者,以苦攻之。故治蓄血用虻虫,乃肝经血分药也。古方多用,今人稀使。

【附方】旧二,新一。

蛇螫血出九窍皆有者。取虻虫初食牛马血腹满者三七枚,烧研汤服（《肘后》）。

病笃去胎虻虫十枚炙,捣为末。酒服,胎即下（《产乳》）。

扑坠瘀血虻虫二十枚,牡丹皮一两,为末。酒服方寸匕,血化为水也。若久宿血在骨节中者,二味等分（《备急方》）。

【附录】扁前〔《别录·有名未用》曰〕味甘,有毒。主鼠瘘、癃闭,利水道。生山陵中。状如牛虻,赤翼。五月、八月采之。蚊子〔时珍曰〕蚊处处有之。冬蛰夏出,昼伏夜飞,细身利喙,咂人肤血,大为人害。一名白鸟,一名暑虿。或作黍民,谬矣。化生于木叶及烂灰中。产子于水中,为孑孓虫,仍变为蚊也。龟、鳖畏之,荧火、蝙蝠食之。故煮鳖入数枚,即易烂也。〔藏器曰〕岭南有蚊子木,叶如冬青,实如枇杷,熟则蚊出。塞北有蚊母草,叶中有血虫,化而为蚊。江东有蚊母鸟,一名鹢,每吐蚋一二升也。**蚋子**〔时珍曰〕按元稹《长庆集》云：蜀中小蚊名蚋子，又小而黑者为蟆子。微不可见与尘相浮上下者为浮尘子，皆巢于巴蛇鳞中，能透衣入人肌肤，啮成疮毒，人极苦之。惟捣楸叶傅之则瘥。又祝穆《方舆胜览》云：云南乌蒙峡中多毒蛇，鳞中有虫名黄蝇，有毒，啮人成疮。但勿搔，以冷水沃之，擦盐少许，即愈。此亦蚋、蟆之类也。

竹虱《纲目》

【**释名**】竹佛子（《纲目》）、天厌子（《《纲目》》）。

【**集解**】〔时珍曰〕竹虱生诸竹，及草木上皆有之。初生如粉点，久便能动，百十成簇。形大如虱，苍灰色。或云湿热气化，或云虫卵所化。古方未有用者。惟南宫从《岣嵝神书》云：江南、巴邛、吴越、荆楚之间，春秋竹内有虫似虱而苍，取之阴干，可治中风。即此也。

【**气味**】有毒。

【**主治**】中风，半身不遂，能透经络，追涎（时珍）。

【**附方**】新一。

中风偏痹半身不遂者。用麻黄以汤熬成糊，摊纸上，贴不病一边，上下令遍，但除七孔，其病处不糊。以竹虱焙为末三钱，老人加麝香一钱，研匀，热酒

竹虱

调服，就卧。须臾药行如风声，口吐出恶水，身出臭汗如胶。乃急去糊纸，别温麻黄汤浴之。暖卧将息，淡食十日，手足如故也（《峋嵝神书》）。

《虫部》卷之四十一终

第四十二卷　虫部

目录

蛔虫《拾遗》

风驴肚内虫《纲目》

蛊虫《拾遗》

金蚕《纲目》

附录诸虫《纲目》一种,《拾遗》一种,《别录》五种

喽腊虫　灰药　黄虫　地防　梗鸡　益符　蜚厉

　　右附方旧二十九,新一百零六。

第四十二卷　虫部

虫之四湿生类二十三种,附录七种

蟾蜍《别录·下品》

【释名】鼀䶂(音蹙秋。〖《尔雅》〗)、䶂黾(音施。〖《诗经》〗)、蜠黾(蜠蹴。〖《说文》〗)、苦蠪(音笼。〖《别录》〗)、蚵蚾(何皮。〖《尔雅翼》〗)、癞虾蟆(〖《永类钤方》〗)。〔时珍曰〕蟾蜍,《说文》作詹诸。云:其声詹诸,其皮鼀䶂,其行黾黾。《诗》云:"得此䶂黾。"《韩诗》注云:戚施,蟾蜍也。戚音蹴。后世名苦蠪,其声也。蚵蚾,其皮礧砢也。

【集解】〔《别录》曰〕蟾蜍生江湖池泽。五月五日取东行者,阴干用。〔弘景曰〕此是腹大、皮上多痱磊者。其皮汁甚有毒,犬啮之,口皆肿。五月五日取东行者五枚,反缚着密室中闭之。明旦视自解者,取为术用,能使人缚亦自解。〔萧炳曰〕腹下有丹书八字,以足画地者,真蟾蜍也。〔颂曰〕今处处有之。《别录》谓虾蟆一名蟾蜍,以为一物,非也。按《尔雅》:鼀䶂,蟾蜍也。郭璞云:似虾蟆居陆地。则非一物明矣。蟾蜍多在人家下湿处。形大,背上多痱磊,行极迟缓,不能跳跃,亦不解鸣。虾蟆多在陂泽间。形小,皮上多黑斑点。能跳接百虫,举动极急。二物虽一类,而功用少别,亦当分而用之。蟾蜍屎,谓之土槟榔,下湿处往往有之,亦能主疾。〔宗奭曰〕世传三足者为蟾,人遂为三足枯蟾以罔众。但以水沃半日,其伪自见,盖无三足者也。〔时

蟾蜍

珍曰〕蟾蜍锐头皤腹，促眉浊声，土形，有大如盘者。《自然论》云：蟾蜍吐生，掷粪自其口出也。《抱朴子》云：蟾蜍千岁，头上有角，腹下丹书，名曰肉芝，能食山精。人得食之可仙。术家取用以起雾祈雨，辟兵解缚。今有技者，聚蟾为戏，能听指使。物性有灵，于此可推。许氏《说文》谓三足者为蟾，而寇氏非之，固是。但龟、鳖皆有三足，则蟾之三足非怪也。若谓入药必用三足，则谬矣。《岣嵝神书》载蟾宝之法：用大蟾一枚，以长尺铁钉四个钉脚，以炭火自早炙至午，去火，放水一盏于前，当吐物如皂荚子大，有金光。人吞之，可越江湖也。愚谓纵有此术，谁敢吞之？方技诳说，未足深信。漫记于此，以备祛疑。

【修治】〔《蜀图经》曰〕五月五日取得，日干或烘干用。一法：去皮、爪，酒浸一宿，又用黄精自然汁浸一宿，涂酥，炙干用。〔时珍曰〕今人皆于端午日捕取，风干，黄泥固济，煅存性用之。《永类钤方》云：蟾目赤，腹无八字者不可用。崔寔《四民月令》云：五月五日取蟾蜍，可治恶疮。即此也。亦有酒浸取肉者。钱仲阳治小儿冷热疳泻，如圣丸，用干者，酒煮成膏丸药，亦一法也。

【气味】辛，凉，微毒。

【主治】阴蚀，疽疠恶疮，猘犬伤疮，能合玉石（《别录》）。烧灰傅疮，立验。又治温病发斑困笃者。去

肠,生捣食一二枚,无不差者(弘景)。〔藏器曰〕捣烂绞
汁饮,或烧末服。杀疳虫,治鼠漏恶疮。烧灰,傅一切
有虫恶痒滋胤疮(《药性》)。治疳气,小儿面黄癖气,
破癥结。烧灰油调,傅恶疮(《日华》)。主小儿劳瘦
疳疾,最良(苏颂)。治一切五疳八痢,肿毒,破伤风
病,脱肛(时珍)。

【发明】〔时珍曰〕蟾蜍,土之精也。上应月魄而性灵异,
穴土食虫,又伏山精,制蜈蚣;故能入阳明经,退虚热,行湿气,杀
虫䘌,而为疳病痈疽诸疮要药也。《别录》云“治猘犬伤”,《肘后》
亦有方法。按沈约《宋书》云:张牧为猘犬所伤,人云宜啖虾蟆
脍,食之遂愈。此亦治痈疽疔肿之意,大抵是物能攻毒拔毒耳。
古今诸方所用虾蟆,不甚分别,多是蟾蜍。读者当审用之,不可
因名迷实也。

【附方】旧八,新十七。

腹中冷癖水谷癊结,心下停痰,两胁痞满,按之鸣转,逆
害饮食。大蟾蜍一枚,去皮、肠,支解之。芒硝强人一升,中人七
合,弱人五合,水七升,煮四升,顿服,得下为度(《肘后方》)。

小儿疳积治小儿疳积腹大,黄瘦骨立,头生疮结如麦穗。
用立秋后大虾蟆去首、足、肠,以清油涂之,阴阳瓦炙熟食之,积
秽自下。连服五六枚,一月之后,形容改变,妙不可言。

五疳八痢面黄肌瘦,好食泥土,不思乳食。用大干蟾蜍
一枚(烧存性),皂角(去皮、弦)一钱(烧存性),蛤粉(水飞)三
钱,麝香一钱,为末,糊丸粟米大。每空心米饮下三四十丸,日二
服。名五疳保童丸(《全婴方》)。

小儿疳泄下痢。用虾蟆烧存性研,饮服方寸匕(《子母
秘录》)。

走马牙疳侵蚀口鼻。干蛒蚾（黄泥裹固，煅过）、黄连各二钱半，青黛一钱，为末，入麝香少许和研，傅之（郑氏《小儿方》）。

疳蚀腮穿金鞭散：治疳疮，腮穿牙落。以抱退鸡子软白皮，包活土狗一个，放入大虾蟆口内，草缚泥固煅过，取出研末，贴之，以愈为度（《普济方》）。

小儿口疮五月五日虾蟆炙研末，傅之即瘥（《秘录》）。

一切疳蜃无问去处，皆能治之。虾蟆烧灰，醋和傅，一日三五度（《梅师方》）。

阴蚀欲尽虾蟆灰、兔屎等分为末，傅之（《肘后》）。

月蚀耳疮五月五日虾蟆烧末，猪膏和傅（《外台》方）。

小儿蓐疮五月五日取蟾蜍炙研末，傅之即瘥（《秘录》）。

小儿脐疮出汁，久不瘥。虾蟆烧末傅之，日三，甚验。一加牡蛎等分（《外台》）。

一切湿疮蟾蜍烧灰，猪脂和傅（《千金方》）。

小儿癣疮蟾蜍烧灰，猪脂和傅（《外台》方）。

癞风虫疮干虾蟆一两（炙），长肥皂一条（炙，去皮、子，蘸酒再炙）为末，以竹管引入羊肠内，系定，以麸铺甑内，置药麸上蒸熟，入麝香半钱，去麸同捣，为丸如梧子大。每温服酒服二十一丸（《直指》）。

附骨坏疮久不瘥，脓汁不已，或骨从疮孔中出。用大虾蟆一个，乱头发一鸡子大，猪油四两，煎枯去滓，待凝如膏。先以桑根皮、乌头煎汤洗，拭干，煅龙骨末糁四边，以前膏贴之（《锦囊秘览》）。

发背肿毒未成者。用活蟾一个，系放疮上，半日蟾必昏愦，置水中救其命。再易一个，如前法，其蟾必踉跄。再易一个，其蟾如旧，则毒散矣。累验极效。若势重者，以活蟾一个（或二三个）破开,连肚乘热合疮上,不久必臭不可闻,再易二三次即愈。慎勿以物微见轻也(《医林集要》)。

肿毒初起大虾蟆一个剁碎,同炒石灰研如泥,傅之,频易(余居士方)。

破伤风病用蟾二两半,切剁如泥,入花椒一两,同酒炒熟,再入酒二盏半,温热服之。少顷通身汗出,神效。

猘犬咬伤《肘后》:治猘犬伤,每七日一发。生食虾蟆脍,绝良。亦可烧炙食之。勿令本人知之。自后再不发也。《袖珍》:治疯犬伤。即用虾蟆后足捣烂,水调服之。先于顶心拔去血发三两根,则小便内见沫也。

肠头挺出蟾蜍皮一片,瓶内烧烟熏之,并傅之(孙真人)。

佩禳疟疾五月五日收大虾蟆晒干。纸封,绛囊贮之,男左女右系臂上,勿令知之(《杨氏家藏方》)。

折伤接骨大虾蟆生研如泥,劈竹裹缚其骨,自痊(《奚囊备急方》)。

大肠痔疾蟾蜍一个,以砖砌四方,安于内,泥住,火煅存性为末。以猪广肠一截,扎定两头,煮熟切碎,蘸蟾末食之。如此三四次,其痔自落也。

头

〔主治〕功同蟾蜍。

蟾酥

〔采治〕〔宗奭曰〕眉间白汁,谓之蟾酥。以油单纸裹眉裂之,酥出纸上,阴干用。〔时珍曰〕取蟾酥不一:或以手捏眉棱,取白汁于油纸上及桑叶上,插背阴处,一宿即自干白,安置竹筒内盛之,真者轻浮,入口味甜也;或以蒜及胡椒等辣物纳口中,则蟾身白汁出,以竹篦刮下,面和成块,干之。其汁不可入人目,令人赤、肿、盲。或以紫草汁洗点,即消。

〔气味〕甘、辛,温,有毒。

〔主治〕小儿疳疾、脑疳。〔甄权曰〕端午日取眉脂,以朱砂、麝香为丸,如麻子大,治小孩子疳瘦,空心服一丸。如脑疳,以奶汁调,滴鼻中,甚妙。酥同牛酥,或吴茱萸苗汁调,摩腰眼、阴囊,治腰肾冷,并助阳气。又疗虫牙(《日华》)。治齿缝出血及牙疼,以纸纴少许按之,立止(宗奭)。发背、疔疮,一切恶肿(时珍)。

〔附方〕新九。

拔取疔黄蟾酥,以面丸梧子大。每用一丸安舌下,即黄出也(《青囊杂纂》)。

拔取疔毒蟾酥,以白面、黄丹搜作剂,每丸麦粒大。以指爬动疮上插入。重者挑破纳之。仍以水澄膏贴之(危氏方)。

疔疮恶肿蟾酥一钱,巴豆四个(捣烂),饭丸锭子如绿豆大。每服一丸,姜汤下。良久,以萹蓄根、黄荆子研酒半碗服,取行四五次,以粥补之(《乾坤秘韫》)。

诸疮肿硬针头散:用蟾酥、麝香各一钱研匀,乳汁调和,入罐待干。每用少许,津调傅之。外以膏药护住,毒气自出,不能为害也(《保命集》)。

一切疮毒蟾酥一钱,白面二钱,朱砂少许,井华水调成小锭子如麦大。每用一锭,井华水服。如疮势紧急,五七锭。葱汤亦可,汗出即愈。

喉痹乳蛾等证。用癞虾蟆眉酥,和草乌尖末、猪牙皂角末等分。丸小豆大。每研一丸,点患处,神效(《活人心统》)。

一切齿痛疳蚀、龋齿、瘀肿。用蚵蚾一枚,鞭其头背,以竹篦刮眉间,即有汁出。取少许点之,即止也(《类编》)。

风虫牙痛不可忍。《圣惠》：用蟾蜍一片，水浸软，入麝香少许研匀。以粟米大，绵裹咬定，吐涎愈。一方：用胡椒代麝香。一方：用蟾酥染丝绵上，剪一分，纴入齿缝根里。忌热物，半日效。干者，以热汤化开。

破伤风病蟾酥二钱，汤化为糊；干蝎（酒炒）、天麻各半两，为末，合捣，丸绿豆大。每服一丸至二丸，豆淋酒下（《普济方》）。

虾蟆《本经·下品》

【释名】螫蟆（螫音惊，又音加。〖《尔雅》〗）。〔时珍曰〕按王荆公《字说》云：俗言虾蟆怀土，取置远处，一夕复还其所。虽或遏之，常慕而返，故名虾蟆。或作虾蟇，虾言其声，蟇言其斑也。《尔雅》作螫蟆。

【集解】〔藏器曰〕《别录》虾蟆一名蟾蜍，误矣。虾蟆、蟾蜍，二物各别。陶氏以蟾蜍注虾蟆，遂致混然无别，今药家亦以蟾蜍当虾蟆矣。虾蟆在陂泽中，背有黑点，身小能跳接百虫，解作呷呷声，举动极急。蟾蜍在人家湿处，身大，背黑无点，多痱癗，不能跳，不解作声，行动迟缓。又有蛙蛤、蝼蝈、长肱、石榜、蠮子之类，或在水田中，或在沟渠侧，未见别功。《周礼》蝈氏掌去蛙黾，焚牡菊以灰洒之则死。牡菊乃无花菊也。

虾蟆

〔敩曰〕虾蟆有多般,勿误用。有黑虎,身小黑,嘴脚小斑。有蚵黄,前脚大,后腿小,斑色,有尾子一条。有黄螠,遍身黄色,腹下有脐带长五七分,住立处,带下有自然汁出。有蝼蝈,即夜鸣,腰细口大,皮苍黑色者。有蟾,即黄斑,头上有肉角。其虾蟆,皮上腹下有斑点,脚短,即不鸣叫者是也。〔时珍曰〕虾蟆亦能化鹑,出《淮南子》。虾蟆、青蛙畏蛇,而制蜈蚣。三物相值,彼此皆不能动。故《关尹子》云:"蝍蛆食蛇,蛇食蛙,蛙食蝍蛆。"或云《月令》蝼蝈鸣、反舌无声,皆谓虾蟆也。〔吴瑞曰〕长肱,石鸡也,一名锦袄子,六七月山谷间有之,性味同水鸡。

【修治】〔敩曰〕凡使虾蟆,先去皮并肠及爪子,阴干。每个用真牛酥一分涂,炙干。若使黑虎,即连头、尾、皮、爪并阴干,酒浸三日,漉出焙用。

【气味】辛,寒,有毒。〔大明曰〕冷,无毒。

【主治】邪气,破癥坚血,痈肿阴疮。服之不患热病(《本经》)。主辟百邪鬼魅,涂痈肿及热结肿(《药性》)。治热狂,贴恶疮,解烦热,治犬咬(《日华》)。

【发明】〔颂曰〕虾蟆、蟾蜍,二物虽同一类,而功用小别,亦当分而用之。〔时珍曰〕古方多用虾蟆,近方多用蟾蜍,盖古人通称蟾为虾蟆耳。今考二物功用亦不甚远,则古人所用多是蟾蜍,且今人亦只用蟾蜍有效,而虾蟆不复入药矣。按张杲《医说》载《摭青杂说》云:有人患脚疮,冬月顿然无事,夏月臭烂,痛不可言。遇一道士云:尔因行草上,惹蛇交遗沥,疮中有蛇儿,冬伏夏出故也。以生虾蟆捣傅之,日三四换。凡三日,一小蛇自疮中出,以铁钳取之。其病遂愈。〔朱震亨曰〕虾蟆属土与水,味甘性寒,南人喜食之。《本草》言服之不患热病,由是病人亦煮食之。《本草》之意,或炙、或干、或烧,入药用之。非若世人煮羹入椒盐而啜其汤也。此物本湿化，大能发湿，久则湿化热。此乃土气厚，自然生火也。

【附方】旧三，新三。

风邪为病虾蟆（烧灰）、朱砂等分，为末。每服一钱，水调下，日三四服，甚有神验（《圣惠方》）。

狂言鬼语猝死。用虾蟆烧末，酒服方寸匕，日三（《外台秘要》）。

噎膈吐食用蛇含虾蟆，泥包，煅存性，研末。每服一钱，酒下（《寿域方》）。

瘰疬溃烂用黑色虾蟆一枚，去肠焙研，油调傅之。忌铁器。

头上软疖虾蟆剥皮贴之，收毒即愈（《活幼全书》）。

蝮蛇螫伤生虾蟆一枚，捣烂傅之（《圣惠方》）。

肝

〔主治〕蛇螫人，牙入肉中，痛不可堪，捣傅之，立出（时珍。○出《肘后》）。

胆

〔主治〕小儿失音不语，取汁点舌上，立愈（时珍。○出《孙氏集效方》）。

脑

〔主治〕青盲，明目（《别录》）。

<h2 style="text-align:center">蛙《别录·下品》</h2>

【释名】长股（《别录》）、田鸡（《纲目》）、青鸡（同上）、坐鱼（同上）、蛤鱼（《南齐书》）。〔宗奭曰〕蛙后脚长，故善跃。大其声则曰蛙，小其声则曰蛤。〔时珍曰〕蛙好鸣，其声

蛙

自呼。南人食之,呼为田鸡,云肉味如鸡也。又曰坐鱼,其性好坐也。按《尔雅》蟾、鼃俱列鱼类,而《东方朔传》云:长安水多蛙鱼,得以家给人足。则古昔关中已常食之如鱼,不独南人也。蛙亦作鼃字。

【集解】〔《别录》曰〕蛙生水中,取无时。〔弘景曰〕凡蜂、蚁、蛙、蝉,其类最多。大而青脊者,俗名土鸭,其鸣甚壮。一种黑色者,南人名蛤子,食之至美。一种小形善鸣者,名蛙子,即此也。〔保昇曰〕蛙,虾蟆之属,居陆地,青脊善鸣,声作蛙者,是也。〔颂曰〕今处处有之。似虾蟆而背青绿色,尖觜细腹,俗谓之青蛙。亦有背作黄路者,谓之金线蛙。陶氏所谓土鸭,即《尔雅》所谓“在水曰鼃”者,是也,俗名石鸭。所谓蛤子,即今水鸡是也,闽、蜀、浙东人以为佳馔。〔时珍曰〕田鸡、水鸡、土鸭,形称虽异,功用则一也。四月食之最美,五月渐老,可采入药。《考工记》云:以脰鸣者,蛙黾之属。农人占其声之早晚大小,以卜丰歉。故唐人章孝标诗云:田家无五行,水旱卜蛙声。蛙亦能化为鴽,见《列子》。

【气味】甘,寒,无毒。〔宗奭曰〕平。〔时珍曰〕按《延寿书》云:蛙骨热,食之小便苦淋。妊娠食蛙,令子寿夭。小蛙食多,令人尿闭。脐下酸痛,有至死者。擂车前水饮可解。〔吴瑞曰〕正月出者名黄蛤,不可食。

【主治】小儿赤气,肌疮脐伤,止痛,气不足(《别录》）。小儿热疮，杀尸疰病虫，去劳劣，解热毒（《日华》）。食之解劳热（宗奭）。利水消肿。烧灰，涂月蚀疮（时珍）。馔食，调疳瘦，补虚损，尤宜产妇。捣汁服，治虾蟆瘟病（嘉谟）。

【发明】〔颂曰〕南人食蛙蛤，云补虚损，尤宜产妇。〔时珍曰〕蛙产于水，与螺、蚌同性，故能解热毒，利水气。但系湿化之物，其骨性复热，而今人食者，每同辛辣及脂油煎炸，是抱薪救火矣，安能求其益哉？按戴原礼《证治要诀》云：凡浑身水肿，或单腹胀者，以青蛙一二枚，去皮炙食之，则自消也。〔嘉谟曰〕时行面赤项肿，名虾蟆瘟。以金线蛙捣汁，水调，空腹顿饮，极效，曾活数人。

【附方】新六。

蛤馔治水肿。用活蛙三个，每个口内安铜钱一个，上着胡黄连末少许。以雄猪肚一个，茶油洗净，包蛙札定，煮一宿，取出，去皮、肠，食肉并猪肚，以酒送下。忌酸、咸、鱼、面、鸡、鹅、羊肉，宜食猪、鸭（《寿域神方》）。

水蛊腹大动摇有水声，皮肤黑色。用干青蛙二枚（以酥炒），干蝼蛄七枚（炒），苦壶芦半两（炒）。右为末。每空心温酒服二钱，不过三服（《圣惠方》）。

毒痢噤口水蛙一个，并肠肚捣碎，瓦烘热，入麝香五分，作饼，贴脐上，气通即能进食也。

诸痔疼痛青蛙丸：用青色蛙长脚者一个，烧存性，为末，雪糕和，丸如梧子大。每空心先吃饭二匙，次以枳壳汤下十五丸（《直指方》）。

虫蚀肛门虫蚀肾府，肛尽肠穿。用青蛙一枚，鸡骨一分，烧灰吹入，数用大效（《外台》）。

癌疮如眼上高下深，颗颗累垂，裂如瞽眼，其中带青，头上各露一舌，毒孔透里者，是也。用生井蛙皮，烧存性为末掺，或蜜水调傅之（《直指方》）。

蝌斗《拾遗》

【释名】活师（《山海经》）、活东（《尔雅》）、玄鱼（《古今注》）、悬针（同上）、水仙子（俗名。〔《总微论》〕）、虾蟆台（〔《尔雅翼》〕）。〔时珍曰〕蝌斗，一作蛞斗（音阔）。按罗愿《尔雅翼》云：其状如鱼，其尾如针，又并其头、尾观之，有似斗形。故有诸名。玄鱼言其色，悬针状其尾也。

【集解】〔藏器曰〕活师即虾蟆儿，生水中，有尾如鲦鱼，渐大则脚生尾脱。〔时珍曰〕蝌斗生水中，虾蟆、青蛙之子也。二三月蛙、蟆曳肠于水际草上，缠缴如索，日见黑点渐深，至春水时，鸣以聒之，则蝌斗皆出，谓之聒子，所谓"虾蟆声抱"是矣。蝌斗状如河豚，头圆，身上青黑色，始出有尾无足，稍大则足生尾脱。崔豹云"闻雷尾脱"，亦未必然。陆农师云："月大尽则先生前两足，小尽则先生后两足。"

【主治】火飙热疮及疥疮，并捣碎傅之。又染髭发，取青胡桃子上皮，和捣为泥染之，一染不变也（藏器）。

【发明】〔时珍曰〕俚俗三月三日，皆取小蝌斗以水吞之，云不生疮，亦解毒治疮之意也。按危氏《得效方》：染髭发，用蝌斗、黑桑椹各半斤，瓶密封，悬屋东百日化泥，取涂须发，永黑如漆也。又《峋嵝神书》云：三月三日，取蝌斗一合阴干，候椹熟时取汁一升浸，埋东壁下，百日取出，其色如漆。以涂髭发，永不白也。

卵

〔主治〕明目（藏器）。

溪狗《拾遗》

【集解】〔藏器曰〕溪狗生南方溪涧中。状似虾蟆，尾长三四寸。

【气味】有小毒。

【主治】溪毒及游蛊，烧末，水服一二钱匕（藏器）。

山蛤宋《图经》

〔校正〕原附虾蟆下，今分出。

【集解】〔颂曰〕山蛤在山石中藏蛰，似虾蟆而大，黄色。能吞气，饮风露，不食杂虫。山人亦食之。

蝌斗

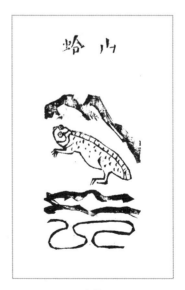

山蛤

【主治】小儿劳瘦，及疳疾，最良（苏颂）。

田父 宋《图经》

〔校正〕原附虾蟆下，今分出。

【释名】蜽（音论。〖《文字集略》〗）。

【集解】〔颂曰〕按《洽闻记》云：虾蟆大者名田父，能食蛇。蛇行被逐，殆不能去。因衔其尾，久之蛇死，尾后数寸皮不损，肉已尽矣。世传蛇唼蛙，今此乃食蛇。其说颇怪，当别是一种也。〔时珍曰〕按《文字集略》云：蛇，虾蟆也，大如屦，能食蛇。此即田父也。窃谓蛇吞鼠，而有食蛇之鼠；蛇制豹，而有唼蛇之貘。则田父伏蛇，亦此类耳，非怪也。

【主治】蚕咬，取脊背上白汁，和蚁子灰，涂之（苏颂。〇出韦宙《独行方》）。

蜈蚣《本经·下品》

【释名】蒺藜（《尔雅》）、蝍蛆（《尔雅》）、天龙（〖《纲目》〗）。〔弘景曰〕《庄子》：蝍蛆甘带。《淮南子》云：螣蛇游雾而殆于蝍蛆。蝍蛆，蜈蚣也，性能制蛇。见大蛇，便缘上唼其脑。〔恭曰〕山东人呼蜘蛛一名蝍蛆，亦能制蛇，而蜘蛛条无制蛇之说。《庄子》《淮南》并谓蜈蚣也。〔颂曰〕按：《尔雅》：蒺藜，蝍蛆也。郭注云：似蝗而大腹长角，能食蛇脑。乃别似一物。〔时珍曰〕按：张揖《广雅》及《淮南子注》，皆谓蝍蛆为蜈蚣，与郭说异。许慎以蝍蛆为蟋蟀，能制蛇；又以蝍蛆为马蚿，因马蚿有蛆蛛之名，并误矣。

【集解】〔《别录》曰〕蜈蚣生大吴川谷及江南。头、足赤者良。〔弘景曰〕今赤足者，多出京口、长山、高丽山、茅山，于腐烂积草处得之,勿令伤,暴干。黄足者甚多而不堪用,人以火炙令赤当之。非真也。蜈蚣啮人,以桑汁、白盐涂之即愈。〔《蜀图》曰〕生山南川谷,及出安、襄、邓、随、唐等州土石间,人家屋壁中亦有。形似马陆,身扁而长。黑头赤足者良。七八月采之。〔宗奭曰〕蜈蚣背光,黑绿色,足赤腹黄。有被毒者,以乌鸡屎,或大蒜涂之,效。性畏蛞蝓,不敢过所行之路,触其身即死,故蛞蝓能治蜈蚣毒。〔时珍曰〕蜈蚣西南处处有之。春出

蜈蚣

冬蛰,节节有足,双须歧尾。性畏蜘蛛,以溺射之,即断烂也。南方有极大者,而本草失载。按:段成式《酉阳杂俎》云:绥定县蜈蚣,大者能以气吸蛇及蝎蜥,相去三四尺,骨肉自消。沈怀远《南越志》云:南方晋安有山出蜈蚣。大者长丈余,能啖牛。俚人然炬遂得,以皮鞔鼓,肉曝为脯,美于牛肉。葛洪《遐观赋》云:南方蜈蚣大者长百步,头如车箱,肉白如瓠,越人争买为羹炙。张耒《明道杂志》云:黄州岐亭有拘罗山,出大蜈蚣,裒丈尺。土人捕得熏干,商人贩入北方货之,有致富者。蔡條《丛谈》云:峤南蜈蚣大者二三尺,螫人至死。惟见托胎虫,则局缩不敢行。虫乃登首,陷其脑而食之。故被蜈蚣伤者,捣虫涂之,痛立止也。珍按:托胎虫即蛞蝓也。蜈蚣能制龙、蛇、蝎蜥,而畏虾蟆、蛞蝓、蜘蛛,亦《庄子》所谓物畏其天,《阴符经》所谓禽之制在气也。

【修治】〔敩曰〕凡使勿用千足虫,真相似,只是头上有白

肉,面并嘴尖。若误用,并把着,腥臭气入顶,能致死也。凡治蜈蚣,先以蜈蚣木末(或柳蛀末)于土器中炒。令木末焦黑,去木末,以竹刀刮去足、甲用。〔时珍曰〕蜈蚣木不知是何木也。今人惟以火炙去头、足用,或去尾、足,以薄荷叶火煨用之。

【气味】辛,温,有毒。〔时珍曰〕畏蛞蝓、蜘蛛、鸡屎、桑皮、白盐。

【主治】鬼疰蛊毒,啖诸蛇、虫、鱼毒,杀鬼物老精温疟,去三虫(《本经》)。疗心腹寒热积聚,堕胎,去恶血(《别录》)。治癥癖(《日华》)。小儿惊痫风搐,脐风口噤,丹毒秃疮瘰疬,便毒痔漏,蛇瘕蛇瘴蛇伤(时珍)。

【发明】〔颂曰〕《本经》云"疗鬼疰",故《胡洽方》治尸疰、恶气、痰嗽诸方多用之。今医家治小儿口噤不开、不能乳者,以赤足蜈蚣去足炙研,用猪乳二合调半钱,分三四服,温灌之,有效。〔时珍曰〕盖行而疾者,惟风与蛇。蜈蚣能制蛇,故亦能截风,盖厥阴经药也。故所主诸证,多属厥阴。按杨士瀛《直指方》云:蜈蚣有毒,惟风气暴烈者可以当之。风气暴烈,非蜈蚣能截能擒亦不易止,但贵药病相当耳。设或过剂,以蚯蚓、桑皮解之。又云:瘰疮一名蛇瘴,蛮烟瘴雨之乡,多毒蛇气。人有不伏水土风气而感触之者,数月以还,必发蛇瘴。惟赤足蜈蚣最能伏蛇为上药,白芷次之。又《圣济总录》云:岭南朴蛇瘴,一名锁喉瘴。项大肿痛连喉。用赤足蜈蚣一二节研细,水下即愈。据此,则蜈蚣之治蛇虫、蛇毒、蛇瘕、蛇伤诸病,皆此意也。然蜈蚣又治痔漏、便毒、丹毒等病,并陆羽《茶经》载《枕中方》治瘰疬一法,则蜈蚣自能除风攻毒,不独治蛇毒而已也。

【附方】旧五,新十三。

小儿撮口但看舌上及上下颚有疮如粟米大是也。指甲刮破,以蜈蚣研汁,傅两头肉,即愈。如无生者,干者亦可(《子母秘录》)。

小儿急惊万金散:蜈蚣一条全者,去足,炙为末,丹砂、轻粉等分研匀,阴阳乳汁和丸绿豆大。每岁一丸,乳汁下(《圣惠方》)。

天吊惊风目久不下,眼见白睛,及角弓反张,声不出者,双金散主之。用大蜈蚣一条去头足,酥炙,用竹刀批开,记定左右;又以麝香一钱,亦分左右各记明,研末包定。每用左边者吹左鼻,右边者吹右鼻,各少许,不可过多。若眼未下,再吹些须,眼下乃止(《直指》)。

破伤中风欲死。《圣惠》:用蜈蚣研末擦牙,追去涎沫,立瘥。○《儒门事亲》:用蜈蚣头、乌头尖、附子底、蝎梢等分为末。每用一字或半字,热酒灌之,乃贴疮上,取汗愈。

口眼㖞斜口内麻木者。用蜈蚣三条,一蜜炙,一酒浸,一纸裹煨,并去头足;天南星一个,切作四片,一蜜炙,一酒浸,一纸裹煨,一生用;半夏、白芷各五钱,通为末,入麝少许。每服一钱,热调下,日一服(《通变要法》)。

腹内蛇瘕误食菜中蛇精,成蛇瘕,或食蛇肉成瘕,腹内常饥,食物即吐。以赤足蜈蚣一条炙,研末,酒服(《卫生易简方》)。

蝮蛇螫伤蜈蚣烧末傅之(《抱朴子》)。

射工毒疮大蜈蚣一枚,炙研,和酢傅之(《千金方》)。

天蛇头疮生手指头上。用蜈蚣一条,烧烟熏一二次即愈。或为末,猪胆汁调,涂之(《奇效》)。

丹毒瘤肿用蜈蚣一条(干者),白矾一皂子大,雷丸一个,百部二钱,研末,醋调傅之(《本草衍义》)。

瘰疬溃疮茶、蜈蚣二味,炙至香熟,等分捣筛为末。先以甘草汤洗净,傅之(《枕中方》)。

聤耳出脓蜈蚣末,吹之(鲍氏)。

小儿秃疮大蜈蚣一条,盐一分,入油内浸七日。取油搽之,极效(《海上方》)。

便毒初起黄脚蜈蚣一条,瓦焙存性,为末。酒调服,取汗即散(《济生秘览》)。

痔疮疼痛《直指》:用赤足蜈蚣焙为末,入片脑少许,唾调傅之。○《孙氏集效》:用蜈蚣三四条,香油煮一二沸,浸之,再入五倍子末二三钱,瓶收密封。如遇痛不可忍,点上油,即时痛止,大效。

腹大如箕用蜈蚣三五条,酒炙研末。每服一钱,以鸡子二个,打开入末在内,搅匀纸糊,沸汤煮熟食之。日一服,连进三服瘳(《活人心统》)。

脚肚转筋蜈蚣烧,猪脂和傅(《肘后》)。

女人趾疮甲内恶肉突出不愈。蜈蚣一条,焙研傅之。外以南星末,醋和傅四围(《医方摘要》)。

马陆《本经·下品》

【释名】百足(《本经》)、百节(《衍义》)、千足(《炮炙论》)、马蚿(音弦。《方言》)、马蠲(音拳。《御览》)、马蠲(郭璞)、马轴(《别录》)、马蛩(《尔雅》)、飞蚿虫(李当之)、刀环虫(苏恭)、蚐(《集韵》)。〔弘景曰〕此虫足甚多,寸寸断之,亦便寸行。故鲁连子云"百足之虫,死而不僵",《庄子》"蚿怜蛇"是矣。

【集解】〔《别录》曰〕马陆生玄菟川谷。〔弘景曰〕李当之云：此虫长五六寸，状如大蚕，夏月登树鸣，冬则入蛰，今人呼为飞蚿虫。今有一种细黄虫，状如蜈蚣而甚长，俗名土虫。鸡食之，醉闷至死。方家既不复用，市人亦无取者，未详何者的是？〔恭曰〕此虫大如细笔管，长三四寸，斑色，一如蚰蜒。襄阳人名为马蚿，亦呼马轴，又名刀环虫，以其死侧卧，状如刀环也。有人自毒，服一枚便死也。〔敩曰〕千足虫头上

马陆

有白肉，面并嘴尖。把着，腥臭气入人顶，能致死也。〔宗奭曰〕百节，身如槎，节节有细蹙文起，紫黑色，光润，百足，死则侧卧如环，长二三寸，大者如小指。古墙壁中甚多，入药至鲜。〔时珍曰〕马蚿处处有之。形大如蚯蚓，紫黑色，其足比比至百，而皮极硬，节节有横纹如金线，首尾一般大。触之即侧卧局缩如环，不必死也。能毒鸡犬。陶氏所谓土虫，乃蚰蜒也，死亦侧蜷如环，鸡喜食之。当以李当之之说为准。

【正误】〔藏器曰〕案：土虫无足，如一条衣带，长四五寸，身扁似韭叶，背上有黄黑裥，头如铲子，行处有白涎，生湿地，鸡吃即死。陶云"土虫似蜈蚣"者，乃蚰蜒，非土虫，亦非马陆也。苏云"马陆如蚰蜒"，亦误矣。按：蚰蜒色黄不斑，其足无数。〔时珍曰〕按：段成式《酉阳杂俎》云：度古俗呼土蛊，身形似衣带，色类蚯蚓，长一尺余，首如铲，背上有黄黑裥，稍触即断。常趁

蚓掩之,则蚓化为水。有毒,鸡食之辄死。据此,则陈藏器所谓土虫者,盖土蛊也。陶氏误以蚰蜒为马陆,陈氏亦误以土蛊为土虫矣。

【修治】〔雷曰〕凡收得马陆,以糠头炒,至糠焦黑,取出去糠。竹刀刮去头、足,研末用。

【气味】辛,温,有毒。

【主治】腹中大坚癥,破积聚息肉,恶疮白秃(《本经》)。疗寒热痞结,胁下满(《别录》)。辟邪疟(时珍)。

【发明】〔时珍曰〕马陆系神农药,雷氏备载炮炙之法,而古方鲜见用者,惟《圣惠》逐邪丸用之。其方:治久疟发歇无时。用百节虫四十九枚,湿生虫四十九枚,砒霜三钱,粽子角七枚。五月五日日未出时,于东南上寻取两般虫,至午时向南研匀,丸小豆大。每发日早,男左女右,手把一丸,嗅之七遍,立效。修时忌孝子、妇人、师、尼、鸡、犬见之。亦合《别录》疗寒热之说。大抵毒物止可外用,不敢轻入丸、散中也。

山蛩虫《拾遗》

【集解】〔藏器曰〕生山林间。状如百足而大,乌斑色,长二三寸。更有大如指者,名马陆,能登木群吟,已见《本经》。〔时珍曰〕案《本经》,马陆一名百足,状如大蛩,而此云状如百足而大,更大者为马陆,则似又指百足为一物矣。盖此即马陆之在山而大者耳,故曰山蛩。鸡、犬皆不敢食之。

【气味】有大毒。

【主治】人嗜酒不已,取一节烧灰,水服,便不喜闻酒气。过一节则毒人至死。又烧黑傅恶疮,亦治蚕病白僵,烧灰粉之(藏器)。

【附录】蚰蜒（《拾遗》）〔藏器曰〕状如蜈蚣而甚长，色正黄不斑，大者如钗股，其足无数，好脂油香，故入人耳及诸窍中。以驴乳灌之，即化为水。〔时珍曰〕处处有之，墙屋烂草中尤多。状如小蜈蚣，而身圆不扁，尾后秃而无歧，多足，大者长寸余，死亦蜷屈如环，故陶弘景误以为马陆也。其入人耳，用龙脑、地龙、硇砂、单吹之皆效。或以香物引之。《淮南子》云"菖蒲去蚤虱而来蛉蚰"，即此虫也。扬雄《方言》云：一名入耳，一名蚨虶，一名蚰蜒，一名蜻蚸。又一种草鞋虫，形亦相似而身扁，亦能入人耳中。蠼螋（《拾遗》。音瞿搜）〔藏器曰〕状如小蜈蚣，色青黑，长足。能溺人影，令人发疮，如热痱而大，若绕腰匝不可疗，山中者溺毒更猛。惟扁豆叶傅之即瘥，诸方大有治法。〔时珍曰〕蠼螋喜伏甔甀之下，故得此名。或作蝛螋，按《周礼》赤犮氏，凡隙屋，除其狸虫蝛螋之属，乃求而搜之也。其虫隐居墙壁及器物下，长不及寸，状如小蜈蚣，青黑色。二须六足，足在腹前，尾有叉歧，能夹人物，俗名搜夹子。其溺射人影，令人生疮，身作寒热。古方用犀角汁、鸡肠草汁、马鞭草汁、梨叶汁、茶叶末、紫草末、羊髭灰、鹿角末、燕窠土，但得一品涂之皆效。孙真人《千金方》云：予曾六月中得此疮，经五六日治不愈。有人教画地作蠼螋形，以刀细取腹中土，以唾和涂之，再涂即愈。方知万物相感，莫晓其由。

蚰蜒、蠼螋

蚯蚓《本经·下品》

【释名】蠸蟺（音顷引。《尔雅》）、胊腮（音蠢闰。〖刘禹锡〗）、螼蚕（音遣忝。《尔雅》）、蜿蟺（音阮善。〖郭璞〗）、曲蟺（《古今注》）、土蟺（《纲目》）、土龙（《别录》）、地龙子（《药性》）、寒蚓（《玉篇》）、寒蚓（〖郭璞〗）、附蚓（《吴普》）、歌女（《古今注》）。〔时珍曰〕蚓之行也，引而后申，其娄如丘，故名蚯蚓。《尔雅》谓之蠸蟺，巴人谓之胊腮，皆方音之转也。蜿蟺、曲蟺，象其状也。东方虬赋云：乍逶迤而鳝曲，或宛转而蛇行。任性行止，物击便曲。是矣。术家言蚓可兴云，又知阴晴，故有土龙、龙子之名。其鸣长吟，故曰歌女。〔大明曰〕路上踏杀者，名千人踏，入药更良。

【集解】〔《别录》曰〕白颈蚯蚓，生平土。三月取，暴干。

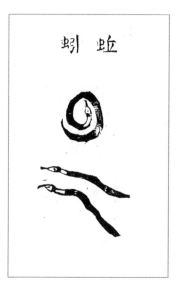

蚯蚓

〔弘景曰〕入药用白颈，是其老者。取得去土盐之，日曝须臾成水，道术多用。其屎呼为蚓娄（亦曰六一泥），以其食细泥，无沙石，入合丹泥釜用。〔时珍曰〕今处处平泽膏壤地中有之。孟夏始出，仲冬蛰结。雨则先出，晴则夜鸣。或云结时能化为百合也。与蟊蠡同穴为雌雄。故郭璞赞云：蚯蚓土精，无心之虫。交不以分，淫于蟊蠡。是矣。今小儿阴肿，多以为此物所吹。《经验方》云：蚯蚓咬人，形如大风，眉须皆落，惟以石灰水浸之良。昔浙江将军张韶病此,每夕蚯蚓鸣于体中。有僧教以盐汤浸之,数遍遂瘥。〔宗奭曰〕此物有毒。崇宁末年,陇州兵士暑月跣足,为蚯蚓所中,遂不救。后数日,又有人被其毒。或教以盐汤浸之,并饮一杯,乃愈也。

【修治】〔弘景曰〕若服干蚓,须熬作屑。〔敩曰〕凡收得,用糯米泔浸一夜,漉出,以无灰酒浸一日,焙干切。每一两,以蜀椒、糯米各二钱半同熬,至米熟,拣出用。〔时珍曰〕入药有为末,或化水,或烧灰者,各随方法。

白颈蚯蚓

【气味】咸,寒,无毒。〔权曰〕有小毒。〔之才曰〕畏葱、盐。

【主治】蛇瘕,去三虫伏尸,鬼疰蛊毒,杀长虫(《本经》)。化为水,疗伤寒,伏热狂谬,大腹黄疸(《别录》)。温病,大热狂言,饮汁皆瘥。炒作屑,去蛔虫(弘景)。去泥,盐化为水,主天行诸热,小儿热病癫痫,涂丹毒,傅漆疮(藏器)。葱化为汁,疗耳聋(苏恭)。治中风、痫疾、喉痹(《日华》)。解射罔毒(《蜀本》)。干者炒为末,主蛇伤毒(《药性》)。治脚风(苏颂)。主伤寒疟疾,大热狂烦,及大人、小儿小便不通,急慢惊风、历节风痛,肾脏风注,头风齿痛,风热赤眼,木舌喉痹,鼻瘜聤耳,秃疮瘰疬,卵肿脱肛,解蜘蛛毒,疗蚰蜒入耳(时珍)。

【发明】〔弘景曰〕干蚓熬作屑,去蛔虫甚有效。〔宗奭曰〕肾脏风下注病,不可阙也。〔颂曰〕脚风药必须此物为使,然亦有毒。有人因脚病药中用此,果得奇效,病愈服之不辍,至二十余日,觉躁愦,但欲饮水不已,遂致委顿。大抵攻病用毒药,中病即当止也。〔震亨曰〕蚯蚓属土,有水与木,性寒,大解热毒,行湿病。〔时珍曰〕蚓在物应土德,在星禽为轸水。上食槁壤,下饮黄泉,故其性寒而下行。性寒故能解诸热疾,下行故能利小便、治足疾而通经络也。术家云"蚓血能柔弓弩",恐亦诳言尔。诸家言服之多毒,而郭义恭《广志》云"闽越山蛮唉蚯蚓为羞",岂地与人有不同欤?

【附方】旧九,新三十四。

伤寒热结六七日狂乱,见鬼欲走。以大蚓半斤去泥,用人溺煮汁饮。或生绞汁亦可(《肘后方》)。

阳毒结胸按之极痛,或通而复结,喘促,大躁狂乱。取生地龙四条洗净,研如泥,入生姜汁少许,蜜一匙,薄荷汁少许,新汲水调服。若热炽者,加片脑少许。即与揉心下,片时自然汗出而解。不应,再服一次,神效(《伤寒蕴要》)。

诸疟烦热太躁。用上方服之甚效。亦治瘴疟(《直指》)。

小便不通蚯蚓捣烂浸水,滤取浓汁半碗服,立通(《斗门》)。

老人尿闭白颈蚯蚓、茴香等分杵汁,饮之即愈(《朱氏集验方》)。

小儿尿闭乃热结也。用大地龙数条(去泥),入蜜少许,研傅茎卵。仍烧蚕蜕纸、朱砂、龙脑、麝香同研少许,以麦门冬、灯心煎汤调服(《全幼》)。

小儿急惊五福丸:用生蚯蚓一条,研烂,入五福化毒丹一丸同研,以薄荷汤少许化下。○《普济方》云:梁国材言:扬州进士李彦直家,专货此药,一服千金,以糊十口。梁传其方,亲试屡验,不可不笔于册,以救婴儿。

惊风闷乱乳香丸:治小儿慢惊风,心神闷乱,烦懊不安,筋脉拘急,胃虚虫动,反折啼叫。用乳香半钱,胡粉一钱,研匀,以白颈蚯蚓（生，捏去土）捣烂，和丸麻子大。每服七丸至十五丸，葱白煎汤下（《普济方》）。

慢惊虚风用平正附子去皮脐，生研为末，以白颈蚯蚓于末内滚之，候定，刮蚓上附末，丸黄米大。每服十丸，米饮下（《百一方》）。

急慢惊风五月五日取蚯蚓，竹刀截作两段，急跳者作一处，慢跳者作一处，各研烂，入朱砂末和作丸，记明急惊用急跳者，慢惊用慢跳者。每服五七丸，薄荷汤下（《应验方》）。

小儿卵肿用地龙连土为末，津调傅之（钱氏方）。

劳复卵肿或缩入腹，腹中绞痛，身体重，头不能举，小腹里急，热上冲胸，四支拘急欲死。用蚯蚓二十四枚，水一斗，煮取三升，顿服取汗。或以蚯蚓数升绞汁服之，并良（《肘后方》）。

手足肿痛欲断。取蚓三升，以水五升，绞汁二升半，服之（《肘后》）。

代指疼痛蚯蚓杵，傅之（《圣惠》）。

风热头痛地龙（炒研）、姜汁半夏饼、赤茯苓等分为末。每服一字至半钱，生姜、荆芥汤下（《普济》）。

头风疼痛龙珠丸：用五月五日取蚯蚓，和脑、麝杵，丸麻子大。每以一丸纳鼻中，随左右。先涂姜汁在鼻，立愈（《总录》）。

偏正头痛不可忍者。《普济》：龙香散：用地龙（去土，焙）、乳香等分为末。每以一字作纸撚，灯上烧烟，以鼻嗅之。○澹寮方：加人指甲等分，云徐介翁方也。每用一捻，香炉内慢火烧之，以纸筒引烟入鼻熏之。口嚼冷水，有涎吐去。仍以好茶一盏点呷，即愈。

风赤眼痛地龙十条炙为末，茶服三钱（《圣惠》）。

风虫牙痛盐化地龙水，和面纳齿上，又以皂荚去皮，研末涂上,虫即出。又同玄胡索、荜茇末塞耳(《普济》)。

牙齿裂痛死曲蟮为末,傅之即止(《千金翼》)。

齿缝出血不止。用地龙末、枯矾各一钱,麝香少许,研匀,擦之(《圣惠方》)。

牙齿动摇及外物伤动欲落,诸药不效者。干地龙(炒)、五倍子(炒)等分为末。先以生姜揩牙,后傅擦之(《御药院方》)。

木舌肿满不治杀人。蚯蚓一条,以盐化水涂之,良久渐消(《普济方》)。

咽喉卒肿不下食。地龙十四条,捣涂喉外;又以一条,着盐化水,入蜜少许,服之(《圣惠方》)。

喉痹塞口《普济》:用韭地红小蚯蚓数条,醋擂取汁食之,并噙在喉内,即吐出痰血二三碗,饮食即进,神效。○《圣惠》:用地龙一条研烂,以鸡子白搅和,灌入即通。

鼻中瘜肉地龙(炒)一分,牙皂一挺,为末。蜜调涂之,清水滴尽即除(《圣惠》)。

耳卒聋闭蚯蚓入盐,安葱内,化水点之,立效(《胜金》)。

聤耳出脓生地龙、釜上墨、生猪脂等分,研匀,葱汁和,捻作挺子,绵裹塞之。○《圣惠方》:用地龙为末,吹之。

耳中耵聍干结不出。用白蚯蚓入葱叶中化为水,滴耳令满。不过数度,即易挑出。

蚰蜒入耳地龙为末,入葱叶内,化水点入,则蚰蜒亦化为水(《圣惠方》)。

白秃头疮干地龙为末,入轻粉,麻油调搽(《普济方》)。

瘰疬溃烂流串者。用荆芥根下段,煎汤温洗,良久着疮破紫黑处,以针刺去血,再洗三四次。用韭菜地上蚯蚓一把,五更时收取,炭火上烧红为末。每一匙,入乳香、没药、轻粉各半

钱,穿山甲九片,炙为末,油调傅之,如神。此武进朱守仁所传有
验方(《保命集》)。

龙缠疮毒 水缸底蚯蚓一条,连泥捣敷,即愈。

蜘蛛咬疮 遍身皆有。以葱一枚去尖头,将蚯蚓入叶中,
紧捏两头,勿令泄气,频摇动,即化为水,以点咬处,甚效(谭氏
《小儿方》)。

阳证脱肛 以荆芥、生姜煎汤洗之,用地龙(蟠如钱样者,
去土)一两,朴硝二钱,为末,油调敷之(《全幼心鉴》)。

中蛊下血 如烂肝者。以蚯蚓十四枚,苦酒三升渍至蚓
死,服水。已死者皆可活(《肘后方》)。

疬风痛痒 白颈蚯蚓去土,以枣肉同捣,丸梧子大。每美
酒下六十丸。忌姜、蒜(《活人心统》)。

对口毒疮 已溃出脓。取韭地蚯蚓捣细,凉水调傅,日换
三四次(《扶寿精方》)。

耳聋气闭 蚯蚓、川芎劳各两半,为末。每服二钱,麦门冬
汤下。服后低头伏睡。一夜一服,三夜立效(《圣济总录》)。

口舌糜疮 地龙、吴茱萸研末,醋调生面和,涂足心,立效
(《摘玄方》)。

蚯蚓泥 见《土部》。

蜗牛 瓜、娲、涡三音。○《别录·中品》

【释名】 蠡牛(蠡音螺。○《药性》)、蚹赢(《尔雅》音
附螺)、螔蝓(《尔雅》音移俞)、山蜗(弘景)、蜗赢(〖《说
文》〗。《山海经》作倮累)、蜒蚰赢(俗名。〖《尔雅翼》〗)、土牛
儿(〖《普济方》〗)。〔弘景曰〕蜗牛,山蜗也。形似瓜字,有角如
牛,故名。《庄子》所谓"战于蜗角"是矣。〔时珍曰〕其头偏戾如

蜗牛、蛞蝓

蜗，其形盘旋如涡。故有蜗、涡二者，不独如瓜字而已。其行延引，故曰蜒蚰。《尔雅》谓之蚹蠃。孙炎注云：以其负蠃壳而行，故名蚹蠃。

【集解】〔弘景曰〕蜗牛生山中及人家。头形如蛞蝓，但背负壳耳。〔大明曰〕此即负壳蜒蚰也。〔保昇曰〕蜗牛生池泽草树间。形似小螺，白色。头有四黑角，行则头出，惊则首尾俱缩入壳中。〔颂曰〕凡用蜗牛，以形圆而大者为胜。久雨乍晴，竹林池沼间多有之。其城墙阴处，一种扁而小者，无力，不堪用。〔时珍曰〕蜗身有涎，能制蜈、蝎。夏热则自悬叶下，往往升高，涎枯则自死也。

蜗牛

【气味】咸，寒，有小毒。畏盐。

【主治】贼风喎僻，踠跌，大肠下脱肛，筋急及惊痫（《别录》）。生研汁饮，止消渴（甄权）。治小儿脐风撮口，利小便，消喉痹，止鼻衄，通耳聋，治诸肿毒痔漏，制蜈蚣、蝎虿毒，研烂涂之（时珍）。

【发明】〔颂曰〕入婴孩药最胜。〔时珍曰〕蜗牛所主诸病，大抵取其解热消毒之功耳。

【附方】旧三，新二十。

小便不通蜗牛捣贴脐下，以手摩之。加麝香少许更妙（《简易》）。

大肠脱肛《圣惠》:治大肠久积虚冷,每因大便脱肛。用蜗牛一两(烧灰),猪脂和傅,立缩。○又治上证及痢后脱肛。用干蜗牛一百枚,炒研。每用一钱,以(飞过赤汁)磁石末五钱,水一盏,煎半盏调服。日三。

痔疮肿痛丹溪:用蜗牛浸油涂之,或烧研傅之。○《济生》:用蜗牛一枚,入麝香少许在内,碗盛,次日取水涂之。

发背初起活蜗牛两百个,以新汲水一盏,汤瓶中封一夜,取涎水,入真蛤粉旋调,扫傅疮上。日十余度,热痛止则疮便愈(《集验方》)。

瘰疬未溃连壳蜗牛七个,丁香七粒,同烧研,纸花贴之(危氏)。

瘰疬已溃蜗牛烧研,轻粉少许,用猪脊髓调,傅之(危氏方)。

喉痹肿塞用蜗牛绵裹,水浸含咽,须臾立通。○又用蜗牛七枚,白梅肉三枚,研烂,绵裹含咽,立效(《圣惠方》)。

喉风肿痛端午日午时,取蜒蚰十余条,同盐三四个,小瓶内封固,俟化成水,收水点之(唐氏)。

喉塞口噤蜒蚰(炙)二七枚,白梅肉(炒)二七枚,白矾(半生半烧)二钱,研为末。每水调半钱服,得吐立通(《圣济总录》)。

耳腮疰肿及喉下诸肿。用蜗牛同面研,傅之。

面上毒疮初起者。急寻水蜒蚰一二条,用酱少许共捣,涂纸上贴之,即退。纸上留一小孔出气。此乃凌汉章秘传极效方也(谈野翁《试验方》)。

赤白翳膜生蜗牛一枚,捣丹砂末于内,火上炙沸,以绵染汁傅眦中,日二(《圣惠方》)。

鼻血不止蜗牛煿干一枚,乌贼骨半钱,研末吹之(《圣济总录》)。

撮口脐风乃胎热也。用蜗牛五枚去壳,研汁涂口,取效乃止。○又方:用蜗牛十枚,去壳研烂,入莳萝末半分研匀,涂之,取效甚良。

滴耳聋闭蜗牛膏:用蜗牛一两,石胆、钟乳粉各二钱半,为末,瓷盒盛之,火锻赤,研末,入片脑一字。每以油调一字,滴入耳中。无不愈者(并《圣惠方》)。

蚰蜒入耳蜗牛椎烂,置于耳边,即出也(《瑞竹堂方》)。

染须方用蜒蚰四十九条,以京墨水养之三日,埋马矢中一月取出,以白丝头试之,如即黑到尾,再入马矢中埋七日,再取试之,性缓乃以撚须,庶不致黑皮肤也(《普济方》)。

消渴引饮不止。崔元亮《海上方》:用蜗牛十四枚(形圆而大者),以水三合,密器浸一宿。取水饮之,不过三剂愈。○《圣济总录》:用蜗牛(焙)半两,蛤粉、龙胆草、桑根白皮(炒)各二钱半,研末。每服一钱,楮叶汤下。

蜗壳

〔主治〕一切疳疾(颂)。牙蟹,面上赤疮,鼻上酒齇,久利下脱肛(时珍)。

〔附方〕旧二,新一。

一切疳疾用自死蜗壳七枚(皮薄,色黄白者)洗净,不得少有尘滓,日干,内酥蜜于壳中。以瓷盏盛之,纸糊盏面,置炊饭上蒸之。下馈时,即坐甑中,仍装饭又蒸,饭熟取出,研如水淀。渐渐与吃,一日令尽,取效止(韦丹方)。

牙蟹作痛蜗牛壳三十枚,烧研。日日揩之,良(《圣惠》)。

大肠脱肛蜗牛壳去土研末,羊脂溶化调涂,送入即愈(李延寿方）。

蛞蝓 音阔俞。○《本经·中品》

【释名】 陵蠡（音螺。《本经》）、附蜗（《别录》）、土蜗（同）、托胎虫（俗。〖《铁围山丛谈》〗）、鼻涕虫（俗。〖《大全良方》〗）、蜒蚰螺（详下文）。

【集解】 〔《别录》曰〕蛞蝓生太山池泽及阴地沙石垣下。八月取之。〔弘景曰〕蛞蝓无壳，不应有蜗名。附蜗，即蜗牛也。岂以其头形似蜗牛，故亦名蜗欤？〔保昇曰〕蛞蝓即蜗牛也，而《别录》复有蜗牛一条。虽数字不同，而主疗无别，是后人误出。正如《草部》有鸡肠，而复出繁缕也。按《尔雅》云：蚹蠃，螔蝓。郭注云：蜗牛也。《玉篇》亦云：螔蝓，蜗牛也。此则一物明矣。形似小螺，白色，生池泽草树间。头有四角，行则角出，惊之则缩，首尾俱能藏入壳中。苏恭以蛞蝓为无壳蜗牛，非矣。今《本经》一名陵蠡，《别录》又有土蜗之名。蜗蠡皆螺壳之属，不应无壳也。今下湿处有一种虫，大于蜗牛，无壳而有角者，云是蜗牛之老者也。〔宗奭曰〕蛞蝓、蜗牛，二物也。蛞蝓二角，身肉止一段。蜗牛四角，背上别有肉，以负壳行。若为一物，经中焉得分为二条？《蜀本》又谓蛞蝓为蜗牛之老者，甚无谓也。〔时珍曰〕案《尔雅》无蛞蝓，止云：蚹蠃，螔蝓。郭注云：蜗牛也。《别录》无螔蝓，止云：蛞蝓，一名蚹蜗。据此，则螔蝓是蚹蠃，蛞蝓是蚹蜗。盖一类二种，如虾蟆与蛙。故其主治功用相似，而皆制蜈、蝎；名谓称呼相通，而俱曰蜗与蜒蚰螺也。或以为一物，或以为二物者，皆失深考。惟许慎《说文》云：蚹蠃背负壳者曰蜗牛，无壳者曰蛞蝓。一言决矣。

【正误】 〔弘景曰〕蛞蝓入三十六禽限，又是四种角虫之类，营室星之精。方家无复用者。〔恭曰〕陶说误矣。三十六禽亥上有壁水㺄,乃豪猪,毛如猬簪。《山海经》云:㺄,彘身人面,音如婴儿,《尔雅》云:貘㺄类貙,迅走食人。三者并非蛞蝓。蛞蝓乃无壳蜗蠃也。

【气味】咸,寒,无毒。

【主治】贼风㖞僻,轶筋及脱肛,惊痫挛缩(《本经》。○㖞,苦乖切,口戾也。轶音跌,车转也)。蜈蚣、蝎毒(《衍义》)。肿毒焮热,热疮肿痛(时珍)。

【发明】〔宗奭曰〕蜈蚣畏蛞蝓,不敢过所行之路,触其身即死,故人取以治蜈蚣毒。〔时珍曰〕案:蔡绦《铁围山丛谈》云:峤南地多蜈蚣,大者二三尺,螫人觅死不得,惟见托胎虫则局促不行。虫乃登其首,陷其脑而死。故人以此虫生捣涂蜈蚣伤,立时疼痛止也。又《大全良方》云:痔热肿痛者,用大蛞蝓一个研泥,入龙脑一字,燕脂坯子半钱,同傅之。先以石薜煮水熏洗尤妙。五羊大帅赵尚书母夫人病此,止以蛞蝓京墨研涂亦妙。大抵与蜗牛同功。

【附方】新一。

脚胫烂疮臭秽不可近。用蜒蚰十条,瓦焙研末,油调傅之,立效(《救急方》)。

缘桑蠃 《证类》

【释名】桑牛、天螺(《纲目》)。

【集解】〔慎微曰〕此蠃全似蜗牛,黄色而小,雨后好缘桑叶。〔时珍曰〕此蠃诸木上皆有,独取桑上者,正如桑螵蛸之意。

【气味】缺。

【主治】大肠脱肛,烧研和猪脂涂之,立缩(慎微。

○出范汪方）。治小儿惊风，用七枚焙研，米饮服（时珍。○出《宫气方》）。

【发明】〔震亨曰〕小儿惊风，以蜜丸通圣散服之，间以桑树上牛儿阴干，焙研为末服之，以平其风。〔时珍曰〕桑牛、蜗牛、蛞蝓三物，皆一类而形略殊，故其性味功用皆相仿佛。而桑牛治惊，又与僵蚕、螵蛸同功。皆食桑者，其气能入肝平风也。

溪鬼虫《拾遗》

【释名】射工（《拾遗》）、射影（《诗疏》）、水弩（同）、抱枪（《杂俎》）、含沙（《诗注》）、短狐（《广雅》）、水狐（《玄中记》）、蜮（音或。《诗经》）。〔时珍曰〕此虫足角如弩，以气为矢，因水势含沙以射人影成病，故有射弩诸名。《酉阳杂俎》谓之抱枪。云：形如蛣蜣，稍大，腹下有刺似枪，螫人有毒也。《玄中记》云：水狐者，视其形，虫也；见其气，鬼也。其头、喙，如狐也。《五行传》云：南方淫惑之气所生，故谓之蜮。《诗》云：为鬼为蜮，则不可得。即此物也。

【集解】〔藏器曰〕射工出南方有溪毒处山林间。大如鸡子，形似蛣蜣，头有一角长寸余，角上有四歧，黑甲下有翅能飞。六七月取之。沙气多，短狐则生。鹬鹆、鹈鹕之属治之。〔慎微曰〕《玄中记》云：水狐虫长三四寸，其色黑，广寸许，背上有甲，厚三

溪鬼虫

分。其口有角,向前如弩,以气射人,去二三步即中人,十死六七也。《博物志》云:射工,江南山溪水中甲虫也。长一二寸,口中有弩形,以气射人影,令人发疮,不治杀人。《周礼》:壶涿氏掌除水虫,以炮土之鼓驱之,以焚石投之。即此物也。〔时珍曰〕射工长二三寸,广寸许,形扁,前阔后狭,颇似蝉状,故《抱朴子》言其状如鸣蜩也。腹软背硬,如鳖负甲,黑色,故陆玑言其形如鳖也。六七月甲下有翅能飞,作铋铋声。阔头尖喙,有二骨眼。其头目丑黑如狐如鬼,喙头有尖角如爪,长一二分。有六足如蟹足:二足在喙下,大而一爪;四足在腹下,小而歧爪。或时双屈前足,抱拱其喙,正如横弩上矢之状。冬则蛰于谷间,所居之处,大雪不积,气起如蒸。掘下一尺可得,阴干留用。蟾蜍、鸳鸯能食之,鹅、鸭能辟之。故《禽经》云:鹅飞则蜮沉。又有水虎,亦水狐之类;有鬼弹,乃溪毒之类。葛洪所谓"溪毒似射工而无物"者,皆此属也。并附之。

【附录】水虎〔时珍曰〕《襄沔记》云:中庐县有涑水,注沔。中有物,如三四岁小儿,甲如鲮鲤,射不能入。秋曝沙上,膝头似虎,掌爪常没水,出膝示人。小儿弄之,便咬人。人生得者,摘其鼻,可小小使之。名曰水虎。**鬼弹**又按《南中志》云:永昌郡有禁水,惟十一二月可渡,余月则杀人。其气有恶物作声,不见其形,中人则青烂,名曰鬼弹。

角

【主治】带之辟溪毒(藏器)。阴干为末佩之,亦辟射工毒(时珍。○出《抱朴子》)。

【发明】〔时珍曰〕按葛洪《肘后方》云:溪毒中人,一名中水,一名中溪,一名水病,似射工而无物。春月多病之,头痛恶寒,状如伤寒。二三日则腹中生虫,食人下部,渐蚀五脏,注下不禁,虽良医不能疗也。初得则下部若有疮,正赤如截肉,为阳毒,最急;若疮如虫啮,为阴毒,小缓。皆杀人,不过二十日。方家用药,与伤寒、温病相似。或以小蒜煮汤浴之,及诸药方。又云:江南射工毒虫,在山间水中。人行或浴,则此虫含沙射人形影则病。有四种(初得皆如伤寒,或似中恶):一种遍身有黑靥子,四边悉赤,犯之如刺;一种作疮,久即穿陷;一种突起如石;一种如火灼燎疮也。疗之并有方法。王充《论衡》云:短狐含太阳毒气而生,故有弓矢射人,中人如火灼也。

沙虱《纲目》

【释名】蜅蟏(音梗旋。○《广雅》)、蓬活(《万毕术》)、地脾(《同上》)。

【集解】〔时珍曰〕按郭义恭《广志》云:沙虱在水中,色赤,大不过虮,入人皮中杀人。葛洪《抱朴子》云:沙虱,水陆皆有之。雨后及晨暮践沙,必着人,如毛发刺人,便入皮里。可以针挑取之,正赤如丹。不挑,入肉能杀人。凡遇有此虫处,行还,以火炙身,则虫随火去也。又《肘后方》云:山水间多沙虱,甚细,略不可见。人入水中,及阴雨日行草中,此虫多着人,钻入皮里,令人皮上如芒针刺,赤如黍豆。刺三日之后,寒热发疮。虫渐入骨,则杀人。岭南人初有此,以茅叶或竹叶挑刮去之,仍涂苦苣汁;已深者,针挑取虫子,正如疥虫也。愚按溪毒、射工毒、沙虱毒,三者相近,俱似伤寒,故有挑沙、刮沙之法。今俗病风寒者,皆以麻及桃柳枝刮其遍身,亦曰刮沙,盖始于刮沙病也。沙病亦曰水沙、水伤寒,初起如伤寒,头痛、壮热、呕恶,手足指末微厥。或腹痛闷乱,须臾杀人者,谓之搅肠沙也。

【附录】沙虫〔时珍曰〕按《录异记》云:潭、袁、处、吉等州有沙虫,即毒蛇鳞甲中虫。蛇被苦,每入急水中碾出。人中其毒,三日即死。此亦沙虱之类也。

水黾《拾遗》

水黾

【释名】水马(《拾遗》)。

【集解】〔藏器曰〕水黾群游水上,水涸即飞。长寸许,四脚。亦名水马,非海中主产难(海马)之水马也。〔时珍曰〕水虫甚多,此类亦有数种。今有一种水爬虫,扁身大腹而背硬者,即此也。水爬,水马之讹耳。一种水蚕,长身如蝎,能变蜻蜓。

【气味】有毒。

【主治】令人不渴,杀鸡犬(藏器)。

豉虫《拾遗》

【释名】豉母虫(《《肘后方》》)。

【集解】〔时珍曰〕陈藏器《拾遗》有豉虫,而不言出处形状。按葛洪《肘后方》云:江南有射工虫,在溪涧中射人影成病,或如伤寒,或似中恶,或口不能语,或恶寒热,四肢拘急,身体有疮。取水上浮走豉母虫一枚,口中含之便瘥,已死亦活。此虫正黑,如大豆,浮游水上也。今有水虫,大如豆而光黑,即此矣。名豉母者,亦象豆形也。

【气味】有毒。

【主治】杀禽兽,蚀瘜肉,傅恶疮（藏器）。白梅裹含之,除射工毒（时珍）。

砂挼子《拾遗》

【释名】倒行狗子（《拾遗》）、睡虫（同上）。

【集解】〔藏器曰〕是处有之。生砂石中,作旋孔。大如大豆,背有刺,能倒行。性好睡,亦呼为睡虫。

【气味】有毒。

【主治】生取置枕中,令夫妇相好。合射罔用,能杀飞禽走兽（藏器）。

蛔（蚘）虫《拾遗》

【释名】蛔（音回。《说文》。俗作蛕,并与蚘同）、人龙（《纲目》）。

【集解】〔时珍曰〕蛔,人腹中长虫也。按巢元方《病源》云:人腹有九虫:伏虫长四分,群虫之主也;蛔虫长五六寸至一尺,发则心腹作痛,去来上下,口喜吐涎及清水,贯伤心则死;白虫长一寸,色白头小,生育转多,令人精气损弱,腰脚疼,长一尺,亦能杀人;肉虫状如烂杏,令人烦闷。肺虫状如蚕,令人咳嗽,成劳杀人;胃虫状如虾蟆,令人呕逆喜哕;弱虫又名鬲虫,状如瓜瓣,令人多唾;赤虫状如生肉,令人肠鸣;蛲虫至微,形如菜虫,居胴肠中,令人生痈疽、疥癣、𪘬疬、痔瘘、疳䘌、龋齿诸病。诸虫皆依肠胃之间,若人脏腑气实,则不为害;虚则侵蚀,变生诸疾也。又有尸虫与人俱生,为人大害。其状如犬马尾、或如薄筋,依脾而居,三寸许,有头尾。凡服补药,必须先去此虫,否则不得药力。凡一切癥瘕,久皆成虫。紫庭真人云:九虫之中,六虫传变为劳瘵,而胃、蛔、寸白三虫不传。其虫传变,或如婴儿,如鬼形,如虾蟆,如守宫,如蜈蚣,如蝼蚁,如蛇如鳖,如猬如鼠,如蝠如虾,如猪肝,如血汁,如乱发、乱丝等状。凡虫在腹,上旬头向上,中旬向中,下旬向下。服药须于月初四五日五更时,则易效也。张子和云:巢氏之衍九虫详矣,然虫之变不可胜穷,要之皆以湿热为主。虫得木气乃生,得雨气乃化,岂非风木主热,雨泽主湿耶? 故五行之中皆有虫。诸木有蠹,诸果有蟫,诸菽有蚄,五谷有螟、螣、蝥、蟊,麦朽蛾飞,栗破虫出,草腐萤化,皆木之虫也。烈火有鼠,烂灰生蝇,皆火之虫也。穴蚁、墙蝎、田蝼、石蝎,皆土之虫也。科斗、马蛭、鱼、鳖、蛟、龙,皆水之虫也。昔有冶工破一釜,见其断处臼中,有一虫如米虫,色正赤,此则金中亦有虫也。

【气味】大寒。

【主治】目中肤赤热痛,取大者洗净断之,令汁滴目中,三十年肤赤亦瘥(藏器)。治一切眼疾,及生肤翳赤白膜,小儿胎赤、风赤眼,烧末傅之。或以小儿吐出者阴干为末,入汞粉少许,唾津调涂之。又治一切冷瘘(时珍)。

【附方】新三。

玉箸煎治小儿胎赤眼、风赤眼。用小儿吐出蛔虫二条,磁盒盛之,纸封埋湿地,五日取出,化为水,磁瓶收。每日以铜箸点之(《普济方》)。

远年风眼赤暗。用蛔虫五条(日干为末),腻粉一钱,石胆半钱,为末。点之,日二三度(《普济方》)。

一切冷瘘人吐蛔虫烧灰(先以甘草汤洗净)涂之,无不瘥者。慎口味(《千金方》)。

风驴肚内虫《纲目》

【集解】〔时珍曰〕凡人、畜有风病、疮病，肠肚内必有虫也。《圣惠方》治目翳用此物，云以乌驴者为良也。

【主治】目中肤翳。取三七枚曝干，入石胆半钱同研，瓷盒收盛，勿令见风。每日点三五次，其翳自消（《圣惠》）。

蛊虫《拾遗》

【释名】〔时珍曰〕造蛊者，以百虫置皿中，俾相啖食，取其存者为蛊。故字从虫，从皿。皿，器也。

【集解】〔藏器曰〕古人愚质，造蛊图富，皆取百虫入瓮中，经年开之，必有一虫尽食诸虫，即此名为蛊，能隐形似鬼神，与人作祸，然终是虫鬼。咬人至死者，或从人诸窍中出，信候取之，曝干。有患蛊人，烧灰服之，亦是其类自相伏耳。又云：凡蛊虫疗蛊，是知蛊名即可治之。如蛇蛊用蜈蚣蛊虫，蜈蚣蛊用虾蟆蛊虫，虾蟆蛊用蛇蛊虫之类，是相伏者，乃可治之。〔时珍曰〕按蛊毒不一，皆是变乱元气，多因饮食行之。与人为患。则蛊主吉利，所以小人因而造之。南方又有蜥蜴蛊、蜣螂蛊、马蝗蛊、金蚕蛊、草蛊、挑生蛊等毒，诸方大有主治之法，不能悉纪。

【主治】蛊毒，烧灰服少许，立愈（藏器）。

金蚕《纲目》

【释名】食锦虫（《《拾遗》》）。

【集解】〔时珍曰〕按陈藏器云：故锦灰疗食锦虫蛊毒。注云：虫屈如指环，食故绯帛锦，如蚕之食叶也。今考之，此虫即金蚕也。蔡絛《丛谈》云：金蚕始于蜀中，近及湖、广、闽、粤浸多。状如蚕，金色，日食蜀锦四寸。南人畜之，取其粪置饮食中以毒人，人即死也。蚕得所欲，日置他财，使人暴富。然遣之极难，水火兵刃所不能害。必倍其所致金银锦物，置蚕于中，投之路旁。人偶收之，蚕随以往，谓之嫁金蚕。不然能入人腹。残啮肠胃，完然而出，如尸虫也。有人守福清，民讼金蚕毒，治求不得。或令取两刺猬，入其家捕之必获，猬果于榻下墙隙擒出。夫金蚕甚毒，若有鬼神，而猬能制之何耶？又《幕府燕闲录》云：池州进士邹阆家贫，一日启户，获一小笼，内有银器，持归。觉股上有物，蠕蠕如蚕，金色烂然，遂拨去之，仍复在旧处。跧之斫之，投之水火，皆即如故。阆以问友人。友人曰：此金蚕也。备告其故。阆归告妻云：吾事之不可，送之家贫，何以生为？遂吞之。家人谓其必死。寂无所苦，竟以寿终。岂至诚之盛，妖不胜正耶？时珍窃谓金蚕之蛊，为害甚大。故备书二事，一见此蛊畏猬，一见至诚胜邪也。《夷坚志》言：中此蛊者，吮白矾味甘，嚼黑豆不腥，以石榴根皮煎汁吐之。《医学正传》用樟木屑煎汁吐之，亦一法也。愚意不若以猬皮治之，为胜其天。

附录诸虫 《纲目》一种，《拾遗》一种，《别录》五种。

嗪腊虫〔时珍曰〕按裴渊《广州记》云：林任县有甲虫，嗜臭肉。人死，食之都尽，纷纷满屋，不可驱杀。张华《博物志》云：广州西南数郡，人将死，便有飞虫，状如麦，集入舍中，人死便食，不可断遣，惟残骨在乃去。惟以梓板作器，则不来。《林邑国记》云：广西南界有嗪腊虫，食死人。惟豹皮覆尸，则不来。此三说皆一物也。其虫虽不入药，而为人害，不可不知。

灰药 （《拾遗》）〔藏器云〕出岭南陶家。状如青灰，以竹

筒盛之，云是蚵所作。凡以拭物，令人喜好相爱。置家中，损小
儿、鸡、犬也。

黄虫〔《别录·有名未用》曰〕味苦。主寒热。生地上，赤
头长足有角，群居。七月七日采之。

地防〔又曰〕令人不饥不渴。生黄陵。状如蠐，居土中。

梗鸡〔又曰〕味甘，无毒。主治痹。

益符〔又曰〕主闭。一名无舌。

蜚厉〔又曰〕主妇人寒热。

《本草纲目·虫部》卷之四十二终

第四十三卷　鳞部

目录

李时珍曰：鳞虫有水、陆二类，类虽不同，同为鳞也。是故龙蛇灵物，鱼乃水畜，种族虽别，变化相通，是盖质异而感同也。鳞属皆卵生，而蝮蛇胎产。水族皆不瞑，而河豚目眨音劄，蓝蛇之尾，解其头毒。沙鱼之皮，还消鲙积。苟非知者，孰能察之？唐宋本草，虫鱼不分。今析为《鳞部》，凡九十四种，分为四类：曰龙，曰蛇，曰鱼，曰无鳞鱼。旧凡五十八种。

〔附注〕

魏吴普《本草》　　李当之《药录》

宋雷敩《炮炙论》　　齐徐之才《药对》

唐甄权《药性》　　孙思邈《千金·食治》

唐李珣《海药》　　杨损之《删繁》

南唐陈士良《食性》　蜀韩保昇《重注》

宋苏颂《图经》　　唐慎微《证类》

宋寇宗奭《衍义》　　陈承《别说》

金张元素《珍珠囊》　元李杲《法象》

王好古《汤液》　　吴瑞《日用》

元朱震亨《补遗》　　明汪颖《食物》

汪机《会编》　　明陈嘉谟《蒙筌》

鳞之一龙类九种

龙《本经》

吊《拾遗》（精即紫梢花）

蛟龙《纲目》　蜃附

鼍龙《本经》

鲮鲤《别录》（即穿山甲）

石龙子《本经》（即蜥蜴）

守宫《纲目》　十二时虫附

蛤蚧《开宝》

盐龙《纲目》

　右附方旧十九，新四十五。

鳞之二蛇类一十七种

蛇蜕《本经》

蚺蛇《别录》

鳞蛇《纲目》

白花蛇《开宝》

乌蛇《开宝》

金蛇《开宝》　附银蛇

水蛇《纲目》

蛇婆《拾遗》

黄颔蛇《纲目》　附赤楝蛇

蝮蛇《别录》　千岁蝮附

蚖《别录》

蓝蛇《拾遗》

两头蛇《拾遗》

天蛇《纲目》

苟印《拾遗》

蛇角《纲目》（即骨咄犀）

诸蛇《纲目》

右附方旧十六，新六十。

第四十三卷　鳞部

鳞之一龙类九种

龙《本经·上品》

【释名】〔时珍曰〕按许慎《说文》，龙字篆文象形。《生肖论》云：龙耳亏聪，故谓之龙。梵书名那伽。

【集解】〔时珍曰〕按罗愿《尔雅翼》云：龙者鳞虫之长。王符言其形有九似：头似驼，角似鹿，眼似兔，耳似牛，项似蛇，腹似蜃，鳞似鲤，爪似鹰，掌似虎，是也。其背有八十一鳞，具九九阳数。其声如戛铜盘。口旁有须髯，颔下有明珠，喉下有逆鳞。头上有博山，又名尺木，龙无尺木不能升天。呵气成云，既能变水，又能变火。陆佃《埤雅》云：龙火得湿则焰，得水则燔，以人火逐之即息。故人之相火似之。龙，卵生思抱，雄鸣上风，雌鸣下风，因风而化。《释典》云：龙交则变为二小蛇。又《小说》载龙性粗猛，而爱美玉、空青，喜嗜燕肉，畏铁及菵草、蜈蚣、楝叶、五色丝。故食燕者忌渡水，祈雨者用燕，镇水患者用铁，激龙者用菵草，祭屈原者用楝叶、色丝裹粽投江。医家用龙骨者，亦当知其性之爱恶如此。

龙骨〔《别录》曰〕生晋地川谷，及太山岩水岸土穴中死龙处。采无时。〔弘景曰〕今多出梁、益、巴中。骨欲得脊脑，作白地锦文，舐之着舌者良。齿小强，犹有齿形。角强而实。皆是龙蜕，非实死也。〔敩曰〕剩州、沧州、太原者为上。其骨细文广者是雌,骨粗纹狭者是雄。五色具者上;白色、黄色者中,黑色者下。凡经落不净,及妇人采者,不用。〔普曰〕色青白者良。〔恭曰〕今并出晋地。生硬者不好,五色具者良。其青、黄、赤、白、黑,亦应随色与脏腑相合,如五芝、五石英、五石脂,而《本经》不论及。〔颂曰〕今河东州郡多有之。李肇《国史补》云:春水时至,鱼登龙门,蜕骨甚多。人采为药,有五色者。龙门是晋地,与《本经》合,岂龙骨即此鱼之骨乎? 又孙光宪《北梦琐言》云:五代时镇州斗杀一龙,乡豪曹宽取其双角。角前一物如蓝色,文如乱锦,人莫之识。则龙亦有死者矣。〔宗奭曰〕诸说不一,终是臆度。曾有崖中崩出一副,肢体头角皆备,不知蜕耶? 毙耶? 谓之蜕毙,则有形之物,不得生见,死方可见;谓之化,则其形独不可化欤?〔机曰〕经文言死龙之骨,若以为蜕,终是臆说。〔时珍曰〕龙骨,《本经》以为死龙,陶氏以为蜕骨,苏、寇诸说皆两疑之。窃谓龙,神物也,似无自死之理。然观苏氏所引斗死之龙,及《左传》云:豢龙氏醢龙以食;《述异记》云:汉和帝时大雨,龙堕宫中,帝命作羹赐群臣;《博物志》云:张华得龙肉鲊,言得醋则生五色光等说,是龙固有自死者矣,当以《本经》为正。

〔**修治**〕〔敦曰〕凡用龙骨,先煎香草汤浴两度,捣粉,绢袋盛之。用燕子一只,去肠肚,安袋于内,悬井面上,一宿取出,研粉。入补肾药中,其效如神。〔时珍曰〕近世方法,但煅赤为粉。亦有生用者。《事林广记》云:用酒浸一宿,焙干研粉,水飞三度用。如急用,以酒煮焙干。或云:凡入药,须水飞过晒干。每斤用黑豆一斗,蒸一伏时,晒干用。否则着人肠胃,晚年作热也。

〔**气味**〕甘,平,无毒。〔《别录》曰〕微寒。〔权曰〕有小毒。忌鱼及铁器。〔之才曰〕得人参、牛黄良,畏石膏。〔时珍曰〕

许洪云：牛黄恶龙骨，而龙骨得牛黄更良，有以制伏也。其气收阳中之阴，入手、足少阴、厥阴经。

〔主治〕心腹鬼疰，精物老魅，咳逆，泄痢脓血，女子漏下，癥瘕坚结，小儿热气惊痫（《本经》）。心腹烦满，恚怒气伏在心下，不得喘息，肠痈内疽阴蚀，四肢萎枯，夜卧自惊，汗出止汗，缩小便溺血，养精神，定魂魄，安五脏。白龙骨：主多寐泄精，小便泄精（《别录》）。逐邪气，安心神，止夜梦鬼交，虚而多梦纷纭，止冷痢，下脓血，女子崩中带下（甄权）。怀孕漏胎，止肠风下血，鼻洪吐血，止泻痢渴疾，健脾，涩肠胃（《日华》）。益肾镇惊，止阴疟，收湿气脱肛，生肌敛疮（时珍）。

〔发明〕〔敩曰〕气入丈夫肾脏中，故益肾药宜用之。〔时珍曰〕涩可去脱。故成氏云：龙骨能收敛浮越之正气，固大肠而镇惊。又主带脉为病。

〔附方〕旧十一，新七。

健忘久服聪明，益智慧。用白龙骨、虎骨、远志等分，为末。食后酒服方寸匕，日三（《千金方》）。

劳心梦泄龙骨、远志等分，为末，炼蜜丸如梧子大，朱砂为衣。每服三十丸，莲子汤下（《心统》）。

暖精益阳前方去朱砂。每冷水空心下三十丸（《经验》）。

睡即泄精白龙骨四分，韭子五合。为散。空心酒服方寸匕（《梅师方》）。

遗尿淋沥白龙骨、桑螵蛸等分，为末。每盐汤服二钱（《梅师方》）。

老疟不止龙骨末方寸匕，先发一时，酒一升半，煮三沸，及热服尽。温覆取汗，即效（《肘后》）。

泄泻不止白龙骨、白石脂等分为末，水丸梧子大。紫苏、木瓜汤下，量大人、小儿用（《心鉴》）。

伤寒毒痢伤寒八九日至十余日，大烦渴作热，三焦有疮䘌，下痢，或张口吐舌，目烂，口鼻生疮，不识人，用此除热毒止痢。龙骨半斤，水一斗，煮四升，沉之井底。冷服五合，渐渐进之（《外台》方）。

热病下痢欲死者。龙骨半斤研，水一斗，煮取五升，候极冷，稍饮，得汗即愈，效（《肘后方》）。

久痢休息不止者。龙骨四两打碎，水五升，煮取二升半。分五服，冷饮。仍以米饮和丸，每服十丸（《肘后方》）。

久痢脱肛白龙骨粉，扑之（姚和众方）。

鼻衄眩冒欲死者。龙骨末吹之（《梅师方》）。

吐血衄血、九窍出血并用龙骨末，吹入鼻中。昔有人衄血一斛，众方不止，用此即断（《三因方》）。

耳中出血龙骨末吹入之（《三因方》）。

男妇溺血龙骨末，水服方寸匕，日三（《千金方》）。

小儿脐疮龙骨煅研，傅之（《圣惠方》）。

阴囊汗痒龙骨、牡蛎粉，扑之（《医宗三法》）。

龙齿

〔修治〕同龙骨。或云以酥炙。

〔气味〕涩，凉，无毒。〔当之曰〕大寒。〔之才曰〕平。得人参、牛黄良。畏石膏、铁器。

〔主治〕杀精物。大人惊痫诸痉，癫疾狂走，心下结气，不能喘息。小儿五惊、十二痫（《本经》）。小儿身热不可近，大人骨间寒热，杀蛊毒（《别录》）。镇心,安魂魄(甄权)。治烦闷、热狂、鬼魅(《日华》)。

〔发明〕〔时珍曰〕龙者东方之神,故其骨与角、齿皆主肝病。许叔微云:肝藏魂,能变化,故魂游不定者,治之以龙齿。即此义也。

龙角

〔修治〕同骨。

〔气味〕甘,平,无毒。〔之才曰〕畏干漆、蜀椒、理石。

〔主治〕惊痫瘛疭,身热如火,腹中坚及热泄。久服轻身,通神明,延年(《别录》)。小儿大热(甄权)。心热风痫,以烂角磨浓汁二合,食上服,日二次(苏颂。○出韦丹方)。

〔发明〕〔颂曰〕骨、齿医家常用,角则稀使,惟深师五邪丸用之,云无角用齿,而《千金》治心病有角、齿同用者。

龙脑

〔主治〕其形肥软,能断痢(陶弘景)。

龙胎

〔主治〕产后余疾,女人经闭。〔弘景曰〕比来巴中数得龙胞,形体具存。云治产后余疾,正当末服。〔颂曰〕许孝宗《箧中方》言:龙胎出蜀中山涧,大类干鱼鳞,煎时甚腥臊。治女经积年不通。同瓦松、景天各少许,以水两盏,煎一盏,去滓。分温二服。少顷,腹中转动便下。按此物方家罕知,而昔人曾用,世当有识者。〔时珍曰〕胞胎俱出巴蜀,皆主血疾,盖一物也。

龙涎〔机曰〕龙吐涎沫,可制香。〔时珍曰〕龙涎,方药鲜用,惟入诸香,云能收脑、麝数十年不散。又言焚之则翠烟浮空。出西南海洋中。云是春间群龙所吐涎沫浮出。番人采得货之,每两千钱。亦有大鱼腹中剖得者。其状初若脂胶,黄白色;干则成块，黄黑色，如百药煎而腻理；久则紫黑，如五灵脂而光泽。其体轻飘，似浮石而腥臊。

吊《拾遗》

【释名】吉吊（《《北梦琐言》》）。〔时珍曰〕吊，旧无正条。惟苏颂《图经》载吉吊脂，云龙所生也。陈藏器《拾遗》有予脂一条，引《广州记》云：予，蛇头鳖身，膏主蛭刺云云。今考《广州记》及《太平御览》止云：吊，蛇头鼍身，膏至轻利等语。并无所谓蛇头鼍身、予膏主蛭刺之说。盖吊字似予，鼍字似鳖，至轻利三字似主蛭刺，传写讹误，陈氏遂承其误耳。吊既龙种，岂有鳖身？病中亦无蛭刺之证，其误可知，今改正之。**精名紫稍花**（《《图经》》）。

【集解】〔藏器曰〕裴渊《广州记》云：吊生岭南，蛇头鼍身，亦水宿，亦木栖。其膏至轻利，以铜及瓦器盛之浸出，惟鸡卵壳盛之不漏，其透物甚于醍醐。摩理毒肿大验。〔颂曰〕姚和众《延龄至宝方》云：吉吊脂出福、建州，甚难得。须以琉璃瓶盛之，更以樟木盒重贮之，不尔则透气失去也。孙光宪《北梦琐言》云：海上人言：龙每生二卵，一为吉吊。吉吊多与鹿游，或于水边遗沥，值流槎则粘着木枝，如蒲槌状。其色微青黄，复似灰色，号紫稍花，坐汤多用之。〔时珍曰〕按裴、姚二说相同，则吊脂即吉吊脂无疑矣。又陈自明《妇人良方》云：紫稍花生湖泽中，乃鱼虾生卵于竹木之上，状如糖黢，去木用之。此说与孙说不同。近时房中诸术，多用紫稍花，皆得于湖泽，其色灰白而轻松，恐非真者。当以孙说为正。或云紫稍花与龙涎相类，未知是否？

吊脂—名吊膏。

〔气味〕有毒。

〔主治〕风肿痈毒,瘾疹赤瘙,瘑疥痔瘘,皮肤顽痹,踠跌折伤,内损瘀血。以脂涂上,炙手热摩之,即透(藏器)。治聋耳,不问年月。每日点入半杏仁许,便差(苏颂。○出《延龄方》)。

紫梢花

〔气味〕甘,温,无毒。

〔主治〕益阳秘精,疗真元虚惫,阴痿遗精,余沥白浊如脂,小便不禁,囊下湿痒,女人阴寒冷带,入丸散及坐汤用(时珍。○又《和剂》玉霜丸注云:如无紫梢花,以木贼代之)。

〔附方〕新二。

阳事痿弱 紫梢花、生龙骨各二钱,麝香少许,为末,蜜丸梧子大。每服二十丸,烧酒下。欲解,饮生姜甘草汤(《集简方》)。

阴痒生疮 紫梢花一两,胡椒半两,煎汤温洗,数次即愈(《总微论》)。

蛟龙《纲目》

【释名】〔时珍曰〕按任昉《述异记》云:蛟乃龙属,其眉交生,故谓之蛟。有鳞曰蛟龙,有翼曰应龙,有角曰虬龙,无角曰螭龙也。梵书名宫毗罗。

【集解】〔时珍曰〕按裴渊《广州记》云:蛟长丈余,似蛇而四足,形广如楯。小头细颈,颈有白婴。胸前赭色,背上青斑,胁边若锦,尾有肉环。大者数围,其卵亦大。能率鱼飞,得鳖可免。王子年《拾遗录》云:汉昭帝钓于渭水,得白蛟若蛇,无鳞甲,头有软角,牙出唇外。命大官作食甚美,骨青而肉紫。据此,则蛟亦可食也。

【附录】蜃（之刃切）。〔时珍曰〕蛟之属有蜃，其状亦似蛇而大，有角如龙状。红鬣，腰以下鳞尽逆。食燕子。能呼气成楼台城郭之状，将雨即见，名蜃楼，亦曰海市。其脂和蜡作烛，香凡百步，烟中亦有楼阁之形。《月令》云：雉入大水为蜃。陆佃云：蛇交龟则生龟，交雉则生蜃，物异而感同也。类书云：蛇与雉交而生子曰蟂，似蛇四足，能害人。陆禋云：蟂（音枭）即蛟也，或曰蜃也。又鲁至刚云：正月蛇与雉交生卵遇雷即入土数丈为蛇形，经二三百年，乃能升腾。卵不入土，但为雉尔。观此数说，则蛟、蜃皆是一类，有生有化也。一种海蛤与此同名，罗愿以为雉化之蜃，未知然否？详《介部》车螯下。

精

〔气味〕缺。有毒。〔时珍曰〕按张仲景《金匮要略》云：春夏二时，蛟龙带精入芹菜中。人食之，则病蛟龙癥，痛不可忍。治以硬糖，日服二三升，当吐出如蜥蜴状也。唐医周顾治此，用雄黄、朴硝煮服下之。

髓

〔主治〕傅面，令人好颜色。又主易产（时珍。○出《东方朔别传》）。

鼍龙《本经·中品》

【释名】鮀鱼（《本经》）、土龙（《博物志》）。〔藏器曰〕《本经》鮀鱼，合改作鼍。鼍形如龙，声甚可畏。长一丈者，能吐气成云致雨。既是龙类，宜去其鱼。〔时珍曰〕鼍字象其头、腹、足、尾之形，故名。《博物志》谓之土龙。鮀乃鱼名，非此物也。今依陈氏改正之。

【集解】〔《别录》曰〕鮀鱼甲生南海池泽，取无时。〔弘景曰〕即鼍甲也,皮可冒鼓。性至难死,沸汤沃口,入腹良久乃剥之。〔藏器曰〕鼍性嗜睡,恒闭目。力至猛,能攻江岸。人于穴中掘之,百人掘,须百人牵之;一人掘,亦一人牵之。不然,终不可出。〔颂曰〕今江湖极多。形似守宫、鲮鲤辈,而长一二丈,背尾俱有鳞甲。夜则鸣吼,舟人畏之。〔时珍曰〕鼍穴极深,渔人以篾缆系饵探之,候其吞钩,徐徐引出。性能横飞,不能上腾。其声如鼓,夜鸣应更。谓之鼍鼓,亦曰鼍更,俚人听之以占雨。其枕莹净,胜于鱼枕。生卵甚多至百,亦自食之。南人珍其肉,以为嫁娶之敬。陆佃云:鼍身具十二生肖肉,惟蛇肉在尾最毒也。

鼍甲

〔修治〕酥炙,或酒炙用。

〔气味〕酸,微温,有毒。〔权曰〕甘,平,有小毒。〔《日华》曰〕无毒。蜀漆为之使。畏芫花、甘遂、狗胆。

〔主治〕心腹癥瘕,伏坚积聚,寒热,女子小腹阴中相引痛,崩中下血五色,及疮疥死肌(《本经》)。五邪涕泣时惊,腰中重痛,小儿气癃眦溃(《别录》)。小腹气疼及惊恐(孟诜)。除腹内血积,妇人带下,百邪魍魉(甄权)。疗牙齿疳䘌宣露(《日华》)。杀虫,治瘰疬瘘疮,风顽瘙疥恶疮。炙烧,酒浸服之,功同鳖甲(藏器)。治阴疟(时珍)。

〔发明〕〔时珍曰〕鼍甲所主诸证,多属厥阴,其功只在平肝木,治血杀虫也。《千金方》治风癫,有鼍甲汤。今药肆多悬之,云能辟蠹,亦杀虫之意。

〔附方〕旧一。

肠风痔疾〔颂曰〕用皮及骨烧灰,米饮空心服二钱。甚者,入红鸡冠花、白矾为末和之。

肉

〔气味〕甘,有小毒。〔颂曰〕肉色似鸡,而发冷气痼疾。〔藏器曰〕梁周兴嗣嗜此肉,后为鼍所喷,便生恶疮。此物有灵,不食更佳,其涎最毒。〔陶曰〕肉至补益,亦不必食。

〔主治〕少气吸吸,足不立地(《别录》)。湿气邪气,诸蛊,腹内癥瘕,恶疮(藏器)。

脂

〔主治〕摩风及恶疮(张鼎)。

肝

〔主治〕五尸病。用一具炙熟,同蒜齑食(《肘后》)。

鲮鲤《别录·下品》

【释名】龙鲤(郭璞)、穿山甲(《图经》)、石鲮鱼(《纲目》)。〔时珍曰〕其形肖鲤,穴陵而居,故曰鲮鲤,而俗称为穿山甲,郭璞赋谓之龙鲤。《临海记》云:尾刺如三角菱。故谓石鲮。

【集解】〔颂曰〕鲮鲤即今穿山甲也。生湖广、岭南,及金、商、均、房诸州,深山大谷中皆有之。〔弘景曰〕形似鼍而短小,又似鲤而有四足,黑色,能陆能水。日中出岸,张开鳞甲如死状,诱蚁入甲,即闭而入水,开甲蚁皆浮出,因接而食之。〔时珍曰〕鲮鲤状如鼍而小,背如鲤而阔,首如鼠而无牙,腹无鳞而有毛,长舌尖喙,尾与身等。尾鳞尖厚,有三角,腹内脏腑俱全,而胃独大,常吐舌诱蚁食之。曾剖其胃,约蚁升许也。

甲

〔修治〕〔时珍曰〕方用或炮、或烧,或酥炙、醋炙、童便炙,或油煎、土炒、蛤粉炒,当各随本方,未有生用者。仍以尾甲乃力胜。

〔气味〕咸，微寒，有毒。

〔主治〕五邪，惊啼悲伤，烧灰，酒服方寸匕。疗蚁瘘（《别录》）。小儿惊邪，妇人鬼魅悲泣，及疥癣痔漏（大明）。疗疮癞，及诸痊疾（弘景）。烧灰傅恶疮。又治山岚瘴疟（甄权）。除痰疟寒热，风痹强直疼痛，通经脉，下乳汁，消痈肿，排脓血，通窍杀虫（时珍）。

〔发明〕〔弘景曰〕此物食蚁，故治蚁瘘。〔时珍曰〕穿山甲入厥阴、阳明经。古方鲜用，近世风疟、疮科、通经、下乳，用为要药。盖此物穴山而居，寓水而食。出阴入阳，能窜经络，达于病所故也。按刘伯温《多能鄙事》云：凡油笼渗漏，剥穿山甲里面肉靥投入，自至漏处补住。又《永州记》云：此物不可于堤岸上杀之，恐血入土，则堤岸渗漏。观此二说，是山可使穿，堤可使漏，而又能至渗处，其性之走窜可知矣。谚曰：穿山甲，王不留，妇人食了乳长流。亦言其迅速也。李仲南言其性专行散，中病即止，不可过服。又按《德生堂经验方》云：凡风湿冷痹之证，因水湿所致，浑身上下，强直不能屈申，痛不可忍者。于五积散加穿山甲七片，看病在左右手足，或臂胁疼痛处，即于鲮鲤身上取甲炮熟，同全蝎（炒）十一个，葱、姜同水煎，入无灰酒一匙，热服，取汗避风甚良。

〔附方〕旧五，新十八。

中风瘫痪手足不举。用穿山甲（左瘫用右甲，右痪用左甲，炮熟）、大川乌头（炮熟）、红海蛤（如棋子大者）各二两，为末。每用半两，捣葱白汁和成厚饼，径寸半，随左右贴脚心，缚定。密室安坐，以贴药脚浸热汤盆中，待身麻汗出，急去药。宜谨避风，自然手足可举。半月再行一次，除根。忌口，远色，调养。亦治诸风疾（《卫生宝鉴》）。

热疟不寒穿山甲一两，干枣十个，同烧存性，为末。每服二钱，发日，五更井花水服（《杨氏家藏》）。

下痢里急穿山甲、蛤粉等分，同炒研末。每服一钱，空心温酒下（《普济方》）。

肠痔气痔出脓血。用穿山甲（烧存性）一两，肉豆蔻三枚，为末。每米饮服二钱。甚者加猬皮灰一两，中病即止（《衍义》）。

鼠痔成疮肿痛。用穿山甲尾尖处一两（炙存性），鳖甲（酒炙酥）一两，麝香半钱，为末。每服一钱半，真茶汤服取效（《直指方》）。

蚁瘘不愈鲮鲤甲二七枚烧灰，猪脂调傅（《千金方》）。

妇人阴癫硬如卵状。随病之左右，取穿山甲之左右边五钱，以沙炒焦黄，为末。每服二钱，酒下（《摘玄方》）。

乳汁不通涌泉散：用穿山甲炮研末，酒服方寸匕，日二服。外以油梳梳乳，即通（《单骧方》）。

乳癌乳痈方同上。

吹奶疼痛穿山甲（炙焦）、木通各一两，自然铜（生用）半两，为末。每服二钱，酒下取效（《图经》）。

痘疮变黑穿山甲、蛤粉炒为末。每服五分，入麝香少许，温酒服。即发红色，如神（《直指方》）。

肿毒初起穿山甲（插入谷芒热灰中，炮焦为末）二两，入麝香少许。每服二钱半，温酒下（《仁斋直指方》）。

马疔肿毒穿山甲（烧存性）、贝母等分为末。酒调服，三四次。乃以下药，利去恶物即愈（鲍氏方）。

便毒便痈穿山甲半两，猪苓三钱，并以醋炙研末，酒服二钱。外穿山甲末和麻油、轻粉涂之。或只以末涂之（《直指》）。

瘰疬溃坏《集验方》：用鲮鲤甲二十一片烧研，傅之。〇《寿域方》：用穿山甲（土炒）、斑蝥、熟艾等分，为末，傅之。外以乌桕叶贴上，灸四壮，效。

眉炼癣疮生眉中者。穿山甲前膊鳞，灸焦为末，清油和轻粉调傅（《直指方》）。

蚁入耳内鲮鲤甲烧研，水调，灌入即出（《肘后》）。

聤耳出脓穿山甲烧存性，入麝香少许，吹之。三日水干即愈（鲍氏《小儿方》）。

耳内疼痛穿山甲二个，夹土狗二个，同炒焦黄，为末。每吹一字入耳内。亦治耳聋（《普济方》）。

耳鸣耳聋卒聋，及肾虚，耳内如风、水、钟、鼓声。用穿山甲一大片（以蛤粉炒赤，去粉），蝎梢七个，麝香少许，为末，以麻油一滴化蜡，和作梃子，绵裹塞之（《摄生众妙方》）。

火眼赤痛穿山甲一片为末，铺白纸上，卷作绳，烧烟熏之（《寿域方》）。

倒睫拳毛穿山甲，竹刀刮去肉，将羊肾脂抹甲上，灸黄，如此七次，为末。随左右眼，用一字嗜鼻内，口中噙水。日用三次，二月取效（《儒门事亲》）。

肉

〔气味〕甘、涩，温，有毒。〔时珍曰〕按张杲《医说》云：鲮鲤肉最动风。风疾人才食数脔，其疾一发，四肢顿废。时珍窃谓此物性窜而行血，风人多血虚故也。然其气味俱恶，亦不中用。

石龙子《本经·中品》

【释名】山龙子（《别录》）、泉龙（《繁露注》）、石蜴（音易。《别录》）、蜥蜴（《别录》）、猪婆蛇（《纲目》）、守宫

(《《别录》》)。〔时珍曰〕此物生山石间，能吐雹，可祈雨，故得龙子之名。蜥蜴本作析易。许慎云：易字篆文象形。陆佃云：蜴善变易吐雹，有阴阳析易之义。《周易》之名，盖取乎此。今俗呼为猪婆蛇是矣。〔弘景曰〕守宫，蝘蜓也。而此亦名守宫，殊难分别。详见守宫条。

　　【集解】〔《别录》曰〕石龙子生平阳川谷，及荆州山石间。五月取，着石上令干。〔保昇曰〕山南襄州、安州、申州处处有之。三、四、八、九月采，去腹中物，熏干。〔弘景曰〕其类有四种：形大纯黄者为蛇医母，亦名蛇舅母，不入药用。似蛇医而形小尾长，见人不动者，为龙子；形小而五色，尾青碧可爱者，为蜥蜴，并不螫人；一种缘篱壁，形小色黑者，为蝘蜓，言螫人必死，亦未闻中之者。〔恭曰〕龙子，即蜥蜴，形细而长，尾与身类，似蛇有四足，去足便是蛇形。以五色者为雄，入药良；色不备者为雌，力劣也。

子龍石

蜥蜴

石龙子

蛇师生山谷，头大尾小而短，色青黄或白斑也。蝘蜓生人家屋壁间，似蛇师，即守宫也，一名蝾螈。《尔雅》互言之，并非真说。〔颂曰〕《尔雅》以蝾螈、蜥蜴、蝘蜓、守宫为一物。《方言》以在草为蜥蜴、蛇医，在壁为守宫、蝘蜓。《字林》以蝾螈为蛇医。据诸说，当以在草泽者为蝾螈、蜥蜴，在屋壁者为蝘蜓、守宫也。入药以草泽者为良。〔时珍曰〕诸说不定。大抵是水、旱二种，有山石、草泽、屋壁三者之异。《本经》惟用石龙，后人但称蜥蜴,实一物也。且生山石间,正与石龙、山龙之名相合,自与草泽之蛇师、屋壁之蝘蜓不同。苏恭言蛇师生山谷,以守宫为蝾螈,苏颂以草泽者入药,皆与《本经》相戾。术家祈雨以守宫为蜥蜴,谬误尤甚。今将三者考正于左,其义自明矣。生山石间者曰石龙,即蜥蜴,俗呼猪婆蛇;似蛇有四足,头扁尾长,形细,长七八寸,大者一二尺,有细鳞金碧色;其五色全者为雄,入药尤胜。生草泽间者曰蛇医,又名蛇师、蛇舅母、水蜥蜴、蝾螈,俗亦呼猪婆蛇;蛇有伤,则衔草以敷之,又能入水与鱼合,故得诸名;状同石龙而头大尾短,形粗,其色青黄,亦有白斑者,不入药用。生屋壁间者曰蝘蜓,即守宫也;似蛇医而短小,灰褐色,并不螫人,详本条。又按《夷坚志》云:刘居中见山中大蜥蜴百枚,长三四尺,光腻如脂。吐雹如弹丸,俄顷风雷作而雨雹也。〔宗奭曰〕有人见蜥蜴从石罅中出,饮水数十次,石下有冰雹一二升。行未数里,雨雹大作。今人用之祈雨,盖取此义。

【修治】〔时珍曰〕古方用酥炙或酒炙。惟治传尸劳瘵天灵盖丸,以石蜥蜴连肠肚,以醋炙四十九遍用之,亦一异也。

【气味】咸,寒,有小毒。〔之才曰〕恶硫黄、芜荑、斑蝥。

【主治】五癃邪结气,利小便水道,破石淋下血(《本经》)。消水饮阴癀,滑窍破血。娠妇忌用(时珍)。

【发明】〔宗奭曰〕蜥蜴能吐雹祈雨,故能治癃淋,利水道。〔时珍曰〕其功长于利水,故《千金》治癥结水肿,尸疰留饮,有蜥蜴丸。《外台》治小儿阴癀用之,皆取其利水也。刘涓子用同斑蝥、地胆治瘰疾,取其利小便、解二物之毒也。

【附方】新二。

小儿阴癀 用蜥蜴一枚烧灰,酒服(《外台秘要》)。

诸瘘不愈 用蜥蜴(炙)三枚,地胆(炒)三十枚,斑蝥

（炒）四十枚，为末，蜜丸小豆大。每服二丸，白汤下。治诸法不效者（《刘涓子鬼遗方》）。

肝

〔主治〕缺。

〔附方〕新一。

去生胎蜥蜴肝、蛇脱皮等分，以苦酒和匀，摩妊妇脐上及左右令温，胎即下也（《圣惠》）。

守宫《纲目》

【释名】壁宫（苏恭）、壁虎（时珍）、蝎虎（苏恭）、蝘蜓（音偃殄。《《尔雅》》）。〔弘景曰〕蝘蜓喜缘篱壁间。以朱饲之，满三斤杀，干末以涂女人身，有交接事便脱，不尔如赤志，故名守宫。而蜥蜴亦名守宫，殊难分别。按东方朔云"若非守宫则蜥蜴"是矣。〔恭曰〕蝘蜓又名蝎虎，以其常在屋壁，故名守宫，亦名壁宫。饲朱点妇人，谬说也。〔时珍曰〕守宫善捕蝎、蝇，故得虎名。《春秋考异邮》云：守宫食蚕，土胜水也。点臂之说，《淮南万毕术》、张华《博物志》、彭乘《墨客挥犀》，皆有其法，大抵不真。恐别有术，今不传矣。扬雄《方言》云：秦、晋、西夏谓之守宫，亦曰蚚蠥，南阳人呼为蝘蜓，在泽中者谓之蜥蜴，楚人谓之蝾螈。

守宫

【集解】〔时珍曰〕守宫，处

处人家墙壁有之。状如蛇医，而灰黑色，扁首长颈，细鳞四足，长者六七寸，亦不闻噬人。南人有十二时虫，即守宫之五色者，附见于下。

【附录】十二时虫〔时珍曰〕十二时虫，一名避役，出容州、交州诸处，生人家篱壁、树木间，守宫之类也。大小如指，状同守宫，而脑上连背有肉鬣如冠帻，长颈长足，身青色，大者长尺许，尾与身等，啮人不可疗。《岭南异物志》言：其首随十二时变色，见者主有喜庆。《博物志》言：在阴多细绿，日中变易，或青或绿，或丹或黄，或红或赤。《北户录》言不能变十二色，但黄、褐、青、赤四色而已。窃按陶弘景言：石龙五色者为蜥蜴。陆佃言：蜥蜴能十二时变易，故得易名。若然，则此虫亦蜥蜴矣而生篱壁间，盖五色守宫尔。陶氏所谓守宫螫人必死，及点臂成志者，恐是此物。若寻常守宫，既不堪点臂，亦未有螫人至死者也。

【气味】咸，寒，有小毒。

【主治】中风瘫痪，手足不举，或历节风痛，及风瘑惊痫，小儿疳痢，血积成痞，疠风瘰疬，疗蝎螫（时珍）。

【发明】〔时珍曰〕守宫，旧附见于石龙下，云不入药用。近时方术多用之。杨仁斋言：惊痫皆心血不足，其血与心血相类，故治惊痫。取其血以补心。其说近似，而实不然。盖守宫食蝎蛋，蝎蛋乃治风要药。故守宫所治风瘑惊痫诸病，亦犹蜈、蝎之性能透经络也。且入血分，故又治血病疮疡。守宫祛风，石龙利水，功用自别，不可不知。

【附方】新十四。

小儿脐风用壁虎后半截焙为末，男用女乳，女用男乳，调匀，入稀鸡矢少许，掺舌根及牙关。仍以手蘸摩儿，取汗出，甚妙（笔峰《杂兴》方）。

久年惊痫守宫膏：用守宫一个，剪去四足，连血研烂，入珍珠、麝香、龙脑香各一字，研匀，以薄荷汤调服。仍先或吐或下去痰涎，而后用此，大有神效（《奇效方》）。

小儿撮口用朱砂末安小瓶内，捕活蝎虎一个入瓶中，食砂末月余，待体赤，阴干为末。每薄荷汤服三四分（方广《附余》）。

心虚惊痫用褐色壁虎一枚，连血研烂，入朱砂、麝香末少许，薄荷汤调服。继服二陈汤，神效（《仁斋直指》）。

瘫痪走痛用蝎虎（即蝘蜓）一枚（炙黄），陈皮五分，罂粟壳（蜜炒）一钱，甘草、乳香、没药各二钱半，为末。每服三钱，水煎服（《医学正传》）。

历节风痛不可忍者。壁虎丸。用壁虎三枚（生研），蛴螬三枚（湿纸包，煨研），地龙五条（生研），草乌头三枚（生研），木香五钱，乳香末二钱半，麝香一钱，龙脑五分，合研成膏。入酒糊捣，丸如梧桐子大。每日空心乳香酒服三十丸，取效（《总录》）。

破伤中风身如角弓反张，筋急口噤者，用守宫丸治之。守宫（炙干去足）七枚，天南星（酒浸三日晒干）一两，腻粉半钱，为末，以薄面糊丸绿豆大。每以七丸，酒灌下，少顷汗出得解，更与一服，再汗即差。或加白附子一两，以蜜丸（《圣惠方》）。

疠风成癞祛风散：用东行蝎虎一条（焙干），大蚕沙五升（水淘炒）。各为末，以小麦面四升，拌作络索，曝干研末。每服一二合，煎柏叶汤下，日三服，取效（《卫生宝鉴》）。

瘰疬初起用壁虎一枚（焙研）。每日服半分，酒服（《青囊》）。

血积成块用壁虎一枚，白面和一鸭子大，包裹研烂，作饼烙熟食之，当下血块。不过三五次即愈，甚验（《青囊》）。

小儿疳疾蝎虎丹：治一切疳瘦、下痢，证候全备，及无辜疳毒,如邪病者。用干雄蝎虎一个(微炙),蜗牛壳、兰香根、靛花、雄黄、麝香各一分,龙脑半分,各研为末,米醋煮糊丸黍米大。每脂麻汤下十丸,日二服,取效(《奇效良方》)。

蚕蝎螫伤端午日午时收壁虎一枚,以鸡胆开一窍盛之,阴干。每以一星敷上即止,神效(《青囊》)。

反胃膈气地塘虫(即壁虎也)七个(砂锅炒焦),木香、人参、朱砂各一钱半,乳香一钱,为末,蜜丸梧子大。每服七丸,木香汤下,早晚各一服(《丹溪摘玄》)。

痈疮大痛壁虎焙干研末,油调傅之,即止(《医方摘要》)。

粪

〔主治〕烂赤眼(时珍)。

〔附方〕新一。

胎赤烂眼昏暗。用蝎虎数枚,以罐盛黄土按实,入蝎虎在内,勿令损伤。以纸封口,穿数孔出气。候有粪数粒,去粪上一点黑者,只取一头白者,唾津研成膏,涂眼睫周回,不得揩拭。来早以温浆水洗三次,甚效(《圣济总录》)。

蛤蚧 宋《开宝》

【释名】蛤蟹(《日华》)、仙蟾(《《纲目》》)。〔志曰〕一雌一雄,常自呼其名。〔时珍曰〕蛤蚧,因声而名,仙蟾,因形而名;岭南人呼蛙为蛤,又因其首如蛙、蟾也。雷敩以雄为蛤,以雌为蚧,亦通。

【集解】〔志曰〕蛤蚧生岭南山谷,及城墙或大树间。形如大守宫,身长四五寸,尾与身等。最惜其尾,见人取之,多自啮断其尾而去。药力在尾,尾不全者不效。扬雄《方言》云:桂林之中,守宫能鸣者,俗谓之蛤蚧。盖相似也。〔禹锡曰〕按《岭

蛤蚧

表录异》云：蛤蚧首如虾蟆，背有细鳞，如蚕子，土黄色，身短尾长。多巢于榕木及城楼间，雌雄相随，旦暮则鸣。或云鸣一声是一年者。俚人采鬻，云治肺疾。〔珣曰〕生广南水中，夜即居于榕树上。雌雄相随，投一获二。近日西路亦有之，其状虽小，滋力一般。俚人采之割腹，以竹张开，曝干鬻之。〔颂曰〕人欲得首尾全者，以两股长柄铁叉，如黏黐竿状，伺于榕木间，以叉刺之，一股中脑，一股着尾，故不能啮也。入药须雌雄两用。或云阳人用雌，阴人用雄。〔敩曰〕雄为蛤，皮粗口大，身小尾粗；雌为蚧，皮细口尖，身大尾小。〔时珍曰〕按段公路《北户录》云：其首如蟾蜍，背浅绿色，上有土黄斑点，如古锦纹，长尺许，尾短，其声最大，多居古木窍间，亦守宫、蜥蜴之类也。又顾玠《海槎录》云：广西横州甚多蛤蚧，牝牡上下相呼，累日，情洽乃交，两相抱负，自堕于地。人往捕之，亦不之觉，以手分劈，虽死不开，乃用熟稿草细缠，蒸过曝干售之，炼为房中之药甚效。寻常捕者，不论牝牡，但可为杂药及兽医方中之用耳。

【修治】〔敩曰〕其毒在眼。须去眼及甲上、尾上、腹上肉毛，以酒浸透，隔两重纸缓焙令干，以瓷器盛，悬屋东角上一夜用之，力可十倍，勿伤尾也。〔《日华》曰〕凡用去头、足，洗去鳞鬣内不净，以酥炙用（或用蜜炙）。〔李珣曰〕凡用须炙令黄色，熟捣。口含少许，奔走不喘息者，为真也。宜丸散中用。

【气味】咸,平,有小毒。〔《日华》曰〕无毒。

【主治】久咳嗽,肺劳传尸,杀鬼物邪气,下淋沥,通水道(《开宝》)。下石淋,通月经,治肺气,疗咳血(《日华》)。肺痿咯血,咳嗽上气,治折伤(《海药》)。补肺气,益精血,定喘止嗽,疗肺痈消渴,助阳道(时珍)。

【发明】〔宗奭曰〕补肺虚劳嗽有功。〔时珍曰〕昔人言补可去弱,人参、羊肉之属。蛤蚧补肺气,定喘止渴,功同人参;益阴血,助精扶羸,功同羊肉。近世治劳损痿弱,许叔微治消渴,皆用之,俱取其滋补也。刘纯云:气液衰、阴血竭者,宜用之。何大英云:定喘止嗽,莫佳于此。

【附方】旧二。

久嗽肺痈〔宗奭曰〕久嗽不愈,肺积虚热成痈,咳出脓血,晓夕不止,喉中气塞,胸隔噎痛。用蛤蚧、阿胶、鹿角胶、生犀角、羚羊角各二钱半,用河水三升,银石器内文火熬至半升,滤汁。时时仰卧细呷。日一服。张刑部子皋病此,田枢密况授方,服之遂愈。

喘嗽面浮并四肢浮者。蛤蚧一雌一雄,头尾全者,法酒和蜜涂之,炙熟,紫团人参似人形者,半两为末,化蜡四两,和作六饼。每煮糯米薄粥一盏,投入一饼搅化,细细热呷之(《普济》)。

盐龙《纲目》

【集解】〔时珍曰〕按何薳《春渚纪闻》云:宋徽宗时,将军萧注破南蛮,得其所养盐龙,长尺余,籍以银盘,中置玉盂,以玉箸摭海盐饲之。每鳞中出盐则收取,云能兴阳事,每以温酒服一钱匕。后龙为蔡京所得,及死,以盐封,数日取用亦有力。愚按此物生于殊方,古所不载,而有此功,亦希物也。因附于此以俟。

鳞之二 蛇类一十七种

蛇蜕 《本经·下品》

【释名】蛇皮（甄权）、蛇壳（俗名）、龙退（《纲目》）、龙子衣（《本经》）、龙子皮（《别录》）、弓皮（《本经》）、蛇符（《本经》）、蛇筋（《吴普》）。○〔时珍曰〕蛇字，古文象其宛转有盘曲之形。蜕音脱，又音退，退脱之义也。龙、弓、符、筋，并后世庾隐之名耳。

【集解】〔《别录》曰〕生荆州川谷及田野。五月五日、十五日取之，良。〔弘景曰〕草中少见虺蝮蜕，惟有长者，多是赤蜓、黄颔辈，其皮不可辨，但取石上完全者为佳。〔颂曰〕南中木石上，及人家墙屋间多有之。蛇蜕无时，但着不净即脱，或大饱亦脱。

【修治】〔敩曰〕凡使，勿用青、黄、苍色者，只用白色如银者。先于地下掘坑，深一尺二寸，安蜕于中，一宿取出，醋浸炙干用。〔时珍曰〕今人用蛇蜕，先以皂荚水洗净缠竹上，或酒、或醋、或蜜浸，炙黄用。或烧存性，或盐泥固，各随方法。

【气味】咸、甘，平，无毒。火熬之良。〔权曰〕有毒。○畏磁石及酒。○孕妇忌用。

【主治】小儿百二十种惊痫蛇痫，癫疾瘛疭，弄舌摇头，寒热肠痔，蛊毒（《本经》）。大人五邪，言语僻越，止呕逆，明目。烧之疗诸恶疮（《别录》）。喉痹，百鬼魅（甄权）。炙用辟恶，止小儿惊悸客忤。煎汁傅疬疡、白癜风。催生（《日华》）。安胎（孟诜）。止疟〔藏器曰〕正发日取塞两耳，又以手持少许，并服盐醋汁令吐）。

辟恶去风杀虫。烧末服,治妇人吹奶,大人喉风,退目翳,消木舌。傅小儿重舌重颚,唇紧解颅,面疮月蚀,天泡疮,大人丁肿,漏疮肿毒。煮汤,洗诸恶虫伤(时珍)。

【发明】〔宗奭曰〕蛇蜕,从口退出,眼睛亦退。今眼药及去翳膜用之,取此义也。〔时珍曰〕入药有四义:一能辟恶,取其变化性灵也,故治邪僻、鬼魅、蛊疟诸疾;二能去风,取其属巽性窜也,故治惊痫、癜驳、喉舌诸疾;三能杀虫,故治恶疮、痔漏、疥癣诸疾,用其毒也;四有蜕义,故治翳膜、胎产、皮肤诸疾,会意从类也。

【附方】旧十一,新二十一。

喉痹《心镜》:治小儿喉痹肿痛。烧末,以乳汁服一钱。

缠喉风疾气闭者。《杜壬方》:用蛇蜕(炙)、当归等分,为末。温酒服一钱,取吐。○一方:用蛇皮揉碎烧烟,竹筒吸入即破。○一方:蛇皮裹白梅一枚,噙咽。

大小口疮蛇蜕皮水浸软,拭口内,一二遍,即愈。仍以药贴足心(《婴孩宝鉴》)。

小儿木舌蛇蜕烧灰,乳和服少许(《千金方》)。

小儿重舌(《千金》)。

小儿重颚并用蛇蜕灰,醋调傅之(《圣惠方》)。

小儿口紧不能开合饮食,不语即死。蛇蜕烧灰,拭净傅之(《千金方》)。

小儿解颅蛇蜕熬末,以猪颊车髓和,涂之,日三四易(《千金方》)。

小儿头疮(《子母秘录》)。

小儿面疮(同上)。

小儿月蚀。并用蛇蜕烧灰,腊猪脂和,傅之(《肘后方》)。

小儿吐血蛇蜕灰,乳汁调,服半钱(《子母秘录》)。

痘后目翳周密《齐东野语》云:小儿痘后障翳。用蛇蜕一条(洗焙),天花粉五分,为末。以羊肝破开,夹药缚定,米泔水煮食。予女及甥,皆用此得效,真奇方也。

卒生翳膜蛇蜕皮一条,洗晒细剪,以白面和作饼,炙焦黑色,为末。食后温水服一钱,日二次(《圣惠方》)。

小便不通全蛇蜕一条,烧存性研,温酒服之。

胎痛欲产日月未足者。以全蜕一条,绢袋盛,绕腰系之(《千金方》)。

横生逆生、胞衣不下《千金》:用蛇蜕炒焦为末,向东酒服一刀圭,即顺。○《十全博救方》:用蛇皮一条,瓶子内盐泥固,煅研二钱,榆白皮汤服。○《济生秘览》:治逆生须臾不救。用蛇蜕一具,蝉蜕十四个,头发一握,并烧存性,分二服,酒下。仍以小针刺儿足心三七下,擦盐少许,即生。

妇人产难蛇蜕泡水浴产门,自易(《宝鉴》)。

妇人吹乳蛇皮一尺七寸,烧末,温酒一盏服(《产乳》)。

肿毒无头蛇蜕灰,猪脂和涂(《肘后》)。

石痈无脓坚硬如石。用蛇蜕皮贴之,经宿便愈(《千金》)。

诸肿有脓蛇蜕灰,水和,傅上,即孔出(《千金翼》)。

丁肿鱼脐《外台》:用蛇蜕鸡子大,水四升,煮三四沸,服汁立瘥。○《直指》:治鱼脐疮出水,四畔浮浆。用蛇蜕烧存性研,鸡子清和傅。

恶疮似癞十年不瘥者。全蜕一条烧灰,猪脂和傅。仍烧一条,温酒服(《千金方》)。

癜风白驳《圣惠》:用蛇皮烧灰,醋调涂。○《外台》:用蛇蜕摩数百遍,令热,弃草中,勿回顾。

陷甲入肉常有血痛苦。用蛇皮一具烧灰,雄黄一弹丸,同研末。先以温浆洗疮,针破贴之(初虞世方)。

耳忽大痛如有虫在内奔走,或血水流出,或干痛不可忍者:蛇退皮烧存性研,鹅翎吹之立愈。经验秘方也(杨拱《医方摘要》)。

蚺蛇蚺音髯。○《别录·下品》

【释名】南蛇(《纲目》)、埋头蛇(《纲目》)。〔时珍曰〕蛇属纡行,此蛇身大而行更纡徐,冉冉然也,故名蚺蛇。或云鳞中有毛如髯也。产于岭南,以不举首者为真,故世称为南蛇、埋头蛇。

【集解】〔颂曰〕蚺蛇,陶弘景言出晋安,苏恭言出桂、广以南高、贺等州,今岭南诸郡皆有之。〔弘景曰〕大者二三围。在地行不举头者是真,举头者非真。其膏、胆能相乱。〔韩保昇曰〕大者径尺,长丈许,若蛇而粗短。〔恭曰〕其形似鳢,头似鼍,尾圆无鳞,性难死。土人截其肉作脍,谓为珍味。〔藏器曰〕其脍着醋,能卷人箸,终不可脱,惟以芒草作箸乃可。段成式《酉阳杂俎》云:蚺蛇长十丈。尝吞鹿,鹿消尽,乃绕树,则腹中之骨穿鳞而出,养创时肪腴甚美。或以妇人衣投之,

蚺蛇

则蟠而不起。〔时珍曰〕按刘恂《岭表录异》云：蚺蛇，大者五六丈，围四五尺；小者不下三四丈，围亦称是。身有斑纹，如故锦缬。春夏于山林中伺鹿吞之，蛇遂羸瘦，待鹿消乃肥壮也。或言一年食一鹿也。又顾玠《海槎录》云：蚺蛇吞鹿及山马，从后脚入，毒气呵及，角自解脱。其胆以小者为佳。《王济手记》云：横州山中多蚺蛇，大者十余丈，食獐鹿，鹿角随腐。土人采葛藤塞入穴中，蛇嗅之即麾，乃发穴取之，肉极腴美，皮可冒鼓，及饰刀剑乐器。范成大《虞衡志》云：寨兵捕蚺蛇，满头插花，蛇即注视不动，乃逼而断其首，待其腾掷力竭乃毙，舁归食之。又按《山海经》云：巴蛇食象，三年而出其骨。君子服之，无心腹之疾。郭璞注云：今蚺蛇即其类也。《南裔志·蚺蛇赞》曰：蚺惟大蛇，既洪且长。采色驳映，其文锦章。食灰吞鹿，腴成养创。宾飧嘉食，是豆是觞。

胆〔段成式曰〕其胆上旬近头，中旬近心，下旬近尾。〔颂曰〕《岭表录》云：雷州有养蛇户，每岁五月五日即舁蛇入官，取胆曝干，以充土贡。每蛇以软草藉于篮中，盘屈之。将取，则出于地上，用杈枒十数，翻转蛇腹，按定，约分寸，于腹间剖出肝胆。胆状若鸭子大，取讫，内肝于腹，以线缝合，舁归放之。或言蛇被取胆者，他日捕之，则远远露腹疮，以明无胆。又言取后能活三年，未知的否？〔时珍曰〕南人嗜蛇，至于发穴搜取，能容蚺之再活露腹乎？〔弘景曰〕真胆狭长通黑，皮膜极薄，舐之甜苦，摩以注水，即沉而不散。〔恭曰〕试法：剔取粟许着净水中，浮游水上回旋行走者为真；其径沉者，诸胆血也。勿多着，亦沉散也。陶未得法耳。〔诜曰〕人多以猪胆、虎胆伪之，虽水中走，但迟耳。

〔气味〕甘、苦，寒，有小毒。

〔主治〕目肿痛，心腹䘌痛，下部䘌疮（《别录》）。

小儿八痫（李珣）。杀五疳。水化灌鼻中，除小儿脑热，疳疮蜃漏。灌下部，治小儿疳痢。同麝香，傅齿疳宣露（孟诜）。破血，止血痢，虫蛊下血（藏器）。明目，去翳膜，疗大风（时珍）。

〔发明〕〔时珍曰〕蚺禀己土之气，其胆受甲乙风木，故其味苦中有甘。所主皆厥阴、太阴之病，能明目凉血，除疳杀虫。〔慎微曰〕顾含养嫂失明，须用蚺蛇胆，含求不得。有一童子以一合授含。含视之，蚺蛇胆也。童子化为青鸟而去。含用之，嫂目遂明。

〔附方〕旧二，新二。

小儿急疳疮　水调蚺蛇胆，傅之（《圣惠》）。

小儿疳痢　羸瘦多睡，坐则闭目，食不下。用蚺蛇胆豆许二枚，煮通草汁研化，随意饮之。并涂五心、下部（杨氏《产乳》）。

齿蜃宣露　出脓血。用蚺蛇胆三钱，枯白矾一钱，杏仁四十七枚，研匀。以布揩龈，揾令血尽。日三掺之，愈乃止（《圣惠》）。

痔疮肿痛　蚺蛇胆研，香油调涂，立效（《医方摘要》）。

肉

〔气味〕甘，温，有小毒。四月勿食。

〔主治〕飞尸游蛊，喉中有物，吞吐不出（藏器）。除疳疮，辟瘟疫瘴气（孟诜）。除手足风痛，杀三虫，去死肌，皮肤风毒疬风，疥癣恶疮（时珍）。

〔发明〕〔权曰〕度岭南，食蚺蛇，瘴毒不侵。〔时珍曰〕按柳子厚《捕蛇者说》云：永州之野产异蛇，黑质白章，触草木尽死，以啮人无御之者。然得而腊之以为饵，可已大风挛踠瘘疠，去死肌，杀三虫。又张鷟《朝野佥载》云：泉州卢元钦患疬风，惟鼻根未倒。五月五日，官取蚺蛇胆进贡。或言肉可治风，遂取食之。三五日顿可，百日平复。

〔附方〕新三。

蚺蛇酒治诸风瘫缓,筋挛骨痛,痹木瘙痒,杀虫辟瘴,及疠风疥癣恶疮。用蚺蛇肉一斤,羌活一两,绢袋盛之,用糯米二斗蒸熟,安曲于缸底,置蛇于曲上,乃下饭密盖,待熟取酒。以蛇焙研和药。其酒每随量温饮数杯。忌风及欲事。亦可袋盛浸酒饮(《集简方》)。

急疳蚀烂蚺蛇肉作脍食之(《圣惠方》)。

狂犬啮人蛇脯为末,水服五分,日三服。无蚺蛇,他蛇亦可(《外台秘要》)。

膏〔弘景曰〕真膏累累如梨豆子相着,他蛇膏皆大如梅、李子也。

〔气味〕甘,平,有小毒。

〔主治〕皮肤风毒,妇人产后腹痛余疾(《别录》)。多入药用,亦疗伯牛疾(弘景。○癞也)。绵裹塞耳聋(时珍。○出《外台》)。

牙长六七寸。

〔主治〕佩之,辟不祥,利远行(时珍。○《异物志》)。

鳞蛇《纲目》

【集解】〔时珍曰〕按《方舆胜览》云:鳞蛇出安南、云南镇康州、临安、沅江、孟养诸处,巨蟒也。长丈余,有四足,有黄鳞、黑鳞二色,能食麋鹿。春冬居山,夏秋居水,能伤人。土人杀而食之,取胆治疾,以黄鳞者为上,甚贵重之。珍按此亦蚺蛇之类,但多足耳。陶氏注蚺蛇分真假,其亦此类欤?

胆

【气味】苦,寒,有小毒。

【**主治**】解药毒，治恶疮及牙疼（时珍。○出《胜览》及《一统志》）。

白花蛇 宋《开宝》

【**释名**】蕲蛇（《纲目》）、褰鼻蛇（〖《开宝》〗）。〔宗奭曰〕诸蛇鼻向下，独此鼻向上，背有方胜花纹，以此得名。

【**集解**】〔志曰〕白花蛇生南地，及蜀郡诸山中。九月、十月采捕，火干。白花者良。〔颂曰〕今黔中及蕲州、邓州皆有之。其文作方胜白花，喜螫人足。黔人有被螫者，立断之。续以木脚。此蛇入人室屋中作烂瓜气者，不可向之，须速辟除之。〔时珍曰〕花蛇，湖、蜀皆有，今惟以蕲蛇擅名。然蕲地亦不多得，市肆所货、官司所取者，皆自江南兴国州诸山中来。其蛇龙头虎口，黑质白花，胁有二十四个方胜文，腹有念珠斑，口有四长牙，

鳞蛇

白花蛇

尾上有一佛指甲,长一二分,肠形如连珠。多在石南藤上食其花叶,人以此寻获。先撒沙土一把,则蟠而不动。以叉取之,用绳悬起,劙刀破腹去肠物,则反尾洗涤其腹,盖护创尔。乃以竹支定,屈曲盘起,扎缚炕干。出蕲地者,虽干枯而眼光不陷,他处者则否矣。故罗愿《尔雅翼》云:蛇死目皆闭,惟蕲州花蛇目开。如生舒、蕲两界间者,则一开一闭。故人以此验之。又按元稹《长庆集》云:巴蛇凡百类,惟褰鼻白花蛇,人常不见之。毒人则毛发竖立,饮于溪涧则泥沙尽沸。鹳鸟能食其小者。巴人亦用禁术制之,熏以雄黄烟则脑裂也。此说与苏颂所说黔蛇相合。然今蕲蛇亦不甚毒,则黔、蜀之蛇虽同有白花,而类性不同。故入药独取蕲产者也。

【修治】〔颂曰〕头尾各一尺,有大毒,不可用。只用中段干者,以酒浸,去皮、骨,炙过收之则不蛀。其骨刺须远弃之,伤人,毒与生者同也。〔宗奭曰〕凡用去头尾,换酒浸三日,火炙,去尽皮、骨。此物甚毒,不可不防。〔时珍曰〕黔蛇长大,故头尾可去一尺。蕲蛇止可头尾各去三寸。亦有单用头尾者。大蛇一条,只得净肉四两而已。久留易蛀,惟取肉密封藏之,十年亦不坏也。按《圣济总录》云:凡用花蛇,春秋酒浸三宿,夏一宿,冬五宿,取出炭火焙干,如此三次。以砂瓶盛,埋地中一宿,出火气。去皮、骨,取肉用。

肉

〔气味〕甘、咸,温,有毒。〔时珍曰〕得酒良。

〔主治〕中风湿痹不仁,筋脉拘急,口面㖞斜,半身不遂,骨节疼痛,脚弱不能久立,暴风瘙痒,大风疥癞(《开宝》。〔颂曰〕花蛇治风,速于诸蛇。黔人治疥癞遍体,诸药不效者。生取此蛇中剂,以砖烧红,沃醋令气蒸,置蛇于上,以盆覆一夜。如此三次,去骨取肉,笔以五味令烂,顿食之。瞑眩一昼夜乃醒,疮疬随皮便退,其疾便愈)。**治肺风鼻塞,浮风瘾疹,身生白癜风,病疡斑点**(甄权)。**通治诸风,破伤风,小儿风热,急慢惊风搐搦,瘰疬漏疾,杨梅疮,痘疮倒陷**(时珍)。

〔发明〕〔敩曰〕蛇性窜,能引药至于有风疾处,故能治风。〔时珍曰〕风善行数变,蛇亦善行数蜕,而花蛇又食石南,所以能透骨搜风,截惊定搐,为风痹惊搐、癫癣恶疮要药。取其内走脏腑,外彻皮肤,无处不到也。凡服蛇酒、药,切忌见风。

〔附方〕新十三。

驱风膏治风瘫疬风,遍身疥癣。用白花蛇肉四两(酒炙),天麻七钱半,薄荷、荆芥各二钱半,为末。好酒二升,蜜四两,石器熬成膏。每服一盏,温汤服,日三服。急于暖处出汗,十日效(《医垒元戎》)。

世传白花蛇酒治诸风无新久,手足缓弱,口眼㖞斜,语言蹇涩,或筋脉挛急,肌肉顽痹,皮肤燥痒,骨节疼痛,或生恶疮、疥癞等疾。用白花蛇一条,温水洗净,头尾各去三寸,酒浸,去骨刺,取净肉一两。入全蝎(炒)、当归、防风、羌活各一钱,独活、白芷、天麻、赤芍药、甘草、升麻各五钱,剉碎,以绢袋盛贮。用糯米二斗蒸熟。如常造酒,以袋置缸中,待成,取酒同袋密封,煮熟,置阴地七日出毒。每温饮数杯,常令相续。此方乃蕲人板印,以侑蛇馈送者,不知所始也(《濒湖集简方》)。

《瑞竹》白花蛇酒治诸风疬癣。用白花蛇一条,酒润,去皮骨,取肉绢袋盛之。蒸糯米一斗,安曲于缸底,置蛇于曲上,以饭安蛇上,用物密盖。三七日取酒,以蛇晒干为末。每服三五分,温酒下,仍以浊酒并糟作饼食之,尤佳(《瑞竹堂经验方》)。

　　濒湖白花蛇酒治中风伤湿，半身不遂，口目㖞斜，肤肉痛痹，骨节疼痛，及年久疥癣、恶疮、风癞诸证。用白花蛇一条，取龙头虎口，黑质白花，尾有佛指甲，目光不陷者为真。以酒洗润透，去骨刺，取肉四两，真羌活二两，当归身二两，真天麻二两，真秦艽二两，五加皮二两，防风一两，各剉匀，以生绢袋盛之，入金华酒坛内，悬胎安置。入糯米生酒醅五壶浸袋，箬叶密封。安坛于大锅内，水煮一日，取起，埋阴地七日取出。每饮一二杯。仍以滓日干碾末，酒糊丸梧子大。每服五十丸，用煮酒吞下。切忌见风犯欲，及鱼、羊、鹅、面发风之物。

　　《鸡峰》白花蛇膏治营卫不和，阳少阴多，手足举动不快。用白花蛇酒煮，去皮、骨，瓦焙，取肉一两，天麻、狗脊各二两，为细末。以银盂盛无灰酒一升浸之，重汤煮稠如膏，银匙搅之，入生姜汁半杯，同熬匀，瓶收。每服半匙头，用好酒或白汤化服，日二次神效极佳（《备急方》）。

　　治癞白花蛇膏白花蛇五寸（酒浸，去皮、骨，炙干），雄黄一两（水飞研匀），以白沙蜜一斤，杏仁一斤，去皮研烂，同炼为膏。每服一钱，温酒化下，日三。须先服通天再造散，下去虫物，乃服此，除根（《三因》）。

　　《总录》白花蛇散治脑风头痛，时作时止，及偏头风。用白花蛇（酒浸，炙去皮骨）、天南星（浆水煮软切，炒）各一两，石膏、荆芥各二两，地骨皮二钱半，为末。每服一钱，茶下，日三服（《圣济总录》）。

　　洁古白花蛇散治大风病。白花蛇、乌梢蛇各取净肉二钱（酒炙），雄黄二钱，大黄五钱，为末。每服二钱，白汤下，三日一服（《家珍》）。

　　三蛇愈风丹治疠风，手足麻木，眉毛脱落，皮肤瘙痒，及一切风疮。白花蛇、乌稍蛇、土蝮蛇各一条（并酒浸，取肉晒干），苦参（头末）四两，为末。以皂角一斤切，酒浸，去酒，以水一碗，挼取浓汁，石器熬膏，和丸梧子大。每服七十丸，煎通圣散下，以粥饭压之，日三服。三日一浴，取汗避风。○《治例》无蝮蛇，有大枫子肉三两。

三因白花蛇散治九漏瘰疬，发项腋之间，痒痛，憎寒发热。白花蛇（酒浸，取肉）二两（焙），生犀角一两二钱五分（镑研），黑牵牛五钱（半生半炒），青皮五钱，为末。每服二钱，入腻粉五分，五更时，糯米饮调下，利下恶毒为度。十日一服，可绝病根，忌发物。

俗传白花蛇丸治杨梅疮。先服发散药，后服此。用花蛇肉（酒炙）、龟板（酥炙）、穿山甲（炙）、蜂房（炙）、颏粉、朱砂各一钱，为末，红枣肉捣，丸梧子大。每服七丸，冷茶下，日三。忌鱼肉，服尽即愈，后服土茯苓药调之。○方广《心法附余》：治杨梅疮。用花蛇肉一钱，银朱二钱，铅二钱，汞二钱，为末，作纸捻九条。每用一条，于灯盏内香油浸，点灯安烘炉里，放被中，盖卧熏之，勿透风。一日三次。

托痘花蛇散治痘疮黑陷。白花蛇（连骨炙，勿令焦）三钱，大丁香七枚，为末。每服五分，以水和淡酒下，神效。移时身上发热，其疮顿出红活也（王氏《手集》）。

头
〔气味〕有毒。
〔主治〕癜风毒癞（时珍）。
〔附方〕新一。
紫癜风除风散：以白花蛇头二枚（酒浸，炙），蝎梢一两（炒），防风一两，右为末。每服一钱，温酒下，日一服（《圣济总录》）。

目睛

〔主治〕小儿夜啼。以一只为末，竹沥调少许灌之（《普济》）。

乌蛇 宋《开宝》附

【释名】乌梢蛇（《纲目》）、黑花蛇（《纲目》）。

【集解】〔志曰〕乌蛇生商洛山。背有三棱，色黑如漆。性善，不噬物。江东有黑梢蛇，能缠物至死，亦此类也。〔颂曰〕蕲州、黄州山中有之。《乾宁记》云：此蛇不食生命，亦不害人，多在芦丛中吸南风及其花气。最难采捕，多于芦枝上得之。其身乌而光，头圆尾尖，眼有赤光。至枯死眼不陷如活者，称之重七钱至一两者为上，十两至一镒者为中，粗大者力弥减也。作伪者用他蛇熏黑，亦能乱真，但眼不光耳。〔宗奭曰〕乌蛇脊高，世称剑脊乌梢。尾细长，能穿小铜钱一百文者佳。有身长丈余者。其性畏鼠狼。蛇类中惟此入药最多。〔敩曰〕凡一切蛇，须辨雌雄、州土。蕲州乌蛇，头上有逆毛二寸一路，可长半分已来，头尾相对，使之入药如神。只重一两以下，彼处得此多留进供。蛇腹下有白带子一条，长一寸者，雄也，宜入药用。采得，去头及皮鳞、带子，刴断，苦酒浸一宿，漉出，柳木炭

乌蛇

火炙干，再以酥炙。于屋下已地上掘坑，埋一夜，再炙干用。或以酒煮干用亦可。〔时珍曰〕乌蛇有二种：一种剑脊细尾者为上。一种长大无剑脊而尾稍粗者，名风梢蛇，亦可治风，而力不及。

肉

〔气味〕甘，平，无毒。〔《药性论》曰〕有小毒。

〔主治〕诸风顽痹，皮肤不仁，风瘙瘾疹，疥癣（《开宝》）。热毒风，皮肌生癞，眉髭脱落，瘑疥等疮（甄权）。功与白花蛇同，而性善无毒（时珍）。

〔附方〕旧二，新五。

大风《朝野佥载》云：商州有人患大风。家人恶之，山中为起茅屋。有乌蛇堕酒罂中，病人不知，饮酒渐瘥。罂底见有蛇骨，始知其由。○《治例》：治大风。用乌蛇三条蒸熟，取肉焙研末，蒸饼丸米粒大，以喂乌鸡。待尽杀鸡烹熟，取肉焙研末，酒服一钱。或蒸饼丸服。不过三五鸡即愈。○《秘韫》：用大乌蛇一条，打死盛之。待烂，以水二碗浸七日，去皮骨，入糙米一升，浸一日晒干。用白鸡一只，饿一日，以米饲之。待毛羽脱去，杀鸡煮熟食，以酒下之。吃尽，以热汤一盆，浸洗大半日，其病自愈。

紫白癜风乌蛇肉（酒炙）六两，枳壳（麸炒）、羌活、牛膝、天麻各三两，熟地黄四两，白蒺藜（炒）、五加皮、防风、桂心各二两，剉片。以绢袋盛，于无灰酒二斗中浸之，密封七日。每日三度，温服一小盏。忌鸡、鹅、鱼肉、发物（《圣惠》）。

面疮黯疱乌蛇肉二两，烧灰，腊猪脂调傅（《圣惠》）。

婴儿撮口不能乳者。乌蛇（酒浸，去皮骨，炙）半两，麝香一分，为末。每用半分，荆芥煎汤调灌之（《圣惠》）。

破伤中风项强身直，定命散主之。用白花蛇、乌蛇（并取项后二寸，酒洗润取肉）、蜈蚣一条（全者，并酒炙）。右为末。

每服三钱,温酒调服(《普济方》)。

膏

〔主治〕耳聋。绵裹豆许塞之,神效(时珍。○出《普济方》)。

胆

〔主治〕大风疠疾,木舌胀塞(时珍)。

〔附方〕新二。

大风龙胆膏治大风疾神效。用冬瓜一个,截去五寸长,去瓤,掘地坑深三尺,令净,安瓜于内。以乌蛇胆一个,消梨一个,置于瓜上,以土隔盖之。至三七日,看一度,瓜未甚坏。候七七日,三物俱化为水,在瓜皮内,取出。每用一茶脚,以酒和服之,三两次立愈。小可风疾,每服一匙头(王氏《博济方》)。

木舌塞胀不治杀人。用蛇胆一枚,焙干为末,傅舌上,有涎吐去(《圣济总录》)。

皮

〔主治〕风毒气,眼生翳,唇紧唇疮(时珍)。

〔附方〕新一。

小儿紧唇脾热唇疮。并用乌蛇皮烧灰,酥和傅之(《圣惠》)。

卵

〔主治〕大风癞疾。〔时珍曰〕《圣济总录》治癞风,用乌蛇卵和诸药为丸服,云与蛇肉同功。

金蛇宋《开宝》附　　附银蛇

【释名】金星地鳝(《图经》),银蛇亦名锡蛇(《岭表录异》)。〔时珍曰〕金、银、锡,以色与功命名也。金星地鳝,以形命名也。

【集解】〔颂曰〕金蛇生宾州、澄州。大如中指，长尺许，常登木饮露，体作金色，照日有光。白者名银蛇。近皆少捕。信州上饶县灵山乡，出一种金星地鳝，酷似此蛇。冬月收捕，亦能解毒。〔时珍曰〕按刘恂《岭表录异》云：金蛇一名地鳝，白者名锡蛇，出黔州。出桂州者次之。大如拇指，长尺许，鳞甲上分金银，解毒之功，不下吉利也。据此，则地鳝即金蛇，非二种矣。

金蛇

肉

【气味】咸，平，无毒。

【主治】解中金药毒，令人肉作鸡脚裂，夜含银，至晓变为金色者，是也。取蛇四寸炙黄，煮汁频饮，以差为度。银蛇解银药毒（《开宝》）。解众毒，止泄泻，除邪热（苏颂）。疗久痢（时珍）。

【发明】〔藏器曰〕岭南多毒，足解毒之药，金蛇、白药是矣。〔时珍曰〕《圣济总录》治久痢不止，有金星地鳝散：用金星地鳝（醋炙）、铅丹、白矾（烧）各五钱，为末。每服二钱，米饮下，日二。

水蛇《纲目》

【释名】公蛎蛇（弘景）。

【集解】〔时珍曰〕水蛇所在有之，生水中。大如鳝，黄黑色，有缬纹，啮人不甚毒。陶弘景言公蛎蛇能化鳢者，即此也。

水蛇

水中又有一种泥蛇,黑色,穴居成群。啮人有毒,与水蛇不同。张文仲《备急方》,言山中一种蛇,与公蛎相似,亦不啮人也。

肉

〔气味〕甘、咸,寒,无毒。

〔主治〕消渴,烦热,毒痢(时珍)。

〔附方〕新一。

圣惠水蛇丸治消渴,四肢烦热,口干心躁。水蛇一条活者,剥皮炙黄为末,蜗牛五十个,水浸五日取涎,入天花粉末煎稠,入麝香一分,用粟饭和丸绿豆大。每服十丸,姜汤下。

皮

〔主治〕烧灰油调,傅小儿骨疳脓血不止。又治手指天蛇毒疮(时珍)。

〔附方〕新二。

小儿骨疮《海上方》诗云:小儿骨痛不堪言,出血流脓实可怜。寻取水蛇皮一个,烧灰油抹傅疼边。

天蛇毒刘松篁《经验方》云:会水湾陈玉田妻,病天蛇毒疮。一老翁用水蛇一条,去头尾,取中截如手指长,剖去骨肉。勿令病者见,以蛇皮包手指,自然束紧,以纸外裹之。顿觉遍身皆凉,其病即愈。数日后解视,手指有一沟如小绳,蛇皮内宛然有一小蛇,头目俱全也。

蛇婆《拾遗》

【集解】〔藏器曰〕蛇婆生东海水中。一如蛇,常自浮游。采取无时。〔时珍曰〕按此所言形状功用,似是水蛇;然无考证,姑各列条。

【气味】咸,平,无毒。

【主治】赤白毒痢,蛊毒下血,五野鸡病,恶疮。炙食,或烧末,米饮服二钱(藏器)。

黄颔蛇《纲目》　附赤楝蛇

【释名】黄喉蛇(俗名),赤楝蛇一名桑根蛇(《纲目》)。〔时珍曰〕颔,喉下也。以色名赤楝,桑根象形,陶氏作赤蝫。

【集解】〔时珍曰〕按《肘后》《千金》《外台》诸方,多用自死蛇,及蛇吞蛙、鼠,并不云是某蛇。惟《本草》有蝮蛇腹中鼠。陶氏注云:术家所用赤蝫、黄颔,多在人家屋间,吞鼠子、雀雏。见腹中大者,破取干之。又蛇蜕注云:草间不甚见虺、蝮蜕,多是赤蝫、黄颔辈。据此,则古方所用自死蛇,及蛇吞蛙、鼠,当是二蛇,虽蛇蜕亦多用之。赤楝红黑,节节相间,俨如赤楝、桑根之状。黄颔黄黑相间,喉下色黄,大者近丈。皆不

黄颔蛇、赤楝蛇

甚毒,丐儿多养为戏弄,死即食之。又有竹根蛇,《肘后》谓之青蝰蛇,不入药用,最毒。喜缘竹木,与竹同色。大者长四五尺,其尾三四寸有异点者,名熇尾蛇,毒尤猛烈。中之者,急灸三五壮。毒即不行,仍以药傅之。又有菜花蛇,亦长大,黄绿色,方家亦有用之者。

肉

〔气味〕甘,温,有小毒。

〔主治〕酿酒,或入丸散,主风癞顽癣恶疮。自死蛇渍汁,涂大疥。煮汁,浸臂腕作痛。烧灰,同猪脂,涂风癣漏疮,妇人妒乳,猘犬咬伤(时珍。○出《肘后》《梅师》《千金》诸方)。

〔附方〕新三。

猘犬啮伤自死蛇一枚,烧焦为末,纳入疮孔中(《千金方》)。

猫鬼野道歌哭不自由。五月五日自死赤蛇,烧灰。井华水服方寸匕,日一服(《千金方》)。

恶疮似癞及马疥大如钱者。自死蛇一条,水渍至烂,去骨取汁涂之,随手瘥(《千金》)。

蛇头

〔主治〕烧灰,主久疟及小肠痛,入丸散用(时珍)。

〔附方〕新二。

发背肿毒蛇头烧灰,醋和傅之,日三易(《千金》)。

虾蟆瘘疮五月五日蛇头,及野猪脂同水衣封之,佳(《千金方》)。

骨

〔主治〕久疟劳疟,炙,入丸散用(时珍)。

〔附方〕新一。

一切冷漏自死蛇,取骨为末封之。大痛,以杏仁膏摩之,即止(《千金方》)。

涎

〔气味〕有大毒。〔思邈曰〕江南山间人有一种蛊毒,以蛇涎合药着饮食中,使人病瘕,积年乃死。但以雄黄、蜈蚣之药治之乃佳。

蛇吞鼠

〔主治〕鼠瘘、蚁瘘有细孔如针者。以腊月猪脂煎焦,去滓涂之(时珍。○出《千金》)。

蛇吞蛙

〔主治〕噎膈,劳嗽,蛇瘘(时珍)。

〔附方〕新三。

噎膈用蛇含虾蟆,泥包烧存性,研末。米饮服。

久劳咳嗽吐臭痰者。寻水边蛇吞青蛙未咽者,连蛇打死,黄泥固济,煅研。空心酒服一二钱,至效。忌生冷五七日,永不发也(《秘韫》)。

蛙瘘不愈蛇腹蛙,烧灰封之(《千金》)。

蝮蛇《别录·下品》

【释名】反鼻蛇(《《尔雅音义》》)。〔时珍曰〕按王介甫《字说》云:蝮,触之则复;其害人也,人亦复之,故谓之蝮。

【集解】〔弘景曰〕蝮蛇,黄黑色如土,白斑,黄颔尖口,毒最烈。虺,形短而扁,毒与虺同。蛇类甚众,惟此二种及青蝰为猛,不即疗多死。〔恭曰〕蝮蛇作地色,鼻反、口长、身短,头尾相似,山南汉、沔间多有之。一名虺蛇,无二种也。〔颂曰〕蝮蛇形不长,头扁口尖,头斑,身赤纹斑,亦有青黑色者。人犯之,头足

蝮蛇

贴着。东间诸山甚多，草行不可不慎。〔藏器曰〕蝮蛇锦纹，亦有与地同色者。众蛇之中，此独胎产。着足断足，着手断手，不尔合身糜烂。七、八月毒盛时，啮树以泄其毒，树便死。又吐涎沫于草木上，着人成疮身肿，名曰蛇漠疮，卒难治疗，方与蛇螫同。〔时珍曰〕蝮与虺陶氏言是二种，苏恭言是一种。今按《尔雅》云：蝮虺身博三寸，首大如擘。是以蝮虺为一种也。郭璞云：蝮蛇惟南方有之，一名反鼻。细颈，大头，焦尾，鼻上有针，锦纹如绶，纹间有毛如猪鬛，大者长七八尺。虺则所在有之，俗呼土虺，与地同色。颜师古云：以俗名证之，郭说为是。又《北史》：高道穆谓（尔朱）荣云：今若还师，令（元）颢重完守具，乃养虺成蛇。是皆以蝮、虺为二种矣。盖蝮长大，虺短小，自不难辨，陶说为是。柳子厚《宥蝮蛇文》云：目兼蜂虿，色混泥涂。其颈蹙恶，其腹次且。褰鼻钩牙，穴出榛居。蓄怒而蟠，衔毒而趋。亦颇尽其状也。《抱朴子》曰：蛇类最多，惟蝮中人甚急。但即时以刀割去疮肉投于地，其肉沸如火炙，须臾焦尽，人乃得活也。王充《论衡》云：蝮蛇含太阳火气而生，故利牙有毒。

【附录】千岁蝮〔颂曰〕东间一种千岁蝮，状如蝮而短，有四脚，能跳来啮人。人或中之，必死。其啮已，即跳上木作声。云"斫木、斫木"者，不可救也。若云"博叔、博叔"者，犹可急治之。用细辛、雄黄等分为末，内疮中，日三四易之。又以栝楼根、桂末着管中，密塞勿令走气，佩之。中毒急敷之，缓即不救。〔时珍曰〕按《字林》云：聚听，形如蜥蜴，出魏兴。居树上，见人则跳来咋之。咋已还树，垂头听，闻哭声乃去。即此也。其状头尾一般，大如捣衣杵，俗名合木蛇，长一二尺。谈野翁方名研木蛇，又名望板归。救之，用嫩黄荆叶捣烂敷之。

胆

〔气味〕苦，微寒，有毒。

〔主治〕蜃疮（《别录》）。杀下部虫（甄权）。疗诸漏，研傅之。若作痛，杵杏仁摩之（时珍。○出《外台》）。

肉

〔气味〕甘，温，有毒。

〔主治〕酿作酒，疗癫疾诸瘘，心腹痛，下结气，除蛊毒（《别录》）。五痔，肠风泻血（甄权）。大风，诸恶风，恶疮瘰疬，皮肤顽痹，半身枯死，手足脏腑间重疾。〔藏器曰〕取活蛇一枚着器中，投以醇酒一斗，封定，埋马溺处。周年取开，蛇已消化，酒味犹存。有患诸证者，不过服一升以来，当觉举身习习而愈。然有小毒，不可顿服。若服他药，不复得力。又曰：生癞者，取一枚。或他蛇亦可。烧热坐上，当有赤虫如马尾出。仍取蛇肉塞鼻中。

〔发明〕〔时珍曰〕癞疾感天地肃杀之气而成，恶疾也。蝮蛇禀天地阴阳毒烈之气而生，恶物也。以毒物而攻毒病，盖从其类也。

〔附方〕旧一。

白癞大蝮蛇一条，勿令伤，以酒一斗渍之，糠火温令稍热。取蛇一寸，和腊月猪脂捣傅（《肘后》）。

脂〔藏器曰〕摩着物皆透也。

〔主治〕绵裹,塞耳聋。亦傅肿毒（时珍）。

皮

〔主治〕烧灰,疗丁肿、恶疮、骨疽（苏恭）。

蜕

〔主治〕身痒、疥癣、瘑疮（苏恭）。

骨

〔主治〕赤痢。烧灰,饮服三钱。杂蛇亦可（藏器）。

屎器中养取之。

〔主治〕痔瘘（苏恭）。

腹中死鼠　有小毒。

〔主治〕鼠瘘（《别录》）。○《千金》云:烧末,酒服方寸匕,日二,不过三日大验。

蚖《别录》

【集解】〔《别录》曰〕蚖类,一名蚖,短身土色而无文。〔时珍曰〕蚖与蝮同类,即虺也。长尺余,蝮大而蚖小,其毒则一。《食经》所谓"虺色如土,小如蝮蛇"者是也。详见蝮下。旧本作"蚖类一名蚖",误矣。当作"蚖,蝮类,一名虺"。虺,即虺字。蚖、虺字象相近,传写脱误尔。陶氏注蝮即蚖,亦误矣。蚖既是蝮,《别录》不应两出。今并改正。

【气味】缺。

【主治】疗痹内漏（《别录》）。治破伤中风,大风恶疾（时珍）。

【附方】新一。

破伤风牙关紧急,口噤不开,口面喎斜,肢体弛缓。用土虺蛇一条（去头、尾、肠、皮、骨，醋炙），地龙五条（去泥，醋炙），天南星（八钱重）一枚（炮），右为末，醋煮面糊丸如绿豆大。每服三丸至五丸，生姜酒下，仍食稀葱白粥，取汗即差。昔宫使明光祖，向任统制官，被重伤，服此得效（《普济方》）。

蓝蛇《拾遗》

【集解】〔藏器曰〕出苍梧诸县。状如蝮有约，从约断之，头毒尾良。岭南人呼为蓝药。

【主治】用头合毒药，毒人至死。以尾作脯，食之即解（藏器）。

两头蛇《拾遗》

【释名】枳首蛇（《尔雅》）、越王蛇（《《尔雅翼》》）。〔时珍曰〕枳，两也。郭璞云：会稽人言是越王弩弦所化，故名越王蛇。江东人名越王约发。《续博物志》云：马鳖食牛血所化。然亦自有种类，非尽化生也。

【集解】〔藏器曰〕两头蛇大如指，一头无口目，两头俱能行。云见之不吉，故孙叔敖埋之，恐后人见之必死也。〔时珍曰〕按《尔雅》中央有枳首蛇，中国之异气也。刘恂《岭表录》云：岭外极多。长尺余，大如小指，背有锦纹，腹下鳞红。人视为常，不以为异。罗愿

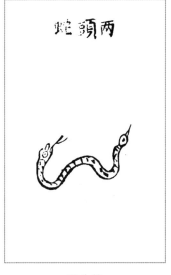

两头蛇

《尔雅翼》云：宁国甚多，数十同穴，黑鳞白章。又一种夏月雨后出，如蚯蚓大，有鳞，其尾如首，亦名两头蛇。又张耒《杂志》云：黄州两头蛇，一名山蚓。云是老蚓所化，行不类蛇，宛转甚钝。此即罗氏所云者也。

肉

【气味】〔时珍曰〕按《南越志》云：无毒。夷人饵之。

【主治】疟疾。山人收取干之，佩于项上（时珍）。

天蛇《纲目》

【集解】〔时珍曰〕按沈存中《笔谈》云：天蛇生幽阴之地，遇雨后则出，越人深畏之。其大如箸而匾，长三四尺，色黄赤。浇之以醋则消，或以石灰糁之亦死。又云：天蛇不知何物？人遭其螫，仍为露水所濡，则遍身溃烂。或云草间黄花蜘蛛者，非矣。广西一吏为虫所毒，举身溃烂。一医视云：天蛇所螫，不可为矣。仍以药傅其一有肿处，以钳拔出如蛇十余。而疾终不起。又钱塘一田夫忽病癞，通身溃烂，号呼欲绝。西溪寺僧视之，曰：此天蛇毒，非癞也。以秦皮煮汁一斗，令其恣饮。初日减半，三日顿愈。○又水蛇治天蛇毒，见前。

苟印《拾遗》

【集解】〔藏器曰〕苟印，一名苟斗，出潮州。如蛇有四足。

膏

【主治】滴耳中，治聋，令左右耳彻（藏器）。

蛇角《纲目》

【释名】骨咄犀（亦作骨笃。〖《辍耕录》〗）、碧犀（〖《格古论》]）。〔时珍曰〕按陶九成《辍耕录》云：骨咄犀，大蛇之角也。当作蛊毒，谓其解蛊毒如犀角也。《唐书》有古都国亦产此，则骨咄又似古都之讹也。

【集解】〔时珍曰〕按《大明会典》云：蛇角出哈密卫。刘郁《西使记》云：骨笃犀即大蛇角，出西番。曹昭《格古论》云：骨笃犀，碧犀也。色如淡碧玉，稍有黄色，其文理似角。扣之声清越如玉，磨刮嗅之有香，烧之不臭。最贵重，能消肿解毒。洪迈《松漠纪闻》云：骨咄犀，犀不甚大。纹如象牙，带黄色。作刀靶者，已为无价之宝也。

【气味】有毒。

【主治】消肿毒，解诸毒蛊毒，以毒攻毒也（时珍）。

诸蛇《纲目》

【释名】〔时珍曰〕蛇字古作它，俗作虵，有畲、移、佗三音。篆文象其宛转屈曲之形。其行委佗，故名。岭南人食之，或呼为讹，或呼为茅鳝。按《山海经》云：海外西南人以虫为蛇，号蛇为鱼。则自古已然矣。

【集解】〔时珍曰〕蛇类琐语，不可类从者，萃族于左，以便考阅。蛇在禽为翼火，天文象形，居南方。在卦为巽风，巳为蛇。在神为玄武，北方之神，玄龟、纁蛇相合也。在物为毒虫。出《说文》。有水、火、草、木、土五种，出《北户录》。青、黄、赤、白、黑、金、翠、斑、花诸色见各条。毒虫也，而有无毒者；金蛇、水蛇无毒。鳞虫也，而有生毛者；蝮蛇文间有毛。《山海经》云：长蛇毛如彘毫也。卵生也，而有胎产者；蝮蛇胎生。腹行也，而有四足者。鳞蛇、千岁蝮、苟印、蜥蜴皆有足。又有冠者，鸡冠蛇，头上有冠，最毒。

角者,三角蛇,有角。翼者,《西山经》云:太华山有蛇,六足四翼,名曰肥蟥。飞者;《山海经》云:柴桑多飞蛇。《荀子》云:螣蛇无足而飞。兽首者,《大荒经》云:肃慎国有琴蛇,兽首蛇身。人面者;《江湖纪闻》云:岭表有人面蛇,能呼人姓名,害人。惟畏蜈蚣。两首者,枳首蛇。两身者;《北山经》云:浑夕之山,有蛇曰肥遗,一首两身,见则大旱。《管子》曰:涸水之精,名曰蚋,状如蛇,一首两身,长八尺。呼其名可取鱼鳖。歧尾者,《广志》云:出云南。钩尾者,张文仲云:钩蛇,尾如钩,能钩人兽入水后而食之。熇尾者;葛洪云:熇尾蛇似青蜓,其尾三四寸有异色,最毒。舵形者,张文仲云:舵蛇,形似舵,长七八尺,中人必死。削船柂,煮汁浸之。杵形者。即合木蛇。又有青蜓、即竹根蛇。白蜓、苍虺、文蝮、白颈、黑甲、赤目、黄口之类。张文仲云:恶蛇甚多,四五月青蜓、苍虺、白颈、大蝎,六七月竹狩、白蜓、文蝮、黑甲、赤目、黄口、反钩、三角之类,皆毒之猛烈者。又南方有呴蛇,人若伤之不死,终身伺其主。虽百众人中,亦来取之。惟百里外乃免耳。蛇出以春,出则食物;蛇以春夏为昼,秋冬为夜。其蛰以冬,蛰则含土。至春吐出,即蛇黄石。其舌双,《物理论》云:舌者心苗,火旺于巳,巳为蛇,故蛇双舌。其耳聋。《埤雅》云:蛇聋虎齅。其听以目,《埤雅》。其蟠向壬。《淮南子》。其毒在涎,弄蛇洗净涎,则无毒也。蛇涎着人,生蛇漠疮。吐涎成丝,能害人目。段成式云:蛇怒时,毒在头尾。其珠在口。陆佃云:龙珠在颔,蛇珠在口。怀珠之蛇,多喜投暗。见人张口,吐气如烬。其行也纡,《淮南子》云:蛇属纡行。其食也吞。有牙无齿。皮数解蜕,《变化论》云:龙易骨,蛇易皮。性晓方药。出《稽圣赋》。又《异苑》云:田父见蛇被伤,一蛇衔草傅之,遂去。其人采草治疮,名曰蛇衔。**蛇交蛇,则雄入雌腹**;交已即退出也。段成式云:人见蛇交,三年死。李鹏飞云:人见蛇交,主有喜。**蛇交雉,则生蜃及蜄**。详见蛟龙。鲁至刚云:蛇交雉生卵,遇雷入土,久则成蛟。不入土,但为雉耳。《述异记》云:江淮中有兽名能,乃蛇精所化也。冬则为雉,春复为蛇。**蛇以龟、鳖为雌**,《埤雅》云:大腰纯雌,以蛇为雄。蛇求于龟鳖,则生龟鳖;蛇求于雉,则生蜃蛟。物异而感同也。**又与鳢、鳝通气**。见本条。**入水,交石斑鱼**;见本条。**入山,与孔雀匹**。《禽经》云:鹊见蛇则噪而奔,孔见蛇则喜而跃。**竹化蛇,蛇化雉**。《异苑》云:大元中,汝南人伐木,见一竹,中央已成蛇形,而枝叶如故。又桐庐民伐竹,见蛇化雉,头项已就,身犹蛇也。乃知竹化蛇,蛇化雉。**蚿怜蛇,蛇怜风**。出《庄子》。**水蛇化鳝**,名蛇鳝,有毒。**螣蛇化龙**。神蛇能乘云雾,而飞游千里。**螣蛇听孕**,出《变化论》。又《抱朴子》云:螣蛇不交。**蟒蛇目圆**。出《述异记》。大蛇曰蟒。**巴蛇吞象**《山海经》云:巴蛇食象,三年而出其骨。**蚒蛇吞鹿**,详本条。**玄蛇吞麈**。大鹿也。出《山海经》。**活褥蛇,能捕鼠**;《唐书》云:贞观中,波斯国献之。状同鼠,色正青,能捕鼠。**食蛇鼠,能捕蛇**。《唐书》云:罽宾国有食蛇鼠,尖喙赤尾,能食蛇。被蛇螫者,以鼠嗅而尿之,立愈。**蛇吞鼠,而有啮蛇之鼠狼**;寇曰:尝见一乌蛇,长丈余。有鼠狼啮蛇头,曳之而去,亦相畏伏耳。**蛇吞蛙,而有制蛇之田父**。《洽闻记》云:虾蟆大者名田父,见蛇则衔其尾。良久蛇死,尾后数寸,皮不损而肉已尽矣。**蛇令豹止,而有食蛇之貘**;《淮南子》云:蛇令豹止,物相制也。貘乃白豹,食蛇及铁。**龟蛇同气,而有呷蛇之龟**。见摄龟。**玄龟食蟒**,王起云:以小制大,禽之制在气也。**蝍蛆**

甘带。出《庄子》。蝍蛆，蜈蚣也。带，蛇也。陆佃云：蜈蚣见大蛇，能以气禁之，啖其脑、眼。蟾蜍食蝍蛆，蝍蛆食蛇，蛇食蟾蜍，物畏其天也。《墨客挥犀》云：蜈蚣逐蛇，蛇即张口，乃入其腹食之。鸩步则蛇出，鹍鸣则蛇结。出《禽经》。鸩鸟能禹步禁咒，使大石自转，取蛇食之，蛇入口即糜也。鹳亦然。鹍，伯劳也。鹳、鹤、鹰、鹘、鹜，皆鸟之食蛇者也；蛇鹰、蛇鹘。余见本条。虎、猴、麂、麝、牛，皆兽之食蛇者也。玃猴食蛇。牛食蛇，则独肝有毒。蛇所食之虫，则蛙、鼠、燕、雀、蝙蝠、鸟雏；所食之草，则芹、茄、石南、茱萸、蛇粟。蟑子也。所憎之物，则蘘荷、庵闾、蛇芮草、鹅粪；所畏之药，则雄黄、雌黄、羖羊角、蜈蚣。《千金》云：入山佩武都雄黄、雌黄，或烧羖羊角烟，或筒盛蜈蚣，则蛇不敢近。误触莴菜，则目不见物；出《续墨客挥犀》。炙以桑薪，则足可立出。〔藏器曰〕蛇有足，见之不佳。以桑薪火炙之则见，不足怪也。〔陶弘景曰〕五月五日烧地令热，以酒沃之，置蛇于上则足见。蛇蟠人足，淋以热尿，或沃以热汤，则自解；蛇入人窍，炙以艾炷，或辣以椒末，则自出。以艾炷炙蛇尾，或割破蛇尾，塞以椒末，即出。内解蛇毒之药，则雄黄、贝母、大蒜、薤白、苍耳；外治蛇蠚之药，则大青、鹤虱、苦苣、堇菜、射罔、姜黄、干姜、白矾、黑豆叶、黄荆叶、蛇含草、犬粪、鹅粪、蔡苴机粪。